Für Fragen und Anregungen:

shop@muskel-gesundheit.de

1. Auflage, September 2023

Bibliografische Information der Deutschen Bibliothek

Die Deutschen Bibliothek verzeichnet diese Publikation in der Deutschen Nationalbibliothek. Detaillierte bibliografische Daten sind im Internet über http://dnb.de abrufbar.

Königstrasse 86
D-53332 Bornheim
Tel: 0152 05221632
0049 (0)2222/ 9957419

Druck: Fotobonntype
Dipl. Ing. Birgit Elsner
Königstraße 52, 53332 Bornheim
E-Mail: fotoshop@fotobonntype.de

Weitere Informationen unter

www.muskel-gesundheit.de oder www.myoboardtogo.de

[redacted]

Markus Rachl und Yves Rachl

DehnKraft2go®
Training

Stufenweises Training und Selbstbehandlung von Schmerzen
– durch entspannte Muskeln

Inhaltsverzeichnis

Kapitel 1

Die Geschichte des DehnKraft2go® Trainings

1.1 Vorwort von Marc Kevin Göllner

»Be professional!« lautet das Motto der MKG-Tennis-Akademie[1] in Köln. Als ehemaliger Weltklassespieler und Davis-Cup-Sieger erkläre ich das so: „Ein »bisschen Profi« geht nicht, Du musst das »Projekt Tennisprofi« schon hoch professionell anpacken!" Dazu gehören neben einer professionellen Einstellung von Trainern und Spielern hochkarätige Partner, die den Jungprofi auf dem Weg nach oben loyal und dauerhaft unterstützend begleiten.

Ich war als Tennisprofi 14 Jahre lang weltweit unterwegs und konnte sechs ATP-Tour-Titel gewinnen. Ich besiegte unter anderem dreimal den mehrfachen Wimbledon-Sieger Stefan Edberg sowie weitere Tennislegenden wie Ivan Lendl, Michael Chang, Michael Stich, u.v.a. So brachte ich es bis auf Platz 26 im ATP-Computer und zählte sieben Jahre lang weltweit zu den Top 80. Im Jahre 1993 gelang es uns für Deutschland den begehrten Davis Cup nach Hause zu holen. Weitere acht Jahre in Folge, konnte ich im bedeutendsten Mannschaftswettbewerb der Welt den Adler auf der Brust tragen.

In meiner Zeit als Profi bis heute setze ich mich täglich mit Leistungsoptimierung, Training, und Sport auseinander. In meiner Laufbahn war es mir immer sehr wichtig, mit Physiotherapeutinnen und Physiotherapeuten zusammenzuarbeiten. In der Zusammenarbeit zeigte sich, dass über bestimmte Techniken aus dem PNF[2] meine Muskulatur immer so behandelt wurde, dass sie geschmeidig und kräftig war. Dadurch konnte ich vielen Verletzungen vorbeugen, beziehungsweise gestärkt daraus hervor gehen. Meine Profikarriere beendete ich 2005. Meine Erfolge in der Weltspitze beruhten auf sehr anspruchsvollem, fleißigem, ausdauerndem und individuellem Training.
In meiner Akademie habe ich schon früh die „Five-Geräte[3]" eingeführt, um die Muskulatur und die Muskelketten auf lange Kraft zu trainieren.

Als ich auf Markus Rachl und seine Praxis in Köln vor zirka 10 Jahren aufmerksam wurde, leuchtete mir sein Behandlungskonzept sofort ein. Außerdem setzte ich mich schon früh mit den Ideen von Walter Packi[4] (einem seiner Lehrmeister) aus Freiburg zur Biokybernetik und Biokinematik auseinander. Die Spielerinnen und Spieler, die ich in meiner Akademie in Köln betreue, profitierten immer wieder von den Behandlungen in der Praxis Markus Rachl bei Schmerzsyndromen oder nach Verletzungen.

Um sich in meiner Akademie optimal auf die Profikarriere vorbereiten zu können, ist die Betreuung im Bereich der Muskeln ein wichtiger Faktor.

---

[1] https://www.mkgoellner.de/, zuletzt besucht 15.7.22, 16.34 Uhr.

[2] https://www.google.com/search?client=firefox-b-d&q=pnf+methode, zuletzt besucht 15.7.22, 16.14 Uhr. Eine PNF-Therapie regt diese Rezeptoren in Gelenken, Muskeln und Sehnen durch gezielte Stimulation an und aktiviert sie. Durch die Stimulation wird die Wahrnehmung gefördert, sie ist entscheidend für Bewegungsorganisation. PNF fördert somit das Zusammenspiel zwischen Rezeptoren, Nerven und Muskeln („Neuromuskulär").

[3] https://www.five-konzept.de/, zuletzt besucht 15.7.22, 16.54 Uhr.

[4] https://packi-klinik.de/, zuletzt besucht 15.7.22, 17.01 Uhr.

Im Jahre 2022 betreute uns Markus Rachl im Trainingslager in der Türkei.
Dort führten wir regelmäßig morgens ein Aufwärmprogramm aus leichten Laufeinheiten in Kombination mit den DehnKraft-Übungen in den unterschiedlichsten Variationen durch. Er zeigte uns mit viel Spaß, wie man die Übungen allein oder als Partnerübungen in den Trainingsalltag auf dem Tennisplatz oder am Strand einbauen kann. Direkt nach diesen Einheiten konnte ich persönlich die Effekte eines aufgewärmten und lockeren Muskels selbst spüren. In den Gesprächen mit meinen Sportlerinnen und Sportlern, berichteten sie mir von den gleichen Effekten. Für uns ist es wichtig, ein Aufwärmtraining zu haben, das schnell geht und effektiv ist. Dieses haben wir mit den DehnKraft Übungen gefunden.

Ich wünsche Markus Rachl und seinem Team viel Erfolg bei der Verbreitung seine Ideen und Erfahrungen. Ich hoffe, dass viele Sportlerinnen und Sportler auf dieses Trainingssystem aufmerksam werden und es im Alltag einsetzen können.
Marc Kevin Göllner, Juli 2023

„Intelligenz ist das, was Dich selbstständig herausfinden lässt, was Dich hinterfragen lässt, was Dich kombinieren und misstrauen lässt."[5]

Nicht von Albert Einstein

[5] https://nerdswire.de/angebliches-einstein-zitat-ueber-bildung-und-intelligenz-ist-nicht-belegt/

1.2 Einleitung

>DER WEG IST SO UNSCHEINBAR UND EINFACH; ABER ER IST VON HÖCHSTER UND ZEITLOSER BEDEUTUNG.<[6]

YUH NIUY; LEGENDÄRER CHINESISCHER KRIEGER

Wieso schreibt jemand aus dem Bereich Tennissport das Vorwort zu einem Buch zum Thema lockere und geschmeidige Muskeln mit ihren Faszien? Da auch im Tennissport das Dehnen der Muskeln und Faszien, sowie Krafttraining und „Stabis“ (Übungen zur Stabilität) regelmäßige Bestandteile sind, entstehen unweigerlich Schnittpunkte, von den Füßen bis zum Kiefer[7].

Seit 30 Jahren behandle ich in meinen Praxen Menschen mit Schmerzen. Immer wieder haben mir meine Patienten/-innen die Frage gestellt, wie sie sich selbst helfen können - im Urlaub, auf der Dienstreise oder einfach dann, wenn eine Behandlung in der Praxis z.B. wegen Pandemiebestimmungen gerade nicht möglich ist. Deshalb habe ich meine ganze Erfahrung und die meiner Lehrmeister aus dem Gebiet von Sport, Muskeltraining und Medizin zusammengenommen und ein Trainingssystem entwickelt, mit dem man sich selbst und ständig behandeln kann – das DehnKraft2go® Training, das man als eine Art von Fortsetzung der Behandlungen in der Praxis täglich und kostenlos einsetzen kann.

In den letzten fünf Jahrzehnten durfte ich viele Sportarten und Trainings kennen- lernen, die aus heutiger Sicht sinnvoll waren und solche, die aus heutiger Sicht in unserem Kulturkreis eher unsinnig[8] waren.

Dieses Buch soll mein Beitrag sein, einen Trend zu setzen gegen die Vorgehensweise eines inzwischen von unterschiedlichsten Laien, Fachleuten, Journalisten und Ökonomen kritisierten Körperkult-Systems[9], das meines Erachtens (aufgrund 30-jähriger Praxiserfahrung und als Trainer) auf lange Sicht oft auch physisch oder psychisch krank machen kann. Diese langfristigen Schäden dürfen wir nicht einfach als „blinden Fleck“ abtun. Dazu später in den einzelnen Kapiteln noch mehr. Oft werden Menschen erst dadurch langfristig krank, dass sie sich sportlich trainieren, was uns als Beitragszahler der Krankenkassen inzwischen noch dazu hunderte Milliarden Euro Krankenkassenbeiträge pro Jahr kostet (siehe Kapitel 2.1).

Die gute Nachricht ist, dass jede/r **selbst viel dazu beitragen** kann, das System zu entlasten, dass sie oder er so locker und beweglich wie möglich sein/ihr Leben lebt. Dies bedeutet, dass man sich selbst in seiner Beweglichkeit kennen lernen sollte[10]. Denn vor allem dadurch kann man langfristig einen guten und kostengünstigen Beitrag zu seiner eigenen Gesundheit am Bewegungsapparat leisten. Dieses Prinzip der **Eigenverantwortung** wird von mir aus meinen Erfahrungen als Trainer und Therapeut heute priorisiert.

[6] Crudelli, 2008, Die Kunst des Kampfes, S.79.

[7] Boisserée, Schupp, 2012, Kraniomandibuläres und Muskuloskelettales System, S.73ff.

[8] Wittig, 2021, Hightech Schamanen, S.16ff.

[9] Siehe Literaturliste, Kapitel 3.4.2

[10] Kaiser, 2012, Die Aktivierung des Weltinnenraums, S.49.

„Die moderne Medizin kümmert sich um Ihre Krankheiten. Von diesen lebt sie. Um Ihre Gesundheit müssen Sie sich selbst kümmern. Von dieser leben Sie.“[11]

Zu den Themen dieses Buches findet Ihr (in diesem Buch werde ich der Einfachheit halber die Anrede Du verwenden) im Anhang in der Literaturliste viele interessante Literaturvorschläge und Internetlinks.

Die Logik des von mir entwickelten und inzwischen von vielen Kollegen/-innen sowie Sportler/-innen propagierten und angewendeten Trainingssystems **DehnKraft2go**® (siehe Kapitel 2.7) hat etwas für sich. Das System ist schnell, einfach und überall einsetzbar, logisch, kostengünstig und effektiv.

Genauso wie die dazu passende „Muskelbürste“ MyoBoard2go®[12], ist **DehnKraft2go®** (siehe Kapitel 2.5) die Grundlage und Weiterentwicklung der Fitnesstrainings und einiger Sportarten. Es macht Euch im besten Fall unabhängiger von ständigen Therapien.

Imitation als Vorbild

„Kinder imitieren nicht nur die Sprache. Wie Tierkinder bei ihren Eltern das Jagdverhalten abschauen, ahmen auch wir Menschen das Verhalten derer nach, zu denen wir aufschauen.“[13]

Moestl

Viele und gerade trainierte Menschen berichten in der Praxis und bei Seminaren oft von Schmerzen und Gelenkproblemen. Dies liegt nicht immer daran, dass die Anwendenden die Übungen zu wenig machen oder falsch ausführen. Oft sind sogar gut trainierte Sportlerinnen oder Sportler von Schmerzen betroffen. Das DehnKraft2go® Trainings-Programm ist mein Beitrag, die Menschen, das Gesundheitswesen oder die Krankenkassen, wie auch immer man das betrachten möchte, langfristig ein wenig zu entlasten.

Im Lexikon der Fitnessirrtümer[14] wird unter der Überschrift „Die Fitness-Empfehlungen sind wissenschaftlich gesichert“ beschrieben: „... hat die Gesellschaft einen berechtigten Anspruch darauf, von wissenschaftlichen Würdenträgern seriös über den aktuellen Kenntnisstand informiert zu werden.“ Wenn man jedoch wie wir, einen Blick hinter die Kulissen öffentlicher Empfehlungen[15]

[11]Helsing, Wagner, 2021, WENN DAS DIE PATIENTEN WÜSSTEN, S.3

[12] Bestellung über www.myoboardtogo.de oder im Buchhandel über die ISBN 978-3-00-071119-0

[13] Moestl, 2008, Shaolin, S.127.

[14] Lexikon der Fitness-Irrtümer, 2005, Pollmer, Frank, Warmuth, S. 148.

[15] Pürner, 2021, Diagnose Panikdemie, S. 171 ff.

und Begründungen für gesundheitspolitische Maßnahmen[16] wirft und die Daten prüft, kommen rasch Zweifel[17] auf.

Dies ist etwas, was sehr viele unterschiedliche und kritische Bücher heute belegen. In diesem Buch werde ich Euch Übungen an die Hand geben, die Jahrtausende alte Erfahrungen in Bewegungsübungen und Training mit neuen wissenschaftlichen Erkenntnissen kombinieren.

Aus meiner Erfahrung müssen die in diesem Buch beschriebenen DehnKraft2go®- Übungen im wahrsten Sinne des Wortes „in Fleisch und Blut übergehen". Dann fordert Euch Euer Körper mit einem Ziehen im Muskel oder mit Schmerzen auf, Eure Übungen zwischendurch und als Ausgleich immer wieder zu trainieren und nicht gleich zu einem Arzt zu gehen. Das bedeutet, dass Euch niemand sagen muss, wie oft oder wann Ihr „Eure" Übungen machen müsst, Euer Körper weiß das.

Oft ist **Schmerz** im Leben erst mal **wichtig**, damit wir anfangen, etwas zu verändern. Bei mir selbst brauchte es erst unsägliche Rückenschmerzen (siehe weiter unten), verschiedene Berufsausbildungen und Erfahrungen in Sport und Privatleben (siehe Kapitel 1.3.3.), bis ich grundlegende Dinge und Verhaltensweisen ändern konnte. Von diesen Erfahrungen möchte ich in diesem Buch berichten und dazu beitragen, dass der eine oder der andere in seinem Leben Wege finden kann, die mit viel Beweglichkeit und Geschmeidigkeit, dafür aber mit wenig Schmerzen, Arztbesuchen, Medikamenten oder Operationen zu tun haben.

Wenn es Euch langfristig gut geht und Ihr gesund seid, ist es völlig in Ordnung, dass jemand gut daran verdient, so wie es früher in asiatischen Ländern bei präventiv arbeitenden Ärzten üblich war. Wenn eine Fachfrau oder ein Fachmann Euch auf diesem Weg mit viel Wissen und Erfahrung zur Seite steht, ist das auch absolut gerechtfertigt. Wenn es Euch dagegen langfristig nicht gut geht, dann sind viele der Kosten, die verursacht werden, heute viel zu hoch. Im Kapitel 2.1 erläutere ich dies genauer.

Die Behandlung von Triggerpunkten[18] oder anderen Verhärtungen, von mir gerne als **Muskelstein** (wie Zahnstein, Nierenstein, Gallenstein etc.) bezeichnet, findet über die Muskulatur statt. Diese wird dem Gehirn über schmerzhafte Wahrnehmung präsentiert. Dazu später noch mehr.

Wichtig sind in der Behandlung ganze Muskel- und Faszienketten sowie Meridiane aus der TCM, der Traditionellen Chinesischen Medizin. Unsere Behandlungen und Trainings der oft völlig verhärteten und verkrampften Muskulatur und deren Auswirkungen werde ich aufzeigen. Dann braucht Ihr ein Training, das in diese Richtung wirkt, damit die Muskeln immer lockerer in Ruhe werden und erst, wenn Ihr anspannt, straff und fest sind.

[16] https://www.youtube.com/watch?v=0ajsF14xOts&t=1362s
[17] Grimm, FOOD WAR, 2020, S.49 ff.
[18] Handbuch der Triggerpunkte, Travel und Simons.

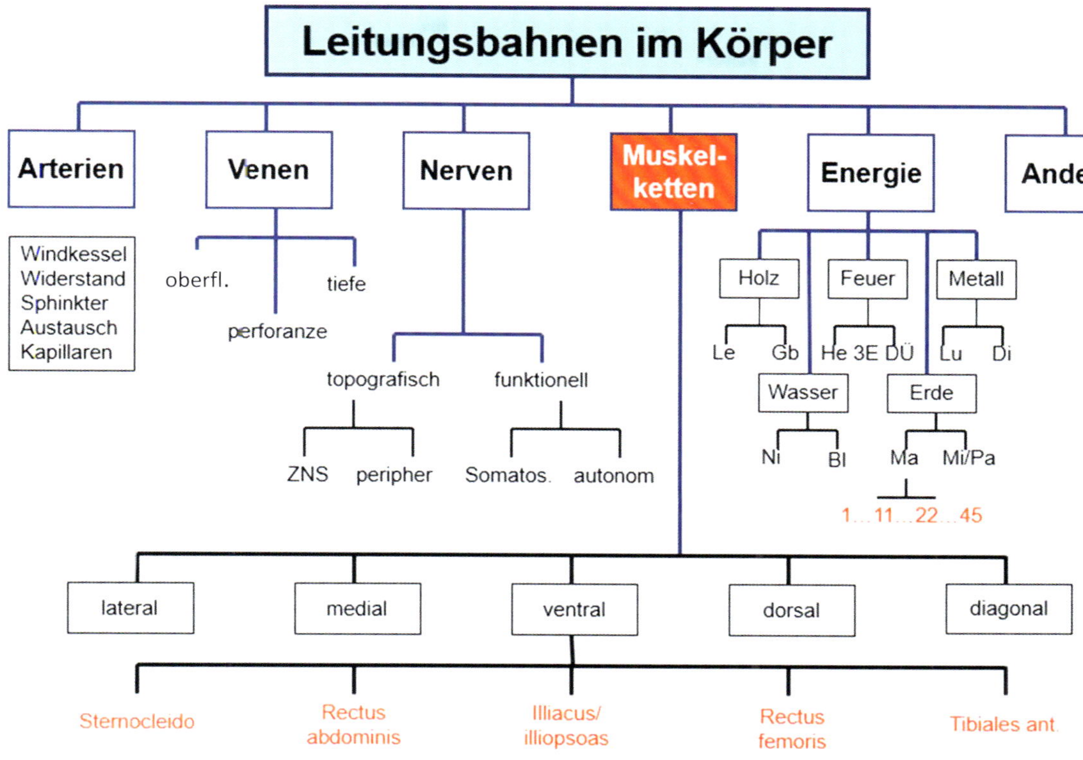

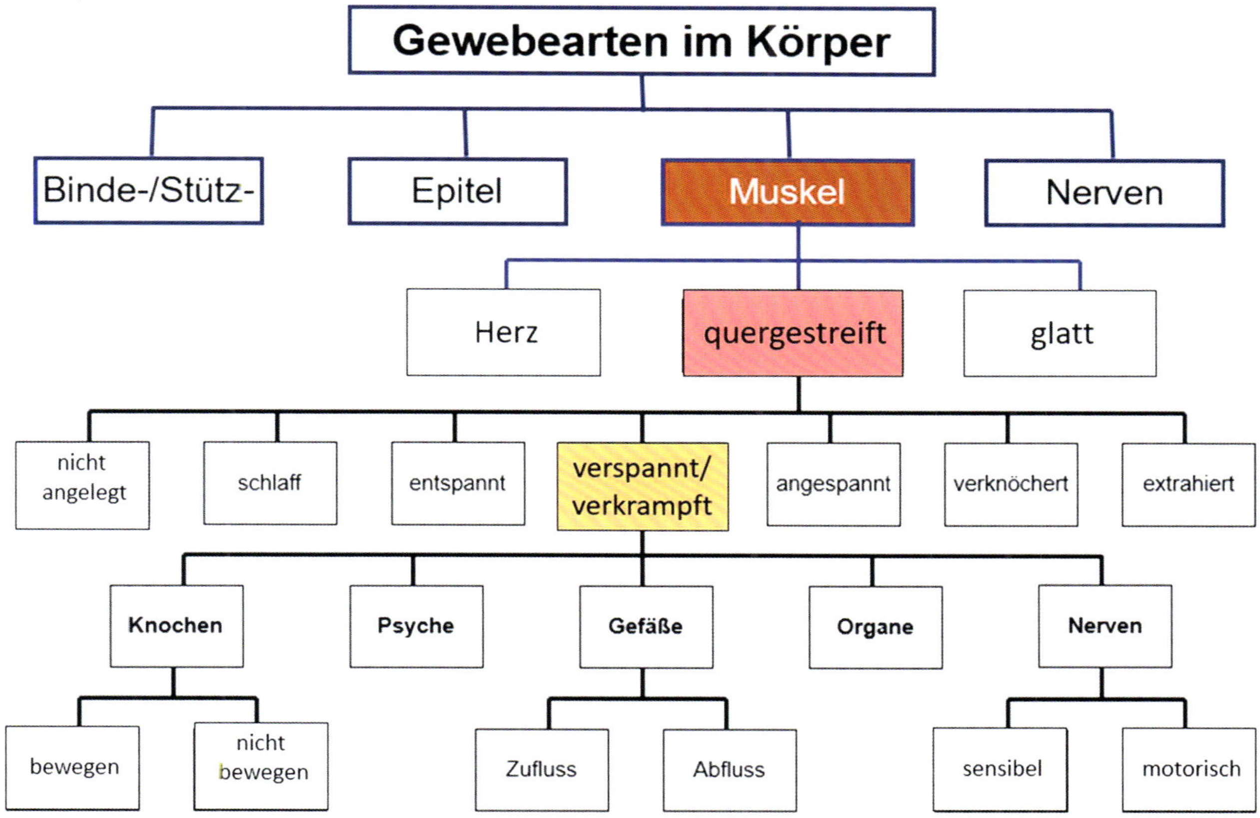

Grafiken: Markus Rachl ©2010

Aber auch wie wir in der Praxis mittels *Myoreflex-Therapie®*[19] *nach Dr. med. Kurt Mosetter* und Myohydro-*Therapie®*[20] nach Markus Rachl behandeln[21], möchte ich Euch in diesem und weiteren Büchern näherbringen, erklären und ans Herz legen.

Es wird Euch beim Trainieren der Übungen DehnKraft2go® (analog zum MyoBoard2go®) nicht gleich zu Anfang alles perfekt gelingen. Aber mit dem Durchlaufen der **fünf Stadien**

1. Anfänger/-in

2. Fortgeschrittene/-r

3. Können/-in

4. Meister/-in

5. Großmeister/-in

werdet Ihr **über die Jahre** und Jahrzehnte immer besser und lockerer werden, sowohl im Körper als auch im Geist. Mit den Jahren wird Euer Körper flexibler, stärker und weniger anfällig für Krankheiten (Myokine[22] spielen hier eine Rolle) und Degeneration durch Muskelverkürzungen und Muskelstein oder Verletzungen. Dies hat dann wiederum positive Auswirkungen auf Euer seelisches Erleben und die Psyche[23], des Weiteren auf die in Eurer verfügbaren Lebenszeit mögliche Verwirklichung von Wünschen bzw. Interessen und langfristig auch auf Euren Geldbeutel.

So seid Ihr in einem „Engelskreis", wie es mein Lehrmeister Dr. med. Kurt Mosetter bei unseren gemeinsamen Behandlungen von Patienten/-innen oft nannte, von Schmerzfreiheit, Beweglichkeit und Kraft. Dies kann auf Dauer viel Geld und Zeit ersparen für den Einzelnen und die gesamte Gesellschaft. Ansonsten sind heute noch viele Menschen in einem „Teufelskreis" aus Unbeweglichkeit, Krankheit, Angst, Medikamenten, Operationen und Schmerz gefangen.

„Glaubt den Schriften nicht, glaubt den Lehrern nicht, glaubt auch mir nicht. Glaubt nur das, was ihr selbst sorgfältig geprüft und als euch selbst und zum Wohle dienend anerkannt habt."[24]
Buddha

---

[19] Mosetter, Myoreflextherapie, Band 1 + 2.
[20] Myohydrotherapie, Rachl, wird voraussichtlich 2023 erscheinen.
[21] https://muskel-gesundheit.de/behandlung/myohydro-apnoe/ , zuletzt besucht am 11.10.21, 11.33 Uhr.
[22] https://flexikon.doccheck.com/de/Myokin?utm_source=www.doccheck.flexikon&utm_medium=web&utm_campaign=DC%2BSearch , zuletzt besucht am 17.07.22, 13.19 Uhr.
Myokine sind Signalmoleküle, die von der Skelettmuskulatur freigesetzt werden. Dabei handelt es sich biochemisch gesehen um Zytokine oder andere kleinere Proteine bzw. Peptide. Sie haben autokrine, parakrine oder endokrine Wirkungen(BDNF, Decorin, Interleukin-15, Irisin, Myostatin, Osteonectin, PGC-1).
[23] Mosetter, 2015, Wie der Rücken die Seele und die Seele den Rücken heilt S.117.
[24] https://www.careelite.de/buddha-zitate-buddhismus-sprueche/, zuletzt besucht am 23.05.21, 11.15 Uhr.

Auch dem Thema Atmung wird hier ein Kapitel gewidmet (2.6.7 - 2.6.9), da diese die Grundlage eines entspannten, langen und lockeren Lebens ist. Ebenso wirkt sie positiv bei der Verarbeitung von Anstrengung oder Schmerzen, die auch im Zusammenhang mit der Anwendung des DehnKraft2go® Trainings oder MyoBoard2go® entstehen können. In östlichen Lehren wird bei der Lebensenergie vom Chi gesprochen. In „Das Lexikon der Kampfkünste"[25] beschreibt der Autor, wie man Behandlungspunkte im Kampfsport anwenden kann. Man kann seine Gegner schnell und leicht attackieren als Warnung oder hart und tödlich als Ultima Ratio. Wie wir dieses Wissen mit den Behandlungen in der Praxis anwenden können, beschreibe ich in Kapitel 2.5.3. Siehe zu den Anwendungen der Drucktechniken auch das Lehrbuch: Angewandte Physiologie[26].

Ich wünsche allen Leser/-innen neue Erkenntnisse und eine Motivation, **Euch selbst zu helfen**. Nachlesen könnt Ihr dazu viel in dem Buch „Hilf Dir selbst, sonst hilft Dir keiner"[27]. Die Kunst, glücklich zu leben, wird hier sehr ausführlich beschrieben oder im Weißbuch Prävention[28], dort sind Zusammenhänge zur Gesundheit[29] dargestellt.

Wie Albert Schweizer (1875-1965), ein deutsch-französischer Arzt, Philosoph und Theologe, es formulierte: „Alle Menschen tragen ihren eigenen Arzt in sich. Sie kommen zu uns, ohne diese Wahrheit zu kennen"[30]. Das Beste, was wir als Therapeut/-in tun können, ist, dem inneren Heiler unserer Patienten/-innen die Chance zu geben, seine Arbeit zu tun. Dazu möchte ich meinen Teil beitragen.

Ich möchte Euch als Leser/-innen ermutigen, neue und eigene Wege auszuprobieren und zu gehen, wenn es für Euch sinnig und hilfreich ist.

Euer Markus Rachl

1.2.1 Einleitung von Yves Rachl

Ich beschäftige mich mittlerweile seit ca. 10 Jahren mit den DehnKraft-Übungen und seit ungefähr 7 Jahren auch aktiv im Zusammenhang mit meinen Sportarten (z.B. Fußball, Bogenschießen und Kraftsport).

Aufmerksam geworden bin ich darauf durch meinen Vater, der sich mit dem Thema seit mehr als 30 Jahren beschäftigt. Von klein auf hat er versucht, mir und meinen zwei Brüdern gewisse Ansätze der Beweglichkeit und Kraft mitzugeben und diese auch konsequent vorgelebt.

Zurzeit baue ich eine Vielzahl der Übungen, die Ihr in diesem Buch kennenlernt, in meinen Alltag ein. Da ich beruflich viel am Schreibtisch sitzen muss, sind es meistens die Übungen für die Hände, die Arme, den Bauch, den Rücken und die Brustmuskulatur. Dies ist notwendig, da bei meiner Arbeitsweise die angesprochenen Muskelgruppen häufig anfällig sind für eine Verkürzung und den

---

[25] Lind, 2001, Sportverlag Berlin, S.355.
[26] van den Berg, 2005, Angewandte Physiologie, S.317.
[27] Kirschner, 2000, Hilf Dir selbst, sonst hilft Dir keiner.
[28] Stress? Ursachen, Erklärungsmodelle und präventive Ansätze, Kaufmännische Krankenkasse.
[29] KKH, Weißbuch Prävention 2007/2008, Beweglich? S.12.
[30] Mosetter, 2006, Myoreflextherapie, Band 1, S. 199.

damit entstehenden Schmerz. Dieser kommt meist durch die Arbeitshaltung im Sitzen, d.h. ein etwas gekrümmter Rücken, sowie ein leicht nach vorne unten geneigter Kopf. Seht Ihr Euch eventuell darin wieder?
Hinzu kommen Übungen für die Beine und die Füße zum Ausgleich der regelmäßigen, beruflichen und sportlichen Aktivitäten und Leidenschaften, vor allem Fußball spielen.

Verhindert werden sollen dadurch die oben angesprochene Verkürzung der Muskulatur und daraus folgende körperliche Einschränkung mit Leistungsverlust sowie hinzukommende Schmerzen. Diese sind häufig Folgen von einseitiger Belastung durch Arbeit und Sport.

Ins Nachdenken kam ich das erste Mal im Alter von 14 Jahren, als ich einen Meniskusriss im rechten Knie erlitt und mehrere Ärzte mir mitteilten, dass diese Art von Verletzung in dem Alter untypisch sei. Wie sich herausstellte, war die Verletzung das Resultat eines verkürzten Hüftbeugers und verkrampfter Beinmuskulatur in Kombination mit einer Drehung des Knies bei feststehendem Fuß am Boden (in einem Fußballspiel).

Eine Operation ließ sich leider nicht vermeiden. Nach Telefonaten mit 4 verschiedenen Ärzten wurde die Entscheidung getroffen. Hier spielte mein junges Alter und der Vorsatz, dass ich weiterhin leistungsmäßig Fußball spielen wollte, eine wichtige Rolle.

Durch die Myo-Behandlungen vor und vor allem nach der Operation, wurde durch die entspanntere Muskulatur die Durchblutung und schnellere Abschwellung des Gelenks gefördert. Dazu kam dann ergänzend die klassische Physiotherapie mit Kraft- und Stabilisationsübungen.

Seit dieser Erfahrung mache ich regelmäßig die Dehnkraftübungen, wie Ihr diese im Buch findet.
Natürlich lassen sich nicht alle Verletzungen vermeiden, aber seitdem habe ich weniger schwerwiegende Verletzungen, bin deutlich gelenkiger geworden und fühle mich körperlich belastbarer!

Viel Spaß und Erfolg, Euer Yves Rachl

Bildung ist, was Dir vermittelt wird, was Du wissen musst, solltest und darfst und Du gezwungen wirst, zu wissen.
Intelligenz ist das, was Dich selbstständig herausfinden lässt, was Dich hinterfragen lässt, was Dich kombinieren und misstrauen lässt.[31]

[31] https://www.facebook.com/104698278028562/photos/a.104717164693340/217286496769739/, zuletzt besucht am 11.10.21, 11.33 Uhr.

1.2.2 Geschichte des Muskeltrainings in Deutschland (hart wie Kruppstahl)

Wenn wir uns das Muskeltraining in Deutschland in den letzten 100 Jahren anschauen, gab es immer wieder neue Ideen, was richtig wäre. Unter „Turnvater Jahn“ (siehe Kasten unten) entstanden Kräftigungsübungen, um die Jugend zu stärken und den Körper fit zu halten.

In den Jahren meiner aktiven Leistungssportzeit, haben sich die Ideen zum Krafttraining nicht wesentlich verändert. Das Krafttraining wurde immer so ausgeführt, dass die Muskeln in die Verkürzung ziehen und dann oft eine definierte Anzahl von Wiederholungen ausführen müssen. So entsteht ein Muskel, der Kraft hat und gut für die Optik (das Ego) dicker wird. Ob dies ein guter Muskel ist, entscheidet immer auch, wofür ich ihn brauche. An dieser Stelle sei schon erwähnt, dass Fitness nicht das Gleiche ist wie Gesundheit. Dazu weiter unten mehr.

Zur Geschichte des Krafttrainings schreibt Kieser Training[32]:

Wandbilder aus dem alten Ägypten (um 3000 v. u. Z.) zeigen Frauen und Männer beim Krafttraining. Die erste aufgezeichnete Trainingsanleitung stammt von etwa 1400 v. u. Z. (…) Der äußerst detailreiche Trainingsplan befasst sich mit den Vorbereitungen von Wagenrennen. Auch in China scheint das Krafttraining schon in der Chou-Dynastie (1122–249 v. u. Z.) bekannt gewesen zu sein. Der Eintrittstest in die Armee bestand im Heben schwerer Gewichte. Auch Konfuzius (551–479 v. u. Z.) soll nach dem Prinzip des progressiven Widerstandes trainiert haben.

(…) Milon von Kroton (500 v. u. Z.), ein Freund des Pythagoras, trainierte seine Kraft, indem er täglich einen jungen Stier hochstemmte. (…) Milon war während 16 Jahren (532–516 v. u. Z.) ohne Unterbrechung olympischer Sieger im Ringkampf.

Für Galen von Pergamon (129–199), Gladiatorenarzt (…), war Körpertraining ein Teilgebiet der Medizin. In Südasien wurden bereits im ersten Jahrhundert Steinhanteln (…) benutzt. Diese Geräte waren über Generationen in Gebrauch (…). Die Römer institutionalisierten das Körpertraining in ihren Thermen. Von den Gladiatoren, die im Colosseum Roms kämpften, ist überliefert, dass sie sehr muskulös waren und „sexuell begehrt“. (…).

Vom eigentlichen Training der Gladiatoren ist jedoch auffallend wenig überliefert. Die Skulpturen aus dieser Zeit lassen jedoch keine Zweifel aufkommen, dass die dargestellten Körper durch methodisches Training geformt wurden. (…) christlichen Fanatiker die Oberhand und vernichteten, soweit es ging, jegliches heidnische Kulturgut. Man interessierte sich jetzt mehr für das Jenseits. Daraus resultierte die für das Mittelalter bezeichnende Verachtung des Körpers und der Sinnlichkeit allgemein. (…).

1816 veröffentlichte der Deutsche Friedrich Ludwig Jahn (1778–1852) seine methodische Zusammenfassung zum Thema Körpertraining. In seinem Werk „Die deutsche Turnkunst“ beschreibt er präzise das damalige Übungsgut. Dass Jahn die Notwendigkeit der Isolation der zu

[32] https://www.kieser-training.de/fw/geschichte-des-krafttrainings/, zuletzt besucht am 5.6.2021, 16.22 Uhr.

trainierenden Muskeln bewusst war, (...). Mitte des 19. Jahrhunderts bis zum Anfang des 20. zeigten Kraftmenschen ihre Kunststücke im Varieté. (...). Diese Kraftakte waren zum Teil sehr komplex und erforderten ein hohes Maß an Geschicklichkeit. Jeder Kraftmensch hatte seine eigene, von ihm und für ihn entwickelte Nummer. Eine Standardisierung, wie man sie heute im Sport kennt, gab es nicht. Eugen Sandow (1867–1925) (...). Er gilt daher als der Erfinder des Bodybuildings. (...).

Mit dem 20. Jahrhundert begann der Aufstieg des institutionalisierten Sportbetriebes und der Sportindustrie. Die „starken Männer" gerieten in Vergessenheit.

Heute wenden wir lieber funktionelle Trainings an. Allerdings werden bei dieser Art, die Muskeln zu trainieren, Übungen so ausgeführt, dass sie zwar besser kontrolliert werden, aber immer noch in die Verkürzung ziehen. Wie wir das anders gestalten können, nämlich so, dass die Muskeln länger werden beim Krafttraining, davon handelt dieses Buch.

1.3 Entstehungsgeschichte der Idee „Muskelstein" und Schmerzen zu verhindern

Zuerst ignorieren sie dich, dann lachen sie über dich, dann bekämpfen sie dich und dann gewinnst du.[33]

Mahatma Gandhi

1.3.1 Schulzeit

Während meiner Schulzeit musste ich das Stillsitzen lernen. Da ich im Schwarzwald aufgewachsen bin, war ich gewohnt, draußen in der Natur meine Zeit zu verbringen. Im Unterricht kippte mein Stuhl oft nach hinten um, da ich versuchte, dem körperlichen Bewegungsdrang nachzugeben. Die Schulzeit empfand ich damals manchmal als interessant, öfter aber als langweilig. Langweilige Gebäude, manchmal interessanter, öfter aber langweiliger Unterricht, manchmal nette, oft aber auch langweilige Lehrkräfte. Wenn in einem Umfeld der Körper nicht davonlaufen kann, wenn er es gerne möchte, dann flieht eben der Geist. [34]

Interessanterweise hörte ich öfter: „Du könntest der Beste sein, bist aber ein fauler Kerl." Tja, so ist das, wenn einem langweilig ist.

---

[33]https://www.google.com/search?q=Zuerst+ignorieren+sie+dich,+dann+lachen+sie+u%CC%88ber+dich,+dann+beka%CC%88mpfen+sie+dich+und+dann+gewinnst+du., zuletzt besucht am 23.05.21, 11.12 Uhr.
[34] Vgl. Vester 1998, Denken, Lernen, Vergessen.

In seinem Buch zum Schulfach Glück schreibt Ernst Schubert: „Richtig spürbar ändern wird sich trotz einiger Initiativen aus Kostengründen (...) nichts[35]."

Aus heutiger Sicht hätte ich damals sicher das Medikament „Ritalin" zur Ruhigstellung bekommen. Ritalin ist ein Medikament, das Kinder ruhigstellt und lernfähiger macht – zumindest kurzfristig. Dies ist bei manchen Kindern sicherlich notwendig, auch um sie und andere zu schützen. Andererseits wird es oft auch als unnütz diskutiert und wirkt ohne enge Grenzen der Verordnung langfristig eher schädlich. Der Preis ist für die Betroffenen langfristig oft hoch und in der Behandlung erlebe ich öfter Eltern, die sich Sorgen um die Gesundheit ihrer Kinder machen.[36]

Später als Erwachsener, fand ich endlich Themen und Lehrer/-innen, die mich begeistern konnten. Von diesen Lehrmeister/-innen bekam ich dann zu hören: „Du warst der beste Schüler, den ich je hatte." Auch die Prüfungsergebnisse spiegelten dies wider. Damals wurde mir klar, dass es begeisterte Lehrer/-innen in jedem Fachgebiet braucht, um in Schüler/-innen ein Feuer zu entfachen[37]. Dann kann fast jeder Mensch sehr viel lernen und auch gut sein in dem, was er oder sie tut. Mit den Worten von Manfred Spitzer: „Akute emotionale Erregung kann dazu führen, dass wir bestimmte Dinge besser behalten[38]."

Es ist schade, wenn Lehrer/-innen schon im Studium als frustriert[39] bezeichnet werden und sie sich keinen anderen Beruf suchen, in dem sie glücklich werden und an dem sie dann viel Spaß haben. Mit allem, was ich heute an interessierte Menschen an Wissen weitergeben kann, versuche ich sie zu begeistern.

1.3.2 Zehn Jahre in einer Musikkapelle

Zehn Jahre meines Lebens spielte ich in einer Musikkapelle in meiner alten Heimat Hofstetten im Schwarzwald aktiv Querflöte und Piccolo-Flöte. Aus dieser Zeit weiß ich sehr gut, wie einseitig die Haltungen beim Musizieren sein können. Ich wurde technisch immer besser am Instrument, aber Schulterschmerzen und starke Rückenschmerzen im Stehen (wie bei vielen Menschen[40]) gehörten auch dazu. Leider, ohne dass wir genau dafür eine Lösung lernten. Wir bekamen damals zwar die Grundlagen und Techniken des Musizierens mit unterschiedlichen Instrumenten beigebracht, aber nicht, wie wir die einseitigen Haltungen des jeweiligen Instruments ausgleichen können. Dazu mehr in Kapitel 2.6.5.

---

35 Schubert, 2011, Herder, S. 87.
36 Vgl. Hoffmann 2009, Rettet unsere Söhne.
37 https://www.aphorismen.de/suche?f_autor=219_Aristophanes&seite=2, Aristophanes, Zuletzt besucht 26.05.21, 11.53 Uhr „Menschen bilden bedeutet nicht, ein Gefäß zu füllen, sondern ein Feuer zu entfachen".
38 Vgl. Spitzer, 2006, Lernen.
39 https://www.tagesspiegel.de/wissen/der-ausgebrannte-lehrer-wer-sich-illusionen-macht-gibt-schneller-auf/1140822.html, zuletzt besucht am 10.09.21 um 17.23 Uhr.
40 3 Sat Sendung Nano vom 15.3.2022, 18.40 Uhr: 2 von 3 Menschen leiden unter Rückenschmerzen (Gilad Dänemark, Anaul Report 2020).

1.3.3 Erster Beruf

Mein erster Beruf, den ich im Schwarzwald erlernen durfte, war Industrieschreiner. Es war eine schöne Zeit des Lernens, denn Holz ist ein toller Werkstoff und riecht gut. Man lernt handwerkliches Geschick, genaues Arbeiten und entwickelt eine dreidimensionale Vorstellungskraft. Es war allerdings auch eine Zeit unsäglicher Rückenschmerzen. Damals verbrachte ich viel Zeit in Arztpraxen, in denen es keine nachhaltige Lösung für die Rückenschmerzen gab.

Ich bekam Spritzen in den Rücken (wo der Schmerz saß), Röntgendiagnostik (Morbus Scheuermann) und 1991 schließlich ein Gutachten (siehe Kopien unten) des Hausarztes mit der Konsequenz einer Umschulung - nach nur vier Jahren im Beruf. Vorgabe war: nur noch 15 kg heben und sitzen, stehen und laufen im Wechsel beim Arbeiten. Besser wurde der Rückenschmerz damals durch alle Maßnahmen allerdings auch nicht. Im Zeitraum vom 14.-25. Lebensjahr wurde der Schmerz eher immer schlimmer.

Hausarztattest 1991

Ä R Z T L I C H E S   A T T E S T

Herr Markus Rachl, geb. 24.3. 68, wohnhaft Hansjakobstr. 14 in 7612 Hofstetten leidet unter schmerzhaften Bewegungseinschränkungen im Bereich der Wirbelsäule und des Kreuzbeines bei röntgenologisch nachgewiesenen Wirbelveränderungen nach jugendlicher Aufbaustörung der Brust- und Lendenwirbelsäule (Morbus Scheuermann). Die Beschwerdesymtomatik hat im Laufe des vergangenen Jahres zugenommen.

Die von Frau Dr. Kendel im Mai 199o bestimmten Einschränkungen im Leistungsbild (z.B. nur leichte Arbeit wie das Tragen einer Last von ca. 5kg und nur zeitweise mittelschwere Arbeit wie Tragen einer Last von ca. 15kg) können am Arbeitsplatz des Schreiners Markus Rachl realiter durchgesetzt bzw. eingehalten werden.
Gemäß dem Gutachten der Arbeitsamtsärztin ist daher eine berufliche Neuorientierung von Herrn Rachl uneingeschränkt zu befürworten.

Außerdem besteht bei Herrn Rachl eine Chondropathia patellae bds, rez. ISG-Blockade und Blockaden der BWS (Dr. Berbuer,Hornberg) und ein Hohl-Spreizfuß bds sowie rezidivierende Cervicocephalgien bei Funktionsstörung des Segmentes C2/C3 (Dr. Schondelmaier,Haslach).

Arbeitsamt Offenburg, Schreiben vom 16.03.1992

Abhilfebescheid

Sehr geehrter Herr Rachl,

die Überprüfung der Angelegenheit hat nunmehr ergeben, daß in Ihrem Fall eine berufliche Umschulung angezeigt ist. Der Ablehnungsbescheid vom 27.8.91 ist also hinfällig.

Wegen der Förderung im einzelnen erhalten Sie demnächst von der zuständigen Stelle einen entsprechenden Beratungstermin.

Da Ihrem Widerspruch also dem Grunde nach entsprochen wurde, betrachte ich die Angelegenheit als erledigt.

Im Widerspruchsverfahren entstandene notwendige Aufwendungen können auf Antrag erstattet werden.

Mit freundlichen Grüßen
Im Auftrag

> „Schmerz ist ein Warnsignal des Körpers. Akuter Schmerz ist ein wichtiges akutes Warnsignal, Aktivitäten zu stoppen und eine Ruhephase einzulegen, um manifeste strukturelle Schäden zu verhindern. Die Autoren beschreiben den absolut wichtigen Aspekt, dass 80–90% akuter Rückenschmerzen kein pathomorphologisches Korrelat aufweisen. Ich sehe hier die Situation eines beginnenden, akuten, funktionellen, segmentalen, neuromuskulären Kompartment-Syndroms, begleitet von lokalen Entzündungsvorgängen.“[41]

Aus heutiger Sicht sage ich: „Natürlich wurde der Rückenschmerz damals nicht besser“. Denn dort, wo der Schmerz sitzt, ist oft nicht die Ursache, sondern oft nur die (Aus-)Wirkung, das Schutzsignal unseres Gehirns. Nach vielen Jahren und viel Zeit mit „Fachleuten“ kam mir ein Unfall in der 3. Klasse in Erinnerung, nach dem der Rückenschmerz seinen Anfang nahm, dazu später mehr. Außerdem waren die Jahre des intensiven Sports geprägt durch viele Verletzungen. Eine Erkenntnis aus dieser Zeit: Sport hat zwei Seiten - eine ungesunde und eine gesunde. Das hat natürlich auch langfristige Konsequenzen.

Die Oberärztin Dr. med. Sâra D. Aytaç[42] schreibt: Notaufnahmen vergeben den ersten Preis in der meistgehassten Kategorie „Der unnütze Patient“ an das Patientengut mit dem Volksleiden Nummer eins: Rüggen. Rüggen. Rüggen. Rückenschmerzen machen den größten Teil der Krankschreibungen (...), die den größten Teil der Krankschreibungen (...) anführen.

---

[41] https://www.aerzteblatt.de/archiv/181122/Warnsignal-an-den-Koerper, zuletzt besucht am 11.04.21, 10.25 Uhr.

[42] Dr. med. Aytaç, Sâra, (2022), AUSGE**BLUTED**, S. 55-56.

1.3.4 Medizinische Ausbildungen

Seit 30 Jahren beschäftige ich mich in verschiedensten medizinischen Ausbildungen mit dem Lernen von Anatomie[43], Physiologie[44], Ätiologie[45] und Pathologie[46] sowie verschiedensten Therapiemethoden. In diesen Jahren habe ich sehr viele Bücher pro und kontra Schulmedizin[47] gelesen.

Bei den Rettungsschwimmern lernte ich ab dem 12. Lebensjahr die ersten konsequenten Schulungen[48] zur ersten Hilfe kennen und anwenden.

Den Zivildienst leistete ich in der Psychosomatischen Klinik in Zell a.H[49]. Mit viel Begeisterung gab es dort die unterschiedlichsten Aufgaben zu erledigen. In dieser Zeit wurden die Rückenschmerzen zum ersten Mal leicht besser, was sicher auch an den netten Kollegen/-innen damals lag. Unbefriedigend war zu dieser Zeit, dass wir keine Schulungen zu psychischen Erkrankungen bekamen. Aus meiner heutigen Sicht war das nicht richtig. Allerdings reifte in dieser Zeit der Wunsch, einen Beruf zu finden, bei dem ich Menschen mit Rückenschmerzen helfen kann. Das lernt man am besten, wenn man Physiotherapeut wird - dachte ich.

Als Physiotherapeut lernte ich (nach meinem Vater) meinen ersten interessanten und prägenden Lehrmeister, den Freiburger Arzt Walter Packi kennen. Er hat mich mit seinen Ideen und Behandlungen sofort begeistert. Später baute er eine Klinik für Biokinematik und Biokybernetik in Bad Krozingen[50] auf. Während seiner Zeit in Freiburg durfte ich ihn in seiner Praxis jederzeit besuchen und von ihm lernen. Er war der ärztliche Leiter unserer Physiotherapieschule in Lahr/Schwarzwald[51]. Leider verstarb dieser prägende Lehrmeister im November 2021[52]. Eine

---

[43] https://www.pschyrembel.de/Anatomie/K02BJ/doc/, zuletzt besucht am 27.05.21, 10.06 Uhr.
Lehre vom Bau der Körperteile sowie Kunst des Zergliederns.

[44] https://www.pschyrembel.de/Physiologie/K0GXU/doc/, zuletzt besucht am 27.05.21, 10.08 Uhr.
Wissenschaft und Lehre von den normalen Funktionsabläufen in Zellen, Geweben und Organen eines Organismus.

[45] https://www.pschyrembel.de/%C3%84tiologie/K01S5/doc/, zuletzt besucht am 27.05.21, 10.10 Uhr.
Die im Einzelfall einer Erkrankung zugrunde liegende konkrete Ursache, bzw. allgemein die der Entstehung und Entwicklung einer Erkrankung zugrunde liegenden Ursachen, Risikofaktoren und krankhaften Regulationsmechanismen. Der Übergang zu den verwandten Begriffen Ätiopathogenese und Pathogenese ist fließend.

[46] https://www.pschyrembel.de/Pathologie/K0GFP/doc/, zuletzt besucht am 27.05.21, 10.14 Uhr.
Lehre von den abnormen und krankhaften Veränderungen im (menschlichen) Organismus. Sie umfasst insbesondere die Ursachen (Ätiologie), die Entstehung und Entwicklung (Pathogenese) von Krankheiten und die durch sie verursachten organischen Veränderungen (pathologische Anatomie, Histopathologie) sowie die funktionellen Auswirkungen (Pathophysiologie).

[47] 3.3.1 pro Medizin, 3.3.1 kontra Medizin.

[48] Abzeichen Bronze, Silber und Gold.

[49] https://www.bo.de/lokales/offenburg/celenus-schliesst-psychosomatische-fachklinik-in-zell#, zuletzt besucht am 26.05.21, 13.42 Uhr.

[50] http://biokinematik.com/, zuletzt besucht am 26.05.21, 13.31 Uhr.

[51] https://physiotherapieschule-lahr.de/die-schule/die-physiotherapieschule-stellt-sich-vor, zuletzt besucht am 26.05.21, 13.53 Uhr.

[52] https://bztrauer.de/nachruf/walter-packi/59181680, zuletzt besucht am 15.03.22, 14.30 Uhr.

ebenfalls prägende Lehrerin in meiner Physio-Ausbildung war Regine Biegert. Sie hat mit unglaublicher Power und Begeisterung unterschiedliche Fächer unterrichtet und wurde als Brügger Therapeutin später Ausbilderin für Myoreflextherapie in unserem Team in der Schweiz.

In dieser Zeit hörte ich von Walter Packi, dass es 85-jährige Männer gibt, die noch einen Spagat machen können, die Shaolin-Mönche. Shaolin ist der Name eines buddhistischen Mönchsordens in China und seiner Mitglieder. Ebenso bezeichnet Shaolin das Ursprungskloster des Ordens, das am Berg Songshan im Ort Dengfeng in der Provinz Henan im Herzen Chinas liegt. Es ist berühmt für seinen Kampfkunststil, besser bekannt als „Shaolin Kung Fu[53]".

Zu dieser Zeit trainierte ich selbst viele Stunden Kampfsport. Jiu-Jitsu wurde meine Leidenschaft, was ich später auch als Trainer an Schüler weitergeben durfte. Allerdings war diese Leidenschaft auch die, die Leiden schaffte. Was aus dieser Zeit als Kampfsportler[54] an Erkenntnissen zum Training, den Formen und Ergebnissen für die Gelenke resultierte, dazu mehr im Buch.

Als ehemaliger Ausbilder in der Myoreflextherapie[55] nach Dr. med. Kurt Mosetter[56] konnte ich verschiedene Praxisstandorte und Kurse in ganz Deutschland[57] und der Schweiz[58] mit aufbauen. In diesen 17 Jahren entstanden als Autor auch mehrere Bücher[59] und ich war auf unterschiedlichen Kongressen und Tagungen als Teilnehmer und Referent in Deutschland[60] und der Schweiz unterwegs.

An der Uni Köln verbrachte ich sieben Semester in Vorlesungen und als Referent hielt ich Vorträge und Workshops unter Prof. Dr. Gottfried Fischer[61] in der Psychotraumatologie und in muskulärer Trauma adaptierter Schmerztherapie[62]. Auch privat gab es viele Stunden der Diskussionen und des Austauschs mit ihm und seiner Frau Dr. phil. Dipl.-Psych. Monika Becker-Fischer, die heute noch

---

[53] Schaut Euch dazu mal ein Video an: https://www.youtube.com/watch?v=MCpiNJn0ZZM

[54] Jiu-Jitsu Schwarzgurt bei der kanadischen Militärpolizei in Lahr/Schw. und Ju-Jutsu Braungurt bei der Polizei in Konstanz.

[55] Master Instruktor

[56] Deutschland, Schweiz, Österreich

[57] Konstanz, Gutach/Schw., Köln, Hamburg, Heppenheim

[58] Adliswil (Zürich), Berlingen

[59] Siehe Literaturliste

[60] Z.B. Median. Klinikum am Burggraben in Flachsheide, Symposion: Psychotherapie Seminar 5.-7. Februar 2010 oder Internationale Tagungsreihe „Psychotherapie auf dem Weg zur eigenständigen Disziplin: Rückkehr des Geistes in die Psychotherapie", 28.-29. Mai 2010 in Köln.

[61] Gottfried Fischer, Kausale Psychotherapie, 2007, S.653 Über den Autor.

[62] http://psychotraumatologie.de/institut/ueber_uns.html, zuletzt besucht am 27.05.21, 11.56 Uhr. 1991 als gemeinnütziger Verein gegründet, ist das Deutsche Institut für Psychotraumatologie (DIPT) eine der ersten wissenschaftlich-therapeutischen Einrichtungen der Bundesrepublik Deutschland, die sich programmatisch der Erforschung Psychotherapie und Prävention psychotraumatischer Störungen gewidmet hat. So konnte im Laufe der Zeit eine Sensibilisierung der Fachwelt und der Öffentlichkeit für Psychotraumatologie erreicht werden. In enger Kooperation mit dem Institut für Klinische Psychologie und Psychotherapie der Universität zu Köln unter der Leitung von Prof. Dr. Gottfried Fischer, wurde im Jahr 1995 im Rahmen des Kölner Opferhilfemodell-Projekts (KOM) die psychologische Beratungsstelle für Gewalt- und Unfallopfer ins Leben gerufen und seither systematisch ausgebaut.

das Institut für Psychotraumatherapie in Köln[63] leitet. Leider verstarb Gottfried Fischer 2013 und hinterließ eine große Lücke.

Heute kann ich als Referent in der Schweiz (beim „SIPT[64]" unter Prof. Dr. phil. habil. Rosmarie Barwinski) und in Köln die Verbindungen aus körperlichen Schmerzsymptomen und traumatischen Erlebnissen interessierten Studenten/-innen in ihren Kursen näherbringen.

Es gab Jahre in der Ausbildung bei einem ehemaligen Professor der Psychologie/Psychiatrie. Steven Gallegos bildete mich in der von ihm entwickelten Therapieform zum „Begleiter in der Imaginationsarbeit[65]" in Österreich weiter. Nach seiner Aussage wurden Patientinnen und Patienten in seiner Zeit als Professor in einer Psychiatrie nicht deshalb gesund, weil er ihnen Medikamente verschrieben hatte, sondern weil sie aus sich heraus einen Antrieb entwickelten, dass sie etwas an ihrem Zustand verbessern wollten.

In Karlsruhe verbrachte ich mehrere Jahre bei Dr. Dr. Damir del Monte (geb. Lovric). Er ist begeisterter Sportler, Ausbilder, Medizinwissenschaftler, Hirnforscher und Psychotraumatologe. Bei ihm und seinem Institut „Hirnwelten[66]" lernte ich strukturiertes Aufarbeiten von Inhalten und viele Zusammenhänge neuesten medizinischen und wissenschaftlichen Denkens. Daraus hat sich eine bis heute anhaltende Freundschaft entwickelt.

2012 war es dann so weit, dass ich meine eigene Therapieform im Wasser, die **Myohydro-Therapie®**[67] (siehe Kapitel 2.8), beim europäischen Marken- und Patentamt anmelden konnte. Im Idealfall wird sie in Kombination mit dem respektvollen und achtsamen Schwimmen mit freilebenden Delfinen in Ägypten und auf den Bahamas[68] durchgeführt.

2019 kam die Anmeldung des Konzepts **DehnKraft2go®**[69], Trainings- und Übungssystem für den Alltag[70] (siehe Kapitel 2.6) dazu.

2022 komplettiert nun das **MyoBoard2go®** zur Eigenbehandlung (siehe Kapitel 2.7) zuhause und unterwegs die Trilogie[71] zur Senkung der Muskelspannung in Ruhe.

---

[63] https://psychotraumatologie.de/beratungsstelle/mitarbeiter.html

[64] https://psychotraumatologie-sipt.ch/das-sipt/ueber-uns, zuletzt besucht am 27.05.21, 11.52 Uhr. Das SIPT setzt sich für Anliegen von Trauma-Opfern ein und bietet Fortbildungen für verschiedene Berufsgruppen an, die in ihrer Arbeit mit traumatisierten Menschen konfrontiert sind. Im Fortbildungsangebot des SIPT stehen psychodynamische Konzepte im Vordergrund. https://psychotraumatologie-sipt.ch/das-sipt/dozent/markus-rachl/0ed5229a-3761-4a47-bf84-0ea3d7446edd

[65] Eine Technik, um sich mit inneren Bildern (Tagträumen) aus dem Schamanismus auseinanderzusetzen und sich seiner alten seelischen Verletzungen bewusst zu werden.

[66] https://www.damirdelmonte.de/

[67] das Fachbuch dazu wird voraussichtlich 2024 erscheinen.

[68] https://muskel-gesundheit.de/behandlung/myohydro-apnoe/

[69] das Fachbuch haltet Ihr in der Hand

[70] https://muskel-gesundheit.de/videos/uebungen-grundlagen/

[71] https://www.google.com/search?client=firefox-b-d&q=Trilogie, zuletzt besucht am 27.5.21, 13.17 Uhr. Dreiteiler: Aus dem Englischen übersetzt: Eine Trilogie besteht aus drei Kunstwerken, die miteinander verbunden sind und entweder als einzelnes Werk oder als drei einzelne Werke betrachtet werden können.

Heute bin ich als Heilpraktiker (mit physiotherapeutischem Hintergrund) tätig und halte als Muskelspezialist Vorträge und Workshops in Firmen wie z.B. RWE, Sparkasse Köln-Bonn, Bayer AG (u.v.a). und in unterschiedlichsten Sportvereinen.

Verschiedene Praxen für Myo-Therapien (Myoreflextherapie und Myohydrotherapie) sichern heute das finanzielle Standbein, um andere Projekte voranzutreiben.[72] Unser Motto: Wenn Patienten/-innen wieder locker werden und sich besser bewegen können, haben sie wieder etwas zu lachen. Dies passiert oft schon in der ersten Minute, wenn der Kopf sich plötzlich deutlich weiter drehen lässt oder jemand sein Bein sehr viel weiter in die Streckung bewegen kann.

Letztes Jahr begann die Ausbildung als „Certified Expert of Applied Neuroscience[73]" (zertifizierter Experte in angewandter Neurowissenschaft) in Berlin.

Dr. Dr. del Monte sagt dazu: „Sie verfügen nicht nur über ein tiefes und praxisbezogenes Verständnis neurofunktioneller Zusammenhänge, sondern Sie zeigen mit der Zertifizierung Ihre neurowissenschaftliche Kompetenz auch Ihren Klienten und Seminarteilnehmern gegenüber."

So werden wir nun Teil eines Netzwerkes, das sich auf höchstem didaktischem und strukturellem sowie visualisiertem Niveau weltweit bewegt und forscht.

Wichtig: Lachen ist (bekanntlich) die beste Medizin[74].

1.3.5 Leistungssportler

Als Leistungssportler habe ich viele Trainingseinheiten mit viel Energieeinsatz, Verletzungen, Erfolgen und Spaß in unterschiedlichen Sportarten absolviert.

Zehn Jahre Leistungsturnen mit üblen Verletzungen, zehn Jahre Jiu-Jitsu[75] und Ju-Jutsu[76] mit Knochenbrüchen, Mountainbiken mit Stürzen, Beach-Volleyball, Fußball mit Teilnahme an Laien-Meisterschaften und mit meinen drei Jungs auf dem Sportplatz, Joggen, 20 Jahre Rettungsschwimmen und bis heute Schwimmen, Turmspringen mit vielen Schmerzen, Apnoetauchen mit Trommelfellrissen.

„Es lebe der Sport, er ist gesund und macht uns hart!"[77]

Ebenso konnte ich an vielen unterschiedlichen Wettkämpfen teilnehmen, bis zu mehreren Deutschen Meisterschaften in unterschiedlichen Sportarten[78]. In dieser Zeit konnte ich auch sechs

---

[72] Adressen: https://muskel-gesundheit.de/kontakt/

[73] https://eilert-akademie.com/neuroscience-experte-werden/

[74] http://www.sprichwort-plattform.org/sp/Lachen%20ist%20die%20beste%20Medizin

[75] 1. Dan Schwarzgurt

[76] 1. Kyu Braungurt

[77] YouTube, https://www.youtube.com/watch?v=OyrYudIjNxY

[78] Ju-Jutsu Berlin, Rettungsschwimmen, Strandwettkampf Warnemünde

Jahre an internationalen (DLRG) Nationen-Wettkämpfen[79] und unterschiedlichen Weltrekordversuchen[80] teilnehmen und dort Erfahrungen sammeln.

Eine Erkenntnis als Kampfsporttrainer war: Ich lasse mich am besten nicht von jemandem mit einem Messer schneiden. Wir trainierten Abwehrtechniken gegen Messerangriffe[81]. Dies führte in der Zeit in der Klinik und beim Zuschauen von Operationen mit dazu, dass die Frage aufkam: „Wie kann ich verhindern[82], dass Menschen (Patienten/-innen) mit scharfen Messern (Skalpell in der Sprache der Mediziner/-innen) geschnitten werden, wenn dies nicht unbedingt nötig ist. Dadurch kommt es bei allen Erfolgen auch immer wieder zu Nebenwirkungen oder unerwünschten Wirkungen und langfristigen Leiden[83].

In den Jahren als aktiver Kämpfer in Training und Wettkampf sowie als Trainer im Jiu-Jitsu[84] und Ju-Jutsu[85] kamen Erkenntnisse aus der **Verbindung von Behandlung und Kampfkunst** bzw. Kampfsport zum Wissen dazu. Wenn die Kampfsporttrainer und medizinischen Lehrmeister[86] die gleichen Punkte zeigten und unterrichteten, war die Frage: „Wieso ermöglichen die gleichen Punkte einmal die **Heilung** und beim anderen Mal die **Zerstörung** des Körpers?“, obwohl es um die gleichen Menschen, Körper und Muskeln[87] geht. Klar war, dass nicht der Punkt den Unterschied macht, sondern der **Umgang damit**. Das verhält sich wie die Tasten an einem Klavier. Die Tasten selbst kann man analysieren bis in die kleinsten Atome. Man wird trotzdem nicht herausfinden, wieso Mozart oder Beethoven klingen, wie sie nun mal klingen oder was ihre Musik in uns berührt und an Gefühlen auslöst.

Unterschiedlich waren die Ideen, was man am Behandlungspunkt erreichen möchte. Man muss die physikalischen Wirkungen, die Zeit auf dem Punkt oder die Fläche, die getroffen oder behandelt wird bzw. die Tiefe im Gewebe, in dem die Wirkung entfaltet wird, betrachten. Irgendeine Instanz muss also wissen, was sie mit dem Reiz von außen machen muss. Diese Instanz ist unser Gehirn. Mehr zur genauen Wirkweise der Reize in Kampfsport und Behandlung weiter hinten im Buch.

> ES GIBT VIELE TÖDLICHE METHODEN…, (ABER) MAN KANN SIE NICHT LEHREN, WENN MAN SIE NICHT ANWENDEN DARF.[88]
>
> Die Kunst des Kampfes

[79] In der Sport Förderschule der Bundeswehr in Warendorf
[80] 100 km Flossenschwimmen in Zell a.H., Apnoe Flusstauchen in der Ruhr
[81] Heim, Gresch, Ju-Jutsu 1, 1990, S.97 und Ju-Jutsu 2, 1985, S. 36, S.41.
[82] Brand, Aikido, 1990, S. 229 ff.
[83] Helsing, Wagner, 2021, WENN DAS DIE PATIENTEN WÜSSTEN, S.69-77
[84] Jiu-Jitsu/Judo Club Neuried e.V. und Canadien MP Trainingscenter Lahr/Schw.
[85] Polizei-Sportverein Konstanz e. V.
[86] Ärzte und Professoren
[87] Bergsmann und Bergsmann, Projektionssymptome (1997), S. 130 ff.
[88] Crudelli, 2008, Die Kunst des Kampfes, S. 103.

Heute unterrichte ich als Tauchlehrer (Master Instructor) im Apnoetauchen/ Freediving[89]. Es geht mir hierbei um maximale Entspannung im Medium Wasser, nicht so sehr um die Leistung in Metern - wie tief oder weit kommst du? Genauso wenig wie um die Zeit - wie lange kannst du unter Wasser bleiben[90]? Beim Wettkampf kommt es gerade in diesem Sport immer wieder zu Bewusstlosigkeit = Black-Out[91] oder unkontrolliertem Muskelzucken/Zittern = Samba. Das Wichtigste aus meiner Sicht ist die Entspannung und das Training der Atemtechnik in den Bauch.

Wenn es ums Überleben geht, lohnt es sich zu schauen, wo das Maximum beim Luftanhalten liegt.

> „Unsere Atmung ist die Verbindung zwischen der körperlichen Welt und der Seele. Wenn wir als menschliche Wesen den Weg zurück zu unserer Seele finden können, gewinnen wir den Krieg. (...) Ich meine den Krieg gegen Bakterien und Viren."[92]
>
> Wim Hof

Manchmal komme ich heute noch zum Laufen (Joggen), Bogenschießen oder Schwimmen in Kombination mit DehnKraft2go®-Übungen[93].

Meine Art zu schwimmen, hat sich gegenüber früher verändert: Früher ging es um den Kampf gegen die Uhr, einen Gegner oder den Wasserwiderstand. Also ging es um Leistung. Aber genau das ist es, was langfristig Schäden (allerdings behandle ich am wenigsten Schwimmer/-innen) verursachen kann. Heute geht es eher darum, das Wasser zu fühlen, den Körper in eine Wellenbewegung zu bekommen und mich mit dem Wasser zu bewegen oder so zu laufen (joggen), dass es sich gut anfühlt.

Hier ein wichtiger Tipp: Traue auch Deinem Bauch-Gefühl[94]! Die Frage ist nicht ob es stimmt, sondern ob Du ihm traust. Der Verstand muss mir die Entscheidungen dann umsetzten.

1.3.6 Konzept der „Gesundheitskunde" an einer Kölner Schule

Von 2007-2012 begleitete ich die Schulleitung mit dem Konzept der „Gesundheitskunde" beim Aufbau der Internationalen Friedensschule Köln. Dort lernten die Kinder der Klassen 1-4, wie lockere Muskeln bis ins Erwachsenenalter erhalten werden können. Für die Lehrer/-innen und Eltern gab es Vorträge, damit auch sie mit ins Konzept eingebunden wurden. Die Lehrer/-innen konnten die Kinder im Unterricht mit den DehnKraft2go®-Übungen immer wieder aus der Stressspannung heraustrainieren. Mehr dazu im weiteren Verlauf des Buches.

---

[89] Kuchem, Giove, 2016, Freediver **
[90] Andres-Brünner, 2014, Apnoetauchen, S.99.
[91] Kuchem, Giove, 2016, Freediver**, S.35-36, 63.
[92] Wim Hof, 2021, NIE WIEDER KRANK; S. 9.
[93] https://muskel-gesundheit.de/videos/uebungen-sport/
[94] Bas Kast, 2009, Wie der Bauch dem Kopf beim Denken hilft.

1.4 Wieso braucht es dieses Buch?

Wenn es darum geht, so gesund wie möglich und schmerzfrei zu bleiben, braucht es unterschiedliche Herangehensweisen.

> Viele medizinische und psychologische Probleme werden die Menschen sogar ohne fremde Unterstützung lösen können. (...) Wir gewinnen an Freiheit, indem wir selbst mehr Verantwortung übernehmen können. (...) Selbstverständlich muss es auch hier Assistent*innen geben, die jene beraten, die – aus welchen Gründen auch immer – Unterstützung dabei benötigen. (...) Vielleicht ist es die heute schon existierende Disziplin der Gesundheitswissenschaften, die dieser Vision am nächsten kommt. (...) Die Grundlagenforschung, die all diese Disziplinen vereinen wird, sollte im Interesse ihrer Unabhängigkeit und damit sie nicht profitorientiert handeln muss, weitgehend öffentlich finanziert sein. (...)
>
> Sollte es nur ansatzweise gelingen, die Gesundheit aller Menschen so zu lenken, dass die meisten Krankheiten gar nicht erst auftreten, werden die Gesundheitssysteme überall auf der Welt so unfassbar viel Geld sparen, dass die Systembiologie selbst für ärmere Länder und Menschen finanzierbar wird. Die Kosten werden deutlich reduziert sein. „So wie die Medizin heute betrieben wird, muss sie extrem teuer sein. Sie ist extrem invasiv. (...) Die Herausforderung wird also auch eine ethische sein: (...) Es darf nicht sein, dass sich einige wenige auf Kosten großer Teile der Weltgemeinschaft aus der Verantwortung stehlen oder sich womöglich skrupellos bereichern.[95]
> Wir wollen damit weniger nach den Ursachen von Krankheiten suchen, sondern nach dem Ursprung der Gesundheit.[96]
>
> Peter Spork

Durch die Behandlungen von tausenden kranker Menschen jeden Alters in den letzten 30 Jahren durfte und konnte ich mir sehr viele leidvolle Geschichten anhören. Auch viele Sportler/-innen suchten in diesen Jahren meine Praxis auf.

Oft konnten wir schon Besserung und Schmerzfreiheit durch das **Senken der meist viel zu hohen Ruhespannung der Muskeln** erreichen. Danach muss sich selbstverständlich ein Muskeltraining anschließen, damit die Muskeln nicht wieder in die Anspannung hinein trainiert werden. Ansonsten haben wir einen „Jo-Jo-Effekt“, den viele Menschen von den ganzen und ständig neuen Diäten der Abnehm-Industrie kennen. Erst abnehmen, um danach umso mehr wieder zuzunehmen.

Das Gleiche gilt für die Muskulatur. Ich kann nicht ständig Entspannung suchen, mich massieren lassen, eine Schmerztherapie nach der anderen besuchen, mit der Faszienrolle (oder anderen Hilfsmitteln) arbeiten, in die Sauna gehen, Entspannungstechniken lernen und üben etc., um danach die Muskeln nach den gleichen Prinzipien (aber mit immer neuen Trainingsgeräten und -methoden) wie immer zu stärken und damit die Anspannung wieder weiter aufzubauen. Das

[95] Spork, 2021, DIE VERMESSUNG DER GESUNDHEIT, S.282-284.
[96] Spork, 2021, DIE VERMESSUNG DER GESUNDHEIT, S.286.

macht keinen Sinn, sondern ist eher Un-sinn, zeitaufwändig, fördert Schmerzen (Operationen/Medikamentenkonsum) und ist auch noch teuer! Dies nennt man auch in diesem Bereich einen „Jo-Jo-Effekt".

So kamen dann aus allen beschriebenen Erfahrungen die Ideen zu den drei oben beschriebenen Patentanmeldungen und dem Konzept „**Muskelstein verhindern durch Muskelputzen in jedem Alter**" zustande.

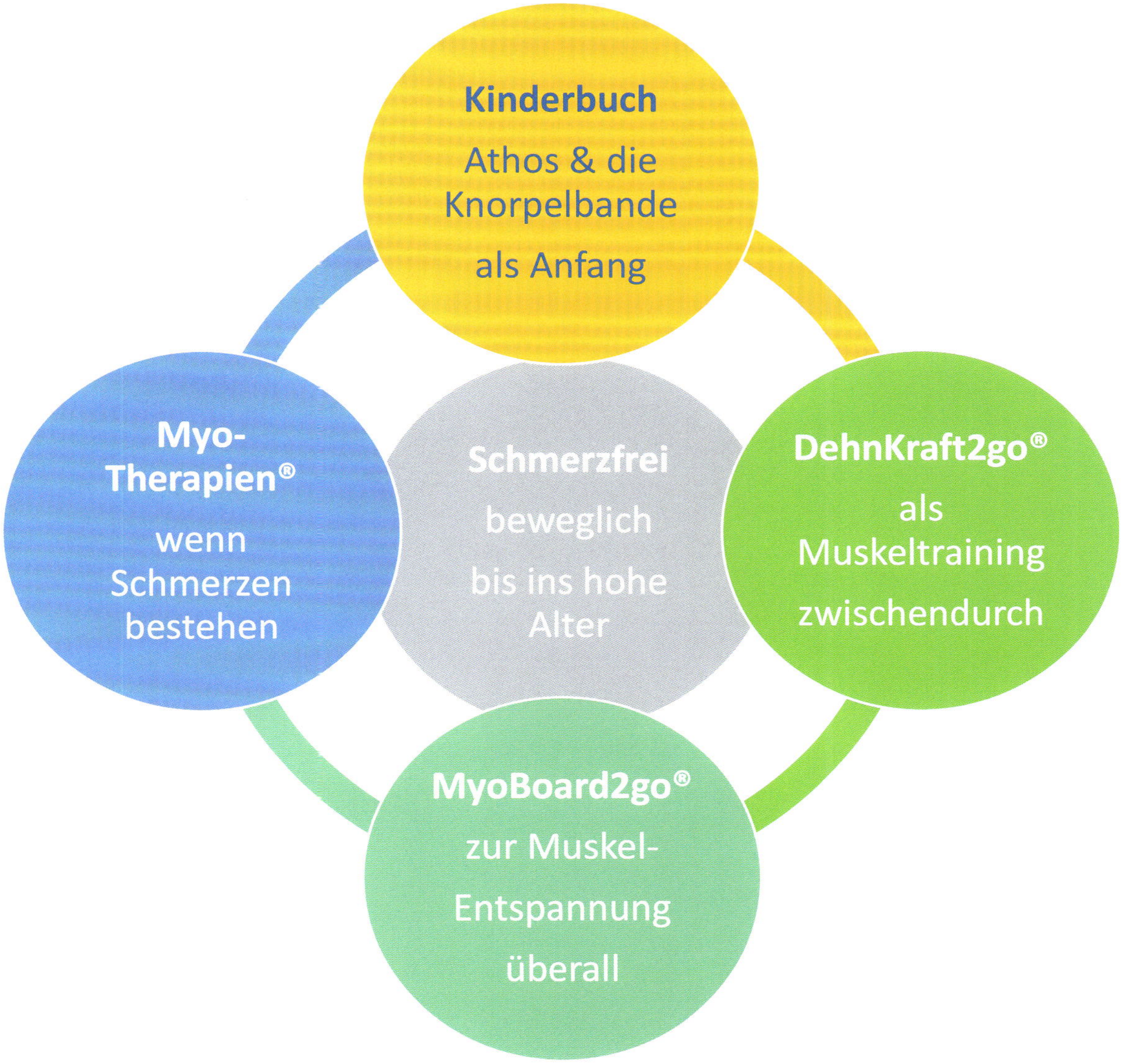

Das Motto lautet: „Mach Dich locker, dann wirst Du stark!" Viele der Konzepte, die es bis heute gibt bei den Therapien und Trainings, sind in sich schlüssig. Allerdings kosten diese bei jeder Behandlung Geld und Zeit. Langfristig sind heute viele Menschen leider krank, operiert, voller Medikamente, die sie zu sich nehmen (werden mit chemischen Mitteln bewirtschaftet[97]), bewegungsunfähig und weder gesund noch leistungsfähig. Was dann in Kombination mit der modernen Ernährung auch wieder Leid und hohe Kosten mit sich bringt, wie es Hr. Grimm[98] mit

[97] Reuther, 2018, Die Kunst, möglichst lange zu leben.
[98] Grimm, Food War, 2020, S. 8.

„47 Billionen Dollar zu erwartenden Kosten an Krankheitsbelastungen bis 2050 weltweit" aktuell beschreibt, das ist für unsere Gesellschaft nicht unbedingt zum Besten.

Ein wichtiger Punkt, der dazu beigetragen hat, dass ich anfing nach einem Weg zu suchen, Menschen so weit wie möglich vor Operationen zu bewahren, waren meine Erfahrungen beim Arbeiten in unterschiedlichen Klinken und das Lesen vieler Bücher. Es gab immer wieder Ärzte, die mich förderten und oft konnte ich bei Operationen (orthopädische Chirurgie und Unfallchirurgie[99]) live dabei sein. Dies war eine faszinierende Welt, vor allem durch den Hintergrund meiner handwerklichen Ausbildung als Industrieschreiner[100].

Auch im OP-Saal wurde gehämmert, gefräst und gebohrt, nur das Material war eben ein anderes - und die Auswirkungen, wenn etwas schief ging, auch. Was die moderne Medizin an Krankheiten verbessern und heilen kann, ist wirklich erstaunlich. Aktuell z.B. sichtbar im Krieg in der Ukraine oder dem verehrenden Erdbeben in der Türkei und Syrien, wo die Notfallmedizin Menschenleben akut retten kann. Auf der anderen Seite erlebte ich beruflich wie privat einen menschenverachtenden Umgang mit hilflosen und schmerzgeplagten Patientinnen und Patienten.

Ein Beispiel, bei dem ich live dabei war: Eine Frau lag mit Rückenschmerzen im Bett und konnte nicht aufstehen. Es stellte sich heraus, dass sie nach der Trennung von ihrem Mann einen fünfstelligen Betrag Schulden hatte und vier Kinder als alleinerziehende Mutter zu versorgen hatte. Sie stand enorm unter Druck und ihre Bandscheiben auch, sodass sie einen Bandscheibenvorfall erleiden musste. Bandscheiben[101] sind gallertartige Gebilde zwischen unseren Wirbeln.

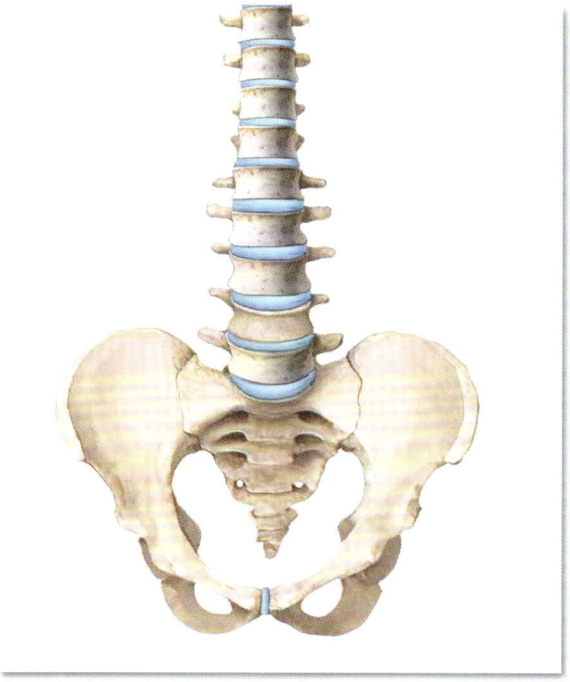

Ansicht:
Becken von vorne (ventral)

Blau = Bandscheiben

Grafik mit freundlicher Genehmigung:

Encephalon Karlsruhe,

[99] Klinikum Konstanz
[100] 1986-1993, mit Unterbrechung durch den Zivildienst
[101] Nucleus Pulposus

Um die Bandscheiben befindet sich ein Faserring[102], der bei zu starker Dauerbelastung einreißen kann. Dort kann dann das Bandscheibengewebe, meistens nach hinten (dorsal) oder hinten/seitlich austreten (dorso-lateral) und schmerzhaft auf Nervengewebe drücken.

Die Klinik stellte die besagte Patientin vor die Wahl: Rückenoperation oder Entlassung, da es durch konservative Behandlungen[103] mit den Schmerzen nicht richtig besser wurde. Als Physiotherapeut bemühte ich mich in unserer Abteilung um diesen Fall, da ich auch schon die Mitpatientin in ihrem Zimmer betreute. Mit dem Operateur nahm ich Kontakt auf, da er damals als Spezialist für die aufkommende mikrochirurgische Bandscheibenoperation galt. So war ich auch im Zimmer, als der Operateur sie zum Aufklärungsgespräch besuchte. Die Patientin konnte auf seine Aufforderung, sich mal hinzustellen, nicht stehen und knickte mit ihrem rechten Bein vor Schmerzen immer wieder ein. Mich wies er an, den „Trendelenburg[104]" weg zu trainieren, da die Patientin immer wieder mit dem Bein einknickte. Aus meiner Sicht war das Einknicken des Beines eine Folge der Schmerzen und nicht aufgrund einer primären Muskelschwäche. Aber er war ja der Arzt.

Nach dieser ersten Begegnung suchte ich ihn nochmal auf und lobte ihn, als bekannten Chirurgen in unserer Abteilung, für die zu der Zeit neu aufkommende Mikrochirurgie. Ich fragte ihn, ob ich bei der Operation dabei sein könnte. Er sagte zu. Mit der Patientin besprach ich das Vorgehen für die Tage vor der Operation und für die Tage danach. So hatte ich die Möglichkeit, Physiotherapie mit ihr zu trainieren und ich kam zusätzlich für eine Myoreflex-Therapie jeden Tag. Bei meiner Therapie war das primäre Ziel, die tastbare und deutlich zu hohe Zug-Spannung aus dem tiefen Bauchmuskel zur LWS (Hüftbeuger-Muskel) zu senken, ebenso die Kiefermuskulatur zu entspannen, da dort das tiefe Spannungsmuster der Muskulatur startet, mit dem „Fight-Flight"-Reflex-Muster. So bestand die Möglichkeit, dass sie wieder besser in die körperliche Aufrichtung kommen konnte, wenn sie stehen wollte oder musste. Auf längere Sicht kann die Bandscheibe dann wieder regenerieren[105] und man kann sich in der Folge wieder seelisch[106] aufrichten.

Am Tag der Operation stand ich morgens dann umgezogen an einer Seite des OP-Saals. Während einer Operation war es als Zuschauer üblich, still und leise zu sein und nicht im Weg zu stehen oder gar umzufallen. Es ist wichtig, dass alles steril bleibt. Völlig überraschend rief mich der Operateur zu sich an den OP-Tisch. Er zeigte mir genau was er tat und ließ mich durchs Mikroskop schauen. Er erklärte, dass er die Bandscheibe ausräumt. Auf meine Frage, was er denn in das Bandscheibenfach einfüllen würde, erklärte er: „Nichts, das vernarbt." Für mich, im Handwerk ausgebildet, war das überraschend, da ein Hohlraum entstand.

---

[102] Anulus fibrosus

[103] https://www.google.com/search?client=firefox-b-d&q=konservative+Behandlungen+ , zuletzt besucht am 17.7.22 um 20.29 Uhr. In der Medizin versteht man unter konservativer Therapie die Behandlung eines Krankheitszustandes mit Hilfe medikamentöser Therapie und/oder physikalischen Maßnahmen. Im Gegensatz hierzu ist die chirurgische Behandlung mittels Operation eines Krankheitszustandes zu sehen.

[104] https://flexikon.doccheck.com/de/Trendelenburg-Zeichen , zuletzt besucht am 31.1.21, 20:45 Uhr. Als Trendelenburg-Zeichen bezeichnet man das Abkippen des Beckens zur gesunden Seite beim Stehen auf dem erkrankten Bein im Ein-Bein-Stand.

[105] Mosetter, Myoreflextherapie 1, S.82, 83.

[106] Mosetter und Mosetter (2015), Wie der Rücken die Seele und die Seele den Rücken heilt: Die Psychologie der Muskeln.

Wieder zurück im Zimmer der Patientin. Der Chirurg kam zur Kontrolle, als wir gerade bei der Therapie waren. Wieder geschah das Gleiche wie beim ersten Kontakt. Er wies sie an, aufzustehen. Sie sagte, sie habe noch Schmerzen. Dies ging so weit, dass eine frisch an der Bandscheibe (LWS) operierte Frau von ihrem Operateur angeschrien wurde: „Jetzt sagen Sie bloß, dass meine Operation nichts gebracht hat." Durch diese Situation bemerkte ich eine große Wut in mir. Wie konnte er so mit einer hilflosen, wehrlosen und leidgeplagten Frau umgehen, die nichts dafür konnte, dass sie Schmerzen hatte? Als trainierter Kampfsportler war ich nah daran, körperlich einzuschreiten, ein Umstand, dessen sich der Operateur zum Glück nicht bewusst war. Allerdings fand ich es außergewöhnlich, dass er mich hautnah bei der OP dabei sein ließ. Dafür wiederum war ich ihm dankbar.

Aus Erlebnissen wie diesem entstand der tiefe Wunsch in mir, alles dafür zu tun Menschen die Situation im OP-Saal (so weit es mir möglich ist), zu ersparen.

Wenn wir die Entwicklung gerade beim Thema Bandscheibenoperation betrachten, geht der Trend bei vielen Ärzten/-innen heute zu immer weniger Operationen, je nachdem, was man unter Operation versteht. Manche zählen schon tiefe Injektionen/Spritzen unter CT-Kontrolle dazu, andere nicht. Diese Entwicklung ist aus Sicht der von Rückenschmerzen geplagten Patienten/-innen sehr erfreulich.

Man sieht an diesem Beispiel schön, was wir durch Erfahrung im Laufe der Jahre und Jahrzehnte dazu lernen. Auch, wie viel Angst man früher den schmerzgeplagten Menschen machte, dass Sie gelähmt bleiben könnten, wenn der Nerv abstirbt. Es zeigt auf der anderen Seite, wie wichtig es ist, genau zu untersuchen, wie neue Ideen den Betroffenen nicht nur kurz- (im akuten Notfall wichtig), sondern vor allem langfristig helfen und was die persönlichen und gesellschaftlichen, finanziellen Kosten dafür sind.

Beispiele für den neuen Trend mit so wenig OP wie möglich:

1. Im Klinikum in Leverkusen wird unter der Leitung von Prof. Dr. med. Leonard Bastian[107] nur noch der akute Bandscheiben-Notfall mit Blasen- oder Darmlähmung operiert. Ansonsten wird mit viel Physiotherapie und Bewegung gearbeitet, wie mir bei einer Klinikbesichtigung und einem persönlichem Gespräch 2015 bestätigt wurde.
2. Auch Praxen unter neurochirurgischer Leitung von Dr. med. Uwe H. Kühnle wie das ZAS in Backnang[108] oder das
3. Zentrum für integrative Therapien[109] in Konstanz unter Leitung von Dr. med. Kurt Mosetter tut aus funktioneller Sicht alles dafür, diese Operationen zu vermeiden.
4. Meine Praxen in Köln-Lindenthal und Haslach i.K. tun das auch.
5. Viele weitere Praxen und Kliniken haben sich bis heute auf diese Art der Bandscheibenbehandlungen spezialisiert. Mein erster ärztlicher Lehrmeister, der heute eine Klinik für Biomechanik in Bad Krozingen hat, wurde vor 30 Jahren noch für funktionelle Ideen bei der Behandlung von Bandscheibenvorfällen (auch mit Lähmungserscheinungen oder tauben Stellen) ausgelacht und als „Spinner im 3. Semester" tituliert.

[107] https://www.klinikum-lev.de/prof.-dr.-leonard-bastian.aspx
[108] https://www.zas-backnang.de/
[109] https://www.myoreflex.de/uebersichtsseite-praxen/zit-konstanz

Im Mai 2021 kam ein neues Buch[110] des Medizinjournalisten Dr. Frank Wittig auf den Markt. Er untersuchte, welche Operationen den Menschen helfen und welche heute aus Patientensicht eher nicht mehr durchgeführt werden sollten. Er recherchierte auch, was das heute die Beitragszahlerinnen und Beitragszahler der Krankenkassen kostet. Hierzu muss man natürlich auch die Arbeitgeber/-innen fragen, die die Ausfälle von Krankmeldungen, Kuren und Rehas mitzutragen haben.

Heutige Zahlen, wenn es nur um Rückenoperationen geht, variieren je nach Quelle. Allerdings sind alle Quellen[111] im Bereich mehrerer Hunderttausend Fälle (bis zu 800 000/ Jahr allein in Deutschland), durch unterschiedliche Ursachen belegt. Das sind mehrere hunderttausend Menschen, bei denen mit scharfen Messern in den Rücken geschnitten, mit Nadeln hineingestochen wird oder mit Schrauben in den Knochen eingedrungen wird. Nicht immer sind dies akut notwendige oder lebensrettende Maßnahmen. Siehe Kapitel 2.1 oder hört Euch den Podcast[112] dazu an.

Deshalb braucht es (scheinbar) neue Betrachtungsweisen, Konzepte und Wege, wenn es darum geht, schmerzfrei zu sein oder wieder zu werden, zumindest aus der Sicht der Betroffenen. Vielleicht können meine Ausbildungen, Erfahrungen und heutigen Konzepte zu einem **Strukturwandel von Training und Therapie** beitragen und Euch neue, zukunftsfähige Ideen und Konzepte mit auf den Lebensweg geben - mit weniger Zeitaufwand als bisher und deutlich kostengünstiger für Euch direkt und indirekt, durch weniger Ausgaben unserer Gesellschaft für die Beiträge zu den Krankenversicherungen. Dass es Kräfte gibt, die andere Interessen verfolgen, ist mir dabei selbstverständlich bewusst.

---

[110] Wittig, 2021, Hightech Schamanen, RIVA-Verlag.

[111] https://www.bertelsmann-stiftung.de/fileadmin/files/BSt/Publikationen/GrauePublikationen/VV_SpotGes_Rueckenoperation_dt_final.pdf, zuletzt besucht am 3.6.21, um 11.16 Uhr.
Obwohl eine Rückenoperation bei vielen Rückenerkrankungen nicht notwendig ist, hat die Zahl der Rücken-OPs, die pro Jahr durchgeführt werden, im gesamtdeutschen Durchschnitt in den letzten Jahren deutlich zugenommen. Um ganze 71 % stieg die Zahl der Rückenoperationen im Zeitraum von 2007 bis 2015: Waren es 2007 noch 452.000 Rücken-OPs, wurden 2015 schon 772.000 Operationen vorgenommen, obwohl sich viele Rückenbeschwerden auch und zum Teil sogar zielführender durch eine konservative oder multimodale Schmerztherapie behandeln lassen.
Doch nicht nur die Gesamtheit der Rücken-OPs hat deutlich zugenommen: Im Rahmen der Bertelsmann-Studie hat sich gezeigt, dass zudem extreme Unterschiede zwischen einzelnen Regionen im deutschen Raum bestehen. Während in einigen Städten und Landkreisen nur selten eine Bandscheiben-, Versteifungs- oder Dekompressions-OP vorgenommen wird, gibt es einige Regionen, die 6- bis 13-mal häufiger operieren als andere; so wurden bei Bandscheiben-OPs bis zu 6-fache und bei Versteifungs- und Dekompressions-OPs 13-fache Unterschiede ermittelt. Der Sachverständigenrat im Gesundheitswesen hat bereits in seinem Gutachten 2000/2001 bei Rückenerkrankungen eine „Tendenz zur operativen Überversorgung" und eine „zu großzügige Indikationsstellung" festgestellt. Alle Versuche gegenzusteuern, waren bisher letztlich erfolglos – im Gegenteil: Die Zahl der stationären Behandlungen hat sich drastisch erhöht. Zugleich hängt die Art der Versorgung heute noch weit stärker vom Wohnort der Patienten ab als vor zehn Jahren.

[112] https://muskel-gesundheit.de/was-kann-ich-als-patient-tun-um-nicht-im-medizinsystem-missbraucht-zu-werden-folge-049/

„Denn was, Scheiße nochmal, soll ich eigentlich akut als Arzt tun, wenn Sie nicht einen einzigen **auftrainierten Muskel** in Ihrem Körper haben? (...) also akut kann ich Ihnen höchstens ein und einen **Muskelweichmacher** geben“, schreibt Dr. med. S. Aytaç[113].

Wenn wir uns das Training und die Ergebnisse der oben erwähnten Mönche des Shaolin (auf YouTube[114] gibt es viele Filme dazu) ansehen, merken wir, dass diese Ideen nicht neu sind, sondern schon sehr alt. Dazu später noch mehr.

Dass die Ideen von langfristiger Gesundheit nicht von heute auf morgen zu realisieren sein werden, ist mir durchaus bewusst. Jeder Strukturwandel braucht seine Zeit und hat auch seine Zeit. Wenn die Rahmenbedingungen und das Wissen stimmen, braucht es noch das Umdenken und Umsetzen durch uns selbst. Da jeder Mensch andere Interessen und Erfahrungen hat, dauert es Jahre oder Jahrzehnte, bis sich neue Effekte einstellen.

Trotzdem bin ich mir sicher, dass die Zeit reif ist für Veränderungen: weg von ständigen Behandlungen und Operationen, hin zu **eigenverantwortlichem Bewegen** und Gesunderhalten (ist nicht gleich Fitness!) des Körpers. Dieses Umdenken beobachte ich auch, wenn es um Umweltschutz oder Tierhaltung geht. Je achtsamer wir mit uns selbst werden, desto achtsamer werden wir auch für die Welt um uns herum.

„Was läuft falsch im ökonomisierten Gesundheits(un)wesen und wie kann Heilung gelingen? Am besten, so ihre Erkenntnis, indem Sie nicht blind jenem vertrauen, deren Geschäft ihre Krankheit ist, sondern indem Sie selbst zum Heiler werden ....“[115]

Interessant ist in diesem Zusammenhang, dass nach einer Metastudie unsere sozialen Kontakte der wichtigste Faktor[116] (55%) sind, um gesund zu sein. Ein weit gespanntes soziales Netz verringerte die Sterberate im jeweiligen Untersuchungszeitraum um die Hälfte, schreiben die Forscher im Online-Journal „Plos Medicine“. Andere Faktoren, wie Gene (5%), Ernährung und Bewegung (20%), medizinische Versorgung (20%) spielen dabei eine untergeordnete Rolle. Dies bedeutet, dass wir keinen der Teilbereiche, auch Bewegung, nicht zu wichtig nehmen sollte.

Was mir Mut macht, ist das System der Zahnhygiene. Dieses System zeigt, dass Aufklärung kindgerecht in Kindergarten und Schule beginnen muss. Die Eltern müssen mit im Boot sein und die Lehrer-/innen, Zahnärzte/-innen helfen Euch dann, wenn mal Zahnschmerzen da sind, Korrekturen der Zahnstellungen vorzunehmen oder Zahnstein zu entfernen. In einem Fortbildungskreis in Köln werden Zusammenhänge aus unterschiedlichen Fachgebieten

---

[113] Dr. med. Aytaç, Sâra, (2022), AUSGEBLUTED, S. 56.

[114] https://www.youtube.com/watch?v=c4Gmp8kE-us, Shaolin Kung Fu - Aufwärmen und Basisübungen

[115] Van Helsing, Wager, 2021, S. 455

[116] https://julianneholtlunstad.byu.edu/covid-19, zuletzt besucht 12.02.23, 19.18 Uhr.
In a recent study of 3.4 million adults (conducted before the COVID-19 crisis), Holt-Lunstad's research showed that loneliness and social isolation can have dramatic consequences for health (increasing the risk of premature mortality by 26%), but that perceptions of social support can increase the odds of survival by 35%. In this video, Dr. Holt-Lunstad discusses how to cultivate connection in the midst of the Covid-19 pandemic. April 1, 2020.

beleuchtet. Ins Leben gerufen von Dr. med. dent. Werner Schupp - Fachzahnarztpraxis für Kieferorthopädie - kommen unterschiedliche Fachdisziplinen zu Wort und tauschen sich aus. Dort darf ich regelmäßig mit am Tisch sitzen und von den Experten weiter fachübergreifend dazu lernen.

„Der Zimmermann bearbeitet das Holz.
Der Schütze krümmt den Bogen.
Der Weise formt sich selbst."[117]

Buddha

Kurse zum DehnKraft2go® Training

Zur Anwendung der DehnKraft2go®-Übungen könnt Ihr auch an speziellen Kursen teilnehmen, die über die Website[118] (Seminare) und die sozialen Medien angeboten werden (online und in Präsenz). Zum besseren Verständnis: Was Ihr mit den DehnKraft2go® Übungen alles machen könnt, könnt Ihr Euch in Ruhe (für Euch kostenlos) in den Lehrvideos[119] im Internet und zusätzlich auf der Website www.muskel-gesundheit.de oder YouTube[120] anschauen. In den nächsten Kapiteln findet Ihr mehrere Tabellen (ab S. 259). In diese könnt Ihr Eure jeweiligen Übungen genau eintragen. Je nach Körperregion, damit Ihr nicht jedes Mal wieder von vorne anfangen müsst, die Übungen zu überlegen. Die Übungen sind auch gut von Laien zu schaffen. In den Behandlungen können mir die Patient/-innen oft genau sagen, bis wohin sie ihren Muskel belasten können, um den Schmerzpunkt nicht zu überschreiten. Die beste und ausreichende Dehnung in den Bewegungen finden die meisten selbst heraus. Also nur Mut beim Ausprobieren! Sucht Euch die entsprechenden schmerzenden Gelenkstellungen und in Eurer Muskulatur, die Ihr trainieren möchtet. Oder lasst Euch diese sachte von Eurer Therapeutin oder Eurem Therapeuten zeigen.

Trainer/-in werden für DehnKraft2go®

Falls Interesse besteht, mit einer Praxis oder als einzelne Therapeutin oder Therapeut, Yogaschule, Apnoetauchlehrer*in etc. Trainer/-in für DehnKraft2go® zu werden, einfach eine Mail (siehe Anhang 3.7) senden oder anrufen, dann melden wir uns bei Euch.

Euer Yves Rachl

---

[117] https://www.careeite.de/buddha-zitate-buddhismus-sprueche/
[118] www.myoboardtogo.de
[119] www. myoboardtogo.de
[120] YouTube Kanal von Markus Rachl, 14.03.2014 beigetreten, Thema: Muskeln (nicht der Namensvetter Markus Rachl mit den Katzenvideos!!)

Kapitel 2

Ziele und Anwendungen des DehnKraft2go® Trainings

Alle Graphiken des Gehirns, die Ihr in diesem Buch sehen könnt, entstammen dem Netzwerk Angewandte Neurowissenschaften für Coaches und (Lehr-)Trainer/-innen.

Das Team um Dr. Dr. Damir del Monte und Patrick Bohr haben hier etwas erschaffen, was es so noch nicht gab. Dankenswerterweise darf ich Teil dieses Netzwerkes sein und die Ausbildungen zum „Expert of Applied Neurosience“[121] weiter auf dem neuesten Stand der Hirnforschung halten.

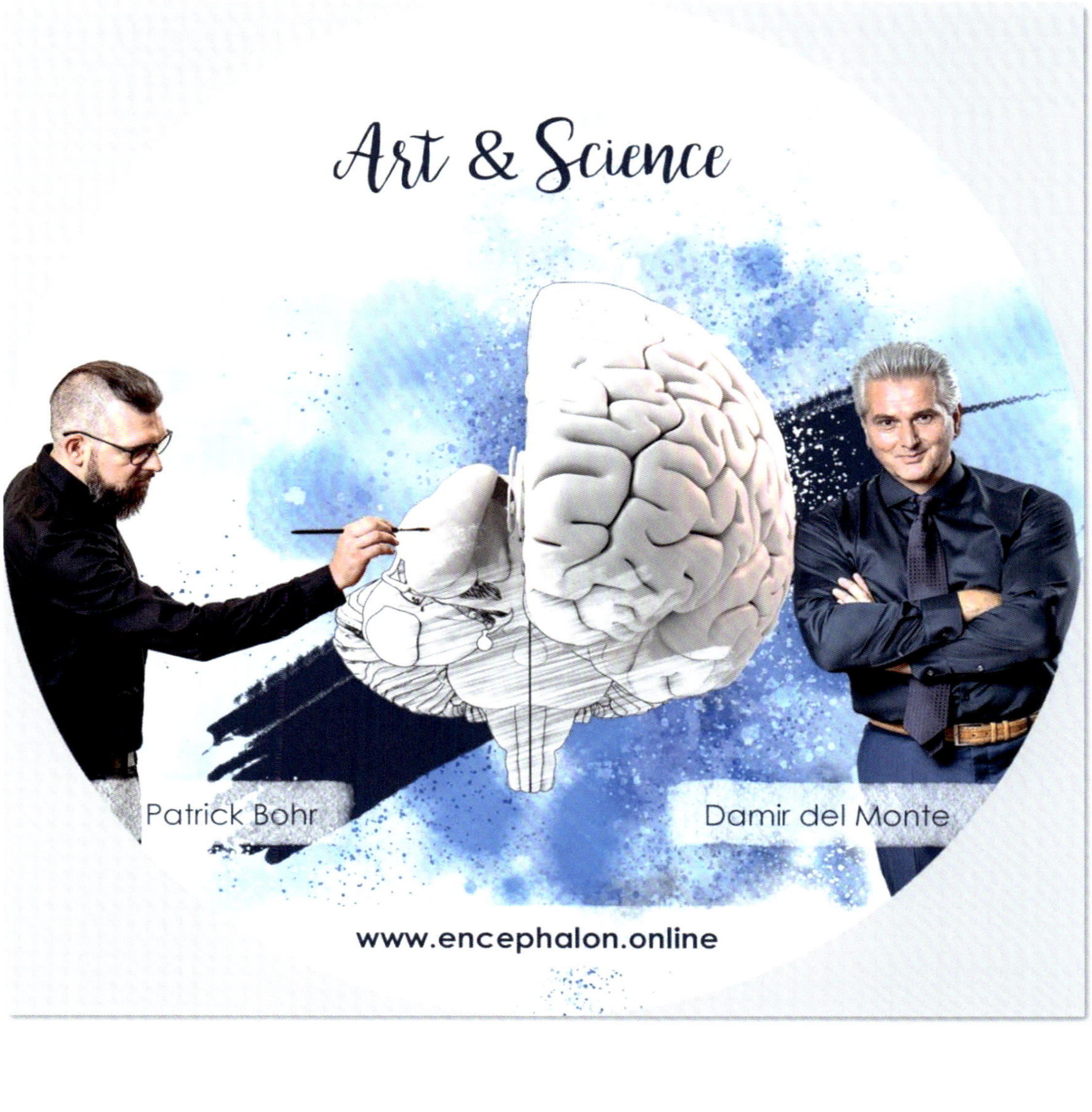

[121] https://eilert-akademie.com/neuroscience-experte-werden/

2.1 Zustand unseres Gesundheitssystems

Momentan scheint unser Gesundheitssystem an einen Scheideweg zu kommen[122]. In den letzten Jahrzehnten hat sich in den Behandlungen von Patienten/-innen immer wieder etwas verändert. Die Erkenntnisse werden immer moderner, umfassender und detailreicher. Doch was hat das am Ende für einen Nutzen für die kranken Menschen, um die es ja wohl in erster Linie gehen sollte, die Patienten/-innen? Wieviel länger oder besser leben wir durch die ganzen Behandlungsmaßnahmen, die an uns durchgeführt werden?

In einem Interview[123] (Die richtigen Fragen) am 22.5.22 sprach der Arzt Dr. Gunter Frank (gute Medizin[124]) mit einem Arzt, Prof. Gerhard Traber[125] (Obdachlosen Arzt, siehe Text unten), der arme Menschen aufsucht und behandelt. 3. Gesprächspartner ist Erwin Rüddel, ein CDU-Gesundheitsexperte.

In dem Interview werden die Kosten für die Corona Testungen 2021 in Deutschland mit ca. 14 Milliarden € angegeben. Das waren Gelder nur fürs Testen an meist gesunden Menschen. Die gesamten Kosten für das Gesundheitssystem (ohne die Eigenleistungen vieler Bürger) verhielten sich 2021 laut der Pressemitteilung[126] Nr. 153 vom 7. April 2022 wie folgt:
Gesundheitsausgaben stiegen um 6,5% gegenüber dem Vor-Corona-Jahr 2019 auf neuen Höchststand. Schätzung für 2021 geht von weiterem Anstieg um 5,7% auf **465,7 Milliarden** Euro aus – Corona-Testungen und Impfkampagne tragen maßgeblich zum Ausgaben-Anstieg bei.

WIESBADEN – Die Gesundheitsausgaben in Deutschland sind im Corona-Jahr 2020 auf einen neuen Höchststand von 440,6 Milliarden Euro gestiegen. Das waren 5298 Euro je Einwohnerin und Einwohner. (...) Gesundheitsausgaben 2020 insgesamt 26,8 Milliarden Euro oder 6,5 % höher als 2019, dem Jahr vor der Corona-Pandemie. Der Anteil der Gesundheitsausgaben am Bruttoinlandsprodukt (BIP) lag 2020 bei 13,1 % und damit 1,2 Prozentpunkte höher als 2019. Nur nach der Finanzmarktkrise im Jahr 2009 war ein vergleichbarer Anstieg festzustellen (...). Die Anstiege gingen in beiden Jahren mit einem Rückgang des nominalen BIP (2009: -4,0 %; 2020: -3,0 %) einher.
Im oben genannten Interview folgt ab Minute 22.20-22.50 der interessanteste, politische Teil für unsere Ideen: Es geht darum, die Sozialsysteme umzubauen,
„Hilfe zur Selbsthilfe stärken“.
Ab Minute 53.00 geht es um die Eigenverantwortung der Menschen.

---

122 Reiss, Bhakdi, 2021, Corona Unmasked, S.205-206.
123 https://www.youtube.com/watch?v=0DfTe8EOv9k&t=2372s, zuletzt besucht am 16.6.22, 12.32 Uhr.
124 Frank, 2013, Schlechte Medizin: ein Wutbuch.
125 https://www.armut-gesundheit.de/der-verein/
126 https://www.destatis.de/DE/Presse/Pressemitteilungen/2022/04/PD22_153_236.html;jsessionid=1DE61699B8EF73A3651804449C23F1B1.live712, zuletzt besucht am 16.6.22, 13.35 Uhr.

Die Kosten für die heutige Art, sich behandeln zu lassen, wachsen inzwischen ins Unermessliche und werden irgendwann unbezahlbar. Aus politischer Sicht, wenn Neoliberale das Sagen haben, ist das richtig so. Dann kann das Gesundheitssystem mit immensen Gewinnen privatisiert werden[127].

Laut Statistischem Bundesamt lagen die jährlichen Kosten um die 390 Milliarden Euro allein in Deutschland im Jahr 2018![128] Dieses Geld zahlen wir als Beitragszahler in die gesetzlichen und privaten Krankenkassen ein. Es sind die oben erwähnten Corona Bürgertests und Impfungen eben nicht kostenlos, wie uns Politiker öffentlichkeitswirksam weismachen wollten. Für die Jahre 2020/21 sind Zahlen von 56 000 000 Mrd. € dafür veröffentlicht worden.

> „Doch die Medizin ficht all dies nicht an. Für sie ist Gesundheit noch immer das Gegenteil von Krankheit. Und Krankheit definiert sie nach wie vor über wichtige Symptome oder betroffene Organe. Wer indes immer nur die Krankheit bekämpfen will, ist auf ihre Existenz angewiesen. Viel besser wäre doch, sich auf Gesundheit zu konzentrieren.
>
> Auch wirtschaftlich werden die meisten Gesundheitssysteme in absehbarer Zeit den aussichtslosen, zu spät ansetzenden Kampf gegen die Krankheiten nicht mehr bewältigen können. Es wird höchste Zeit, **in ein Leben in Gesundheit zu investieren.**"[129]
>
> Peter Spork

Die Behandlungen bezahlen also nicht die Krankenkassen, sondern wir als Beitragszahler. Behandlungen, die heute bezahlt werden, können akut das Leben retten, Leiden erleichtern, aber leider oft auch nicht. Dann drohen den Betroffenen langfristig mehr Leiden und neue Abhängigkeit von immer weiteren Behandlungen, Operationen, Medikamenten und immer weiter steigende Krankenkassenbeiträge. In der Praxis scheint es oft so, als ob das, was den Betroffenen oft hilft, die Kasse nicht bezahlt.

Das, was die Kassen bezahlen, hilft den Patienten/-innen aber oft nicht. Das heißt für viele chronisch kranke Menschen, dass man Behandlungen, die helfen, dann wieder selbst bezahlen muss. Und dies, obwohl wir Unsummen von Euro in das Kassensystem (siehe oben) pumpen. Das scheint schon fast schizophren. Inzwischen hat sich in Deutschland ein Institut (IQWiG[130] - Medizin auf dem Prüfstand) etabliert, welches sich Studien anschaut und diese prüft. Dann werden daraus Empfehlungen für Patienten erstellt und unter www.iqwig.de und www.gesundheitsinformation.de veröffentlicht.

---

[127] Naomi Klein, 2021, Die Schock-Strategie: Der Aufstieg des Katastrophen-Kapitalismus, S.533.

[128] Wiesbaden – Die Gesundheitsausgaben in Deutschland beliefen sich im Jahr 2018 auf 390,6 Milliarden Euro oder 4 712 Euro je Einwohnerin bzw. Einwohner. Wie das Statistische Bundesamt (Destatis) weiter mitteilt, entspricht dies einem Anstieg um 4,0 % gegenüber 2017. Der Anteil der Gesundheitsausgaben am Bruttoinlandsprodukt lag 2018 bei 11,7 % und damit 0,1 Prozentpunkte höher als 2017. Für das Jahr 2019 wird auf Basis bereits vorliegender und fortgeschriebener Werte ein weiterer Anstieg auf 407,4 Milliarden Euro geschätzt, das wären 4,3 % mehr als im Jahr 2018. Pressemitteilung Nr. 164 vom 12. Mai 2020.

[129] Spork, 2021, DIE VERMESSUNG DES LEBENS, S. 16.

[130] Das unabhängige Institut für Qualität und Wirtschaftlichkeit im Gesundheitswesen (IQWiG) untersucht den Schaden von medizinischen Maßnahmen für Patientinnen und Patienten. https://www.iqwig.de/ueber-uns/aufgaben-und-ziele/

Für diese unermesslichen Summen, die heute ins Gesundheitswesen gepumpt werden, müssten wir in Deutschland eigentlich alle Menschen auf einem guten Gesundheitslevel halten können. Was sich aber zeigt, ist ein anderes Bild[131]: Viele Menschen leiden unter Schmerzen[132] (speziell im Homeoffice: 36% leiden an Verspannungen, Kopf- oder Rückenschmerzen), Operationen, Klinikschließungen, Personalmangel, Behandlungen, Medikationen, aber auch unter Einsamkeit und unter Unverständnis für ihre Lage und für die Schmerzen, unter denen sie leiden.

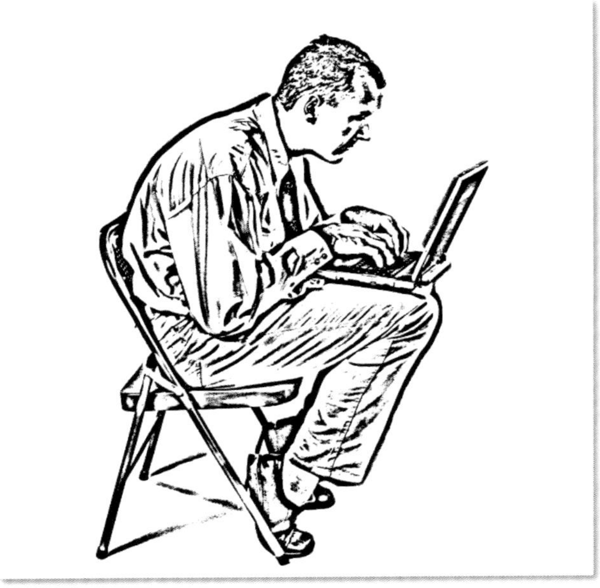
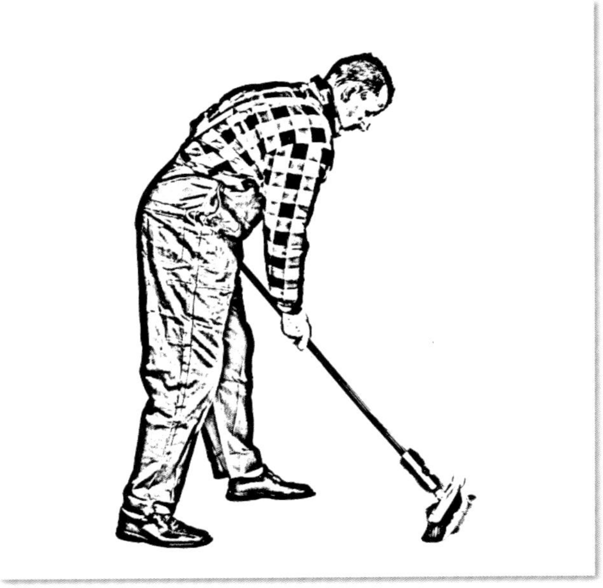

Bilder: mit freundlicher Genehmigung von Encephalon, KA

Anscheinend war es notwendig, das Zweitmeinungsportal der AOK[133] zu gründen. Wenn einem etwas angeraten wird, wo man Bedenken hat, kann man sich hier nochmal einen Ratschlag holen, die sogenannte Zweitmeinung[134].

---

131 Reuther, 2019, Der betrogene Patient.

132 Forsa Umfrage für die Dekra, gefunden bei Ardmima am 24.7.2021 um 14:11:28.

133 https://www.aok.de/pk/rh/inhalt/aerztliche-zweitmeinung-1/, zuletzt besucht am 3.6.21 um 11.45 Uhr.

134 Gesellschaft für Gesundheitsökonomie. https://www.carenoble.de/presse-und-publikationen/aktuelle-nachrichten/article/vorsichtoperation-das-zweitmeinungsportal-fuer-chrirurgische-eingriffe-ist-gestartet/, zuletzt besucht am 3.6.21 um 11.41 Uhr.

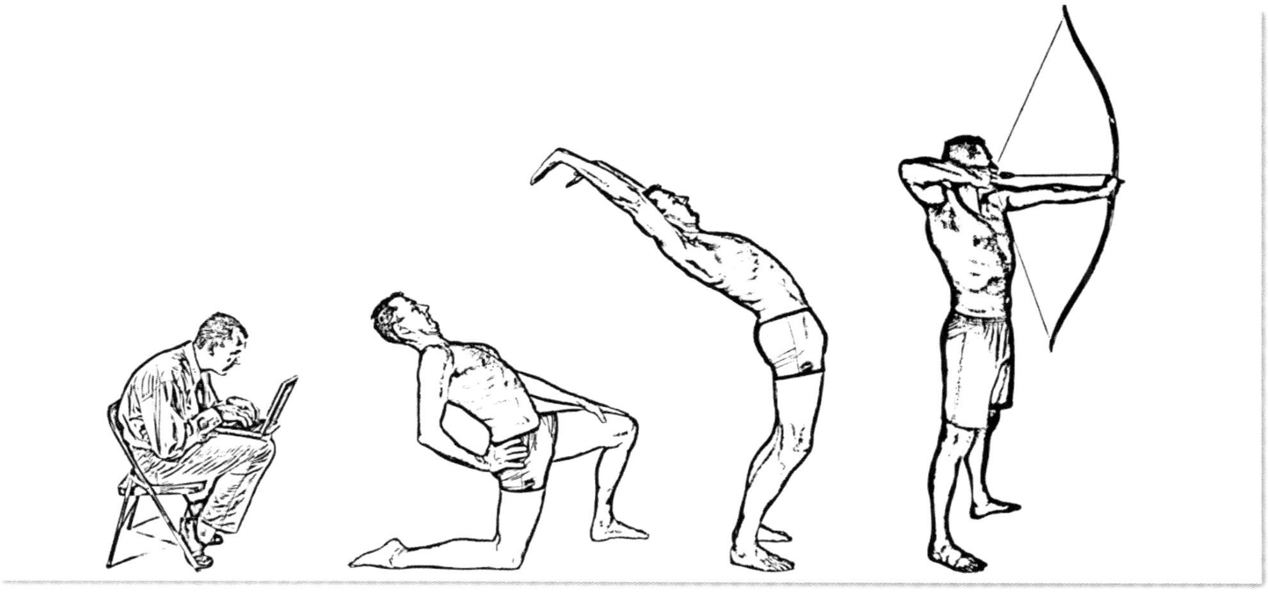

Bild: mit freundlicher Genehmigung von Encephalon, KA

Tipp: Oft schreit der Körper vor Schmerz, da die Seele so sehr leidet.

Mir wird in der Praxis oft berichtet, dass bei der Beschreibung ihrer Schmerzen Ärzte häufig zu den Patienten/-innen sagen: „Das kann nicht sein, da keine pathologischen Befunde vorliegen". Man findet anhand von Bildern nichts, was die berichteten Schmerzen und Probleme schulmedizinisch erklären könnte. Viele Patienten/-innen in meiner Praxis fühlen sich von Fachleuten unverstanden und mit ihren Schmerzen allein gelassen. Diese Menschen suchen deshalb den Weg zu alternativen Heilmethoden, bei denen sie sich besser aufgehoben und verstanden fühlen.

Inzwischen gibt es Tausende von Büchern und Webseiten, die physiologische Vorgänge, Pathologien und Behandlungen aus schulmedizinischer (im besten Fall rein wissenschaftlicher[135], nicht gekaufter) Sicht beschreiben. Was wir in den letzten Jahrzehnten auch erleben konnten: dass Behandlungen heute als falsch gelten, die vor Jahren noch als modern und fortschrittlich galten.

Wissenschaft ist immer nur der momentane Stand des Irrtumes. Nicht mehr, nicht weniger.

Auf Tagungen mit Wissenschaftlern höre und in Büchern lese ich oft: „Wir glauben, dass…". Und dann wird mit tiefer Überzeugung irgendein neues Konstrukt erklärt, das ab jetzt „das Wahre" sei und das vorher Beste ist wieder hinfällig.

---

[135] Artikelserie in „The Lanzet": 80% aller veröffentlichten Biomedizinischen Forschungen sind Abfall. (…), hier stößt man auf zwei Motive: Zukunftsangst und Geltungsdrang. (…) Angetrieben durch Geldgeber… mit staatlichen Fördermitteln oder Pharma-Sponsoren…sind es nur 1/3 aller der öffentlich geförderten Studien, die ihre Hypothese bestätigen konnten,…bei Pharma Studien waren es absurde 89%… Das Geld drängt die Wissenschaft in eine gefährliche Bringschuld…Wissenschaft muss die Tyrannei der Luxus-Journale brechen…Studien, die Hypothesen nicht bestätigen, werden nicht publiziert.
Quelle: https://www.doccheck.com/de/profile/channels/1-doccheck-news?utm_source=DC-Newsletter&utm_medium=E-Mail&utm_campaign=Newsletter-DE-DOCCheck%20News-2016-01-11&user=3c8b6efba05df735af1a50ba116427de&n=2602&d=28&chk=46591a5523e1cdf7957635a13e , Januar 2016.

In der Medizin hat eine neue Theorie meist nur eine kurze Halbwertszeit. Das ist ein Anteil von Wissenschaft und wissenschaftlichem Vorgehen. Meist besteht eine neue Theorie nur einige Jahre, dann kommt die nächste neue Erkenntnis und so weiter und so weiter. Dies führt dazu, dass wir als medizinisch tätige Menschen ständig wieder neue Erkenntnisse und Behandlungsmethoden auf dem Markt finden und lernen können oder müssen. Das macht es in der Medizin[136] anstrengend, auf dem Laufenden zu bleiben. Hier gilt spürbar der Wahlspruch: „Stillstand ist Rückschritt".

„Wissen ist übrigens nichts, was man einmal hat und dann für immer behält. Vielmehr ist es eine Grundhaltung, immer wieder **Fragen** zu **stellen**: Warum ist das so? Könnte es auch anders sein? Noch besser, wenn man die Sache mit Humor angeht und sich bewusst bleibt, dass man sich auch irren kann. Wir amüsieren uns etwa darüber, was die Mediziner vor 50 Jahren gedacht und gemacht haben.

Daraus folgt doch auch, dass die Menschen in weiteren 50 Jahren ebenfalls darüber lachen werden, was wir heute für richtig und modern halten. Das lässt einen doch sehr bescheiden werden. Wissenschaft ist immer nur der aktuelle Stand des Irrtums."[137]

Dr. Eckart von Hirschhausen

Und immer wird die nun aktuelle Erkenntnis als die neue „Behandlungs-Religion" gepriesen. Momentan ist das der Hype um die Erkenntnisse rund um die Faszien. Da gibt es schon einen Faszien-Guru.[138] Der Vorteil ist, dass nun auch die Faszien gut untersucht sind und schöne Bücher dazu existieren. Dort sind auch gut die Faszien-Ketten dargestellt, die wir in unseren Behandlungen gebrauchen[139] können.

Ärzte erklären uns, wie wir unser Körper-Heil finden und oft, was ihrer Ansicht (als Experten) nach für uns das einzig Richtige wäre. In den letzten Jahren waren das viel zu oft Operationen. Früher war es mal der sogenannte Aderlass. Heute gibt es das Projekt „Zweitmeinung" der Krankenkassen. Damit sind dann viele (laut AOK-Studie ca. 80%) für die betroffenen Menschen unsinnige (rein wirtschaftlich durchgeführte) Operationen vom Operations-Tisch. Das Gleiche gilt für die Einnahme von chemischen Mitteln (Medikamenten).

Ebenso gibt es inzwischen dutzende Bücher (siehe Literaturliste im Anhang), die die Erkenntnisse hinterfragen und Menschen, also uns in unserer Rolle als Patienten/-innen, über die Unzulänglichkeiten dieses modernen, teuren wissenschaftlichen und fortschrittlichen Vorgehens

[136] Tipp: Cochrane Deutschland repräsentiert das internationale Forschungsnetzwerk Cochrane, das durch systematische Übersichtsarbeiten Grundlagen für die evidenzbasierte Gesundheitsversorgung schafft. Zu finden unter: https://www.cochrane.de

[137] https://www.hirschhausen.com/files/top-ten/interviews/09_WELT.pdf , zuletzt besucht am 6.10.21, 9.18 Uhr.

[138] Roland Schleip https://www.somatics.de/schleip

[139] Paoletti, 2001, Faszien, S.181-184.

und Denkens[140] aufklären. Auch beim Thema Bewusstsein und Maschinen gilt dieses Prinzip. Wir dürfen nicht nur Konzernen überlassen, zu bestimmen, was sie für richtig halten (egal ob Erdöl-Industrie, Big Pharma-, Rüstung-, Big Data) und was ihnen immense Gewinne bringt. Dafür machen sie weder konsequent Umweltschutz noch Frieden noch Gesundheit.

Gefahr durch falsche politische und juristische Bewertungen[141]

(...) Problem nicht verstanden (...) KI muss als juristische Person für ihre Handlungen haften müssen. Aufgrund der großen Komplexität (...) haftet der Hersteller bei Fehlfunktionen. Das wäre ein Tabubruch (...) Entwicklungen, bei denen sich die Hersteller immer weiter aus den **Haftungsfragen zurückziehen**, was sie dazu verführen wird, immer unreifere KI-Systeme auf den Markt zu bringen (oder Medikamente/Impfstoffe/Operationstechniken, o.ä. Anm. des Verfassers). Die Erfahrung zeigt eindeutig, dass sich Experten finden lassen, die vor Gericht (...) mit ganz unterschiedlichen Meinungen zu derselben Frage auftreten (...), das ist der Normalzustand in der Wissenschaft.

Die wahren Verantwortlichen, die Hersteller (...) wollen sich aus der Verantwortung stehlen, (...), wer für den Tod von Millionen Menschen verantwortlich ist. Außenstehende haben nicht den Hauch einer Chance, in die Tiefe dieses Fachstreits einzudringen. (...)

Gewinnen wird daher der Mächtigste der Kontrahenten mit dem größten Medieneinfluss. (...) Befreit man Konzerne von der Haftung für ihre Produkte, kann es für eine Gesellschaft sehr gefährlich werden, denn von der Haftung befreite Konzerne werden unverhältnismäßig hohe Risiken für uns alle eingehen.

(...) Umso mehr muss man darauf vertrauen können, dass Experten ehrlich und fair über ihr Fachgebiet berichten (...). Da sich Experten aber immer auch irren können, haben Nichtfachleute nur die Möglichkeit, die diametralen Experten zu einem Thema zu studieren und sich daraus eine eigene Meinung zu bilden. (...) Dies ist besser, als die **Wahrheitsbildung dort abzuholen**, wo mit großer Wahrscheinlichkeit **riesige Gewinne eingefahren** werden.

In einem Onlineartikel des Spiegels heißt es: Wenn der Arztbesuch keinen Nutzen bringt[142].

Corona macht sichtbar, wo Ärzte zu viel behandeln, von Jörg Blech

.... in der Coronapandemie haben Krankenhäuser sich für die Behandlung von Covid-19-Patienten gerüstet und ihre sonstigen Leistungen um bis zu 50 Prozent heruntergefahren. (...) Behandlungen

[140] In meinem Podcast könnt Ihr Euch dazu Informationen anhören. Nr. 49 unter https://muskel-gesundheit.de/category/podcast/.
[141] Ralf Otte, 2021, MASCHINEN bewusstsein, S. 162-167.
[142] Spiegel Online, 6.2.21, 8.55 Uhr gelesen.

in Arztpraxen sind stark gesunken, weil viele Menschen sich nicht mehr zum Doktor trauen. Da die medizinische Grundversorgung immer gewährleistet war, haben nicht durchgeführte Untersuchungen den Verlauf mancher Erkrankung gewiss ungünstig beeinflusst. Aber auch das Gegenteil ist richtig. »Es wäre töricht, ganz pauschal zu behaupten, dass jeder ausgelassene Arztbesuch oder jeder abgesagte Wahleingriff per se einen messbaren Schaden setzt«, sagt Sebastian Schellong, Chefarzt der II. Medizinischen Klinik des Städtischen Klinikums Dresden-Friedrichstadt. Wahr ist: Viele diagnostische Verfahren und Heilversuche haben keinen Nutzen.

Ungefähr **ein Fünftel aller Ausgaben** wird schätzungsweise für Übertherapie und Überdiagnose verschwendet. Die Pandemie macht diese unnötige Medizin jetzt sichtbar. Menschen mit Rückenschmerzen, die nicht an den Bandscheiben operiert werden konnten, wurden dank Wärmflasche und Gymnastik auch so wieder gesund. Zappelige Schüler, die keinen Termin beim Kinderpsychiater wahrnahmen, bekamen ihr Temperament ohne ADHS-Medikamente in den Griff. Erwachsene, die den Check-up ausfallen ließen, blieben von Zufallsbefunden und sinnlosen Folgeuntersuchungen verschont.

Gemeinsam mit der Deutschen Gesellschaft für Innere Medizin fordert Chefarzt Schellong deshalb jetzt das Ausmaß der Übertherapie zu erforschen: »Es ist mehr als wahrscheinlich, dass Leistungsbereiche identifiziert werden, deren Verknappung keine negativen Folgen haben.« Die Lehre: Ärzte sollten auf überflüssige Prozeduren verzichten, Patienten nicht mehr danach fragen.

Der Artikel aus dem Spiegel online deckt sich mit den Recherchen des Journalisten Dr. Frank Wittig[143].

(...) Auch heute nötigt uns die Lage zu Veränderungen. Die Menschheit stößt in vielerlei Hinsicht an ihre Grenzen, sie vernichtet ihre eigene Lebensgrundlage. (...)
Die Gesundheitssysteme fast überall auf der Welt sind überlastet oder sorgen nur unzureichend für die Menschen. Medizin wird immer teuer. Sie ist in vielen Bereichen unbezahlbar geworden. (...) Wenn in den letzten Jahren und Monaten eines klar geworden ist, dann also, dass die Menschheit gezwungen ist auf vielen Ebenen neue Wege zu suchen (...)

Vielleicht könnte das Abstandnehmen vom linearen Denken bald nicht nur in der Psychologie angesagt sein, sondern endlich auch in Biologie und Medizin. Es könnte sich herumsprechen: Auch körperliche Prozesse sind nicht kausal – schon gar nicht monokausal. Sie sind vernetzt und sehr komplex.

(...) Hier geht es um die „Unterstützung der Gesundheit“, nicht mehr um die Bekämpfung von Krankheit. Das ist schon ein bisschen revolutionär. [144]

Peter Spork

[143] Wittig, 2018, Krank durch Früherkennung.
[144] Spork, 2021, DIE VERMESSUNG DES LEBENS, S.46-49.

Viele Patienten/-innen in den letzten drei Jahrzenten haben mir immer wieder von wahren Arzt-Odysseen berichtet. Falls ich mit meinen Ausbildungen und Erfahrungen dazu beitragen kann, Menschen einen Weg zu **weniger Schmerzen und Arztbesuchen** zu zeigen sowie langfristig **weniger Kosten im Gesundheitswesen** zu produzieren, habe ich aus meiner heutigen Sicht beruflich das Richtige gemacht. Im besten Falle mache ich mich als Therapeut überflüssig.

„Es war übrigens der Epigenetiker Moshe Szyf von der McGill Universität in Montreal, Kanada, der als einer der ersten auf eine neue Epoche der Biomedizin hinwies. (...) Und das ändert unsere Sicht auf das Leben total. Letztendlich wird die Systembiologie diese „Brücke" fertigstellen. (...) Die Systembiologie wird mit ihrer neuen Sicht des Lebens auf der Basis der gewaltig anwachsenden und in den nächsten Jahren noch gewaltiger zunehmenden wissenschaftlichen Erkenntnisse die Medizin in ihrer heutigen Form obsolet machen. Sie wird uns ein Leben in Gesundheit schenken."[145]

Dazu müssen die Behandlungen, das Muskeltraining und die Selbsthilfe zuhause die gleichen Ergebnisse liefern: die Muskelspannung in Ruhe muss sinken. Es nützt nicht viel (dauerhaft) die Muskeln ständig in Behandlungen zu lockern, zuhause Entspannungsübungen und mit Hilfsmitteln die Muskeln entspannen und dann durch immer neue Arten des Muskeltrainings die Muskeln anschließend durch auftrainieren wieder zu verhärten. So dreht man sich über Jahrzehnte nur im Kreis („Jo-Jo" Effekt), was immense Kosten verursacht und Zeit beansprucht.

Hr. Hafen möchte also eine Art Bürgerwissenschaft – citizen sience – betreiben, und ganz nebenbei die Fixierung der biomedizinischen Forschung auf Medizin und Krankheiten überwinden. Das, was sein US-amerikanischer Kollege Eric Topol schon vor Jahren die >kreative Vernichtung der Medizin< genannt habe, werde nämlich immer wichtiger. >Die Gesundheitskosten werden ins Unendliche steigen< sagt Hafen. Man müsse endlich gegensteuern und dabei >den Bürger< mit einbeziehen.[146]

[145] Spork, 2021, DIE VERMESSUNG DES LEBENS, S. 138-139.
[146] Spork, 2021, DIE VERMESSUNG DES LEBENS, S. 289.

2.2 Bahnt sich ein Strukturwandel an?

Am 25. Februar 2016 erschien in Deutschlands Kinos der spannende, fesselnde und bedrückende Film „Spotlight[147]“, in dem es um Kindesmissbrauch in der katholischen Kirche geht. Nach diesem Film begannen Diskussionen und Veränderungen, die bis heute im Gange sind. Dies zeigt, dass Veränderungen auch in großen Systemen möglich sind. Langsam und natürlich auch vielen Menschen und Betroffenen des Missbrauchs unangenehm, aber immerhin.

Dann gab es im Frühjahr 2016 einen Kinofilm mit dem Originaltitel „Concussion[148]“. Diese Dokumentation deckte auf, dass Verantwortliche der amerikanischen Football Profiliga wussten, wie das Gehirn der Sportler geschädigt werden kann. Dieses Wissen wurde lange bestritten und vertuscht. Auch nach diesem Film begannen Diskussionen und Veränderungen, so dass heute Angriffe zum Kopf des Gegenspielers als Foul geahndet werden.

Nachdem ich diese beiden Filme mit unterschiedlichen Inhalten aber zum gleichen Thema (**Missbrauch Schutzbefohlener**) gesehen hatte, kam ich zu der Erkenntnis, dass es nun eigentlich auch mutige Journalisten bräuchte, die den Missbrauch von Menschen (in diesem Fall von Patienten/-innen) in der Medizin aufdecken und öffentlich machen. Dabei spielt es aus meiner Sicht keine Rolle, welcher Berufsstand dies ausführt: Arzt/Ärztin oder Heilpraktiker/-in, Physiotherapeut-/in oder Trainer/-in. Ich muss zuerst grundlegend entscheiden, ob Missbrauch anderer Menschen um Macht und Geld zu erlangen, in Ordnung ist oder nicht.

Und siehe da, ich fand ein Buch auf den Markt „Die weiße Mafia[149]“. Dr. Frank Wittig, als freiberuflicher und selbstständiger Journalist/Redakteur beim SWR[150] hat sich diesem Thema sehr ausführlich gewidmet. Dafür bekam er bis heute viele Auszeichnungen, wahrscheinlich aber auch viel Kritik von medizinisch tätigen Menschen! Bücher von ihm findet Ihr in der Literaturliste.

Dazu existiert auch ein älterer Film mit dem Titel „Die weiße Mafia[151]“, der bereits 1973 erschienen ist. Dieses Thema scheint also nicht neu zu sein.

Bei weiterer Suche stößt man inzwischen auf viele Bücher, die die Kosten, das Vorgehen und die Ergebnisse für die Menschen (Patienten/-innen), die das ganze System bezahlen müssen, hinterfragen und kritisieren. In „Schlechte Medizin[152]“ prangert Dr. med. Gunter Frank sogar wörtlich den Missbrauch von Patienten/innen an. Noch krasser formuliert es Frank Böttger[153] als „Massenmord“ bzw. Betrug und Missbrauch, den doch jemand abstellen müsste. Mehr Bücher zum Thema findet Ihr im Anhang in der Literaturliste unter 3.1.1 - Literaturliste kontra Medizin.

Die Frage ist, wann wird sich grundlegend etwas **ändern zum Nutzen der Patienten/-innen**. Ich hoffe und wünsche es uns als Beitragszahlende der Krankenkassen und als behandelte Patienten/-

---

[147] https://www.youtube.com/watch?v=ABbU6MnldOc, zuletzt besucht am 16.6.22, 14.04 Uhr.
[148] https://www.youtube.com/watch?v=rA9GrzwCS18, zuletzt besucht am 16.6.22, 14.04 Uhr.
[149] Wittig, 2013, Die weiße Mafia.
[150] Moderator bei Ministerien, Hochschulen, MPI, FHG
[151] http://www.filmforum-bremen.de/2016/04/dvd-rezension-die-weisse-mafia/, zuletzt besucht am 16.6.22, 14.22 Uhr.
[152] Frank, 2013, Schlechte Medizin, S.169.
[153] Böttger, 2019, Rette sich, wer kann, S.29.

innen, dass auch nach diesem Film und nach dem Erscheinen dieser Bücher Diskussionen und Veränderungen beginnen. Langsam aber stetig, sehr menschlich also, da viele Menschen (mich eingeschlossen) Prestige und viel Geld mit und in diesem System verdienen und das BIP[154] stetig wächst. Es ist keine neue Weisheit, dass die Liebe zum Profit die ganze Welt beherrscht[155].

SCHWINDENDES GELD, WACHSENDER REICHTUM

Trotzdem würde die Forderung nach einer schwindenden Wirtschaft viele Menschen entsetzen: Hieße das nicht per Definition, dass die Gesellschaft verarmen würde, dass immer weniger Güter und Leistungen für die Öffentlichkeit zur Verfügung stünden? Nein. (...) In diesem Buch rufe ich zum wirtschaftlichen >Ent-wachstum<, zur Wachstumsrücknahme auf, fordere das Schrumpfen der Wirtschaft (...) Ich sage ausdrücklich nicht, dass wir unsere Lebensqualität für das Heil des Planeten opfern müssen. Wir müssten einfach nur die Bedeutung des Geldes verringern. (...)

Die Evolution hin zu einer heiligen Ökonomie ist Teil einer viel größeren Transformation. Parallele Entwicklungen finden in der Medizin, der Erziehung, der der Agrikultur, der Regierung, der Wissenschaft, (...) statt. Veränderungen in jedem Teilbereich verstärken Veränderungen in den anderen Gebieten. Das trifft auch auf die wirtschaftlichen Auswirkungen einer Hinwendung zur Naturmedizin zu. (...)

Selbst wenn Pflanzenheilkunde – und die meisten Formen von Naturmedizin – vollständig professionalisiert wären, hätten sie ein wesentlich niedrigeres Profitpotential als die Hightechmedizin. Im Vergleich zu den komplexen, hochtechnologischen Prozessen in der pharmazeutischen Medizin, ist die pflanzliche Medizin billig herzustellen.[156]

Fairerweise muss an dieser Stelle auch erwähnt werden, dass es durch den Fortschritt im medizinischen Wissen gute Behandlungen gibt, die lebensrettend sein können, z.B. in der aktuellen Lage im Krieg in der Ukraine oder dem verehrenden Erdbeben in der Türkei und Syrien. Dort kann „die Schulmedizin" akute schwere Verletzungen versorgen und Leben retten. Und dies verdient unser aller Respekt[157]. Auch meine medizinischen Ausbildungen wurden durch viele sehr gute Anatomiebücher (z.B. Prometheus[158] oder Netter[159]) und Bücher zu

[154] https://www.google.com/search?client=firefox-b-d&q=BiP:
Das Bruttoinlandsprodukt gibt den Gesamtwert aller Güter, Waren und Dienstleistungen an, die während eines Jahres innerhalb der Landesgrenzen einer Volkswirtschaft als Endprodukte hergestellt wurden, nach Abzug aller Vorleistungen.

[155] https://www.aphorismen.de/suche?f_autor=219_Aristophanes, Zuletzt besucht 26.05.21, 11.53 Uhr
Die Liebe zum Profit beherrscht die ganze Welt. Aristophanes (um 450 - 385 v. Chr.), griechischer Lustspieldichter, Quelle: Aristophanes, Plutos (Der Reichtum), 408 v. Chr.

[156] Eisenstein, (2013), ÖKONOMIE DER VERBUNDENHEIT; S.274-277.

[157] Wittig, 2021, Hightech Schamanen.

[158] Prometheus, 2005, LernAtlas der Anatomie.

[159] Netter, 1987, Farbatlanten der Medizin.

Behandlungsmethoden[160], die in der Literaturliste zu finden sind, erst möglich. Wenn wir sehr viele dieser Aspekte des Für und Wider von Behandlungen abwägen, finden wir für die Zukunft mit Sicherheit einen vernünftigen, bezahlbaren und nützlichen Weg für alle Beteiligten.

Veränderungen in lang gewachsenen Systemen brauchen Zeit und es ist wichtig, dass wir immer wieder Fragen stellen. Oft geht es um die eine, die Fokus-Frage[161]. Es ist wichtig, beim Hinterfragen von den Dingen, die einem erzählt werden, immer skeptisch zu bleiben. Dies ist ein wichtiger Aspekt der Wissenschaft und meiner medizinischen Lehrmeister! Die Forschung zeigt, dass das **Fragenstellen** den Lernprozess und **die Leistung** um volle **150% verbessert**[162].

Selbstkritik

„Sie hielten mich für verrückt“

Nicholas Holmes hat auf Twitter eine schonungslose Kritik seiner eigenen Forschung veröffentlicht. Wissenschaft, so der britische Psychologe, sei auf einem Auge blind:

„Wir sollten auch Fehlschläge und langweilige Resultate veröffentlichen – aber dafür scheint sich niemand zu interessieren.“

(...) Man sollte Fachzeitschriften und Wissenschaftler davon überzeugen, dass die Fragestellung das eigentlich Interessante ist und nicht die Antwort. (...)[163]

Eine gute Frage ist immer: Wer hat Vorteile von dem, was mir vorgeschlagen wird? Oder kurz: „Wem nützt es?“ Die gesetzlichen Krankenkassen haben das Projekt Zweitmeinung gegründet, nachdem heute anscheinend ständig und ausufernd operiert wird. Dies hat dazu geführt, dass beim Einholen einer zweiten Meinung ca. 80 % der vorgeschlagenen und angebotenen Operationen vom Tisch[164] sind.

---

160 Travel und Simons, 2000, 2002, Handbuch der Muskel-Triggerpunkt.e

161 Keller, 2020, The One Thing, S.114.

162 https://mindzip.net/fl/nadine/quotes/was-ist-die-eine-sache-die-ich-tun-kann-um-meine-ernaehrungsziele-zu-erreichen-5ebe404b-f817-49dd-b51d-c1ad0675d500, zuletzt besucht am 3.6.21 um 13.51 Uhr.

163 https://science.orf.at/stories/3207647/?utm_source=pocket-newtab-global-de-DE, zuletzt besucht am 20.8.21 um 17.13 Uhr.

164 GEO Wissen, 2015, S.7, Projekt: Zweitmeinung Rücken: ... bei vier von fünf OP´s wird abgeraten! Empfehlung: Bauch- und Rumpfmuskeln stärken. Aber: Je ausgefeilter die Medizin, desto mehr Menschen haben Rückenprobleme.

Eine interessante Ausstrahlung[165] in 3Sat beleuchtete, was es bedeutet, Fragen zu stellen, auch gegen den Mainstream. Der Titel lautete:
Was es heißt solidarisch zu sein? - Ahmad Mansour

Der arabisch-israelische Psychologe und Islamismus-Experte Ahmad Mansour will wissen, wie man solidarisches Handeln dauerhaft in einer Gesellschaft verankern kann. Ein Grundstein ist für ihn Empathie.

Dazu die Tele-Akademie vom SWR[166]: Oft bleiben **Solidaritätsaktionen** nur kurzfristige Aktionen, deren Wirkung schnell wieder verpufft. Was aber braucht es, um solidarisches Handeln dauerhaft in einer Gesellschaft zu verankern? Empathie, so Ahmad Mansour, ist der Grundstein einer gesunden Gesellschaft, eines guten
Umgangs miteinander und das beste Mittel gegen Hass.

Nach seinen Ausführungen hilft das Hinterfragen von Meinungen gegen Extremismus in jeglicher Form.

Was aus meiner Sicht (dazu habe ich keine Interventionsstudie parat) die alte 80/20 Regel[167] bestätigt: 80 % der Dinge, die oft auch Schaden anrichten, bleiben lassen und die 20 % der Behandlungen, die lebensrettend sein können oder akute Krankheitssymptome behandeln, durchführen - dann helfen wir wahrscheinlich (wäre die Arbeitshypothese) viel mehr Menschen, als es heute in der Medizin praktiziert wird. Allerdings zum Preis der „hilflosen Helfer" und geringeren Gewinnen. Das ist auch nicht schön.

2.2.1 Kosten von Sportverletzungen

„Es lebe der Sport, er ist gesund und macht uns hart…", ist ein Lied von Rainhard Fendrich[168]. Dort besingt er die vielen Sportverletzungen. Wie gesund ist Sport denn nun wirklich. Eine Unterscheidung ist auf jeden Fall: Fitness versus Gesundheit. Das eine bedingt nicht unbedingt das andere, wenn man langfristig auf die Gesundheit schaut.

Fitnesstraining bedeutet, dass man fit wird oder ist. Das wird durch Herz-Kreislauf Belastbarkeit und gute Kraft deutlich. Manchmal ist sogar die Beweglichkeit ziemlich gut, für den

165 https://www.srf.ch/programm/tv/sender/3sat#nowRunning, Beitrag vom 08.05.2022.
166 https://www.ardmediathek.de/video/tele-akademie/was-es-heisst-solidarisch-zu-sein-ahmad-mansour/swr/Y3JpZDovL3N3ci5kZS9hZXgvbzE2NTUwNjE, gesehen in 3Sat am 22.5.22, 06:45 - 07:30.
167 https://www.google.com/search?client=firefox-b-d&q=80/20+Regel+, zuletzt besucht am 3.6.21 um 14.05 Uhr.
Das Pareto-Prinzip, auch Pareto-Effekt oder 80/20-Regel genannt, besagt demzufolge: 80 % der Ergebnisse können mit 20 % des Gesamtaufwandes erreicht werden. Die verbleibenden 20 % der Ergebnisse benötigen mit 80 % die meiste Arbeit.
168 https://www.youtube.com/watch?v=OyrYudIjNxY

Altersquerschnitt der Trainierenden. Sogar bei Menschen, die Yoga praktizieren, ist dieses Phänomen zu beobachten.

Bei der Beobachtung unserer Patientinnen und Patienten in den letzten 30 Jahren zeigte sich auch: die fitten Menschen leiden an Schmerzen, bekommen Medikamente gegen Schmerzen, werden operiert – oft mehrfach. Also ist Fitness eben nicht gleich Gesundheit.

Die genauen Kosten von direkten Sportverletzungen lassen sich nur schwer beziffern. Die indirekten Kosten sind immens. Wenn sportliche Menschen durch festtrainierte Muskeln und unbewegliche Gelenke Schmerzen und Behandlungen bekommen, steigen die Kosten für die Krankenkassen an, ohne dass man es vielleicht dem Sport zuordnen möchte. Fürs Gerätetauchen brauchen wir eine extra Versicherung, um eine Druckkammerbehandlung im Notfall abzudecken.

Interessant ist die Idee (2021), dass man den nicht gegen Corona geimpften Menschen die Kosten für intensivmedizinische Behandlungen aufbürden möchte, was gegen den momentanen Grundsatz der Behandlung von kranken Menschen sprechen würde. Egal aus welchem Grund. Auch für verletzte Sporttreibende gilt dieser Grundsatz. Wo fängt man sonst an und wo hört man auf, Menschen vorzuschreiben, wie gesund ein Sport oder Training langfristig sein muss? Da sind sich selbst Experten nicht einig.

2.3 Was könnte sich ändern und verbessern?

Um diese Frage beantworten zu können, lohnt es sich zuerst einmal, den Blick nach Osten zu richten, zu einem schon sehr alten und bewährten Behandlungssystem:

Die Fünf-Elemente-Lehre der Traditionellen Chinesischen Medizin (TCM) wurde mit sehr viel Beobachtung und Erfahrung beim Behandeln aufgebaut. Das folgende Schaubild zeigt, in welchen Zusammenhängen Mensch, menschliche Organe und Natur gesehen werden können[169].

Die Betrachtungsweise von Krankheit und Gesundheit bedeutet, dass bei Menschen am besten alles zusammen betrachtet werden sollte, um Probleme und Schmerzen zu verstehen - außer im akuten Notfall. In alten Zeiten wurden die Ärzte nur bezahlt, wenn sie ihre Patienten/-innen gesund halten konnten.

Dieses Prinzip könnte sich zuerst unter den in die Krankenkassen einzahlenden Menschen verbreiten. Danach bei den an medizinischen Behandlungen verdienenden Menschen weiter durchsetzen.

---

[169] van den Berg, Angewandte Physiologie, 2005, 236 ff.

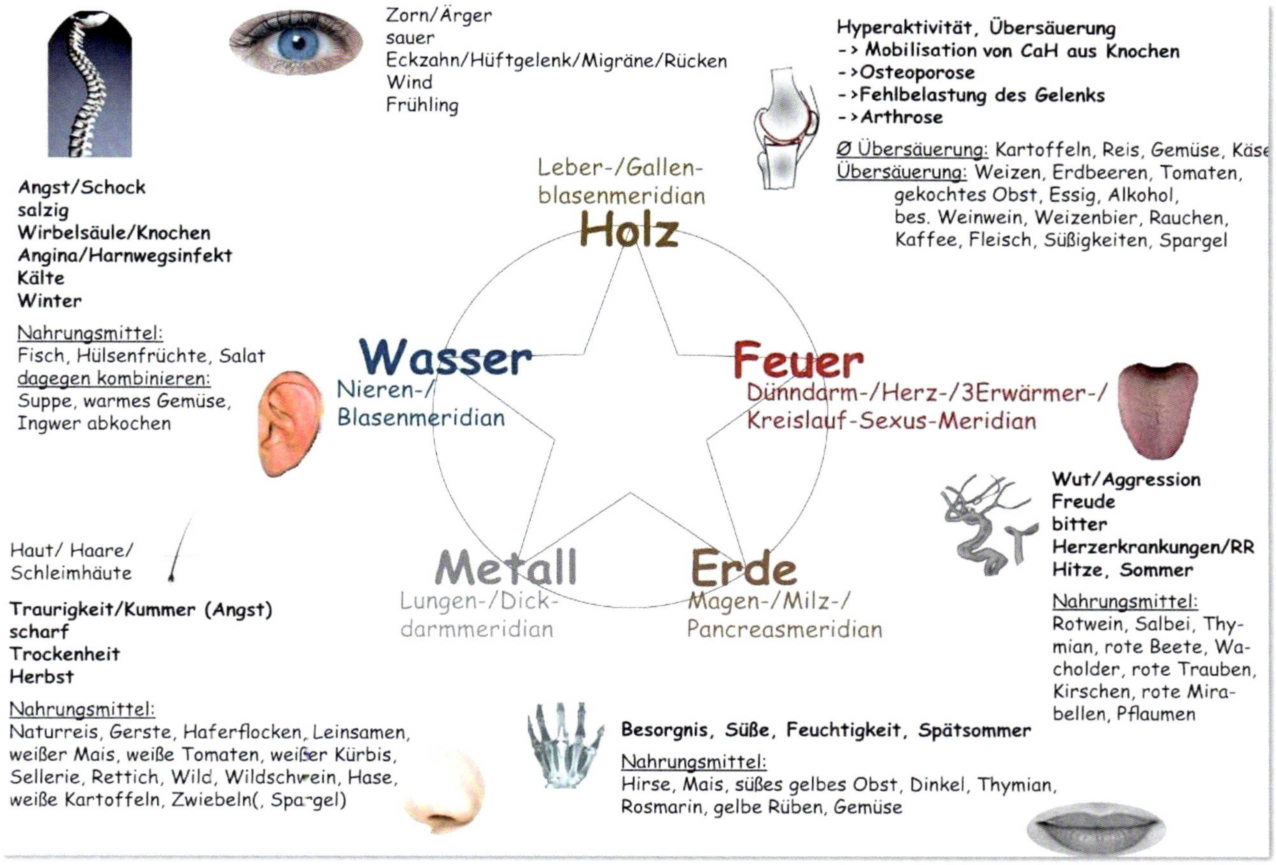

Diese Grafik wurde dankenswerter Weise von Claudia v. Schalscha[170] erstellt.

Das Schaubild zeigt im Groben, wie Medizin in der Traditionellen Chinesischen Medizin (TCM) angewendet wird. In diesem Denk- und Handlungssystem waren Organe, Emotionen, Nahrungsmittel, Jahreszeiten, Gewürze, Geschmacksrichtungen etc. aufeinander abgestimmt. In den Behandlungen und Lebensempfehlungen wurden diese Betrachtungen berücksichtigt.

Wenn also heute bei uns im Westen jemand zur TCM-Therapie in die Praxis kommt, ist der Blick sehr umfangreich auf die Probleme der Patienten/-innen gerichtet. Es wird nicht einfach danach gefragt, was das aktuelle Symptom ist (z.B. Bluthochdruck und dann Blutdrucksenker als Medikation) oder wo der Schmerz sitzt (Schmerzmittel) oder wie hoch die Körpertemperatur ist (Fiebersenker) etc., um dann das Symptom zu unterdrücken oder erst mal den Schmerz oder das Fieber verschwinden zu lassen. Diese „Verdrängungsmedizin“, die Symptome anfangs (akutes Stadium) oft erfolgreich behandelt, hat auf lange Sicht oft Folgen, die anfangs nicht immer ersichtlich sind[171].

Allerdings gilt dies nicht in einem akuten Notfall, bei einem lebensbedrohlichen Zustand oder einem akuten Unfall Dort brauche ich eine sehr genaue Betrachtung der Situation und der Symptome (z.B. starke Blutung) und ich persönlich würde dann auf jeden Fall in Deutschland den Notarzt rufen. Und genau das habe ich persönlich auch schon in Anspruch genommen. Es kann uns

170 Malschule Additschka, Frechen, https://additschka-malschule.de/

171 Wittig, 2015, Krank durch Früherkennung.

sehr entlasten, zu wissen, dass ab einem gewissen Punkt jemand anderes die Verantwortung übernimmt.

Wir sollten immer wieder reflektieren, dass wir heute hier im Westen leben und arbeiten. Wir sind keine Mönche in einem Kloster im Osten oder lebten vor ein paar tausend Jahren. Also können wir diese Art zu leben, zu behandeln und zu trainieren nicht einfach eins zu eins auf uns hier und heute übertragen.

Auf heute übertragen können wir aber den Präventionsgedanken dieser Systeme und das Betrachten von Zusammenhängen mit in unsere Behandlungen einbauen. So arbeiten meine Lehrmeister und wir in unseren Praxen in weiterentwickelten, umfassenderen und westlichen Sichtweisen. Es decken sich z.B. die modernen Muskelketten mit den Meridianen der TCM, wie es Bergsmann[172] beschreibt, gleichfalls beschrieben in Propädeutik der Akupunktur[173] oder in Anatomie Trains[174] und Angewandte Physiologie[175].

Wir kommen mit allen unseren modernen Erkenntnissen wieder auf die alte Erfahrung zurück, dass beim Menschen alles zusammenhängt. Auch mit der Umwelt und den seelischen Erlebnissen, in der und mit denen wir aufwachsen und leben. Genauso bräuchten wir ein angepasstes Ernährungssystem mit weniger Zucker[176]. Dies empfiehlt auch der Epigenetiker Peter Spork[177].

„Die heutige Medizin setzt meistens noch immer nur an einzelnen Rädchen des >biologischen Systems Mensch< an. So wird sie krank machende Ungleichgewichte, die im Rauschen der Daten verborgen sind, weder beheben noch ihnen vorbeugen können.

Die meisten Mediziner sind zudem dem Machtgefälle im Verhältnis Arzt und Patient verpflichtet. (...) Sie verzichten weitgehend darauf, das Leben als solches und die Entstehung der Gesundheit grundlegend begreifen zu wollen.

Das wäre nicht nur deutlich komplizierter als der heutige Ansatz. Es heißt vor allem auch, den Patient*innen ein großes Stück der Verantwortung für ihre Gesundheit zurückzugeben.

Es hieße zudem, uns allen etwas Freiheit zu schenken. Es hieße für Mediziner*innen, in weiten Bereichen nur noch beratend tätig zu sein."[178]

---

[172] Bergsmann und Bergsmann, 1997, Projektionssymptome, S.130-143.

[173] Kampik, 1998, Propädeutik der Akupunktur, S.66 ff.

[174] Myers, 2004, Anatomie Trains, S.69 f.f

[175] van den Berg, 2005, Angewandte Physiologie, S.250-256.

[176] Mosetter, 2013, Zucker, der heimliche Killer.

[177] Spork, 2009, Der zweite Code, S. 263-264.

[178] Spork, 2021, DIE VERMESSUNG DES LEBENS, S. 135.

2.4 Was gehört alles zur eigenen Gesundheit?

Dr. Mosetter[179] beschreibt seit Jahren mit intensiver Forschung und der Vernetzung verschiedener Forschungsrichtungen, wie die heutige Sicht auf ein gesundes Leben aussehen könnte. Dazu gehören Bewegung, Ernährung, Seele (Psyche) und Umfeld. Ebenso beschreibt der Kreis der Fünf Elemente[180] diese Zusammenhänge. Was in uns und unserem Verhalten hat also auf das Senken der Muskelspannungen Einfluss?

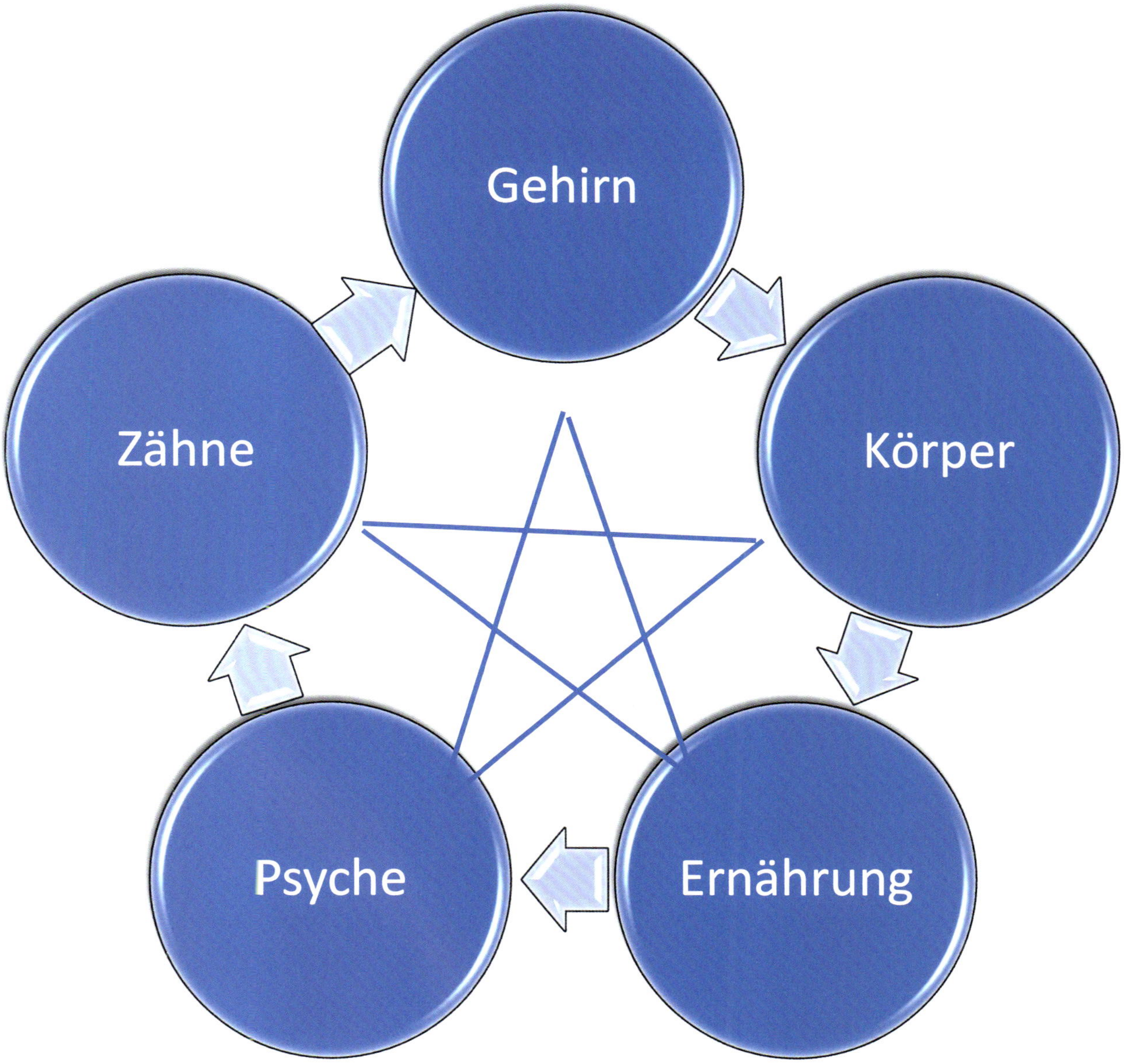

[179] Mosetter, Cavelius, Pape, 2013, Die 4 Kräfte der Selbstheilung.

[180] Siehe Schautafel oben Kapitel 2.3.

2.4.1 Psyche und Geist

In unseren HP-Praxen für Myo-Therapien behandeln wir unsere Patienten/-innen in erster Linie an der Muskulatur. Durch weitreichende Ausbildungen gehen wir in der Praxis allerdings immer auch auf die Erlebniswelten und Lebensgeschichten, also auch psychologisch auf unsere Klienten/-innen ein.

> Behandlungsbeispiel:
>
> Eine Patientin ist Dialysepflichtig und seit Jahren regelmäßig in meiner Praxis in Behandlung, wegen vielfältiger körperlicher Probleme und Schmerzen. Letze Woche kam sie und berichtete von einem Krampf, der die ganze rechte Körperseite betrifft. Im Gespräch sehe ich eine Träne die Wange runter laufen und frage, was sie aktuell bedrückt. Sie erzählte, dass ihr Mann im Sterben liege. Ich hakte nach, was sie daran so bedrückt, da er nach ihren Erzählungen schon lange mit einer anderen Frau zusammenlebt. Sie antwortete: „Es ist wegen den Kindern."
>
> Während so eines Gespräches, löse ich weiter Druckpunkte, die entspannend wirken.
>
> Als ich weiter nach den Kindern fragte (alle 3 sind längst erwachsen, z.T. hat sie schon Enkel), um ein Bild entstehen zu lassen, was genau sie so belastet, erzählte sie von einer der Töchter. Diese stehe dem Vater sehr nahe. Meine Frage: „Und was genau belastet sie selbst nun so daran?" Drauf antwortete sie unter heftigem Weinen: „Nicht, dass sich die Tochter etwas antut." Das hörte sich schon anders an. Im Verlauf des weiteren Gespräches kam heraus, dass die Tochter schon mehrere Suizidversuche unternommen hatte. Nun verstand ich die Tränen und das Krampfgefühl im Körper schon besser. Meine Frage: „Was können Sie jetzt tun?" Ihre Antwort war: „Nichts, wir haben das in der Familie schon besprochen."
>
> Darauf erklärte ich Ihr den Sinn der tiefen Bauchatmung noch einmal und wir übten diese, mit dem Hintergrund, dass sie so momentan etwas für sich tun konnte. Danach war das Krampfgefühl verschwunden. In der nächsten Behandlung erzählte sie mir, dass sie sich mit der Tochter ausgesprochen habe und diese ihr versicherte, dass sie sich keine Sorgen machen müsse.

Immer wieder kommen wir so über die schmerzhaften Druckpunkte am Muskel auf schmerzhafte Erinnerungen durch frühere Erlebnisse im Leben, die im späteren Verlauf des Lebens zu den körperlichen Schmerzen geführt haben.

Deshalb ist es für uns wichtig, ein Netzwerk aus Fachleuten unterschiedlicher Fachdisziplinen zu haben, wohin wir die Menschen auch mit ihren Erinnerungen und Erlebnissen schicken können, um diese zu bearbeiten und zu lösen - in diesem Fall zu ausgebildeten Trauma-Therapeuten/-innen.

„Die Psyche spielt immer eine große Rolle[181]"
Erinnerungen können weh tun? Genau. Im impliziten Gedächtnis speichern wir unbewusst verschiedene Sinneseindrücke, Emotionen und Empfindungen wie Schmerzen ab. Besonders eindrücklich zeigt sich das bei Menschen, die z.B. einen Überfall erlebt haben. Sie erinnern sich (...) ihre Angst und an die Schmerzen, die sie gespürt haben. In bestimmten Situationen können diese Gedächtnisinhalte, inklusive der Schmerzen wieder hochkommen.

Volker Busch

Die folgenden Bilder zeigen das Gehirn mit seinen anatomischen Anteilen und eine Verarbeitungsschleife der Basalganglien. Diese spielt für unsere Bewegungsplanung und Ausführung eine entscheidende Rolle spielen mit der Amygdala, die eine entscheidende Rolle bei der Verarbeitung unserer Emotionen spielt. Als praktisches Beispiel: Wenn Tiere oder Menschen erschrecken, zucken sie unwillkürlich mit den Muskeln zusammen. Dies ist der unwillkürliche Beginn einer Fluchtreaktion (Fight-Flight-Reaktion).

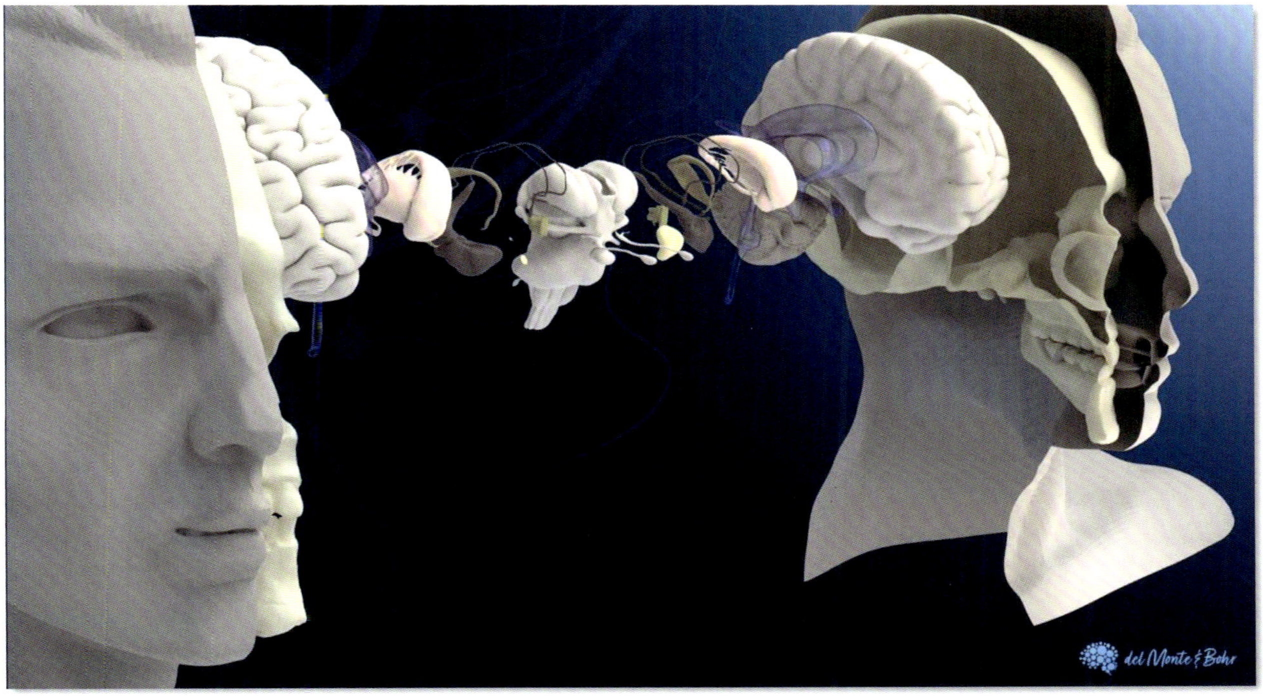

[181] Gehirn & Geist, Nr.2/2023, Spektrum der Wissenschaft, S.54

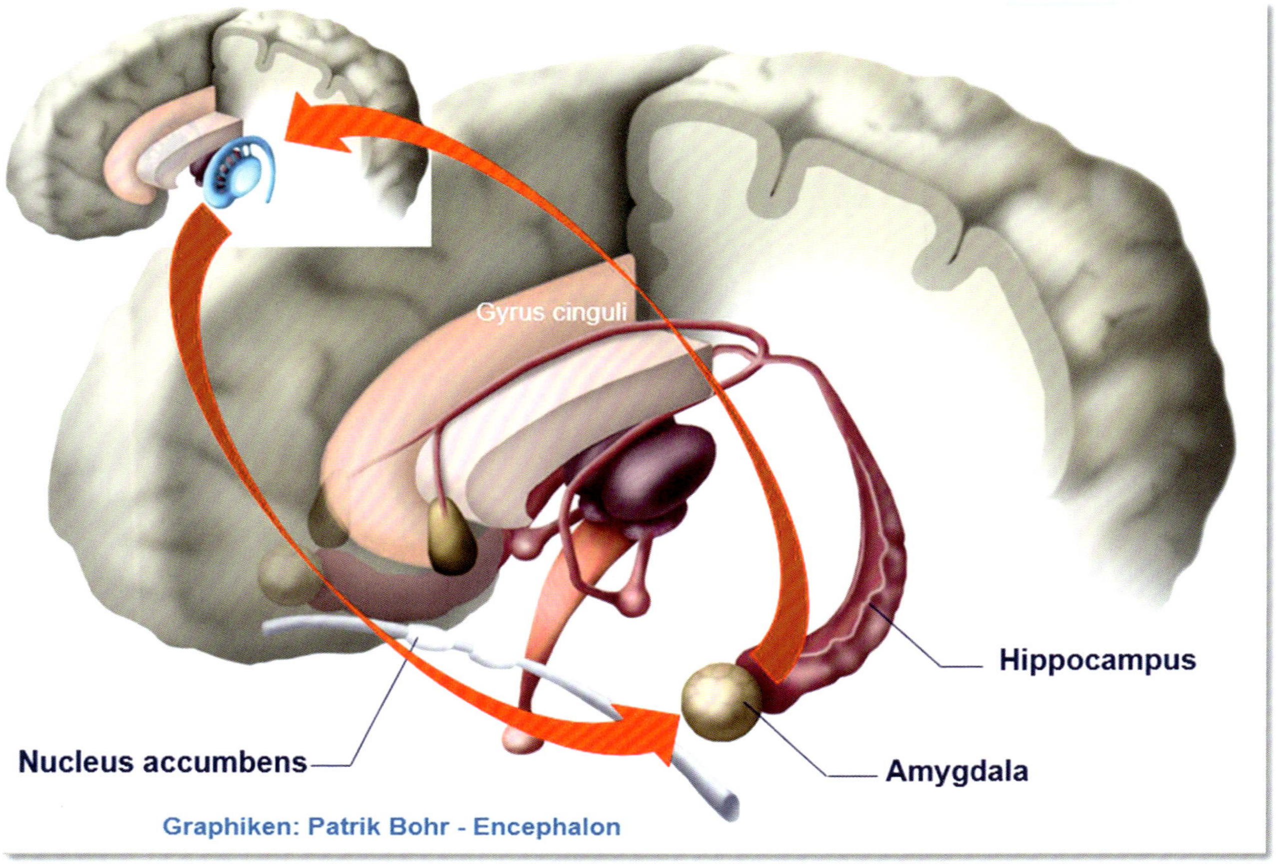

Dass Rückenerkrankungen nach Schätzungen von Krankenkassen für jährlich über 60 Mio. Fehltage sorgen, liegt jedoch nicht nur an Überlastung. Etwa die Hälfte der 43 Mio. Beschäftigten in Deutschland verbringt ihren Arbeitstag im Sitzen. Doch der menschliche Organismus ist dazu gemacht, sich zu bewegen.

Der tschechische Langstreckenläufer Emil Zátopek brachte es einmal auf den Punkt: „Vogel fliegt. Fisch schwimmt. Mensch läuft." Zu langes Sitzen führt zu Schmerzen. Bewegung ist fest in unserem genetischen Programm verankert. Und zwar nicht nur, um vor dem Säbelzahntiger davonzulaufen oder das Mammut zu jagen. Unser Organismus kann sich durch Bewegung in gewissem Maße selbst regenerieren.

Die Wirbel sind kein totes Material – wie alle Knochen haben sie einen aktiven Stoffwechsel. Knochenmaterial wird von speziellen Zellen ständig auf- und abgebaut. Im jugendlichen Alter arbeiten die Aufbau-Zellen (Osteoblasten) stärker, im Alter gewinnen die Abbau-Zellen (Osteoklasten) die Oberhand. Bei Erwachsenen im berufstätigen Alter sollten sie in einem ausgewogenen Verhältnis stehen. Das funktioniert am besten, wenn der Organismus gut durchblutet ist – und genau da hilft Bewegung, die den Kreislauf in Schwung bringt.

Bandscheiben trocknen aus, wenn sie nicht mit Flüssigkeit versorgt werden. Da sie nicht durchblutet werden, brauchen sie für ihren Stoffwechsel die Be- und Entlastung durch Bewegung. Bandscheibenvorfälle drohen: Der gallertartige Kern der Bandscheibe drückt auf die umliegenden Nerven und erzeugt Schmerzen.

Es schmerzt, wenn die Bandscheibe auf Nerven drückt. Muskeln verspannen sich bei zu wenig Bewegung, Muskelschmerzen und eine Muskelverhärtung drohen. Wenn Betroffene dann in eine Schonhaltung ausweichen, droht eine Verstärkung der Schmerzen. Sehnen und Bänder brauchen Bewegung, um elastisch zu bleiben. Im dauerhaften Ruhezustand verkürzen sie sich. Bindegewebe (Faszien) verklebt und verhärtet, wenn es nicht bewegt und gedehnt wird. Kurz gesagt: Zu wenig Bewegung schadet jedem einzelnen „Baustein" unseres Rückens.

Doch das ist noch nicht alles: Auch auf psychosomatische Belastungen regieren wir mit einem schmerzenden Rücken. Das ist keine ganz neue Erkenntnis – schon einige alte Redensarten deuten darauf hin: sich für etwas verbiegen, buckeln, sich krumm machen oder kein Rückgrat haben. Keine Frage, es gibt eine Verbindung zwischen psychischer Anspannung und unserer Haltung. Die Auswirkungen auf den Rücken sind dabei erheblich.

Dank medizinischer Forschung wissen wir heute auch genauer, wie sich Stress auf den Körper auswirkt: Die Nebennieren schütten vermehrt Adrenalin aus. Es aktiviert die Muskeln, die in den uralten Kampf- oder Flucht-Modus gehen. Wir sind bereit für den Überlebenskampf und deshalb ist auch die Schmerzwahrnehmung reduziert. Doch wir rennen nicht fort und kämpfen nicht.

Wir sitzen an Schreibtischen oder stehen am Fließband und fressen den Ärger in uns hinein. Das Adrenalin wird nur sehr, sehr langsam wieder abgebaut. Da es unser Schmerzempfinden dämpft, spüren wir Fehlhaltungen und Verspannungen nicht. Erst wenn der Stress vorbei ist, registrieren wir die Schmerzen.
Der Berufsverband Deutscher Psychologinnen und Psychologen (BDP) geht davon aus, dass **85 % der Rückenschmerzen** (zumindest teilweise) auf psychische Ursachen zurückgehen. Das bestätigt auch eine Untersuchung der AOK, die zu dem Ergebnis kommt, dass sich hinter den meisten Rückenleiden Ängste am Arbeitsplatz verbergen.

Kurz gesagt: Chronischer Stress kann zu schmerzhaften Verspannungen führen.[182]

[182] Mediaforwork, (2018) Rücken – Wie Sie sich am Arbeitsplatz richtig bewegen und gesund bleiben, S.10-11.

Gastbeitrag von Michael Kopper[183]

Psychosomatik und Somatopsychik

Wir wollen hier ein wenig tiefer in das Menschsein eintauchen und uns die Frage stellen, wie ein psychisches Problem oder auch ein **psychisches Thema zu Schmerzen** und anderen gesundheitlichen Problemen des Körpers führen kann.
Wie also beeinflussen Denken und Emotionen den Körper und wie können körperliche Probleme zu psychischen Ungleichgewichten führen?
Dass Körper und Geist eine Verbindung aufweisen, ist schon lange kein Geheimnis mehr. Aber es ist noch weit mehr als das: Körper und Geist sind eine untrennbare Einheit - ihre Aktivitäten sind nicht nur miteinander verbunden, sie entstammen der gleichen Quelle und stellen jeweils unterschiedliche Ausdrucksformen ein und desselben dar (siehe Spinoza). Jede Emotion und jedes Gefühl ist eine Einheit von Wahrnehmung, Hirnaktivität, Botenstoffen, Gedanken, Bewegung und damit Muskelaktivität (siehe Antonio Damasio: Der Spinoza-Effekt: 106 ff).

Was ist gut oder schlecht?

Am Ende des Tages tun wir alles, was wir tun, um einen bestimmten emotionalen Zustand zu erreichen. Wir wollen uns so oft wie möglich gut fühlen und uns so selten wie möglich schlecht fühlen. Und wir fühlen uns dann gut, wenn wir den emotionalen Vorgaben unseres Körpers entsprechen. Hormone, Botenstoffe und das Nervensystem arbeiten hier in enger Abstimmung zusammen und bestimmen, was gut für uns ist. Und dies basiert auf einem geprüften und milliardenfach überarbeiteten Gedächtnis unseres Körpers - es hat sich in Millionen von Jahren bewährt und machte uns schließlich zur Crème de la Crème der Evolution.

Auf Basis dieser uralten archaischen Vorgaben treffen wir all unsere Entscheidungen. Und wenn wir das tun, was zunächst gut für uns ist, dann entsteht ein gutes Gefühl - unser Gehirn belohnt uns. In diesem Fall sprechen wir von Befriedigung. Sie riechen einen angenehmen Geruch, Sie fühlen sich sicher, Sie erleben Schönheit, Wärme und Wohlgefühl. Der Instinkt gibt uns ein unmittelbares Feedback darüber, in welchem Zustand sich unser Körper befindet und ob wir sicher sind - wenn wir in der Lage sind, auf diesen Instinkt zu hören. Und damit wir das tun und damit wir uns langfristig gesund erhalten, hat sich in unserem Gehirn ein internes Belohnungs- und ein Strafsystem etabliert (siehe Georg Häusel: Die wissenschaftliche Fundierung des Limbic Ansatzes: S 30ff).

Handeln wir gegen unseren Instinkt und verstoßen wir gegen einen Trieb, indem wir die falsche Nahrung zu uns nehmen oder indem wir uns in eine Gefahr begeben, den nicht für uns passenden Partner wählen, einen Mangel an Nähe, Liebe, Zuwendung, Sicherheit oder Freiraum erfahren - dann fühlen wir uns schlechter und die innere Erregung steigt. Es kann sein, dass wir nicht nur Frustration oder Stress erleben, es kann auch sein, dass wir Schmerzen erleben. Je nachdem, wie hoch die Gefahr für unser Leben oder unseren Körper ist oder erlebt wird, bewegen wir uns von

[183] https://www.therapie-nrw.de/praxis/therapeut/michael-kopper/, Dipl.-Psych., Traumatherapeut, HP-Psychotherapie

Unruhe und Unwohlsein in Richtung Stress, Schmerz und/oder Angst. Halten wir hingegen unseren Körper und unsere Grundbedürfnisse in Balance, dann fühlen wir uns besser. Unser Gehirn belohnt uns mit einem guten Gefühl: Es werden Belohnungsstoffe ausgeschüttet wie Endorphine und körpereigene Opioide: So fühlt sich Befriedigung und Freude an - wir beruhigen uns und entspannen uns wieder. Nichts davon hat zunächst mit Denken zu tun. Mit unserem Denken reagieren wir jedoch auf unsere Empfindungen und können dann mithilfe des Denkens Situationen simulieren. Und auch auf diese Simulation - wir denken uns quasi in eine Situation hinein - reagieren wir dann mit einer Emotion und entscheiden uns entsprechend für oder gegen eine Handlung. Je nachdem, welche Erwartung wir mit dieser Situation (Belohnung oder Bestrafung) verbinden.

Es ist nur so, dass unser Denken nicht in der Lage ist, die Tragweite unseres Handelns immer abzuschätzen. Denn jede Simulation von Situationen beruht schlussendlich auf unserem Gedächtnis und dementsprechend auf Erfahrungen in unserem Leben. So projizieren wir fortlaufend eigene Erfahrungen in die Zukunft und prüfen, ob wir uns dann gut oder schlecht fühlen würden. Und das auf Basis einer sehr geringen Datenmenge - die nur zu 0,02% der augenblicklichen tatsächlichen Situation entspricht. Und jedes Mal reagiert unser Körper mit - er gibt uns schlussendlich das Feedback für unsere Entscheidungen. Wenn wir das Ganze jedoch übertreiben, dann kann es sein, dass wir in diesen Simulationen der Wirklichkeit, die wir Denken nennen, stecken bleiben und uns ein wenig durch das Denken selbst krank machen. Wir kommen in ein Ungleichgewicht, weil wir dann, statt auf den unmittelbaren Instinkt zu hören, der den Kontakt zur Wirklichkeit über die Sinnesverarbeitung hält, in Denkprozesse einsteigen, die den eigentlichen Instinkt und auch unsere Intuition überdecken können. Dies kann dazu führen, dass wir die eigentlichen Bedürfnisse immer wieder überhören, wodurch der Körper schließlich in einen Mangelzustand geraten kann. Freud beschreibt dieses Phänomen als einen Triebwunsch-Abwehr-Konflikt: Wir übergehen die Körperbedürfnisse zugunsten einer Belohnung, die in der Zukunft erwartet wird oder aufgrund von gesellschaftlichem Druck.

Stellen Sie sich beispielsweise vor, dass Sie sich die Frage stellen, in welches Restaurant Sie heute mit Ihrem Partner oder Ihrer Partnerin gehen wollen. Sie können zunächst nur über die Restaurants nachdenken, die Sie kennen oder die Ihr Partner kennt. Über nichts, was nicht in Ihrem Bewusstsein ist, können Sie nachdenken und es folglich auch nicht in Ihre Überlegungen miteinbeziehen. Sie können aber auch „googln" oder Freunde fragen. Und schon geht das Simulieren los: Wie sieht es dort aus? Wie werde ich mich dort fühlen? Ist es warm oder kalt? Brauche ich eine Jacke? Denken Sie an kalt, dann reagiert ihr Körper mit einer Spannungsreaktion, denken Sie an warm, dann reagiert Ihr Körper mit Entspannung. Was gibt es dort zu essen? Mögen Sie heute das Essen auf der Karte oder das Essen, welches in Ihrem Gedächtnis ist, dann entsteht Interesse - Sie entspannen sich bei dem Gedanken. Mögen Sie das Essen heute nicht, dann entsteht eine innere Spannung, ein leichter Widerstand. Nun bekommen Sie durch das viele Nachdenken allmählich einen starken Hunger, der dann in eine Stressreaktion führen kann.

Das Gleiche gilt für die Gestaltung und Planung des Alltages - immer wieder simulieren Sie zukünftige Situationen, um auf dieser Basis Entscheidungen zu treffen. Und so könnte man das Ganze nun mit vielen verschiedenen Situationen des Alltags fortsetzen. Und es kann sein, dass Sie dann etwas zu oft in Simulationen einsteigen, anstatt sich zu bewegen oder dem Körper das zu geben, was er gerade benötigt. Denken und Spannung gehen also Hand in Hand. Denken Sie viel, dann findet Spannung öfter statt. Besonders, wenn Ihr Denken häufig hin- und herspringt und nicht auf einem Punkt ruht, entsteht Spannung. Wir bewegen uns mit unserem Denken mit: Denken wird durch Muskelaktivität begleitet, da in früheren Entwicklungsphasen Denken aus senso-motorischen Bewegungserfahrungen heraus entstanden ist (vgl. Piaget: sensomotorische Phase, Die Psychologie der Intelligenz). Denken Sie wenig und bleibt Ihre Aufmerksamkeit länger auf einem Punkt, dann reduzieren sich Spannungen. Wer viel denkt und sich weniger bewegt, ist dagegen oft verspannt.

Denken folgt der Idee, Lösungen zu finden, damit wir uns besser fühlen als möglicherweise jetzt. Dafür müssen Sie sich in der Regel bewegen. Für manche Situationen oder sogar für viele Situationen lassen sich keine Lösungen über das Denken finden - und eben dann findet sich eine Lösung über Fühlen - die Spannung bleibt Ihnen jedoch buchstäblich unter der Haut stecken. Und Sie fühlen sich so lange schlecht, bis Sie eine Lösung gefunden haben, mit der es Ihnen besser geht. Fühlen Sie sich gut, dann neigen Sie dazu in der Situation zu bleiben, in der Sie sich gerade **am besten fühlen**. Gefühle schaffen also Nähe und Distanz zu Situationen. Gutes Gefühl bedeutet Wunsch nach Nähe zu der entsprechenden Situation. Schlechtes Gefühl bedeutet, dass Sie einen Wunsch nach Distanz zu der Situation herstellen wollen. Und um Nähe und Distanz herzustellen, haben wir seit Jahrtausenden unser Muskelsystem benutzt - dementsprechend schickt Ihr Gehirn Spannungsimpulse an Ihre Muskulatur. Fühlen Sie sich gut, lässt also die Spannung wieder nach, fühlen Sie sich schlecht, steigt die Spannung entsprechend. Immer dann, wenn Sie unbefriedigt sind, kommt es also zu einem Bewegungsdrang, der mit Muskelvorspannung einhergeht. Die Muskelgruppen, welche sich jeweils anspannen, sind genau diese, die in der damaligen Wildnis zur Lösung geführt haben. Sie liegen nun als Bewegungsschemata phylogenetisch gespeichert in uns vor.

Wenn wir **gesund sind,** dann liegt das daran, dass der Spannungsaufbau und der Spannungsabbau im Gleichgewicht sind. Aktivität und Passivität halten sich die Waage. In unserer Gesellschaft geraten wir jedoch leicht in Konflikt und Anpassungsproblematik, wodurch dieses Gleichgewicht verschoben wird. Es kann sein, dass es uns eigentlich nicht gut geht, aber wir nicht darauf hören. Manchmal bemerken wir nicht, dass wir am Limit sind und aus der einen oder anderen Situation in Wirklichkeit entfliehen wollen: Wir möchten vielleicht lieber in die Distanz. Verpflichtungen, Regeln und Werte, die für eine Zeit in der Kindheit bestimmt waren, können dann dafür sorgen, dass wir uns schlecht fühlen. Und dann bauen wir Spannungen auf. Aber was könnte der gemeinsame Nenner sein, auf den wir uns einigen könnten, der bestimmt, ob wir Nähe herstellen oder uns daraus entfernen wollen? Woraus besteht sich gut oder schlecht fühlen?

Diesen **gemeinsamen Nenner** können wir als innere Erregung bezeichnen. Wenn unangenehme innere Erregung, welche Teil des Strafsystems ist, steigt, dann nennen wir das Stress. Wenn sie noch weiter steigt, dann nennen wir es Angst, Wut oder Traurigkeit. Und wenn die innere Erregung noch weiter steigt, dann verlieren wir irgendwann die Kontrolle: Wir empfinden Panik, Hass oder tiefste Trauer. Und dies zwingt uns dann zu einer Handlung: Denn diese Emotionen sind kaum mehr auszuhalten, wir stehen dann auch unter maximaler körperlich Anspannung, was man an der Muskulatur tasten kann. Denn nun bereitet sich der Körper vor oder vollzieht Kampf- oder Fluchtreaktion - und nur dafür ist die Erregung schlussendlich da: Damit wir uns mehr oder weniger schnell aus der Gefahrenzone bewegen. Der umgekehrte Fall tritt dann ein, wenn die innere Erregung sinkt - das erleben wir dann als innere Ruhe oder inneren Frieden.

Negative Erregung - und damit das gehirninterne Strafsystem - wird durch sogenannte

Stresshormone gebildet: Cortisol und Noradrenalin. Sobald Ihrem Körper eine Situation nicht passt oder Sie an eine Situation denken oder erinnert werden, die Ihnen nicht passt, schüttet Ihr Körper Cortisol und Noradrenalin aus. Cortisol versetzt Ihr Muskelsystem in die Verspannung, um eine mögliche Flucht oder einen Kampf vorzubereiten. Gleichzeitig erhöht sich über das Noradrenalin Ihre Aufmerksamkeit - nun passen Sie genauer auf. Gleichzeitig hemmt das Cortisol Ihre Denkprozesse. Sie sollen nicht denken oder analysieren, sondern Sie sollen nun weglaufen oder kämpfen. Wenn Sie nun aber keinen Gegner oder keine direkte Gefahr ausmachen können, erhöhen Sie die Denkprozesse und suchen nach möglichen Gefahren. Ihr Denken ist nun weniger klar und gerichtet, sondern springt in der Regel von Situation zu Situation. Sie werden also unkonzentriert. Gleichzeitig bleibt die Muskelspannung erhöht und zwar in den Regionen, die Sie für Kampf oder Flucht benötigen: Waden, Beine, Hüftbeuger, Nackenmuskulatur. Da ja keine Gefahr ausgemacht werden kann - denn in der Regel simuliert Ihr Geist die Gefahr nur - neigen Sie unbewusst dazu, die gesamte vordere Muskelkette anzuspannen bis hin zum Zwerchfell. Dies stellt die Schonhaltung bei Gefahr dar, wenn Sie sich nicht wegbewegen können. Wenn die Erregung die nächste Stufe erreicht, dann wird Adrenalin ausgeschüttet. Adrenalin blockiert einerseits Ihr gerichtetes Denken komplett.

Wir sprechen hier von der sogenannten **corticalen Hemmung** oder auch von Hijacking. Der Überfall aus der Steinzeit: Ihr entwicklungsgeschichtlich jüngerer Teil, der für geistige Klarheit, Weitsicht, Vernunft und strukturiertes Handeln zuständig ist, wird nun vom Adrenalin lahmgelegt, indem sich das Adrenalin in die Synapsen dieser Bereiche legt und damit die Informationsweiterleitung blockiert. Nun können die archaischen und blitzschnellen Prozesse ungehindert durchagieren und bringen Sie in eine Flucht- oder Kampfhandlung. Explosionsartig wird dann physische Energie freigesetzt. Das erleben Sie dann als Panik, Amok, Hass oder Hysterie. Klares Denken ist in diesem Zustand kaum mehr möglich. Wer einmal oder mehrfach in seinem Leben in einer lebensbedrohlichen Situation war und noch heute massiv auf diese Situation reagiert, kann also auch in Situationen, die ihn nur an das damalige Ereignis erinnern, mit der Ausschüttung von Adrenalin reagieren - was dann in der Regel als psychische Traumatisierung bezeichnet wird.

Innere Erregungszustände begleiten uns quasi den ganzen Tag und wir heften sie an Situationen und Reize, von denen wir annehmen, dass sie gefährlich oder unbefriedigend sein könnten. So begleiten uns auch Spannungen der Muskulatur den ganzen Tag immer wieder. Und immer wieder simulieren wir über Erregung und Spannungsaufbau physiologische Gefahr und das, obwohl wir in sozialen und beruflichen Interaktionen eigentlich so gut wie nie physiologische Kraft benötigen, um ein Problem zu lösen. Gelassenheit und innere Ruhe ist aufgrund unserer Leistungserziehung und psychischen Traumata ein seltenes Gut geworden, obgleich es doch eigentlich die angemessenste und klügste Reaktion wäre, wenn keine Gefahr herrscht. Wer sich hingegen immer wieder und zu lange am Tage in der Cortisolausschüttung befindet, der entwickelt im Laufe der Zeit eine Anpassung der Strukturen, die an dieser Stressreaktion beteiligt sind:

Ständig angespannte Muskeln verkürzen sich mit der Zeit, damit der Organismus Kraft spart. Dies führt dann dazu, dass uns die Spannung irgendwann nicht mehr bewusst ist. Diese verkürzten Muskeln stören dann die natürlichen Bewegungsabläufe, indem es zu Schmerzen kommt oder die Koordination gestört wird. Dies führt natürlich zu Bewegungseinseitigkeiten, bei der ein physikalisches Ungleichgewicht der Muskelzüge die Knochen zu stark an andere Knochen oder Gelenke presst, aber auch Gefäße oder Nervenbahnen abgeklemmt werden können. Wenn man nicht wieder in die inneren Ruhezustände kommt, kann der dauerhaft hohe Cortisolspiegel dann zusätzlich dazu führen, dass die Entzündungsprozesse des Körpers steigen. Denn das Cortisol dockt ebenfalls an Cortison-Rezeptoren an, die für die Entzündungshemmung zuständig sind. Die dauerhafte Ausschüttung von Cortisol sorgt dann schließlich für eine Desensibilisierung dieser Rezeptoren, wodurch diese dann nicht mehr richtig auslösen und eben dadurch die entzündungshemmende Wirkung des Cortisons gestört wird. Eine Störung des Immunsystems und Störungen der Wundheilung können die Folge sein.

Cortisol wirkt auch langfristig störend auf die Verdauung und den Darm, was Verdauungsbeschwerden und eine verschlechterte Aufnahme der Mikronährstoffe zur Folge haben kann. Umgekehrt bewirken innere Ruhe und Gelöstheit eine Gesundung der Prozesse. Wenn wir uns wieder an Ruhe, Entspannung und Mitgefühl gewöhnen, dann drückt sich dies durch die damit verbundene Hemmung der Erregung und damit der Hemmung der Cortisolausschüttung stark gesundheitsfördernd aus.

Somatopsyche - Vom Überlebenskampf zur Lebenskunst

Schmerzen und Stress wollen wir nicht. Wer körperlichen Schmerz erlebt, der möchte natürlich alles dafür tun, dass dieser zunächst verschwindet. Schmerz erzeugt ebenfalls starken Stress. Menschen, die über längere Zeit Schmerzen ertragen müssen, entwickeln ebenfalls Stresszustände und Angst vor Schmerz. In der Behandlung von Schmerzen sollte man dann die Uhr vom letzten Entwicklungspunkt wieder zurückdrehen und nicht in der Kindheit arbeiten, wenn der Körper schmerzt. Zunächst geht es hier um den Wiedergewinn der Kontrolle über den Körper. Daraus folgt der Wiedergewinn der Kontrolle über die Gedanken und Gefühlswelt. Es geht anfangs um die unmittelbare körperliche Entlastung. Wie wir gesehen haben, löst eine erhöhte Spannung eine Vielfalt von Prozessen aus. Umgekehrt kann aber die Senkung der Spannung und damit eine Beruhigung des Körpers eine Umkehrung der Cortisolausschüttung bewirken.

Von der Beherrschung Ihres auf physische Gefahrenabwehr ausgerichtetes Kampf- und Fluchtsystems hängt also eine Menge ab: Ihre innere Erregung, Ihre Muskelspannung, Ihre Gesundheit, Ihr Verstand, Ihre psychische Verfassung und schließlich auch ihr Bewusstsein. Denn das Kampf- und Fluchtsystem nimmt Einfluss auf all diese Ebenen mit der Idee, Ihr Leben mit der falschen Methode zu schützen.
Im Weiteren geht es dann darum, die Fähigkeit zur Entspannung und Selbstregulation wieder zu fördern und den Kontakt zum Körperinstinkt durch das Erlernen und Etablieren von innerer Ruhe herzustellen. Erst in der Ruhe findet der Mensch zu sich. Auf dieser Basis können dann vertiefte Prozesse der emotionalen Verarbeitung eingeleitet werden.
Es ist ein sehr interessanter Paradigmenwechsel: Verwandeln Sie oberflächliche Stärke und Kraft in Weichheit und emotionale Tiefe, um die gleichen Ziele in Ihrem Leben zu erreichen: Wohlbefinden und Glück.

Die Myoreflextherapie und auch die verlängernden Muskelübungen mit den DehnKraft2go® Übungen stellen hier einen hervorragenden Einstieg dar. Im zweiten Schritt beziehungsweise parallel dazu macht ein Training des Geistes Sinn: Vom Stress zur mutigen Gelassenheit.

Dazu schreiben Kotler & Wheal[184]: „Jedem Problem, dem wir begegnen, versuchen wir durch Denken zu begegnen. (…) wir wissen, dass es nicht funktioniert. (…) Die Statistik für geistige Gesundheit zeigt: einer von vier Amerikanern ist auf psychiatrische Medizin angewiesen. Die Selbstmordrate eskaliert (…) dies zeigt, wie überbeansprucht unsere Psyche ist. (…) Verkörpertes Denken lehrt uns: so wie wir unsere Körper bewegen, hat das Auswirkungen auf unseren Körper und auch auf unseren Geist. (…) Wir atmen tief durch und nehmen eine Kraftpose ein, um unseren Cortisolspiegel zu senken, den Testosteronspiegel zu erhöhen und mehr Selbstvertrauen zu tanken."

2.4.2 Sehen

Da Sehen als Sinn im Gehirn verschaltet[185] wird, ist es wichtig, auch auf das visuelle Verarbeiten[186] zu achten.

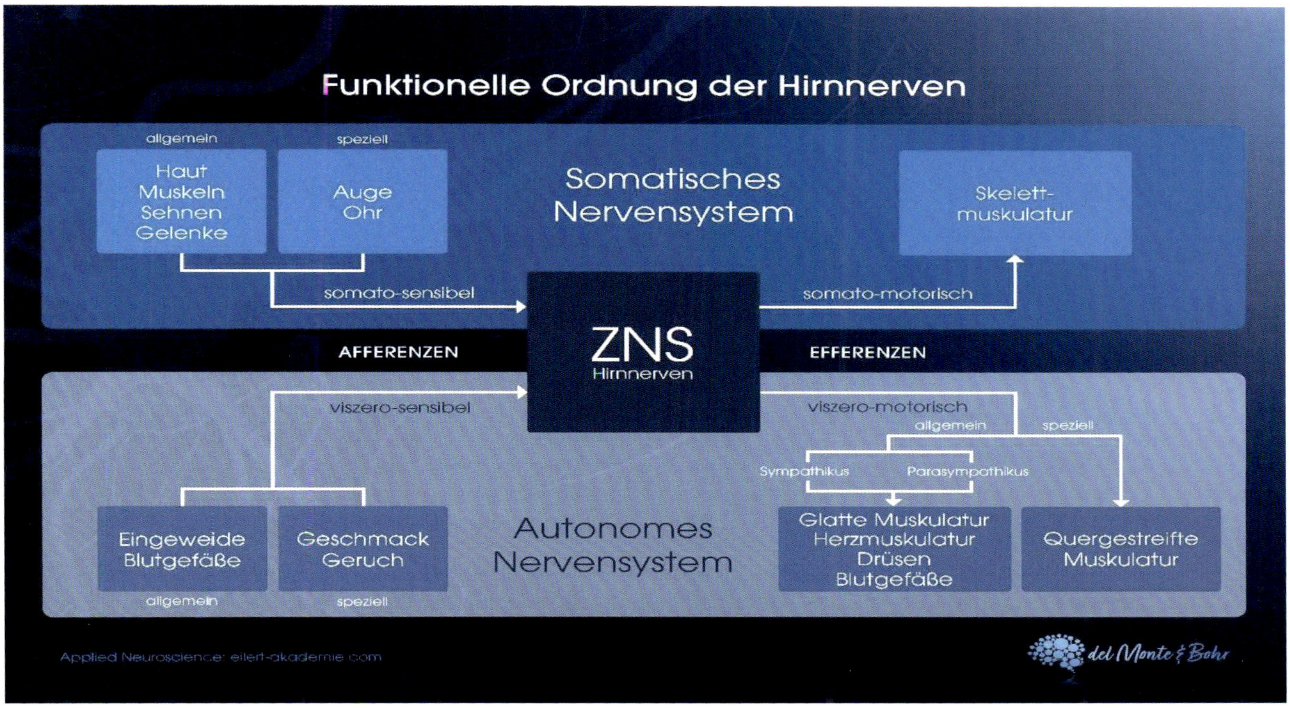

Grafik mit freundlicher Genehmigung von Encephalon Karlsruhe

Verändertes oder einseitig besseres Sehen kann zu muskulären Verspannungen schon in der Schulzeit führen. Durch das Annähern des schwächeren Auges an die Textvorlage, wird der Hals automatisch schräg gehalten. Da auf Dauer die Funktion die Form bestimmt, kommt es fast

[184] Kotler &Wheal, 2020, Stealing Fire, S. 144, 145.
[185] Johnson, 1996, Computer im Kopf, S.202-206.
[186] Netter, 1987, Nervensystem I, S.97 -99, S.171-173.

zwangsläufig zu verspannten Halsmuskeln. Langfristig weitergedacht können sich die Gelenke unter Druck degenerativ verändern.

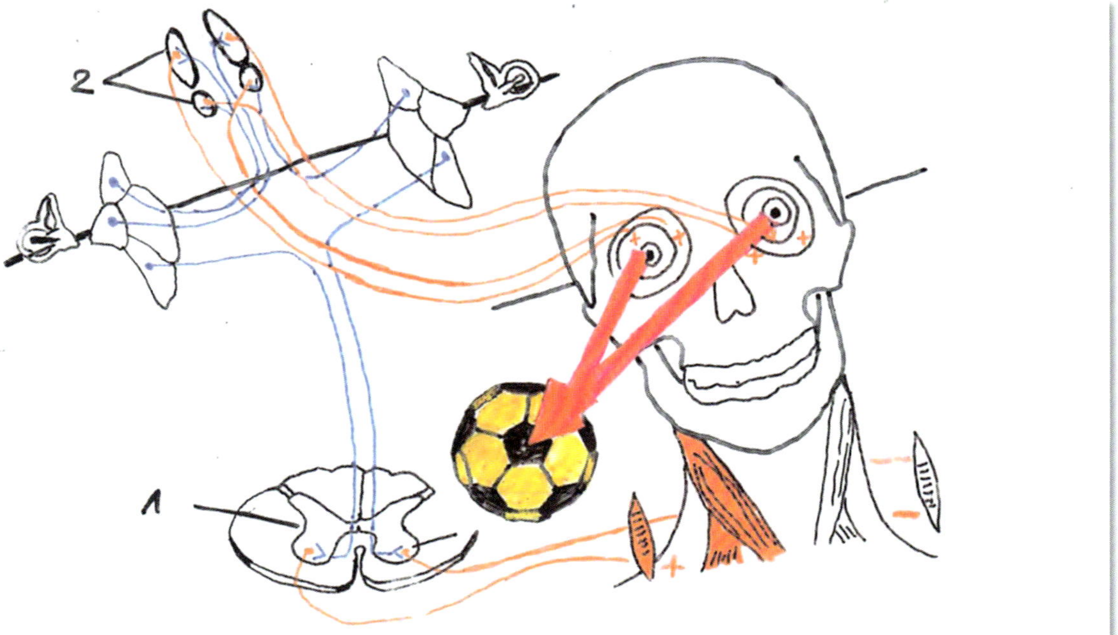

Nervale Verschaltung übers Rückenmark (1) und dem Gehirn (2) vor der Zielerfassung (6 Augenmuskeln), der Kopfbewegung (Halsmuskeln) und über die Nervenbahnen verschalteten Gleichgewichtsorgane des Ohres (Hirnnerv VIII).

Danke für die Zeichnung an Jasmin Dobler.

Andersherum kann das Lösen der muskulären Verspannungen die visuelle Wahrnehmung[187] verbessern, da das Sehen eine Hirnleistung ist. Genauso wie Musiker das perfekte Gehör trainieren können, Weinkenner den Geschmack, wir in der Praxis das Tasten, kann nach allem was man heute weiß, auch die visuelle Verarbeitung im Gehirn trainiert werden. Dieses wird sehr kontrovers diskutiert. Allerdings sollte man in diese Diskussionen die anatomischen Verbindungen aus der Körperperipherie zum Gehirn mit einbeziehen.

Die Durchblutung der Verschaltung der Hirnanteile[188] zum Sehen hängt auch von der muskulären Spannung am Hals ab. Ebenso ist die Stellung des Kopfes im Raum von der Muskulatur abhängig.

[187] Mosetter 2006, Myoreflextherapie, Band 1, S. 68 + 69.
[188] Trepel, 2004, Neuroanatomie, S. 139, 140.

„Die Leitbahnen, die zu den alpha- und gamma- Motoneuronen im Vorderhorn des Rückenmarkes gelangen, stammen aus den motorischen Zentren von Hirnstamm, Klein- und Großhirn. Die wesentliche Schaltstelle mit hemmenden und aktivierenden Einflüssen ist die Formatio reticulares. Von hier aus wird das Rückenmark beeinflusst und die übergeordnete Motorik im Sinne von Muskelkettensteuerung reguliert.

Optische, statische (Gleichgewichtssinn) und propriozeptive (insbesondere vom Atlanto-occipital-Gelenk) Signale spielen eine wesentliche Rolle bei der **Orientierung des Kopfes und des Körpers** im Raum. Die **Augenachse** soll immer parallel zur Erdoberfläche, also horizontal stehen. Störungen dieses Systems bewirken Schwindelgefühle bis hin zum Erbrechen. Wer einmal auf einem schaukelnden Sch ff unter Deck saß, wird diese irritierte Signalverarbeitung, die zur Seekrankheit führt, nachvollziehen können.

Der eigentliche Bewegungsentwurf entsteht in der Area 4 des präzentralen Cortex. Von hier führt die sogenannte Pyramidenbahn zu den motorischen Vorderhornzellen des Rückenmarks. In der Brücke, dem Pons, gibt diese Bahn wieder Rückmeldung zum Kleinhirn. Die präfrontale Hirnrinde wird von Bahnen aus dem Kleinhirn über den Nucleus dentatus beeinflusst.
Eine zweite Aktivierung der Vorderhornzellen erfolgt vom Kleinhirn ausgehend über den Nucleus dentatus, den Nucleus ruber und über die Formatio reticularis. Die dritte Regulation der Motorik unterliegt dem Nucleus interstitialis cajal, der wiederum seine Impulse aus dem Kleinhirn erhält.

Weitere Bahnen des Kleinhirns verlaufen über das Zentrum medianum thalami zum Striatum. Das Corpus Striatum ist ein Teil des Großhirns. Es bildet deren Eingangsstation und ist Bestandteil bedeutsamer neuronaler Regelkreise. Das Zusammenwirken von Motivation, Emotion, Kognition und Bewegungsverhalten wird hier auf neuronaler Ebene realisiert. Weitere Projektionen aus dem Cortex und der Substantia nigra sowie aus der Formatio reticularis münden in das Corpus striatum. Die absteigenden Bahnen können in zwei Gruppen eingeteilt werden:

1. Die absteigenden Bahnen der Beugemuskulatur und die der Streckmuskulatur: Die Pyramidenbahn aktiviert die Flexoren, die Schutzreflexe, und hemmt die Extensoren. Diese Gruppe stellt das anatomische Korrelat für die feinen und präzisen Bewegungen dar.

2. Die absteigenden Bahnen der Streckmuskulatur: Diese Gruppe mit den Tractus vestibulospinalis hemmt die Fasern aus der Formatio reticularis und die

Flexoren. Sie aktiviert zudem die Extensoren für den Fluchtreflex. Diese Bahnen bewirken, dass sich der Körper gegen die Schwerkraft aufrichtet und haben eine besondere Bedeutung für die Haltung und das Gleichgewicht.“[189]

Durch die Beeinflussung der Muskelspannung an Kopf und Hals mit den DehnKraft2go® Übungen kann also auch das visuelle Verarbeiten im Gehirn positiv beeinflusst werden.

[189] Jörg, Kensok, (2014) Das Myoreflex Konzept, S.55-56.

In der Praxis weisen wir unsere Patienten/-innen darauf hin und empfehlen die Kontrolle in der Augenheilkunde. Wenn jemand seine Sehleistung (= Hirnleistung) trainieren möchte, haben wir in der Praxis Adressen von sehr erfahrenen und in der Hirnanatomie bewanderten Trainingseinrichtungen.

2.4.3 Kauen, verdauen und schmecken

Ernährung ist eine der Säulen, wenn es um die Gesundheit der Menschheit geht. Viele Menschen haben nicht genug davon, andere Menschen haben zu viel davon. (mehr unter 2.9.2.a)

Eines der von Dr. W. Schupp (schrieb das Vorwort zu dem Buch: MyoBoard2go®, die Individualisierung der Faszienrolle) veröffentlichten Lehrbücher heißt: „Kraniomandibuläres und muskuloskelettales System" in Zusammenarbeit mit Dr. Wolfgang Boisserée. In diesem Lehrbuch sind sehr viele Zusammenhänge über Vernetzungen des Kiefer- und Kauapparates mit dem Gehirn und den Muskeln veröffentlicht. Ein solches Buch über die Zusammenhänge[190] unseres Körpers hatte ich viele Jahre gesucht. Es enthält viele der medizinischen Erklärungen, wieso es so wichtig ist, dass die Kiefer- und Kaumuskeln locker sind unter Ruhebedingungen.

Deshalb haben wir auch in diesem Bereich mit den DehnKraft2go® Übungen über das Entspannen der Kiefer- und Kaumuskeln[191] (auf YouTube zu sehen) einen Einfluss auf unser Schlafverhalten, das Kauverhalten und den Aufbiss der Zähne sowie unser Wohlgefühl im Alltag.

2.4.4 Hören bzw. Lauschen lernen

Wenn es um das Thema Hören und Lauschen geht, haben wir unterschiedliche Möglichkeiten,[192] dies zu tun.

Mit den DehnKraft2go® Übungen haben wir einen gewissen Einfluss darauf. Meine Lehrmeister schulten uns darauf, in den Körper zu lauschen, nicht hineinzubrüllen mit unseren Therapiemethoden. Deshalb hört auf Euren Körper, nicht nur auf sogenannte Experten.

Wenn der Körper sagt, dass ein Stecker im MyoBoard (siehe Kapitel 2.7) zu hart ist, dann hört darauf und nehmt die Stufe darunter oder weniger Zwischenstecker. Möglich ist auch ein Handtuch auf die Stecker zu legen, um die Druckstärke zu verringern. Wenn Euer Körper Euch sagt, dass mehr geht, dann steigert das Training und die Intensität durch andere Stecker.

Durch das Entspannen der Halsmuskeln mit den DehnKraft2go® Übungen sowie der Muskeln rund ums Ohr[193] können wir Einfluss auf den Hörsinn nehmen oder über Lösen von Punkten am Hinterkopf und auf einer Linie, die beim Verbinden der Ohren aussieht wie ein Korbhenkel. Die

[190] Boisserée, Schupp, 2012 Kraniomandibuläres und muskuloskelettales System
[191] https://www.youtube.com/watch?v=qPeySdAg2js
[192] Mosetter 2010, Myoreflextherapie Band 2, S.110-112.
[193] Z.B. musculus auricularis ant., musculus auricularis post., musculus auricularis sup.

Linie geht also von Ohr zu Ohr[194] über den Kopf[195]. Allerdings sollten dies erst Fortgeschrittene versuchen und perfektionieren.

Als Meister könnt Ihr das Spektrum der Anwendungen mit einer gewissen Vorsicht zuerst liegend (MyoBoard liegt im Bett hinten senkrecht am Kopfende, dann den Kopf dagegen drücken) und später im Kopfstand auf den halbrunden Steckern erweitern, falls Ihr Herausforderungen sucht. Das wäre dann schon eine Vorstufe zum westlichen Shaolin. Die Mönche machen Kopfkippen[196] über den Kopf, ohne die Hände einzusetzen wie bei einer Kopfkippe bei uns früher im Boden-Turnen.

Triggerpunkte rund um die Ohren sind im Handbuch der Muskel-Triggerpunkte[197] beschrieben. Wenn Ihr im Raum Köln einen Meister des Hörens und des Klangs besuchen möchtet, findet Ihr in Waldbröhl im alten Bahnhof Jochen Fassbender[198]. Er ist Mitbegründer des Instituts für Audiopädie in Witten. Er stellt selbst Klangobjekte her und gibt Kurse zu diesem Thema.

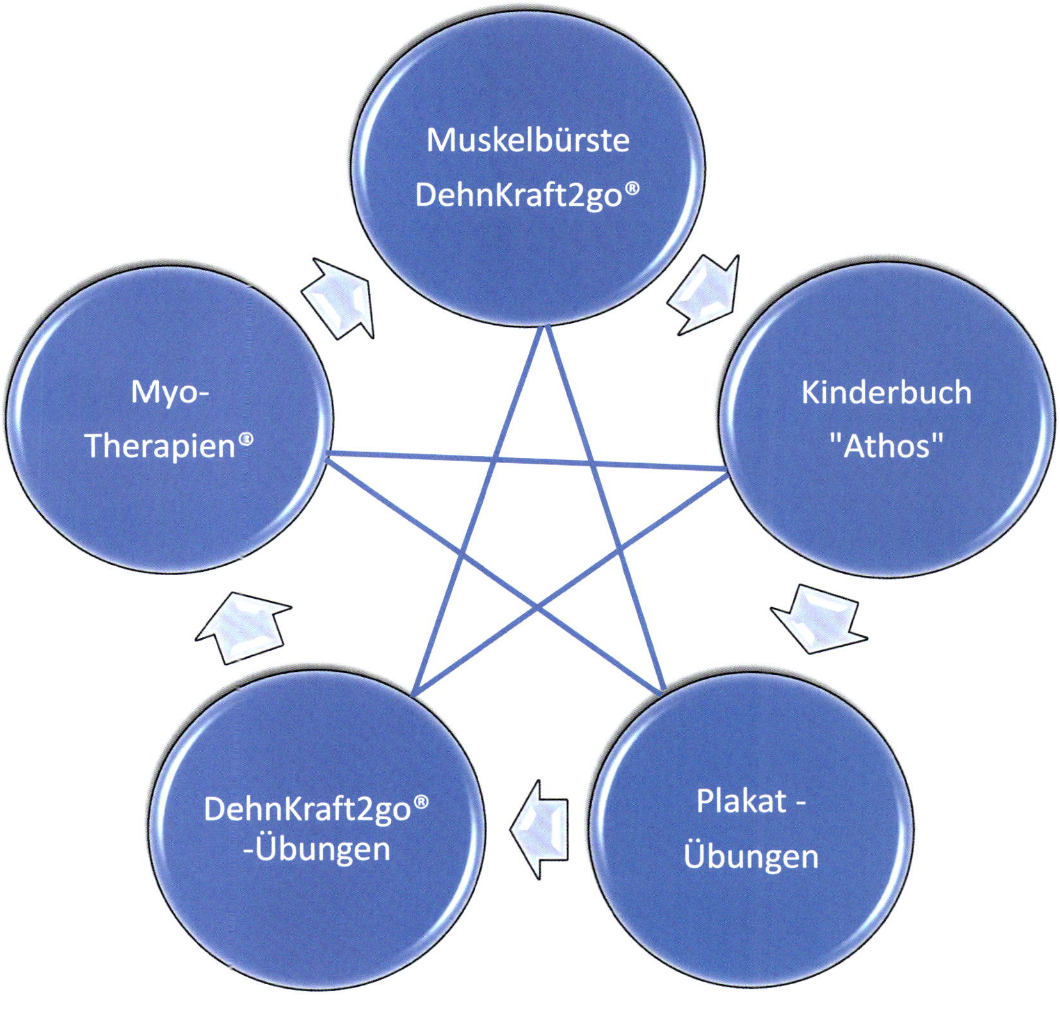

[194] Bahr und Litscher, 2015 Laserakupunktur, S.131.
[195] Lenker 20, Propädeutik der Akkupunktur, S.223, 227.
[196] https://www.youtube.com/watch?v=Q0ZO3dHeciE
[197] Travell und Simons 2002, Handbuch der Muskel - Triggerpunkte, Band 1, S. 252 ff.
[198] http://www.klangkunstfassbender.de/

Wir können auch von den Ideen und Erkenntnissen der Mönche in Shaolin für die Muskeln profitieren. Deren Lehren sagen seit ca. 1500 Jahren:

> „Das höchste Ziel im Leben ist es die Geschmeidigkeit des Körpers zu erhalten,
> denn das Harte und Dürre bricht, das Weiche und Biegsame überlebt"
>
> Shaolin

Dieses Leitmotiv verfolge ich am Bewegungsapparat heute beim Behandeln in der Praxis und beim Training im Sport, aus allen meinen Erfahrungen und mit tiefer Überzeugung. Wir waren früher als Sportler/-innen und Physiotherapeuten/-innen der „festen" Überzeugung, dass unsere Muskeln und Gelenke fest (ein Paradigma) und stabil sein müssen. Heute folge ich dem Leitsatz: „In der Ruhe locker und in der Anspannung fest und stabil".

Nach der Anspannung wieder so locker wie möglich, damit der Muskel seine Kraft oft hintereinander und frei von bremsenden Kräften entfalten kann. Also kontrahieren kann, ohne dass sein Gegenspieler (Antagonist) ihn beim Bewegen ausbremst und schwächt. So locker wie möglich, so angespannt wie nötig.

Dr. med. Gunter Frank schreibt in seinem Buch „Schlechte Medizin[199] „Was tun? .... Vielleicht lässt sich sogar noch was Gutes daraus machen ..." Diese Frage habe ich mir in meinem Leben auch immer wieder gestellt. Vor allem dann, wenn ich beobachtet habe, dass es den Menschen, die behandelt wurden oder einen Sport trainiert haben, schlechter ging als vorher. Oft ging es ihnen zumindest über lange Zeiträume nicht wesentlich besser. Dies war eine meiner inneren Antriebe nach Möglichkeiten zu suchen, dass sich Menschen zuhause oder beim Sport selbst immer wieder von der zu **hohen Muskelspannung in Ruhe** befreien können.

So entstand in mir immer mehr ein tiefer Wunsch: einen Weg zu finden, die Erfahrungen in den unterschiedlichen Rollen als Sportler, Kampfsporttrainer, Therapeut, Beitragszahler zur Krankenkasse, Vater und Patient zu nutzen, um **unnötige Behandlungen zu vermeiden**. Mir ist es wichtig, für interessierte Menschen etwas zu schaffen, was ihnen langfristig nützt. Die Idee ist, langfristiges Leiden zu reduzieren und den Menschen Kosten und Zeit, durch Wissen über Zusammenhänge, zu ersparen. Da stimme ich vielen der in diesem Buch genannten Autoren zu, die das System, wie bei uns Medizin und Sport inzwischen vermarktet und angewendet wird, den Nutzen für uns als Behandelte oder Sport treibende, immer mehr kritisch zu hinterfragen.

> „Der Chef der britischen Arzneimittelbehörde wiederholte die unwahre Behauptung der Firma, nicht das Medikament, sondern die Krankheit erhöht das Suizidrisiko."[200]
>
> Hört Euch zu dieser Aussage den Podcast (Muskel, Gesundheit und Leistung) Nr.76[201] an. Immer sind andere Schuld, nicht die Idee selbst wird hinterfragt.

---

[199] Frank, 2013, Schlechte Medizin, 160 ff.

[200] Gøtzsche, 2016, Tödliche Psychopharmaka, S.126 ff.

[201] https://muskel-gesundheit.de/die-grund-idee-von-fehlern-sollte-oefters-hinterfragt-werden-folge-076/

Dazu braucht es ein einfaches, logisches, schnelles und effektives Training und eine Möglichkeit zur Eigenbehandlung im Alltag zwischendurch. Als Vorbild für meine Ideen zur Muskelgesundheit dient mir, wie bereits gesagt, heute auch das System der Zahnhygiene (nächstes Kapitel), sodass in Zukunft ein Bewusstsein für die Muskelhygiene entstehen kann.

Beim Thema Muskeltraining setzt sich auch bei uns in Deutschland langsam die Idee durch, dass es nicht immer ein Leistungstraining braucht, um gesund zu sein. Im asiatischen Raum ist seit Jahrhunderten das tägliche Durchführen von Bewegungsformen bekannt. Dadurch bleibt der Körper beweglich (körperlich und geistig) und geschmeidig.

Was in unserem Kulturkreis auffällt ist, dass man im Gespräch mit Menschen auf viele Ängste trifft. Die Angst hinter Leistungstraining ist oft, dass man zu schwach ist. Wenn man fragt: „Zu schwach für was?“, kann man die Menschen für dieses Problem sensibilisieren.

Mit dem DehnKraft2go® Programm kann man sich mit leichten Übungen beweglicher und kräftiger trainieren oder ins Leistungstraining einsteigen.

2.5 Muskelgesundheit/-hygiene

2.5.1 Wann geht Muskelgesundheit los?

Wenn wir uns ein Beispiel an der Zahnhygiene nehmen, dann fängt es mit den ersten Zähnen an. Als Eltern leben wir unseren Kindern von Anfang an vor, wie man sich regelmäßig die Zähne putzen sollte. Das Putzen sollte zwei- bis dreimal am Tag wiederholt werden, damit keine Zahnschmerzen oder Löcher im Zahn entstehen.

Dafür, dass das funktioniert, wirken verschiedene Parteien zusammen:

1) **Zahnärzte/-innen** klären schon im Kindergarten auf und behandeln, wenn putzen nicht ausreicht, die Zähne der Kinder. Bei Bedarf korrigieren sie Fehlstellungen.
2) **Psychologen/-innen, Sozialarbeiter/-innen** unterstützen Lehrkräfte, Eltern und die Schülerschaft bei Problemen im Miteinander.
3) **Eltern** leben Zähneputzen vor und kontrollieren immer wieder, manchmal über Jahre.
4) **Buchautor** Thorbjörn Egner nimmt sich das Thema vor und schreibt „Karius und Baktus“, um Kindern das Zähneputzen kindgerecht zu erklären.
5) **Erzieher/-innen** und **Lehrer/-innen** klären (in Kindergarten und Grundschule) mithilfe der Kinderbücher „Karius und Baktus“ und „Athos und die Knorpelbande“ auf und halten zum Zähne- und „Muskelputzen“ an. Mehr dazu im Kapitel 2.4.2.
6) **Kinder** führen es im besten Fall regelmäßig durch.
7) Übertragen auf eine Muskelhygiene bedeutet dies, dass wir sehr früh bei unseren Kindern anfangen sollten, ihnen zu zeigen, wie wir unsere Muskeln und Gelenke geschmeidig halten können, damit diese bis ans Lebensende beweglich und leistungsfähig sind.

8) Auch dafür müssen wieder verschiedene Parteien zusammenwirken.
9) **Muskel-Fachärzte** oder Muskelspezialist/-innen klären auf und behandeln (Myohydrotherapie®/Myoreflextherapie®), wenn üben nicht ausreicht. Bei Bedarf behandeln sie Muskelstein, Fehlstellungen der Knochen und Schmerzsyndrome.
10) **Physiotherapeuten/-innen** und **Trainer/-innen** bauen die KiD- (Kraft in Dehnung als DehnKraft) Übungen in Übungs- und Trainingssysteme ein.
11) **Eltern** leben DehnKraft im Alltag vor und kontrollieren immer wieder, manchmal über Jahre.
12) **Kinder** und Eltern führen die Übungen im besten Fall regelmäßig durch.
13) **Betriebe** bieten Kurse für die Auszubildenden oder Mitarbeiter/-innen im Rahmen des fachlichen, betrieblichen Gesundheitsmanagements an.
14) **Buchautor** Markus Rachl schreibt „Athos und die Knorpelbande“, um Kindern Muskelgesundheit kindgerecht (wie Karius + Baktus im Mund das Zähneputzen) zu erklären.

Athos und seine Freunde von der **Knorpelbande** sind kleine, listige Männchen, die in Mikes Gelenken wohnen und dort einigen Schaden anrichten.

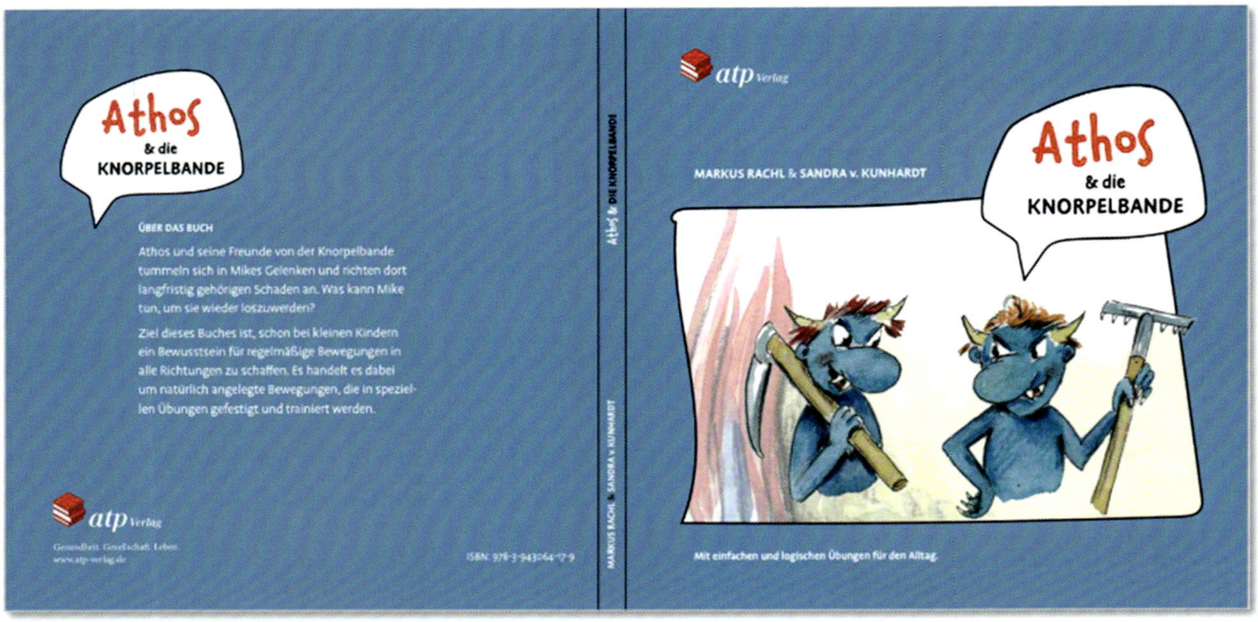

So sind Mikes Knie nach langem Sitzen oft ganz steif. Hat die Knorpelbande etwas damit zu tun? Was kann Mike dagegen unternehmen? Ziel des Buches ist es, schon bei kleinen Kindern und deren Eltern ein Bewusstsein für regelmäßige Bewegungen zu schaffen und zu verstehen, was im Körper passiert, wenn man sich zu wenig bewegt. Wie oft erleben wir unsere Kinder in sitzender Haltung? In der Schule, bei den Hausaufgaben, am Computer oder Handy sitzen sie immer kleiner zusammengekauert und bewegen nur noch die Finger, während der restliche Körper unter Spannung steht. Die Action der Computerspiele und die einseitige Belastung beim Schreiben während der Hausaufgaben entladen sich nicht beim Laufen oder Toben, sondern manifestieren sich mit der Zeit im Körper und bilden so die Grundlage für viele Erkrankungen des Bewegungssystems.

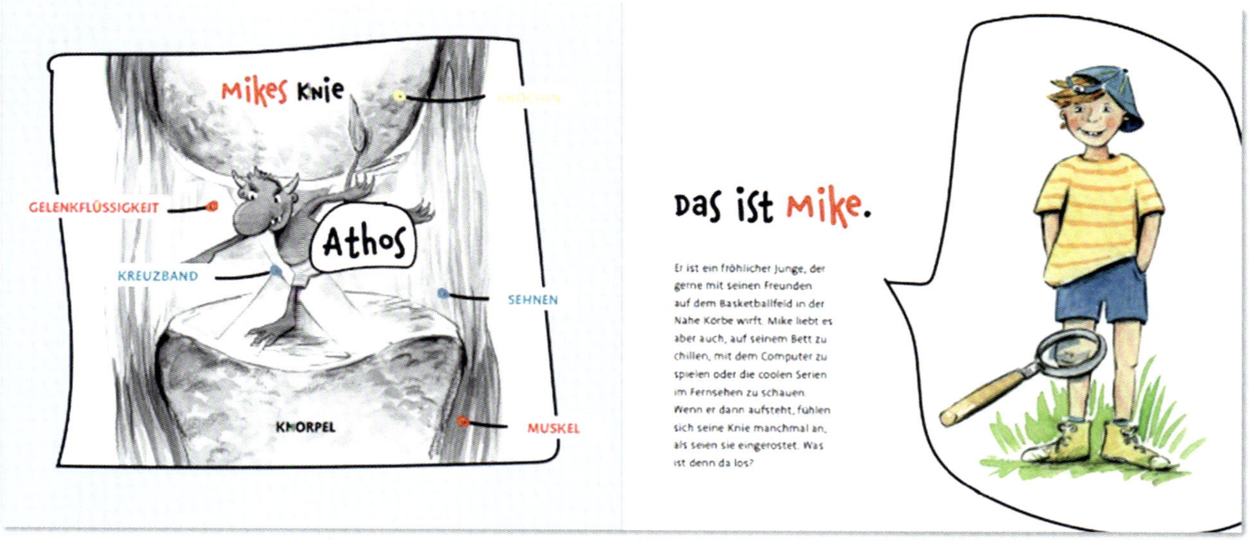

Hier bedarf es frühzeitiger und regelmäßiger Gegenmaßnahmen – ganz so wie beim täglichen Zähneputzen! Da fragt heute niemand mehr, warum man Zähne putzen soll, obwohl noch kein Zahnschmerz vorhanden ist.

Laut einer Studie der Gesellschaft für Kinder- und Jugendmedizin leiden 40 % der Kinder und Jugendlichen allein in Deutschland bis zu ihrem 18. Lebensjahr unter Rückenschmerzen. Diese haben in den letzten Jahrzehnten deutlich zugenommen.[202]

Genau so sollten Kinder, Eltern und Lehrer es auch in Sachen Muskelgesundheit halten. Wenn wir täglich fünf bis zehn Minuten unsere Muskeln mit gezielten Übungen dehnen und kräftigen, sorgen wir aktiv vor, um im besten Fall ein Leben lang beweglich und schmerzfrei zu bleiben.

Epidemiologie und sozioökonomische Bedeutung[203]

In Deutschland berichten etwa 18% der Jugendlichen zwischen 11 und 17 Jahren über wiederkehrende Rückenschmerzen in den letzten drei Monaten (Krause et al., 2017). Schmerzen im mittleren Rücken werden in diesem Alter häufiger berichtet als Schmerzen im unteren Rücken (Johansson et al., 2017). Zumeist liegt diesen Rückenschmerzen **keine spezifische Ursache** zugrunde.
Eine US-amerikanische Untersuchung von Versichertendaten hat gezeigt, dass die Mehrzahl der jugendlichen Patient:innen, die sich mit Rückenschmerzen bei einem Arzt vorstellen, die Diagnose eines nicht-spezifischen Rückenschmerzes erhält (Yang et al., 2017).

[202] Zukunft Praxis, Ausgabe 08/2022, S.4.
[203] https://www.awmf.org/uploads/tx_szleitlinien/027-070l_S3_Rueckenschmerz-Kinder-Jugendliche_2021-12_01.pdf, zuletzt besucht: 28.08.2022.

Auch in der Allgemeinbevölkerung ist bei jugendlichen Patient:innen von einem deutlich höheren Anteil unspezifischer Rückenschmerzen im Vergleich zu spezifischen Schmerzursachen auszugehen. Zuverlässige Daten zur Verteilungs-häufigkeit spezifischer und unspezifischer Rückenschmerzen bei jüngeren Kindern liegen nicht vor. Kapitel 3 gibt einen Überblick unterschiedlicher Ursachen für Rückenschmerzen.

Die 1-Monats-Prävalenz unspezifischer Rückenschmerzen bei Kindern und Jugendlichen zwischen 10 und 18 Jahren wird in einer Übersichtsarbeit auf 20% geschätzt (Kamper et al.,2016). Die Lebenszeitprävalenz bei einem Alter bis 18 Jahren liegt bei etwa 40% (Kamper et al.,2016). Viele Studien weisen auf eine höhere Prävalenz von Rückenschmerzen bei Mädchen hin (Gobina et al., 2015), jedoch ist die Studienlage nicht eindeutig (Calvo-Muñoz et al., 2018).

Die Analyse von Routinedaten deutscher Krankenversicherungen zeigt, dass 6,5% der Kinder, Jugendlichen und jungen Erwachsenen im Alter zwischen 0 und 24 Jahren aufgrund einer Rückenschmerzdiagnose (ICD-10: M54) behandelt wurden (Ochsmann et al., 2010). Epidemiologische Studien aus Ländern mit unterschied-lichen Gesundheitssystemen (Nigeria, Iran, Portugal, Finnland) berichten, dass zwischen 12% und 20% der Kinder und Jugendlichen mit Rückenschmerzen aufgrund der Beschwerden einen Arzt aufsuchen (Ayanniyi et al., 2011; Dianat et al., 2017; Minghelli et al., 2014; Tiira et al., 2012).

Die Häufigkeit der Einnahme von **Schmerzmedikamenten** aufgrund von Rückenschmerzen wird in einer australischen Studie mit 16% beziffert (Beales et al., 2012). Physiotherapie wird in Untersuchungen in Polen und Portugal von 4% bis 5% der Kinder und Jugendlichen mit Rückenschmerzen in Anspruch genommen (Kędra & Czaprowski, 2013; Minghelli et al., 2014).

Negative Auswirkungen von Rückenschmerzen werden in verschiedenen Studien betrachtet. In einer Übersichtsarbeit mit Jugendlichen zwischen 10 und 19 Jahren berichten im Schnitt 7,5%, aktuell aufgrund ihrer Schmerzen im unteren Rücken deutlich in der Schule, bei der Arbeit und/oder der Freizeit beeinträchtigt zu sein (Milanese & Grimmer-Somers, 2010). Auch andere Studien betonen die Beeinträchtigung durch Rückenschmerzen in Form von Schulfehltagen (Beales et al., 2012; Clark et al., 2016; Dianat et al., 2017; Stallknecht et al., 2017), mangelnder Konzentrationsfähigkeit (Łukaszewska & Lewandowski, 2013), einge-schränkter körperlicher Funktionsfähigkeit (Beales et al., 2012; Łukaszewska & Lewandowski, 2013; Stallknecht et al., 2017) und Einschränkungen bei Alltags-aktivitäten (Beales et al., 2012; Łukaszewska & S3-Leitlinie „Rückenschmerz bei Kindern und Jugendlichen" Langversion, Version 01, Stand: 20.12.2021, 13 Lewandowski, 2013). Zudem berichten Kinder und Jugendliche mit Rücken-schmerzen über ein höheres Stresslevel und geringeres Wohlbefinden (Stallknecht et al., 2017).

Je weniger Gelenke bewegt werden, desto schneller baut sich der Knorpel ab und das Gelenk erscheint einem leicht gespannt und steif. Regelmäßiges Training hingegen kräftigt die Muskeln und erhält die Beweglichkeit - mit einfachen Übungen samt Anleitung zum Nachmachen.

Das Plakat auf der nächsten Seite zeigt eine Sammlung der Übungen, die man schon mit Kindern beginnen kann. Gedruckt wurde es im Format DIN A3 an Schulen, Vereine, Patientinnen mit

Kindern zum Aufhänger verteilt. Wenn man es jeden Tag sieht, wird man an die Übungen visuell erinnert. Es ist im Buch „Athos und die Knorpelbande"[204] abgebildet.

Über die Rachl & Rachl GbR (shop@muskel-gesundheit.de) kann es in DIN A3 bestellt werden.

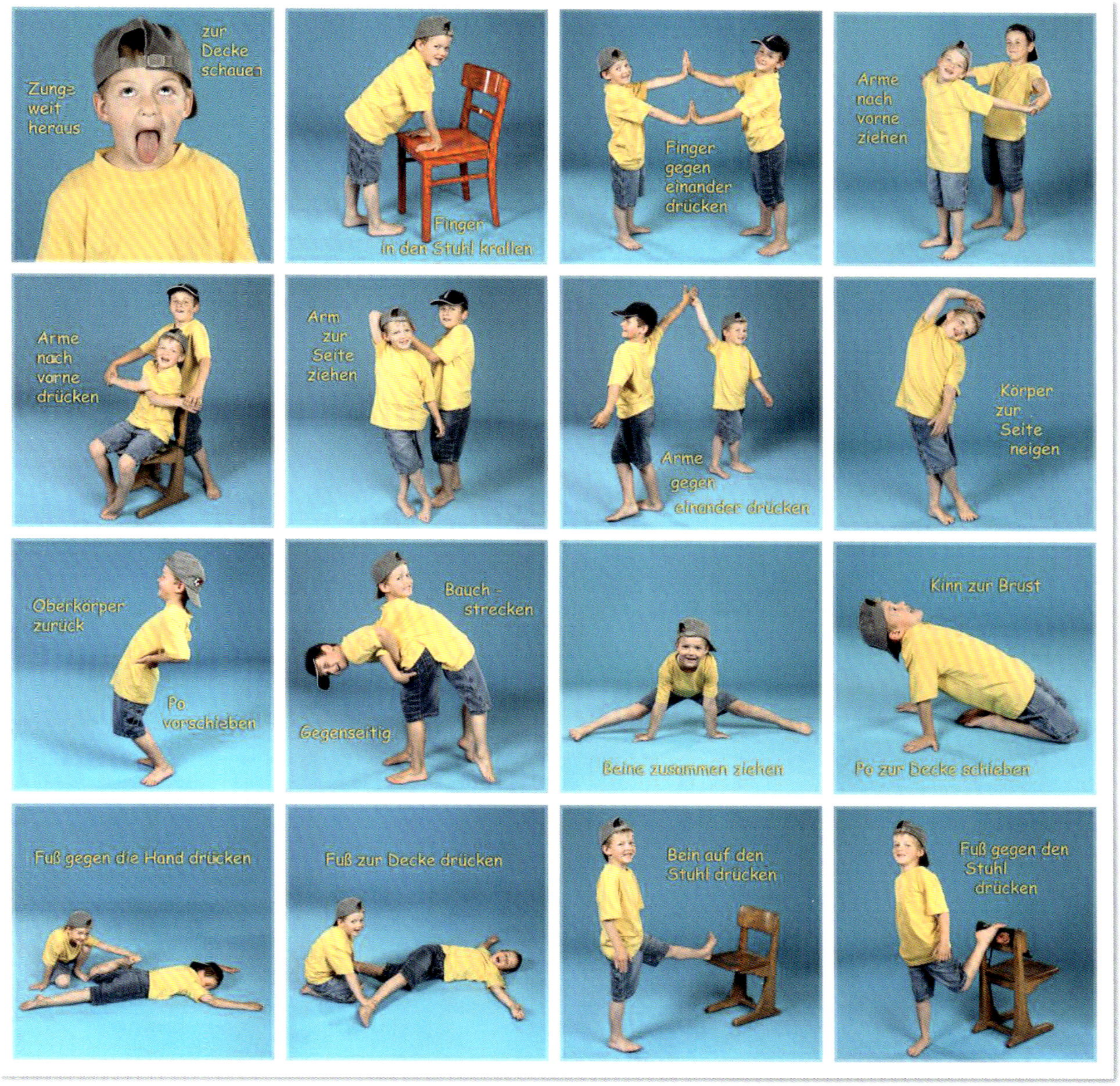

Als **Zeichentrickfilm** zum Buch wäre „Athos und die Knorpelbande" schön in Kindergärten und Schulen zur Aufklärung. Vielleicht finde ich noch eine Möglichkeit, dieses Projekt zu realisieren, zu finanzieren und zu verteilen. Da es für die Muskelgesundheit noch keine systematischen Strukturen gibt, möchte ich mit diesem Buch dazu beitragen, diese zu schaffen.

---

[204] Pressetext des atp-Verlags: ATHOS & DIE KNORPELBANDE Für weitere Informationen wenden Sie sich bitte an: atp Verlag Doris Maaßen, Tel. 0221-292 576 27, maassen@atp-verlag.de ISBN 978-3-943064-17-9 Hardcover, 24 Seiten 9,80 € (D) 2. Auflage Erscheinungsdatum: 15. Oktober 2019.

2.5.2 In welchen Bereichen sollten wir die Ausgleichsübungen DehnKraft2go® einsetzen?

In vielen Lebensbereichen wie Beruf[205], Alltag[206] und Hobby bzw. Sport[207] lassen sich diese Übungen als Training durchführen. Dieses Buch zur DehnKraft2go® von Markus und Yves Rachl mit Bildern und Tabellen haltet Ihr in den Händen[208].

Die Erinnerungen

Nach vielen Jahren Behandlungen an meinem Rücken kam mir eine Erkenntnis, wie und wo mein Rückenschmerz einmal angefangen hatte.

Eine Teilnehmerin in der Myoreflextherapie-Ausbildung in der Schweiz hatte erzählt, dass sie Handauflegen als Therapie anbietet. Auf meine neugierige Frage als ihr Ausbilder: „Wie geht das bei Dir?“ behandelte sie einige Punkte an meinem Körper. Das führte sie mit ihren Fingern durch. Durch das kurze impulsartige Drücken auf den Gesäßmuskelansatz an meinem Steißbein, hatte ich **plötzlich ein Bild vor Augen** (die Erinnerung lag in der Muskulatur). In der 3. Klasse in der Grundschule lief ich die Eingangstreppe hinunter. Plötzlich sprang ein Mitschüler von hinten mit seinem Knie in meinen Rücken und riss mich an den Schultern nach hinten.

Auch bei der Nutzung unserer DehnKraft2go® Übungen können solche alten Erlebnisse und Erinnerungen wieder in das Bewusstsein kommen. Es geschieht langsam und findet nicht als Überfall statt, wie z.B. bei einem Flashback[209] nach traumatisierenden Erlebnissen durch Manipulieren. Also nicht wundern, wenn alte Gefühle wieder oder nochmal auftauchen.

Damals ist in meinem Fall, mit dem Knieschlag in den Rücken und dem nach hinten Reißen des Oberkörpers, glücklicherweise nichts Schlimmes (am Knochen) passiert. Genau solche Erlebnisse sind in der Behandlung heute bei unseren Patienten/-innen das, was mit der Zeit über die Behandlung an den Muskelansätzen oft wieder in Erinnerung kommt. Was bei dem Schlag in den Rücken passierte, war keine Schädigung des Gewebes an der Stelle des Schlages (Riss oder Knochenbruch), sondern folgendes: Der Bauchmuskel wurde schlagartig in die Länge gezogen. Dies wurde und wird von den meisten Fachleuten übersehen, da sie an der Stelle suchen, wo später der Schmerz sitzt. Durch die plötzliche und ruckartige Oberkörperbewegung nach hinten, versuchte ich automatisch mit einer Bauchmuskelanspannung gegenzuhalten, um nicht zu stürzen. Diesen Bewegungsablauf haben wir damals noch nicht speziell trainiert. Dabei kam es zu einer **Zerrung**

---

[205] https://muskel-gesundheit.de/videos/dehnung-und-kraft-uebungen-beruf/

[206] https://muskel-gesundheit.de/videos/uebungen-alltag/

[207] https://muskel-gesundheit.de/videos/uebungen-sport/

[208] Erscheinen wird es im Lauf des Jahres 2022.

[209]https://flexikon.doccheck.com/de/Flashback?utm_source=www.doccheck.flexikon&utm_medium=web&utm_campaign=DC%2BSearch, zuletzt besucht am 20.07.22, 8.13 Uhr.

Als Flashbacks werden unwillkürliche, vorübergehende Erinnerungen bezeichnet, die plötzlich nach einem Schlüsselreiz (Trigger) von Neuem durchlebt werden müssen. Man unterscheidet natürliche Flashbacks, die durch Schlüsselreize aus der Kindheit (Klänge, Düfte, Bilder, Orte) ausgelöst werden und Flashbacks, die im Rahmen von psychischen Erkrankungen und Suchtmittelmissbrauch auftreten. Flashbacks können von unterschiedlichen Gefühlen geprägt sein (Wut, Freude, Angst, Trauer) und dauern meist wenige Sekunden bis zu einer Minute. Physiologische Begleiterscheinungen wie Schwitzen, Herzklopfen, Zittern, etc. sind möglich. Drogeninduzierte Flashbacks können die Symptome früherer Halluzinogen-Episoden wiederholen, treten episodisch auf und sind ebenfalls von kurzer Dauer.

der geraden *Bauchmuskulatur (m. rectus abdominis)* und des tief im Bauch liegenden *Hüftbeugemuskels (m. iliopsoas).*

Durch diese **unerkannte** Zerrung der vorderen und tiefen Muskeln, die direkten Kontakt zur Lendenwirbelsäule haben, entstanden Jahre der Schmerzen, des Leidens und der unsinnigen Behandlungen sowie die Finanzierung einer Umschulung durch den Staat. Als unsinnig bezeichnen heute Hirnforscher und Journalisten viele Therapien, die sich vor Jahren noch als Standard etabliert hatten. Heute werden immer mehr Belege gesucht[210], welchen Nutzen und Schaden Therapien den Menschen langfristig bringen.

Andere Gründe sind autobiografische Erlebnisse mit Rückenschmerzen ab dem 9. Lebensjahr und die darauf folgenden zermürbenden Jahre mit vielen erfolglosen Behandlungen und Übungen (Muskeltrainings) von sogenannten Fachleuten. Aus heutiger Sicht muss ich sagen: „Natürlich konnte es so, wie man mit mir am Rücken umging, nicht besser werden."

Solche alten Erlebnisse können durch das Trainieren der Muskelspannungen an der gezerrten Muskulatur mit DehnKraft2go®, langsam wieder in die Erinnerung kommen. Dann sollten Sie eine/n erfahrene/n Therapeut/-in (Psychologie oder Traumatherapie) aufsuchen, um das zu besprechen und gleichzeitig zu behandeln.

In Firmen wie RWE an unterschiedlichen Standorten (Arbeitssicherheit und Lehrlingsausbildung), Covestro Mannheim, Bayer AG (Gesundheitsmanagement), Sparkasse Köln-Bonn, Schulen, GFT Schenkenzell, BGW und weiteren gab es in den letzten 25 Jahren Vorträge und Workshops von mir zum Thema Einseitigkeiten am Arbeitsplatz der Mitarbeiter und DehnKraft2go®-Ausgleichsübungen, die dazu passen. Die Frage war oft: Was kann ich zuhause selbst tun, um die Muskelverspannung zu lösen?

Mit DehnKraft2go® Übungen und der „Muskelbürste" MyoBoard2go® können sich jetzt die Kursteilnehmer/-innen selbst helfen.

Im **Sport** habe ich in den letzten 40 Jahren sehr viele Erfahrungen gesammelt, als Sportler, Trainer und medizinischer Betreuer. Meine eigenen Verletzungen reichten von Prellungen, Schürfungen bis hin zu Knochenbrüchen. In einer Klinik operiert wurde bei mir zum Glück nur einmal nach einem Unfall.

Als Beobachter und Leiter von Seminaren in den unterschiedlichsten Sportarten (Handball: ERC-Rheinhausen, SWISS-Ski, Turnverein Haslach, U 19 der Softball Nationalmannschaft, Ski Club Hausach, SSV Bornheim, Jiu-Jitsu Ichenheim, Luta Livre, ...) wundere ich mich, wie oft Sportler/-innen und Trainer/-innen mir erzählen:

Der Muskel darf nicht zu locker sein vor dem Sport oder dem Wettkampf (sogar als ich 2008 ein Wochenende lang Bayern München in Köln begleitete). Dass er zu fest ist, davor haben die erwähnten keine Angst. Zumal es schwer zu beziffern ist, wieviel Prozent von was zu locker ist.

---

[210] Prof. Dr. Nawroth, 2016, Die Gesundheitsdiktatur.

Bei „Floppy Child“[211] (Neugeborene und Säuglinge mit abnorm schlaffem Muskeltonus) einer Krankheit ist das etwas anderes. Dabei sind die Muskeln schlaff und können nicht angespannt werden. Unter einer Muskelhypotonie versteht man eine verminderte Grundspannung (Tonus) der Skelettmuskulatur.
Die Muskelhypotonie ist Begleitsymptom verschiedener Syndrome des Neugeborenen:

- Prader-Willi-Syndrom
- Marfan-Syndrom
- Trisomie 13, 15, 16, 18, 21
- Cri-du-chat-Syndrom, Noonan-Syndrom, West-Syndrom
- Neurologische Erkrankungen (Infantile Zerebralparese, Leigh-Syndrom, Infantile spinale Muskelatrophie (Morbus Werdnig-Hoffmann)
- Neuromuskuläre Erkankungen (Nemalin-Myopathie)
- Stoffwechselstörungen (GM1-Gangliosidose, Morbus Hantia-Santavuori-Hagberg, Adrenoleukodystrophie, Fructose-1,6-Bisphosphatasemangel, Glykogenosen, Organoazidopathie, Homozystinurie, nichtketotische Hyperglyzinämie)
- Alkoholembryopathie
- Gabe von Benzodiazepinen vor und während der Geburt

Es ist mir in späteren Jahren oft passiert, dass auf Nachfragen bei Therapeuten in unterschiedlichen Vereinen die betreuenden Therapeuten die Hals- und Kiefermuskulatur nicht ausreichend oder gar nicht beachten und behandeln. Diese **Stressmuskeln Nummer eins** arbeiten vorbewusst/unbewusst und starten das Anspannungsmuster der Muskelketten. Diese Anspannungen in der Muskulatur müssten als Vorgabe mit den DehnKraft2go® Übungen als Übungs-Programm und dem MyoBoard2go® von den Sportlern unbedingt selbst gelöst werden können.

Aus dem Yoga kennen wir die Übung: Der Löwe. Dabei wird der Mund soweit es geht geöffnet. Die Zunge wird rausgestreckt und manchmal laut gebrüllt. Dabei werden die zubeißenden Muskeln gedehnt, weiter passiert am Muskel allerdings nichts.

Hier (unten) in einer praktischen Anwendung des Mund öffnen im Alltag.

[211] https://flexikon.doccheck.com/de/Floppy_infant, zuletzt besucht am 16.6.22, 14.43 Uhr.

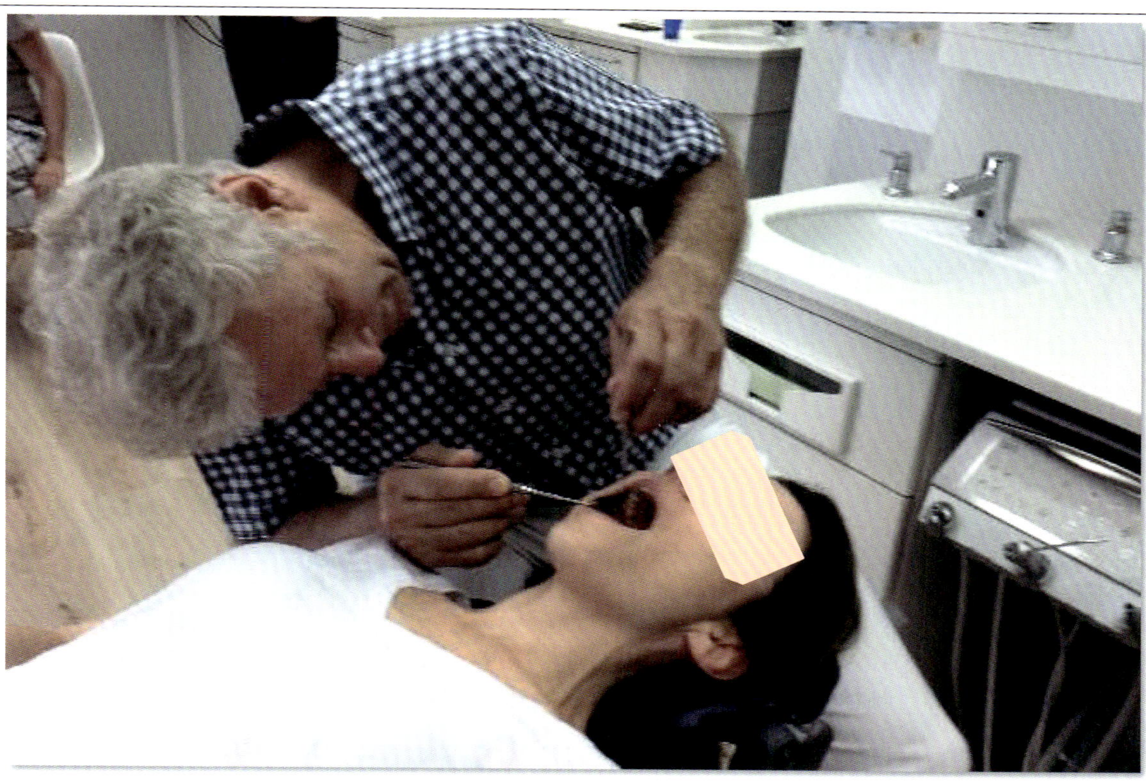

Bild mit freundlicher Genehmigung von Dr. med. dent. Werner Schupp, Köln

Bei unseren verkrampften Kiefer- und Kaumuskeln im Westen reicht diese Übung zum Lockern der Muskeln und Faszien. Oft aber nicht mehr, um die Muskeln wirklich zu lösen und strukturell zu verlängern.

Also ändern wir die Übung für gestresste Menschen in westlichen Kulturkreisen:
„Der **beißende Löwe**". Dies ist unsere Übung Nr. 1! Damit fängt jedes Training der Muskelketten an, quasi als westliche Form der Yoga-Übung oder Yoga 2.0.

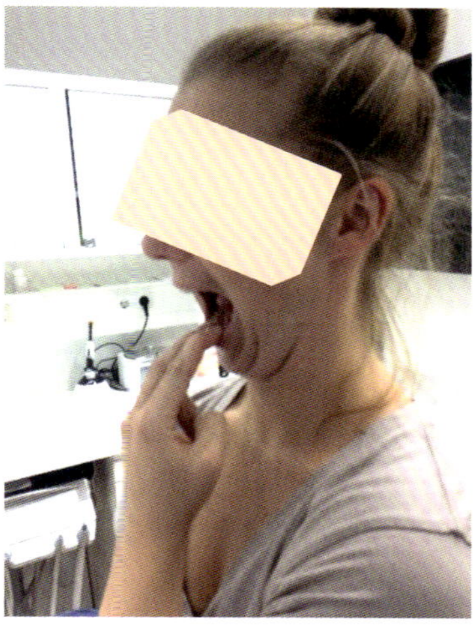

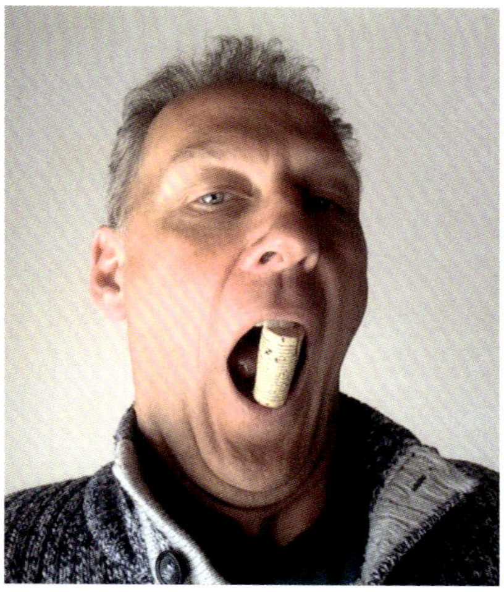

Dazu wird der Mund
1. so weit wie möglich geöffnet.
2. Dann mit den Fingern (kann man auch quer in den Mund nehmen), einem Weinkorken o.ä. den Biss blockieren. Der Gegenstand sollte nicht hart sein, um die Zähne nicht zu

beschädigen.
3. Leicht aufbeißen.
4. 3-4 Atemzüge oder 6-8 Sekunden das Beißen halten.
5. Langsam entspannen.
6. Mehrmals täglich durchführen.
7. Wenn Ihr diese Übung durchführt, dann achtet darauf, wer zusieht. Es könnte sein, dass Ihr die Lacher auf Eurer Seite habt. Dann tief durchatmen und „Danke" sagen, dass Du mich ans Durchatmen erinnerst!

Die Muskeln gerade unter Ruhebedingungen entspannt zu bekommen, ist ein Ziel der Eigenbehandlung der Muskeln mit dem DehnKraft2go® Übungsprogramm. Gerade im Sport höre ich immer wieder: „Die Muskeln dürfen nicht zu locker sein vor dem Sport".

Wenn ich bei dieser Aussage von Trainer/-innen und Therapeut/-innen nachfrage: „Wie kommst Du denn darauf?" oder „Wieviel Prozent von was (als Referenzwert[212]) ist denn an dem betroffenen Menschen zu locker?", bekomme ich oft überhaupt keine Antwort. Gerade beim Abtasten der Muskeln findet sich oft eine viel zu hohe Ruhespannung (hoher Ruhetonus). Manchmal wird berichtet, dass die Muskeln unter Vorspannung schneller anspannen. Dies ist bei einer einzelnen Muskelkontraktion durchaus richtig. In Therapien, wie z.B. im PNF[213] , wird dies therapeutisch genutzt. Es fehlt aus meiner Sicht ein Bezugsrahmen im Sport für diese Aussage, da die Muskeln dort über längere Zeit immer wieder anspannen und entspannen müssen.

Auf meine Frage: „Was ist denn mit dem zweiten Teil von dem Satz? Der Muskel darf auch nicht zu fest sein, bevor er im Sport ständige Anspannung und Entspannung abliefern muss?" Hierauf erhalte ich oft auch keine Antwort. Wenn wir die Sportler/-innen anfassen, fühlen sich die

[212] https://de.wikipedia.org/wiki/Referenzbereich_(Medizin). Vor allem in der Laboratoriums-Medizin werden Referenzbereiche (Syn. Normbereiche) benutzt, um gemessene Werte überhaupt einordnen zu können und damit eine Orientierung geben zu können, ob dieser Parameter pathologisch (krankhaft) ist oder nicht. Referenzbereiche werden statistisch aus Untersuchungsergebnissen gesunder Personen ermittelt. Als normal werden solche Ergebnisse bezeichnet, die bei 95 Prozent aller gesunden Untersuchten gefunden werden. Der Referenzbereich wird so gewählt, dass oberhalb und unterhalb davon jeweils 2,5 % der gemessenen Werte aller Untersuchungspersonen liegen. Es gibt somit nicht einen einzelnen Normalwert, sondern einen bestimmten Schwankungsbereich, innerhalb dessen alle Werte als normal gelten. Diesen Bereich nennt man Referenz- oder Normalbereich. Zudem können Abhängigkeiten von Alter, Geschlecht, Regionen, Ethnie oder durch die Anwendung unterschiedlicher Messmethoden bestehen. Für die Interpretation von Laborparametern ist es wichtig zu wissen, dass die Referenzbereiche für ein und denselben Parameter – abhängig von der verwendeten Analysemethode und dem Messgerät – stark variabel sind. Deshalb sollten zu jeder Analyse die jeweiligen Referenzbereiche immer mit angegeben werden.

[213] https://www.pschyrembel.de/Propriozeptive%20neuromuskul%C3%A4re%20Fazilitation/K00D3/doc/, zuletzt besucht am 3.6.21 um 14.36 Uhr.
Propriozeptive neuromuskuläre Fazilitation: Von Kabat und Knott entwickelte physiotherapeutische Behandlungsmethode, die das Potenzial und die Aktivität des Patienten einsetzt, um zentralnervöse Aktivitäten zu optimieren. Dabei werden die afferenten Zuströme aus den Muskeln (Propriozeptivität) und die efferenten Impulse aus den Motoneuronen in die motorische Endstrecke (neuromuskuläre Fazilitation) genutzt.

Muskeln oft so hart an wie eine Wand oder ein Tisch – und dies unter Ruhebedingungen, ohne aktives anspannen! Nicht locker.

Diese Fragen zeigen eher, welche Angst bei Trainer/-innen, Sportler/-innen und auch Therapeuten/-innen oft noch vorherrscht: die Angst, dass irgendetwas zu locker, zu instabil, zu schwach wäre. Die Angst, dass etwas **zu fest**, zu stark (angespannt), zu stramm, zu stabil ist und dann abreißen könnte, existiert anscheinend nicht so ausgeprägt. Dies finde ich erstaunlich, da wir genau dies ständig als Muskelfaserrisse, Entzündungen an den Sehnenansätzen, Muskelbündelrisse oder Sehnen- und Bänderrisse (Kreuzband im Kniegelenk oder äußere Bänder am Sprunggelenk) im Sport beobachten können. Und oft ohne jegliche Fremdeinwirkung, wie z.B. bei einem Achillessehnenriss beim Lossprinten (Die Achillessehne ist Belastungen[214] von 60–100 N/mm² gewachsen, das entspricht bei 80 mm² Fläche einer Tragfähigkeit von bis zu 800 kg. Ein Riss der Achillessehne bei plötzlicher Anspannung des Musculus triceps surae tritt daher meist nur bei Vorschädigung durch Über- und Fehlbelastung ein). Dies liegt dann nicht nur an der Trainingsintensität, sondern auch daran, mit welcher Grundspannung die Sportler/-innen den Sport bestreiten müssen.

Nach allem, was wir heute (und die Mönche seit ca. 1500 Jahren😂) wissen, muss der Muskel vor dem Sport so locker wie möglich sein, damit er dann das volle Ausmaß seiner Kraftentfaltung mit einer guten Verkürzungsgeschwindigkeit und Bewegungsamplitude[215] entwickeln kann. Dies deckt sich wiederum mit den Erfahrungen aus den Klöstern in Shaolin und deren Mönchen. Diese sagen, wie oben schon erwähnt, seit zirka 1500 Jahren: „Nur aus der vollkommenen Ruhe kommt auch die vollkommene Kraft[216].“ Sie zeigen uns das in Vorführungen und Shows, seit einigen Jahren auch im Westen.

>WIR WOLLEN DER WELT UNSERE KUNST ZEIGEN. DAMIT DIE LEUTE VERSTEHEN, WAS ES BEDEUTET, SICH ZU BEWEGEN.<[217]

Also gilt für Sportler eher: So angespannt wie nötig und so locker wie möglich, bevor Ihr in den Wettkampf geht - damit die Muskeln nicht so schnell ermüden und sich bei Bewegungen so oft wie möglich zusammenziehen (Verkürzungsgeschwindigkeit des Agonisten) und wieder lockerlassen können. Dadurch schnüren sie sich nicht so schnell die Blutgefäße und Nerven ab und können länger Leistung abliefern und regenerieren schneller nach intensiver Belastung.

---

214 https://www.google.com/search?client=firefox-b-d&q=wieviel+zugkraft+vert%C3%A4gt+die+Achillessehne%3F, zuletzt besucht: 16.06.22, 15.01 Uhr.
215 Mosetter, Myoreflextherapie 1, S.80.
216 https://www.shaolin-moenche.de/Die-Geschichte-der-Shaolin-und-des-Klosters/0ccde391-e893-4968-a653-c798c61ac701, zuletzt besucht: 24.05.21, 9.08 Uhr.
217 Crudelli, 2008, Die Kunst des Kampfes, S. 271.

Die Dynamik des Muskelsystems

Ein Auszug aus einem Vortrag von Dr. med. Kurt Mosetter in Magglingen am 20. September 2004, in Kooperation von der Praxis für Myoreflextherapie (78462 Konstanz), dem Tertianum Neutal (8267 Berlingen, Schweiz) und der Charité in Berlin (Molekularbiologie).

Was gehört zur Prävention von Sportverletzungen?

1. Die Erforschung der Risikofaktoren von muskulären Dysbalancen und der Asymmetrie der Bewegungsgeometrie.
2. Die Primäre Prävention aus Bewegungsedukation in der Vorschule, der Schule und als Training mit speziellen Trainingsmethoden wie den KID-Übungen (Kraft in der Dehnung).
3. Eine Defizitanalyse der motorischen Grundeigenschaften und den Systemschwachstellen.

Die Vorgeschlagenen Interventionsstrategien waren:
In der Schule im Breitensport sowie im Spitzensport ein Antagonisten Training, das Kraft-Vektortraining, das Training in kinetischen Muskel-Ketten und ein Propriozeptions-Training mittels der Kraft in der Dehnung Übungen.

Als Ziel nannte er die Unfallverhütung, die Minimierung von Verletzungsrisiko und –ausmaß. Außerdem die Optimierung der muskulären Führung der Gelenke, die Zentrierung und Stabilisierung der Gelenkebenen und der knöchernen Struktur.
Des Weiteren eine maximale Flexibilität des inneren Systems auf äußere Umwelt-Reize, den Ausbau des Kompensationsspielraumes belasteter Strukturen (Bänder, Knorpel, Faszien, Muskeln, Knochen, Nerven, Blutgefäße) und die Leistungssteigerung über Kräftigung, Stabilisation und Beweglichkeit.

Man soll auch zur Aufdeckung von Risikofaktoren beitragen.
Muskelverkürzungen finden, da sie zu Veränderung und Asymmetrie der RAM (relative aktive Muskellänge) führen. Schonhaltungen ausmerzen, das Wahrnehmungsdefizit des Körperschemas verbessern. Erlernen von harmonischen, fein koordinierten Bewegungsabläufen und falsche vergessen oder verhindern. Unzureichende Regenerationszeiten ausdehnen.

Zu Analyse und Training gehören: die Antagonisten können besser arbeiten, wenn die Synergisten lang genug und kräftig sind.
Man trainiert die Muskeln in kinetischen Ketten. Dies fördert die Propriozeption und die Komplexfunktionen (sportartspezifisch).

Schmerz dient als Signal:

- als innerer Dialog zur Schwachstellenanalyse
- bei Schonhaltungen als Ausgangspunkt von Fehlbelastungen
- bei muskulärer Dysbalance als Ursache

Nicht oder falsch verstandene Schmerzzustände führen zu Fehlverhalten mit zu langer Immobilisation oder Schonhaltung. Oder es kommt zu einer zu frühen Wiederbelastung bei Signalunterdrückung z.B. durch Schmerzinjektion oder Tabletten.

Schwachstellenanalyse der Muskulatur:
Das schwächste Glied einer Muskelkette bestimmt die Gesamtstabilität der Kette sowie die

Feinabstimmung der Muskelketten untereinander und dadurch die Bewegungskoordination und das Leistungsprofil der Sport treibenden Menschen.

Lösungsstrategien:

1. Pflege und Training von muskulärer Balance in Kindheit, Breitensport und Leistungssport
2. Regulation und Regenration von Mikrotraumata und Schonhaltungen
3. Optimierung von Kraft und Beweglichkeit über KID-Übungen = intelligentes Training
4. Individuelle Defizitanalyse und Trainingskonzeption

Zu einer multiprofessionellen Planung brauchen wir:
Die Eltern, engagierte Sportlehrer/-innen sowie Trainerinnen und Trainer.
Des weiteren Physiotherapeuten/-innen, Ärztinnen und Ärzte sowie Fachinstitutionen.

Es gibt dazu Literatur für Tänzerinnen und Tänzer[218]. Eric Franklin[219] schreibt: „Wer seinem Körper mechanisch ausgeführte Übungen abverlangt, wird auf Dauer keine Geschmeidigkeit erreichen. Denn Bewegung[220] beginnt im Kopf und nicht im Muskel!“ oder mit anderen Worten: „Denken ist gedachte Bewegung[221].“ Im Sitzen arbeiten heißt: die Muskeln im Oberschenkel verkürzen sich auf Dauer.

Um langfristig eine neue Idee beim Sport zu etablieren, braucht es ein abgestimmtes Vorgehen zwischen Trainern, Sportlern und medizinischen Betreuern. Beim Aufwärmtraining geht es darum, viele Übungen mit dem vorgedehnten Muskel zu machen, der dann dort Kraft entwickeln muss. So wird dieser gut durchblutet und geschmeidiger, was ihn langfristig für Training und Wettkampf leistungsfähiger und weniger verletzungsanfällig macht. Bewegungsabläufe, die sportartspezifisch ständig in die Verkürzung der betreffenden Muskeln führen, müssen einen Ausgleich erhalten mit einem gezielten Training in die Länge, durch den Einbau von Sarkomeren[222], den kleinsten funktionellen Einheiten der Muskeln[223].

Im Training werden heute bestimmte Übungen als der „Goldstandard“ in Training und Therapie eingebaut. Diese Übungen sind z.B. Kraftübungen, Stabilisationsübungen („Stabbis“) oder Stretching.

---

[218] https://www.amazon.de/Locker-sein-macht-stark-Vorstellungskraft/dp/3466343860, zuletzt besucht am 30.05.21, 20.48 Uhr.
Franklin, 1998, Locker sein macht stark, Der phantasievolle Weg dorthin heißt Ideokinese: Mit Hilfe von Imagination können wir kraftvoll auf Körper und Geist einwirken, ungeahnte Energien frei werden lassen und spielerisch beweglich sein.

[219] https://franklin-methode.ch/uber-fm/uber-eric-franklin/, Eric Franklin arbeitet seit über 30 Jahren erfolgreich als Tänzer, Choreograf, Dozent und Buchautor. Er studierte an der ETH Zürich (Diplomsportlehrer) und vertiefte seine Kenntnisse an der Tanzhochschule der New York University, wo er den Abschluss als Bachelor of Fine Arts erwarb.

[220] Franklin, Locker sein macht stark, S. 31ff.

[221] Nach Michael Kopper, Psychologe und Traumatherapeut in Köln.

[222] Prometheus 2005, Lernatlas der Anatomie, S.41.

[223] Titel 2016, Beschreibende und funktionelle Anatomie, S. 59.

Beispiel: Bauchmuskel Training

Einen ersten Hinweis auf ein Umdenken finden wir heute z.B. bei den Bauchmuskelübungen. **„Planking[224]“**

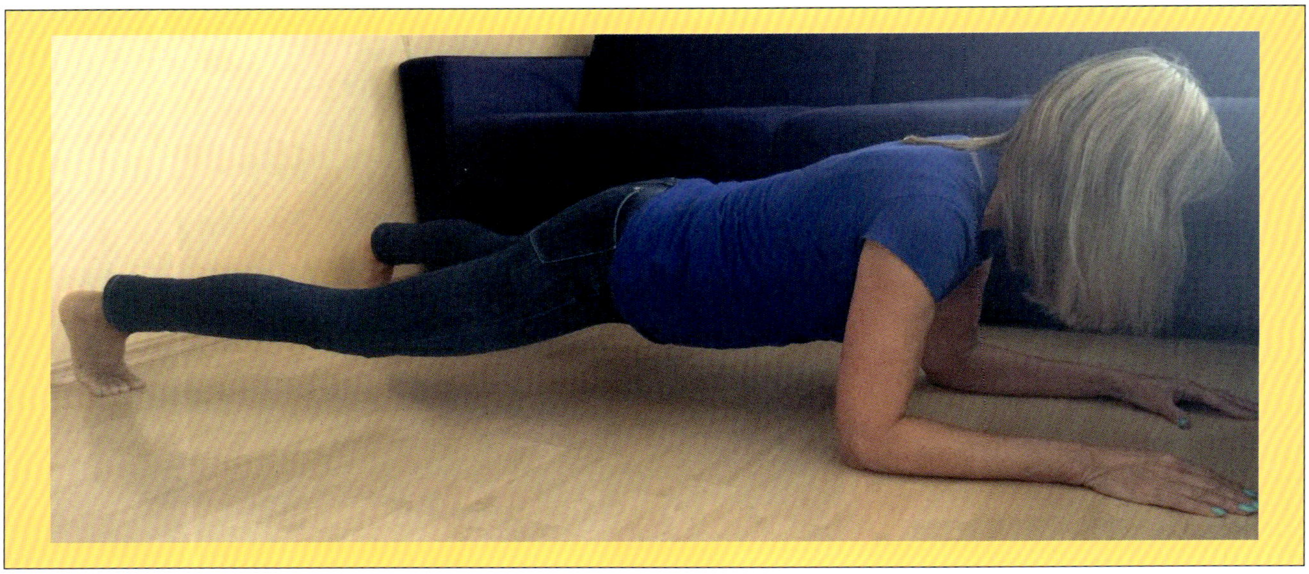

anstatt „Sit-ups[225]“ als Training zur Stärkung der Bauchmuskeln.

Bauchmuskeltraining in die Verkürzung in den letzten 40 Jahren und den langsamen, funktionellen Wandel seht Ihr in der Tabelle:

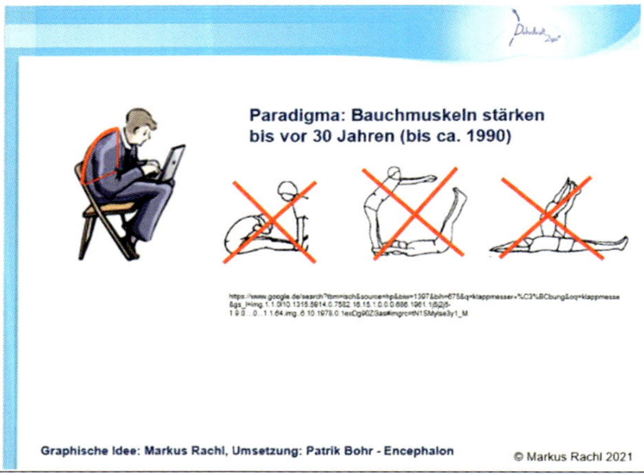

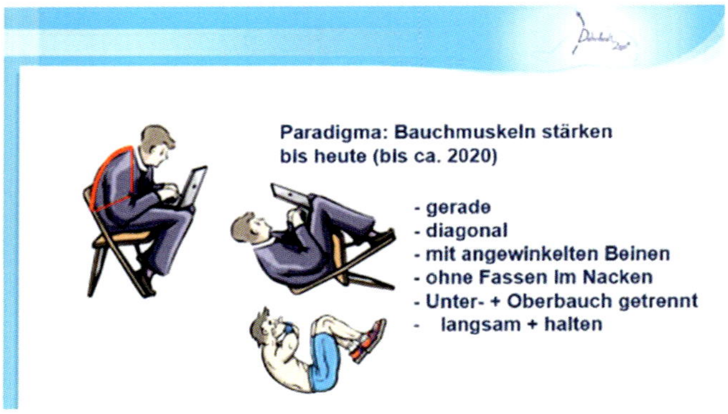

Immer funktionellerer Varianten

---

[224] Quelle: https://www.google.com/search?q=planking, zuletzt besucht am 24.05.21, 9.37 Uhr,
Der Unterarmstütz ist eine sportliche Eigengewichtsübung, die zur funktionellen Gymnastik, insbesondere zur Rückenschule zählt. Sie kräftigt richtig eingesetzt einen Großteil des Körpers, besonders die vordere Rumpfmuskulatur.

[225]Quelle: https://www.google.com/search?q=sit+ups, zuletzt besucht am 24.05.21, 9.38 Uhr,
Unter den Begriffen Rumpfbeugen, Rumpfheben oder -aufrichter versteht man eine Trainingsübung, bei der man aus dem Liegen den Oberkörper aufrichtet. Teilweise wird auch der englische Begriff Sit-up verwendet.

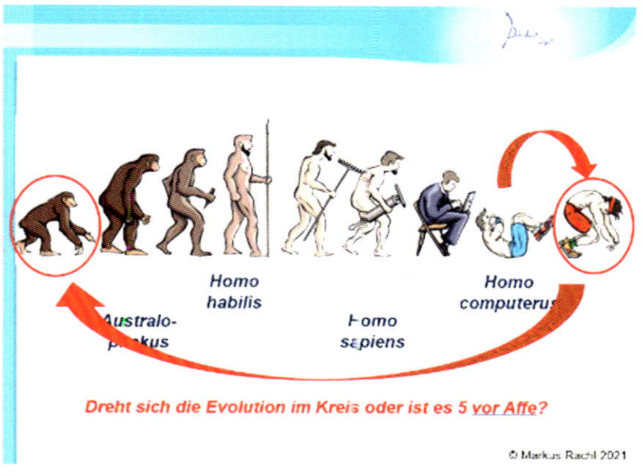 	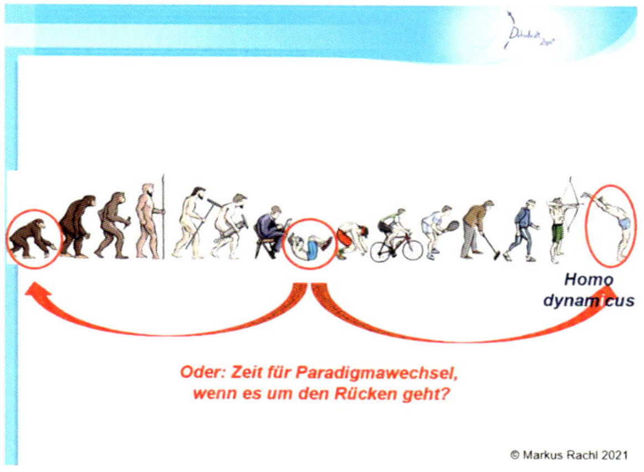
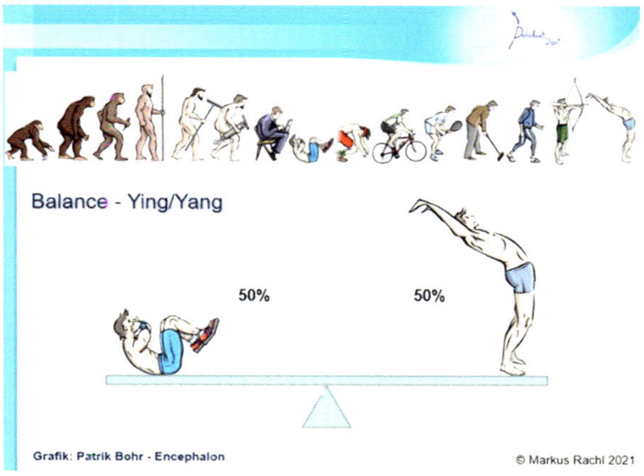 	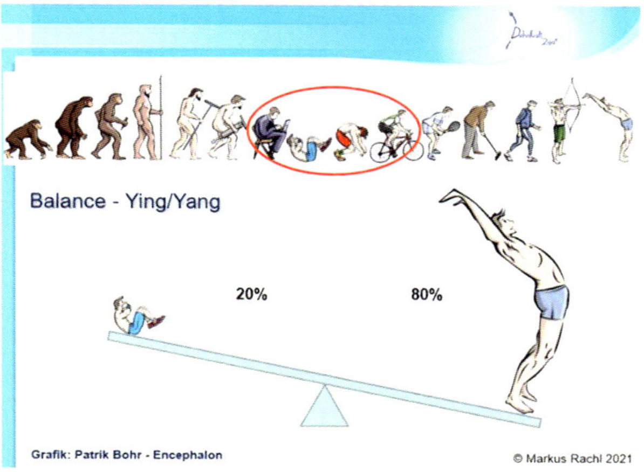

Diese Art die Bauchmuskeln zu trainieren, scheint sich immer mehr im Sport und der Physiotherapie zu etablieren. Dies wäre ein Fortschritt im langfristigen Verhindern von Rückenschmerzen und Bandscheibenvorfällen. Bisher wurden durch ständiges und immer funktionelleres Stärken (durch Verkürzen) der Bauchmuskeln der darunter in der Tiefe des Bauches liegende Hüftbeuger-Muskel (m. iliopsoas) mittrainiert und gestärkt.

Blick von vorne in den Bauchraum mit: 1. dem Zwerchfell 2. m. iliacus (blaue Punkte) 3. m. Psoas maj. + min.	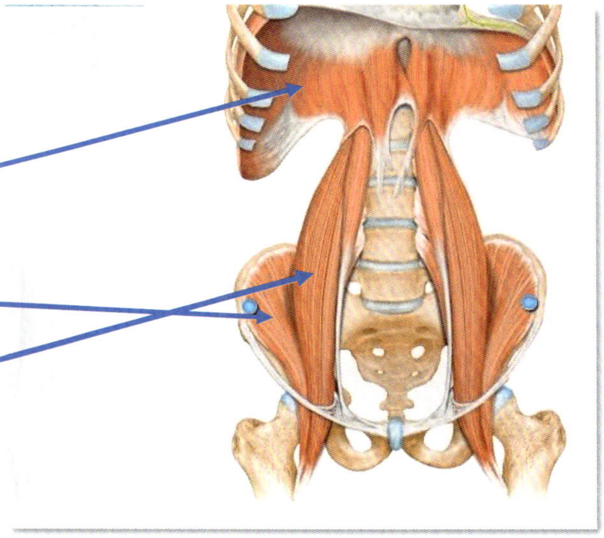 Bild mit freundlicher Genehmigung von Encephalon KA

Tipps für richtiges Heben und Tragen[226]

1. Beim Aufnehmen und Absetzen von Lasten: a. Rücken gerade halten, b. Knie beugen, c. schulterbreit stehen und Beine leicht nach außen spreizen Dadurch vermeiden Sie das Zusammendrücken der Bandscheiben. Bei **gebeugtem Rücken werden die Bandscheiben vorn keilförmig gepresst** und **stark belastet**, das führt **auf Dauer zu Verschleißerscheinungen und Rückenproblemen**.
2. .....

Diese Fehler sollten Sie vermeiden

1. Heben Sie die Last **nicht mit gebeugtem Rücken** an.
2. ......

Wir gehen allerdings noch einen Schritt weiter und trainieren unsere Rückenschmerz-Patienten/-innen seit vielen Jahren auch mit dem Oberkörper im Stehen nach hinten. So wie es im Yoga beim „Halbmond" oder „Sonnengruß" praktiziert wird, damit die Bauchmuskeln (auch die tiefen, siehe Bild oben) in der Länge auf Kraftentfaltung trainiert werden.

In dem Artikel oben wird beschrieben, was einer der Gründe für die seit vielen Jahren zunehmenden Rückenschmerzen sein könnte. Das ständige **Beugen des Rückens** bei vielen der heute noch von Trainerinnen, Trainern, Therapeutinnen und Therapeuten empfohlenen Übungen zur Stärkung der Bauchmuskeln: Sit-ups in die Verkürzung der Bauchmuskeln (wenn es auch immer funktioneller gestaltet wird). Das **Problem auf lange Sicht ist im Arbeitsschutz schon lange erkannt**, in Training und Therapie aber bis heute nicht flächendeckend umgesetzt.

Auch das Gehirn (über die Jahre ein größeres Volumen der Grauen Substanz) wird mittrainiert, was in der wissenschaftlichen Zeitschrift „Gehirn und Geist" im Mai 2022[227] vorgestellt wird. So verschwinden dann mit der Zeit die meisten Rückenschmerzen und die Bandscheiben können längerfristig regenerieren[228]. Beim Training der Mönche aus Shaolin konnte ich Übungen beobachten, in denen der Oberkörper nach hinten geneigt war und Sprünge absolviert wurden (siehe nächstes Bild).

---

[226] Medaforwork, Rücken, (2018), S.15.
[227] Gehirn und Geist, 05/2022, S.62
[228] Mosetter, 2006, Myoreflextherapie Band 1, S.85-91.

Aus westlicher Sicht wäre diese Übung unphysiologisch im „Hohlkreuz“. Die Bauchmuskeln sind aktiv am Arbeiten und entwickeln Kraft.

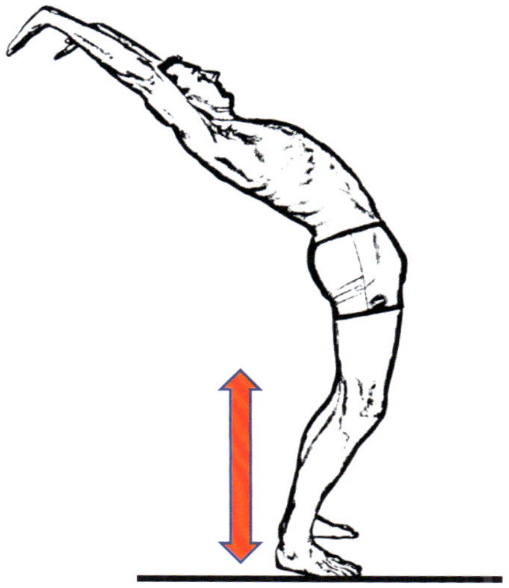

Bilder: mit freundlicher Genehmigung von Encephalon, KA

Menschen, die sich mit Yoga-Übungen beschäftigen, kennen diese Bewegung als einen Teil der Übung „Sonnengruß“. Also auch dort wird diese nicht wegen Hohlkreuz verboten, sondern aktiv trainiert. Die anfänglichen Rückenschmerzen, beim nach hinten Lehnen verschwinden mit der Zeit oft.

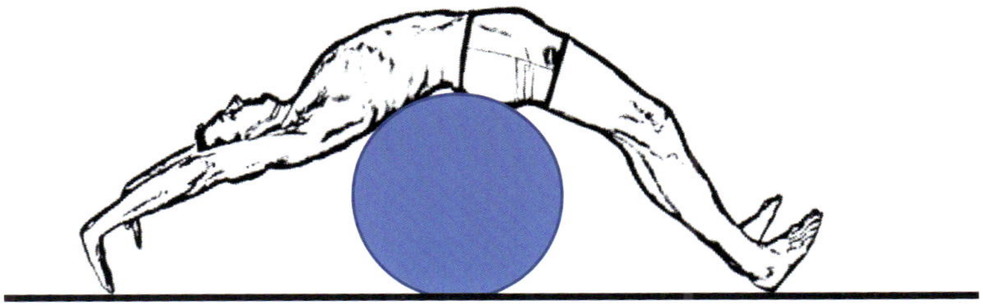

Bauchmuskeln sind hier nicht aktiv, außer wenn man die Beine etwas anhebt.

In meiner Zeit als Physiotherapeut, legten wir unsere Patientinnen oder Patienten wie im Bild oben oft über einen Pezziball. Dabei dehnen sich die Bauchmuskeln zwar schon, werden aber nicht aktiv angespannt. Nur wenn man etwas in die Hand nimmt, wie z.B. Hanteln oder die Füße leicht vom Boden anhebt, werden die Bauchmuskeln aktiviert.

Ebenfalls in der Physiotherapie entstand eine Behandlungsmethode, da sich ein Patient mit Rückenschmerzen im Behandlungsraum schon mal hinlegen sollte, bis der Therapeut zu ihm kommt. Da von der vorhergehenden Behandlung das Kopfteil der Behandlungsliege aber noch nach oben stand, musste der Patient in Bauchlage (so legen sich die meisten Menschen auch in unserer Behandlung erst mal automatisch hin, wenn es um Rückenschmerzbehandlung geht) mit durchgebogenem Oberkörper warten.

Da verschwanden die Rückenschmerzen schon noch bevor der Therapeut Hand anlegen konnte. Diese Methode heißt: McKenzie. Das McKenzie-Konzept[229] ist eine Methode der Physiotherapie. Der neuseeländische Physiotherapeut Robin McKenzie hat sie entwickelt. 1981 veröffentlichte er sein Konzept, das er selbst Mechanical Diagnosis and Therapy nannte und nach dem mittlerweile in 36 Ländern standardisiert ausgebildet wird.

Im Yoga kennen wir noch die Übung als „Kobra" (li). Ähnlich als Rücken Kräftigung (re) im Muskeltraining. Für den Bauchmuskel ist es immer die gleiche (passive) Position!

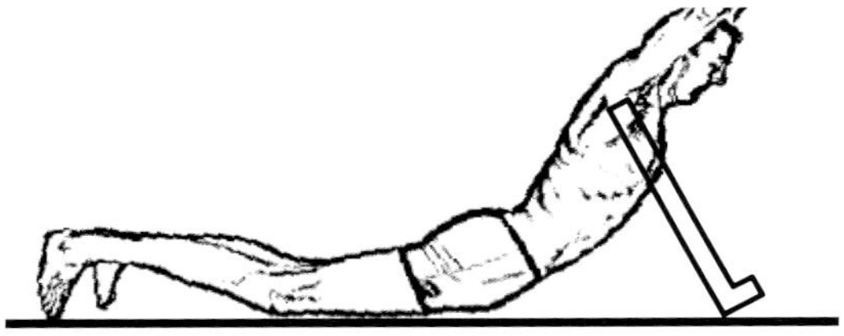

[229] https://www.google.com/search?q=mc+kenzie&client=firefox-b-d&sxsrf=ALiCzsZERrJWpUTRT1Xovzx3PXgJi4dSXw%3A1655384366707&ei=LimrYvrfKreG9u8PhN6O2A8&oq=mc&gs_lcp=Cgdnd3Mtd2l6EAEYADIECCMQJzIECCMQJzIWCC4QgAQQhwIQsQMQgwEQxwEQowIQFDINCC4QsQMQxwEQowIQQzIQCAAQgAQQhwIQsQMQgwEQFDIKCAAQsQMQgwEQQzILCAAQgAQQsQMQgwEyCwguEIAEEMcBEK8BMgsIABCABBCxAxCDATIECAAQQzoHCAAQRxCwAzoRCC4QgAQQsQMQgwEQxwEQ0QM6DgguEIAEELEDEMcBENEDOhEILhCABBCxAxCDARDHARCjAjoFCAAQgAQ6CAguELEDEIMBOhEILhCABBCxAxCDARDHARCvAUoECEEYAEoECEYYAFCtBlihCmDUHWgBcAF4AIABfYgB8gGSAQMwLjKYAQCgAQHIAQjAAQE&sclient=gws-wiz , zuletzt besucht am 16.06.22, 18.21 Uhr.

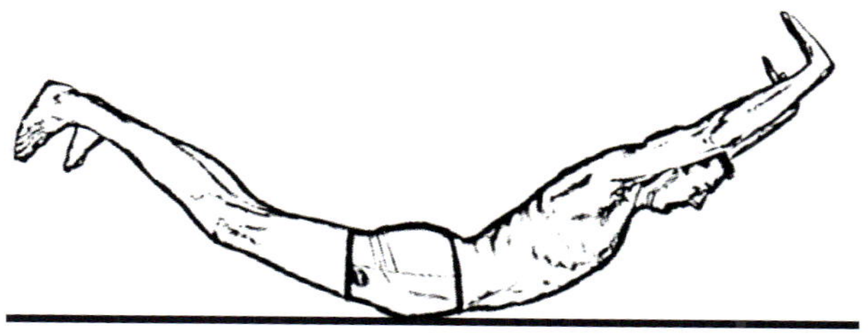

Mit dem MyoBoard2go® sieht diese Übung so aus

Für die Bauchlage, die dem Trainingszustand - Anfänger, Fortgeschrittene, Könner, Meister, Großmeister - entsprechenden Stecker (Halbkugel blau, Zylinder, Pyramide rot) in die Lochnummern 1 oder 2 stecken.

Dann unter den Bauch schieben und so positionieren, dass diese am bauchwärts liegenden Schambeinknochen (cranial) anliegen[230].

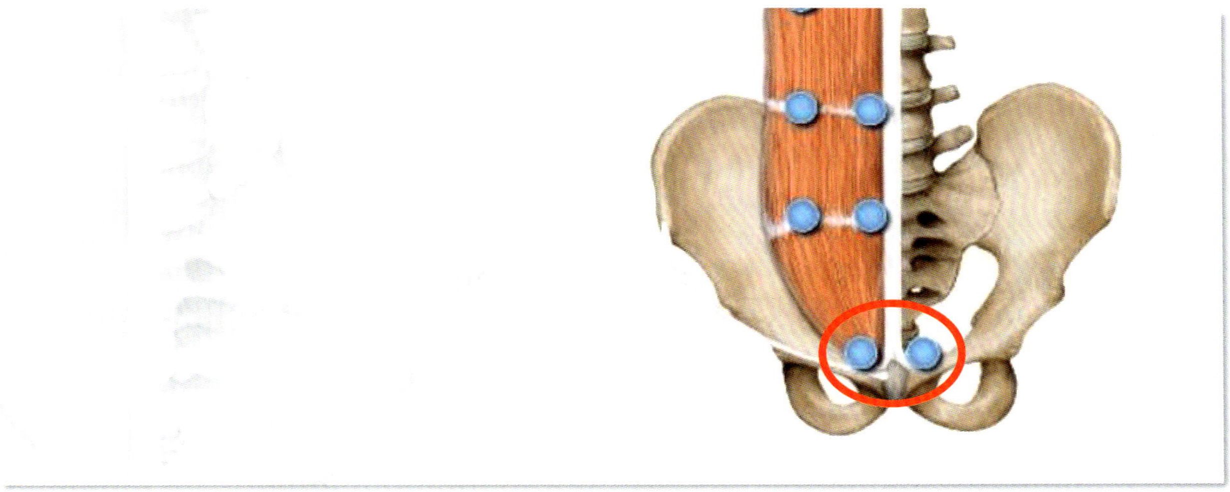

[230] siehe Behandlungs-Bilder unter 2.5.3. im Buch „Das MyoBoard2go®“ oder das Lehrvideo zu den Bauchmuskeln lösen auf www.myoboardtogo.de oder höre den Podcast (Muskel, Gesundheit und Leistung) dazu an.

Jetzt sachte drauflegen, die Hände neben dem Körper abstützen und dann den Oberkörper langsam hochdrücken.

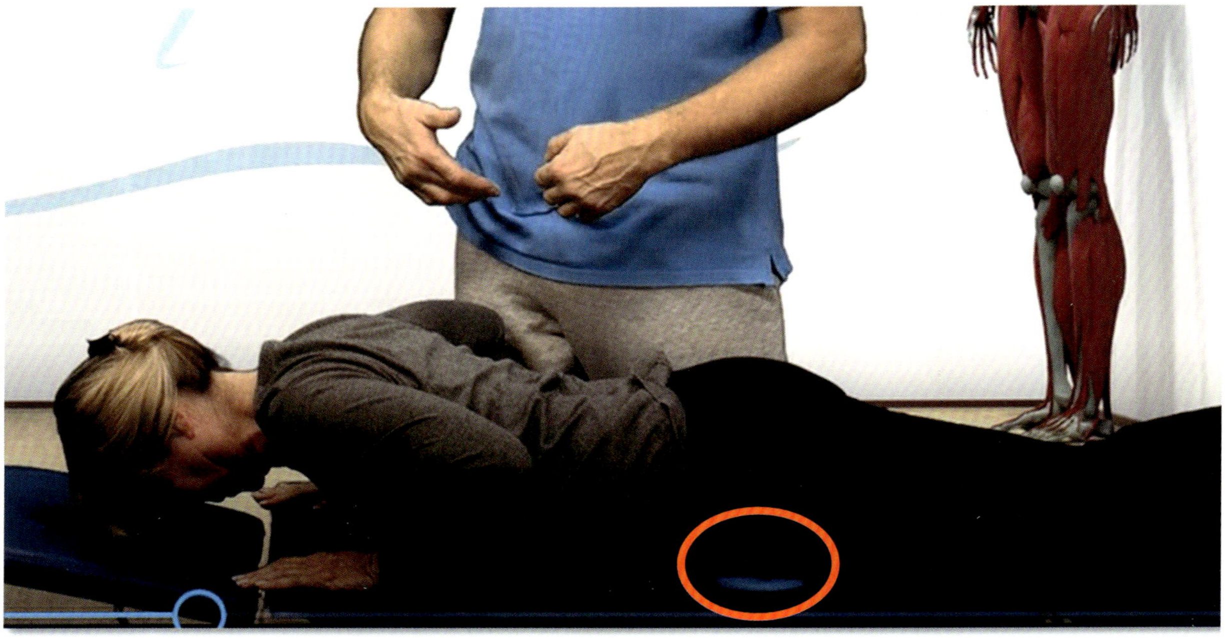

Bild: Ausschnitt aus dem Video zur Anwendung des MyoBoard2go®.

Diese Haltung (wenn der Oberkörper hochgedrückt ist) entspricht im Yoga der „Kobra[231]". So lange in dieser Position warten, bis das oft auftretende Ziehen im Rücken nachlässt und der Schmerz der verspannten Bauchmuskeln, die jetzt ins Bewusstsein[232] gelangen, unter den Steckern verschwindet. Dies geschieht durch das Entspannen des Bauchmuskels. Dabei die ganze Zeit langsam und tief in den Bauch einatmen.

Als Behandler unzähliger Freizeit- und Leistungssportler/-innen habe ich erfahren, dass es sehr effektiv ist, die Muskeln so zu behandeln, dass sich die Ruhespannung löst[233] und nicht nur die Muskeln zu lockern oder dann wieder in die Verkürzung zu stärken und wieder einen höheren Muskeltonus[234] zu produzieren.

Ansonsten haben wir einen **„Jo-Jo-Effekt"**. Da kann ich mir überlegen, ob ich das Training oder die Behandlung weglasse und mir die Zeit und das Geld sparen möchte. Diese Behandlungen müssen aber unbedingt auch die Kiefer- und Kaumuskulatur mit einbeziehen, da sich dort Stress vorbewusst abspielt und diese die gesamten Muskelketten und -schlingen unter erhöhte Ruhespannung setzen.

---

[231] Brünjes 1993, Yoga, S.95.

[232] Damasio, 2003, Ich fühle also bin ich, S. 104ff.

[233] Mosetter 2006, Band 1, S. 92 ff.

[234] Quelle: https://www.google.com/search?q=+Muskeltonus, zuletzt besucht am 24.05.21, 9.53 Uhr, auch in Ruhe aufrechterhaltener [Grund]spannungszustand eines Muskels.

Diese Bahnen zeigen uns dankenswerterweise die Bilder der Akupunkturbahnen (siehe S.190), die es schon sehr lange gibt. Im Kiefer beginnen oder enden die meisten Bahnen für Kopf, Arme, Rücken und Beine bis zu den Füßen. Deutlich differenzierter zeigen solche Bahnen die Muskelbilder, die gerade Bahnen und auch diagonale Muskelketten (siehe unten) darstellen.

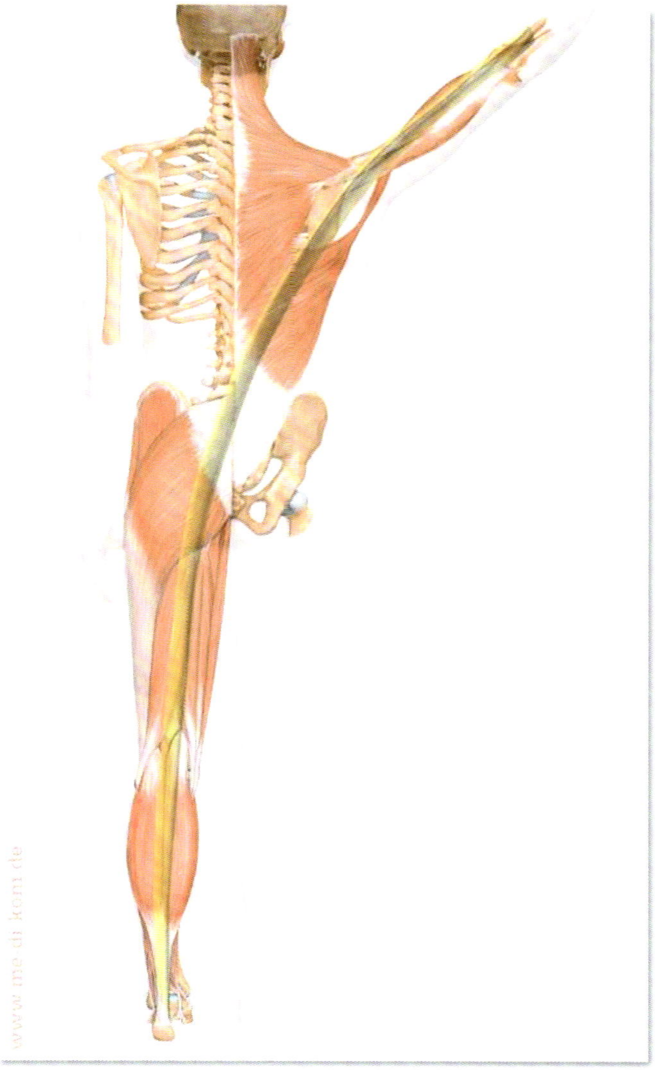

Diagonale Muskelkette

Bild mit freundlicher Genehmigung von Encephalon Karlsruhe

In einem Sportverein zwischen Köln und Bonn[235] trainieren wir in Zusammenarbeit mit dem Trainer (der Sportwissenschaft studiert hat), seinem Co-Trainer, den Spielern und mir als medizinischem Betreuer viel DehnKraft2go® vor und nach dem Training, sowie den Spielen. Wir haben bestimmte Übungen für die Fußballer erst mal hintenangestellt (z.B. Bauchmuskeln in Verkürzung als Sit-up), um mehr Beweglichkeit beim Kraft- und Ausdaueraufbau zu erreichen, mit weniger Verletzungsraten. In Messreihen halten wir die Beweglichkeit der einzelnen Gelenke der Spieler am ganzen Körper fest, um sie mit späteren Messungen vergleichbar zu machen. Die

[235] SSV Bornheim, Herren I, https://www.ssv-bornheim.de/

Leistungssteigerung bei der Beweglichkeit ist sehr überzeugend. Dazu kommt jetzt das MyoBoard2go®[236] für Spieler und Trainerteam. Als Individualisierung und punktgenauer, steigerbarer Ergänzung zu Faszienrollen und Faszienball, um die Muskeln regelmäßig gelöst zu bekommen.

2.5.3 Krankheitsbilder, die funktionell behandelt werden können

In unseren Praxen behandeln wir seit ca. 30 Jahren Menschen mit den unterschiedlichsten Krankheitsbildern. Viele Schmerzen lassen sich über die Arbeit an den und mit den Muskeln in der Myoreflextherapie® nach Dr. med. Kurt Mosetter oder Myohydrotherapie® im Wasser nach Markus Rachl gut lösen.

Verspannte und somit schlecht ernährte Muskeln können direkt Schmerzen verursachen. Diese Muskelschmerzen ziehen typischerweise im Körper umher (ohne organischen Schaden) und strahlen entsprechend der Anatomie und den Muskelketten als Schmerz[237] unterschiedlich aus. Die Beschwerden können dann vom Nacken in den Kopf ziehen oder vom Nacken in den Schultergürtel und die Arme. Oder es kann Euch vom Gesäß bis ins Knie oder die Wade bzw. den Fuß ziehen.

Zusätzlich sind kontrakte, verkürzte, feste bzw. dauerhaft verspannte Muskeln sehr häufig die Ursache für mechanisch strangulierte Nervengeflechte, Nervenäste oder Blutgefäße.

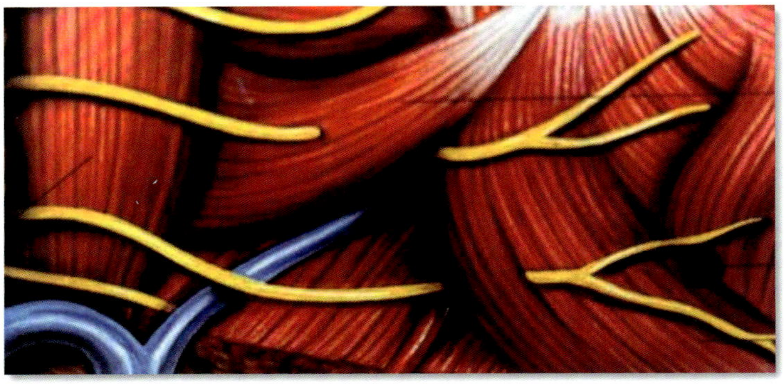

Teilausschnitt aus Plakat:
„Kopf und Hals"
in unserer Praxis

Genauso können sie funktionell verschiedene Gelenke „fesseln" bis hin zu echten Blockaden der Gelenke z.B. Wirbel- oder ISG[238]-Blockade.

Sehr häufig haben Nervenschmerzen keinen kranken Nerv als Ursache bzw. der Nerv ist nicht schuld am Schmerz. Außer wenn Ihr einen Nerv unerwartet z.B. am Ellenbogen innen einklemmt (Mäuschen), spürt Ihr einen äußerst unangenehmen Stromschlag bis in die Finger. Ansonsten

---

236 www.myoboardtogo.de

237 Travell und Simons, 2002, Handbuch der Muskel-Triggerpunkte, S.20,21.

238 https://www.pschyrembel.de/Ilio%20sacral%20Gelenk/K0K86/doc/, zuletzt besucht am 3.6.21 um 15.03 Uhr.
Gelenk zwischen den Facies auriculares von Kreuzbein (Os sacrum) und Darmbein (Os ilium). Das Iliosakral-gelenk ist nahezu unbeweglich und stellt eine Amphiarthrose dar. Klinisch relevant ist die Sakroiliitis.

werden Nerven häufig eher in ihrer Durchblutung und Durchflussgeschwindigkeit durch Muskelkräfte abgedrückt oder eingeklemmt, da sie in ihrem anatomischen Verlauf direkt durch die Muskeln ziehen. Wenn wir in der Behandlung versehentlich einmal einen Nerv mit dem Druck treffen, geben unsere Patienten/-innen dies sofort als Stromfluss oder elektrisches Gefühl an.

Ischialgien im Bein, taube und kribbelnde Hände und Beine sowie bohrende Schmerzen können über Behandlungen der zu angespannten Muskeln im anatomischen Verlauf oft gelöst werden. Diese in Ruhe sehr hohe Spannung auf der Muskulatur könnte der Grund sein, wieso z.B. 40 % der Probanden in einer Studie einen Meniskusriss in der Aufnahme zeigen, aber keine Symptome (Knieschmerzen) haben[239]. Verursacht werden die Schmerzen dann eher durch die gestörte Gelenkfunktion als durch den darstellbaren Riss. Bei vielen anderen Menschen, die starke Schmerzen haben, kann in Aufnahmen mit Röntgen oder MRT kein Strukturschaden gefunden werden.

Nach heutigem Wissen können Schmerzen auch durch einen ständig überlasteten Stoffwechsel mit zu vielen Kohlehydraten[240] mit verursacht werden. Über einen auf Ernährung aufbauenden Glycoplan = Stoffwechsel-Lern-Prozess nach Dr. Mosetter[241] unterstützen unsere Patienten/-innen immer öfter ihre Genesung[242] durch Reduktion von Zucker und industriell verarbeiteten Nahrungsmitteln in der Ernährung.

Im Hypothalamus (dem Stressdirektor im Gehirn) können durch ständige

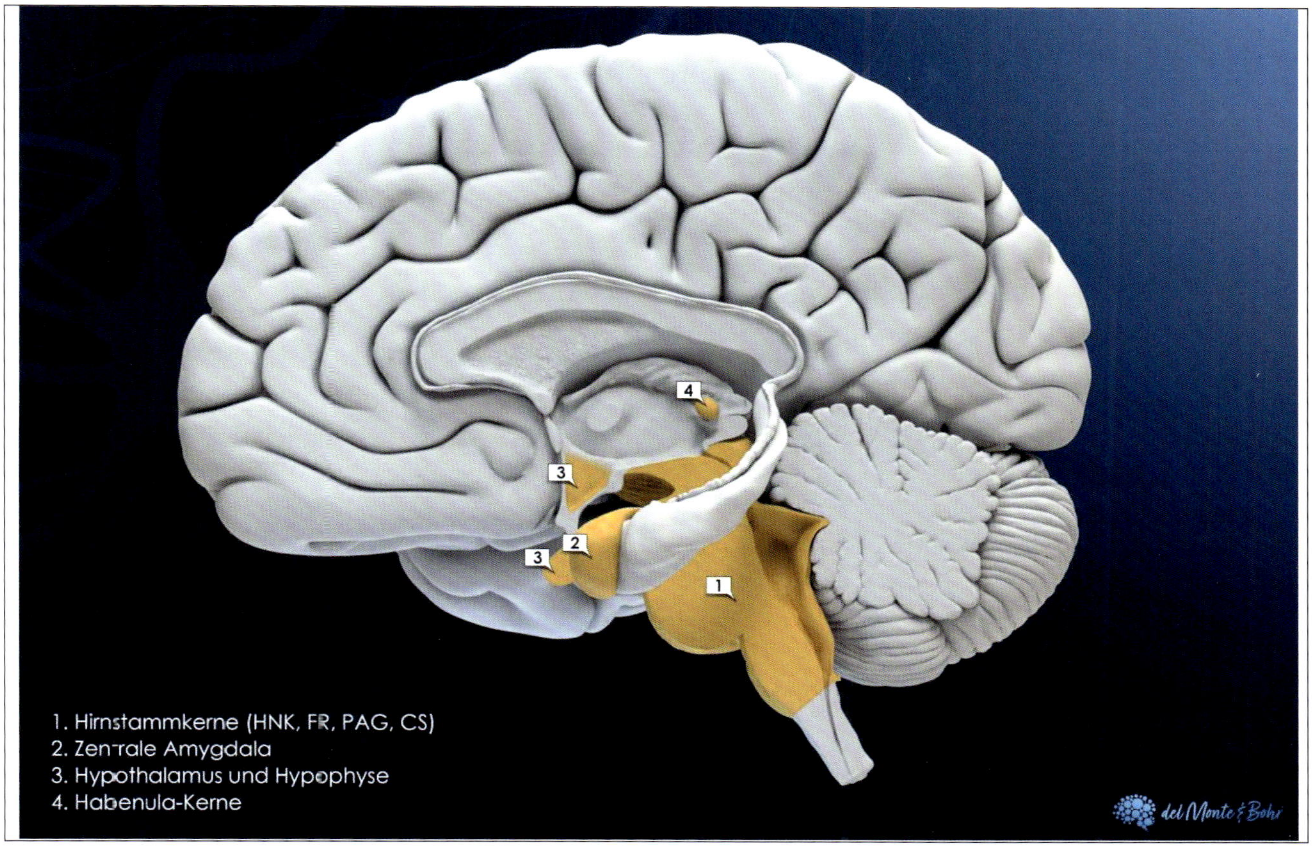

[239] Welch, 2013, Die Diagnosefalle, S. 74, 75 .
[240] Grimm, 2020, Food War, S. 39.
[241] Mosetter 2010, Myoreflextherapie Band 2, S. 157.
[242] Mosetter, 2013, Zucker, der heimliche Killer, S.90ff.

Überflutung mit Zucker die Botenstoffe/Hormone aus dem Gleichgewicht geraten. Mit einer Insulinmangelresistenz fängt es oft an, dann geraten auch Serotonin (Wachheit, Schlaf), **Neuropeptid Y (Schmerzbotenstoff)**, Oxytocin (Bindungsverhalten, Depression), Corticosteroide (Stress, Immunsystem), Testosteron (Aggressionsverhalten), Vasopressin (Trinkverhalten) und Leptin (Essverhalten) aus dem Gleichgewicht und begünstigen die unterschiedlichsten Krankheitsbilder. Hier schließt sich wieder der Kreis zur Traditionellen (klassischen) Chinesischen Medizin, wo immer auch die Nahrungsmittel mit im Blick waren (siehe Bild S.59), wenn es um die Gesunderhaltung oder Behandlung von kranken Menschen ging.

Funktionelle Beschwerdebilder können sehr vielfältig sein, z.B.

1) Bluthochdruck ohne erkennbare Ursache
2) Magenbeschwerden ohne erkennbare Ursache
3) Rückenschmerzen ohne erkennbare Ursache
4) Schulter-/Knie-/Kopfschmerzen ohne erkennbare Ursache
5) Beinlängendifferenzen oder Beckenschiefstand
6) Bandscheibenvorfall
7) Arthrose im Anfangsstadium
8) Hallux valgus am großen Zeh
9) Rhizarthrose am Daumen
10) Knirschen am Kiefer
11) Fibromyalgie-Syndrom
12) Muskuläre Syndrome
13) Restless Legs Syndrom
14) und weitere[243]

2.5.4 Struktur und Funktion

Es gibt in der Betrachtungsweise unserer Patienten/-innen mit Schmerzen unterschiedliche Blickwinkel:

1) Die strukturelle Sichtweise
2) Die funktionelle Sichtweise
3) Eine aus beiden kombinierte Sichtweise

Bei der strukturellen Sichtweise werden, wie der Name schon sagt, die Strukturen untersucht und dann auch behandelt, also solche Dinge wie Knochen, Bänder, Organe, Augen etc. In meinen Ausbildungen erlebte ich unterschiedliche Sichtweisen vehement vertreten. Ärzte, die funktionelle Ansätze hatten (Walter Packi, Kurt Mosetter) unterschieden sich im Behandeln von Ärzten, die strukturelle Ansätze verfolgten wie z.B. Orthopäden oder Neurologen.

---

[243] http://www.myoreflex.de/uebersichtsseite-myoreflextherapie/krankheitsbilder, zuletzt besucht am 13.8.21 um 19.18 Uhr.

Mit den DehnKraft2go® Übungen haben wir eine entlastende Möglichkeit durch das Senken der Muskelspannung in Ruhe. Diese wirkt auf die degenerativ veränderten Gelenke[244] (Verschleißerscheinungen) ein. Nach dem Senken der Spannung wirken dann weniger Zug und veränderte Druckverhältnisse auf die Gelenke ein.

Als Schüler im medizinischen Bereich bemerkt man schnell, dass es da keine Wahrheiten gibt, sondern nur unterschiedliche Sichtweisen. Was mich oft wunderte, war die Vehemenz, mit der alle ihre Meinung vertreten haben. Es ging um eins: „Entweder so oder so. Da beide Sichtweisen (strukturelle und funktionelle) in sich schlüssig und auch logisch waren, war es nicht einfach, einen eigenen Weg zu finden. Beide Seiten hatten auch immer ihre Erfolge zu berichten und geheilte Patienten/-innen vorzuweisen.

Negative Beispiele höre ich bis heute selten. Dazu muss man sich eher die Behandelten als die Behandelnden anhören. Das Wissen, ob Heilung nur kurzfristig oder auch langfristig geschieht, bleibt den Therapeuten/-innen oft verborgen. In einem Buch[245] beschreibt Dr. med. P. Hagemayer die Mechanismen des Narzissmus unter Therapeut/-innen. Das Gleiche gilt wohl auch für Trainerinnen und Trainer im Sport. So können wir diese Phänomene besser verstehen und einordnen.

Zu meiner Zeit bei und mit Dr. med. Kurt Mosetter (1995-2011) erlebte ich dann einen Fortschritt durch seine Einstellung, sowohl die Struktur (Knochen/Gelenke/Nerven etc.) anzuschauen und zu untersuchen als auch funktionell muskulär zu behandeln. Dazu kam dann auch noch der seelische Blickwinkel (die Erlebnisse im Leben) und die Ernährung. Da wurde es etwas komplexer, aber langfristig oft erfolgreich, wenn es um Gesundung geht. Er schaffte es, für die aus vielen Jahrtausenden (östliche Betrachtungsweisen des Menschen) bekannten Meridianbahnen eine kulturübergreifende Übersetzung auf unsere Sprache und Sichtweise mit den Muskelketten einzuführen. Einer seiner Lehrmeister, Otto Bergsmann (den ich in Zürich kennen lernen durfte), gilt als Pionier bei der gemeinsamen Betrachtung von Meridianen, Akupunkturpunkten und Muskeln, Muskelketten und Muskelansätzen. In „Projektionssymptome[246]“ beschreibt er genau diese Übereinstimmungen.

Langfristige Erfolge entstanden dann durch logisch angepasste KiD[247]-Übungen[248]. Von motivierten Patienten/-innen sollen diese zuhause selbstständig weitergeführt werden. Was sie in der Vergangenheit oft auch getan haben, auch wenn sie nach den Behandlungen keine Schmerzen mehr hatten. Es ging darum, langfristig den Erfolg der Muskel-Lockerungen während der Behandlungen zu erhalten und zuhause weiterzuführen. Nicht mit wildem Leistungstraining, sondern eher anfangs mit mildem Bewegungstraining. Später kann man natürlich auch die Belastung steigern.

---

[244] https://www.pschyrembel.de/degenerative%20Ver%C3%A4nderung%20gelenke/K02XU/doc/, zuletzt besucht am 3.6.21 um 15.18.
Arthrose = Degenerative Gelenkerkrankung, die vorwiegend bei einem Missverhältnis zwischen Beanspruchung und Belastbarkeit der einzelnen Gelenkanteile und -gewebe entsteht (Form-Funktions-Störung).

[245] Hagemayer 2020, Gestatten ich bin ein Arschloch, S. 80-8.1

[246] Bergsmann und Bergsmann, Schriftenreihe Ganzheitsmedizin, 1997, S.129 ff.

[247] Mosetter und Rachl, Myoreflextherapie, 2001 oder Mosetter, 2003, Kraft in der Dehnung.

[248] Aus denen das DehnKraft2go® Training hervorgegangen ist.

> Im natürlichen Lauf des Trainings braucht ein Übender im Allgemeinen ein Jahrzehnt der Schulung und der Praxis oder länger, um alle Aspekte der inneren Arbeit so weit zu verfeinern und zu integrieren, dass er zur nächsten Stufe der Bewegung in kleinerem Rahmen fortschreiten kann.[249]
>
> Frantzis

Diese KiD-Übungen dienten dann später als Grundlage für das Trainingssystem DehnKraft2go®, das man immer und überall durchführen kann.

Die Vorteile, des Trainings sind folgende: Es ist

1. einfach
2. schnell
3. zwischendurch einsetzbar, egal welche Kleidung man trägt
4. logisch
5. kostengünstig
6. effektiv.

Quasi mit dem eigenen Körpergewicht und der wechselnden Umwelt, in der wir uns gerade befinden, als Trainingsgerät. Ein guter Trend in diese Richtung ist das seit einigen Jahren populärer werdende Training mit eigenem Körpergewicht, auch wenn dieses oft noch ausschließlich in die Verkürzung[250] der Muskeln durchgeführt wird. Dies zeigen unterschiedliche aktuelle Fitness[251]- und Trainingsbücher alle gleichermaßen.

Ein Beispiel: Ein/e Patient/-in kommt mit Knieschmerzen vorne am Knie in unsere Praxis. Dann muss ich in der Anamnese[252] erst einmal abklären, ob es sich um einen akuten Unfall gehandelt hat, der die Schmerzen ausgelöst hat. Wenn ja, braucht es oft ärztliche Diagnostik, ob die Strukturen wie Knochen oder Bänder verletzt sind.

Wenn es kein Unfall war, können Physiotherapeuten/-innen oder Orthopäden/-innen mit Bewegungen und Tests anschließend die Funktion des Knies untersuchen. Zum Behandeln gehe ich dann erst einmal weit weg vom Knie. Am Hals und Kiefer beginnt der Fight-Flight-Reflex vorbewusst (Kampf oder Flucht) und zieht sich mit Anspannung durch den ganzen Körper, übers Knie zur Fußsohle, damit im Stress der Sprung angebahnt wird.

---

249 Frantzis, Die Kraft der inneren Kampfkünste und des Chi, S. 190.

250 Mark Lauren, 2021, FIT IN NEUN MINUTEN, S.34ff.

251 1. Mark Lauren, 2021, FIT OHNE GERÄTE, S.136ff.
2. Oliver Bertram, 2021, Functional Bodyweight-Training, S.44ff.
3. Ingo Froböse, 2019, Das MUSKEL-WORKOUT, S.33ff.

252 https://www.pschyrembel.de/anamnese/K02AX/doc/, zuletzt besucht am 3.6.21 um 15.14.
Krankengeschichte eines Patienten. Zu unterscheiden sind 1. die durch Befragung des Patienten er mittelte Vorgeschichte seiner aktuellen Erkrankung sowie 2. patientenbezogene Aufzeichnungen des behandelnden Arztes in der Krankenakte einschließlich Stammdaten, erhobenen Untersuchungsbefunden und therapeutischen Maßnahmen.

In der traditionellen Medizin des Ostens wird diese Bahn vorne am Körper als Magenmeridian[253] = Energiefluss bezeichnet.

Diese zusammenhängenden Bahnen - vom Kiefer über den Brust- und Bauchmuskel, den vorderen Oberschenkel über die Kniescheibe, übers Schienbein bis zum zweiten Zeh - sind also keine neuen Erkenntnisse. Für unsere Behandlung zum Senken der zu hohen Ruhespannung auf dem vorderen Oberschenkelmuskel[254] (m. rectus femoris + m. intermedius), durch die der Knieschmerz oft entsteht, ist somit der Ansatzpunkt des Muskels am Knochen (Spina iliaca anterior inferior - vorderer unterer Darmbeinstachel). Dieser zieht im Verlauf über die Kniescheibe hinweg. Aber das Behandeln am Becken oben ist wichtig und längerfristig zielführend.

Wir können also durch Druck auf Muskelansätze[255] mit **dem Finger,** dem MyoBoard2go® oder den DehnKraft2go® Übungen die Anspannung in der Muskulatur senken und diese nicht nur etwas lockern, wie z.B. bei Massagen. Mit den DehnKraft2go®-Übungen ist dies im Alltag in unterschiedlichen Berufen, Umgebungen oder Sportarten, langfristig auch möglich. Ob durch Druck oder Bewegung, unser Gehirn braucht die richtigen Reize an den richtigen Stellen mit der richtigen Dauer in die richtige Richtung (Formgebende Bildungsreize). Dort, wo Ihr Eure Schmerzen spürt, kommt Ihr oft auf Dauer mit Behandlungen nicht weiter, was unsere Patienten/-innen seit Jahrzehnten auch genau so berichten.

Oft fragten unsere Patienten/-innen in der Behandlung, was sie zuhause, auf Geschäftsreisen oder im Urlaub selbst tun können. Es gab also den Bedarf, zusätzlich zu dem Dehnkraft2go® etwas zu entwickeln, womit man sich die Druckpunkte selbst lösen kann und was es auf dem Markt so noch nicht gibt. Hintergrundwissen dazu gibt es im Buch zum MyoBoard2go®[256].

Das DehnKraft2go® Trainingsprogramm musste zu jeder individuellen Behandlung passen und diese im besten Fall ersetzen können. Damit sich die Menschen die Anspannung immer wieder unabhängig von Therapeuten/-innen selbstständig lösen können.

Mit dem DehnKraft2go® Training und dem MyoBoard2go® haben die Menschen nun quasi eine sanfte bis starke physikalische Keule[257] zur Hand. Diese sollte zur Schmerzbekämpfung die chemische Keule[258] ergänzen und im besten Fall auf Dauer weitgehend ersetzen.

---

[253] Kampik 1998, Propädeutik der Akkupunktur, S.65.
[254] Platzer, 1999, Bewegungsapparat, S. 249.
[255] Van den Berg 2005, angewandte Physiologie, S. 580 – 586.
[256] Rachl, Rachl, 2022, Das MyoBaord2go®, Die Individualisierung der Faszienrolle, Rachl & Rachl GbR.
[257] je nach Kombination der einzelnen Stecker auf dem Board.
[258] Chemische Mittel wie z.B. Medikamente, die Ärzte oder Heilpraktiker zur innerlichen oder äußerlichen Anwendung ständig verordnen.

2.5.5 Paradigma[259] Muskeln stärken

Beim Joggen an einem meiner Lieblingsplätze in Köln (Decksteiner Weiher, Köln-Lindenthal) bin ich auf die folgenden Plakate und Übungsstationen gestoßen. Diese sind 2022 empfohlen. Hier sieht man schön die heute noch übliche Trennung zwischen Kraftübungen, Dehnübungen und Balanceübungen.

Diese Stationen sind erfreulicherweise oft gut besucht, was bedeutet, dass die Menschen etwas für sich tun.

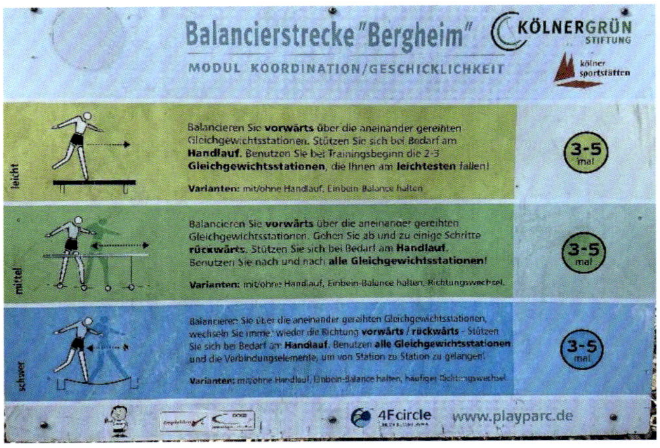

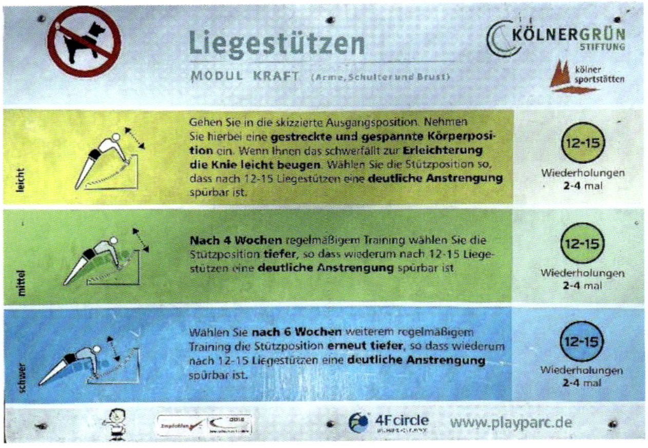

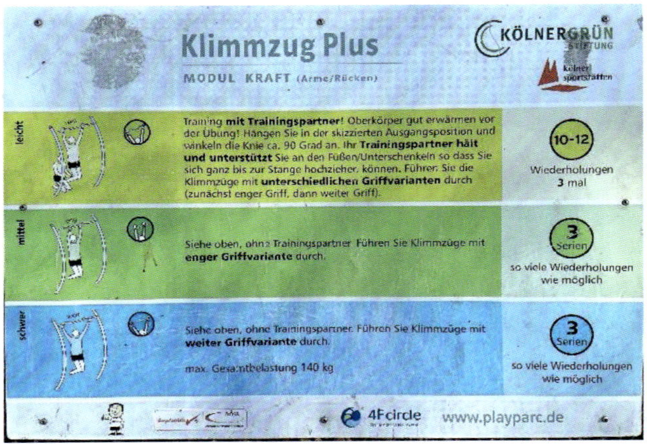

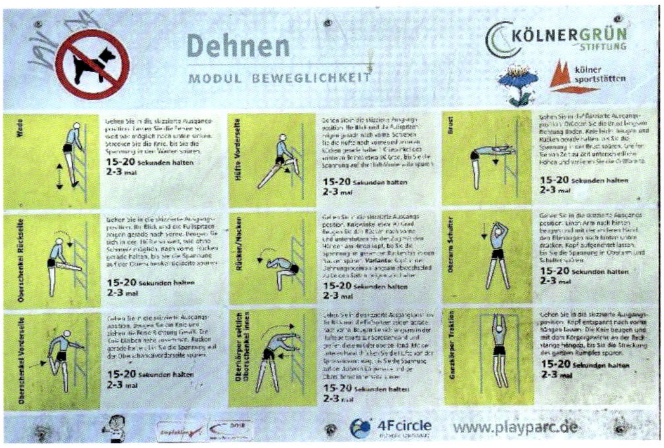

---

[259] https://www.google.com/search?client=firefox-b-d&q=paradigma

1. Bildungssprachlich: Beispiel, Muster; Erzählung mit beispielhaftem Charakter.
2. Sprachwissenschaft: Gesamtheit der Formen der Flexion eines Wortes, besonders als Muster für Wörter, die in gleicher Weise flektiert werden.

In unterschiedlichsten Sportarten, bei denen ich persönlich mittrainieren durfte, waren die Prinzipien immer die gleichen, wenn auch die Übungen selbst oft unterschiedlich und funktionell gestaltet wurden. Die Muskeln wurden in mehreren Wiederholungen und unterschiedlicher Anzahl von Sätzen trainiert. Immer in die Verkürzung (konzentrisch), manchmal auch bremsend in die Streckung des Gelenkes (exzentrisch). Um es interessant zu gestalten, wurden immer wieder neue Trends mit neuen Namen aufgelegt.

Es geht aber immer darum, mehr Kraft in die Körper und Muskeln der Menschen hinein zu trainieren.

2.5.6 Muskeln dehnen, was sagen Ärzte und Trainer heute?

<u>Nach dem Arzt Walter Packi</u>[260]

Walter Packi, (1951-2021) hat sich als Pionier der Medizin große Verdienste erworben, indem er konservative Behandlungsmethoden in Frage stellte und den Schmerz als Störung muskulärer Funktion betrachtete, nicht als Folge degenerativ veränderter Strukturen[261]. Er gilt als Begründer der Medizin nach der Biokinematik. Neben der klassischen Ausbildung zum Allgemeinmediziner sammelte er vielfältige Erfahrung in der Unfallchirurgie, als Fliegerarzt, in der Landarztpraxis seines Vaters und als ärztlicher Leiter einer Physiotherapieschule. Seine Forschungen zum Thema Schmerz führten 1988 zur Gründung seiner ersten Praxis für Biokinematik in Freiburg. Mit einem eigenständigen, mathematisch fundierten Ansatz erklärte er, wie Schmerzen entstehen und wie sie therapiert werden können.

„Stretching ist eine beliebte Technik, die von Therapeuten und Sportlern angewendet wird, um „steife" Muskeln zu lockern. Tatsächlich macht Stretching den Muskel aber nicht beweglicher, sondern verändert das Bindegewebe. Dadurch wird der Muskel geschädigt und Schmerzen entstehen. Langfristig gesehen kann Stretching zu Einschränkungen in der Beweglichkeit und im schlimmsten Fall zu Erkrankungen wie Arthrose führen. Ein Muskel kann sich aktiv zusammenziehen (Kontraktion) oder von selbst lockern. Lockert er sich, dehnt er sich aus und wird länger. Wenn bspw. der Bizeps anspannt, wird der Trizeps automatisch länger, indem er sich lockert. Anspannung und Dehnung sind somit aneinandergekoppelt und verlaufen in einem Wechselspiel der verschiedenen Muskeln.

Beim Stretching wird in diesen natürlichen An- und Entspannungsvorgang der Muskulatur eingegriffen. Alle Muskeln werden lockergelassen, während eine von außen kommende Kraft (z.B. der Physiotherapeut) den Muskel in die Länge zieht. Der Muskel reagiert auf diese äußere Krafteinwirkung (Dehnung) mit einem natürlichen Schutzmechanismus, nämlich mit dem Bindegewebe. Das Bindegewebe hält den Muskel wie eine Schutzhülle zusammen und bewahrt ihn bei Überdehnung vor dem Zerreißen. Wird der inaktive Muskel durch eine von außen kommende Kraft gedehnt, baut das Bindegewebe zum Schutz des Muskels eine Gegenspannung auf. Bei

---

[260] http://biokinematik.com/gesundheitsratgeber/stretching/ , zuletzt besucht am 5.6.22, 18.22 Uhr.

[261] https://www.google.com/search?client=firefox-b-d&q=wann+starb+walter+packi%2C+bad+krotzingen, zuletzt besucht am 5.6.22, 18.28 Uhr.

einem enormen Dehn-Reiz kann sich die aufgebaute Spannung im Bindegewebe nicht wieder zurückbilden.

Die Folge: Die Muskelfaser krümmt sich unter der anhaltenden Spannung des Bindegewebes. Die natürliche Bewegung und die Funktion des Muskels werden durch diese Krümmung gestört. Anstelle Kraft nach außen abzugeben, lenkt der verkrümmte Muskel nun seine Kraft in den Körper hinein. Man stelle sich einen Abschlag mit einem verbogenen Tennisschläger vor – der Ball wird niemals dort ankommen, wo er hin soll. Ähnlich verhält es sich mit der Muskelkraft. Sie wird umgelenkt. Dort wo die fehlgeleitete Kraft im Körper aufkommt, entstehen Schmerzen."

Nach Dr. med. Kurt Mosetter[262]

Der Arzt und Heilpraktiker ist ärztlicher Leiter eigener Praxen in Konstanz und der Schweiz. Er ist der Begründer der Myoreflextherapie und des Faches „Neuromyologie". Er vernetzt verschiedene medizinische Disziplinen und forscht wissenschaftlich seit vielen Jahren an unterschiedlichen Universitäten.

Über Jahrzehnte wandelten sich die Vorstellungen und Ideen, ob und wie Dehnungen Sinn machen. Die Forschungsergebnisse widersprechen sich scheinbar immer wieder.

Die knifflige Frage lautet: Wie kräftigt man am besten und wann und wie lange ist dehnen sinnvoll. Wenn Muskeln überwiegend im mittleren Arbeitsbereich beansprucht und in Verkürzung trainiert werden, sollte eine intelligente Dehnung ein Attribut des Gleichgewichts darstellen. Je besser wir Training, Kräftigung und Dehnung den Organisationsprinzipien unseres Gehirns anpassen, desto effektiver und leistungsfähiger wird das Resultat sein.

Die höchste Effizienz liegt in der intelligenten Kombination von Kräftigung aus Dehnungspositionen heraus - gegen Widerstand. Je mehr Muskelgruppen in funktionellen Bewegungsketten miteinander aktiviert werden, und je besser die Bewegungsumfänge (Range of motion) sind, desto besser. Für die maximale Stabilität sollten stets auch die Gegenspielerketten aus Dehnungen heraus - zum Beispiel gegen den Widerstand der Schwerkraft, gegen ein Terraband oder gegen die Hände eines Partners mit KiD trainiert werden."

Nach Dr. Marco Toigo[263]

Institut für Bewegungswissenschaften und Sport, ETH Zürich und Institut für Physiologie und Zentrum für Integrative Humanphysiologie (ZIHP), Universität Zürich.

Übersichtsartikel[264]: Trainingsrelevante Determinanten der molekularen und zellulären Skelettmuskeladaptation.

---

[262] https://www.myoreflex.de/uebersichtsseite-myoreflextherapie/kraft-in-der-dehnung-ki-d, zuletzt besucht am 5.6.22, 18.33 Uhr.

[263] Dr. Marco Toigo ist an der ETH in Zürich Dozent für Muskel- und Sportphysiologie

Teil 1: Einleitung und Längenadaptation

Zusammenfassung:
Muskelkraft ist die Basis für jegliche körperliche Aktivität. Im adulten Skelettmuskel entsteht Muskelkraft, wenn postmitotische und mehrkernige Muskelzellen (so genannte Muskelfasern) kontrahieren. Muskelfasern weisen unterschiedliche metabolische und kontraktile Eigenschaften auf und variieren bezüglich Faserdurchmesser und -länge. Sie können sich an (patho-)physiologische Zustände, die mit einer veränderten funktionellen Beanspruchung einhergehen, anpassen. Mögliche Anpassungen umfassen (a) die Zu- oder Abnahme in Faserlänge und/oder (b) -durchmesser sowie (c) die Regulation von Genmodulen, welche den Fasertypus determinieren. Ausmaß und Art der Anpassung hängen von der spezifischen molekularen und zellulären Antwort ab, welche u.a. durch die Zusammensetzung der (Trainings-)Reize bestimmt wird.

Um effektive und spezifische Trainingsempfehlungen (d.h. «Verabreichungsmuster» von Trainingsreizen) formulieren zu können, ist es daher notwendig zu wissen, (1) welche mechano-biologischen Zustände auf der Basis der individuellen Responsmatrix zu welcher molekularen/zellulären Antwort führen, (2) in welchem Kausalzusammenhang die molekulare/zelluläre Antwort mit der strukturellen, kontraktilen und metabolischen Adaptation steht und (3) zu welchem funktionellen/klinischen Effekt die Adaptation führt. Um den Zusammenhang zwischen Reiz, Adaptation und Effekt kausal entschlüsseln zu können, ist es daher unerlässlich, den (Trainings-)Reiz qualitativ und quantitativ genau zu erfassen.
Diesem wichtigen Aspekt wird bis heute in der Literatur zu wenig Rechnung getragen. Dies führt dazu, dass Resultate fehlinterpretiert und falsche Schlussfolgerungen gezogen werden. Im Krafttraining wird der Trainingsreiz klassischerweise über Höhe des Trainingswiderstandes, Anzahl der Wiederholungen und Sätze, Pause zwischen den Sätzen, Anzahl der Trainingseinheiten pro Woche und Dauer der Trainingsperiode definiert. In diesem Übersichtsartikel werde ich (Dr. Toigo) darlegen, warum diese klassische Beschreibung ungenügend ist.

Basierend auf einem kürzlich erschienenen Übersichtsartikel (Toigo und Boutellier 2006) werde ich (Dr. Toigo) zudem neue bestimmende Variablen einführen, welche hinsichtlich des Krafttrainings bei gesunden erwachsenen Menschen einen qualitativen und/oder quantitativen Effekt auf den Skelettmuskel haben: fraktionelle und temporale Verteilung der Kontraktionsart pro Wiederholung, Dauer einer Wiederholung, Pause zwischen den Wiederholungen, totale Spannungsdauer, Muskelversagen, Bewegungsumfang, Erholungsdauer und anatomische Definition der Übungsausführung. Ich (Dr. Toigo) empfehle, das Design und den Beschrieb von entsprechenden Trainingsstudien anhand der klassischen und neuen mechano-biologischen Deskriptoren zu standardisieren.

In diesem ersten Übersichtsartikel (Teil 1: Einleitung und Längenadaptation) werde ich (Dr. Toigo) die trainingsrelevanten Determinanten für die Längenanpassung von Skelettmuskeln herleiten.[265] Trainingsrelevante Determinanten der molekularen und zellulären Skelettmuskeladaptation. (...)

---

[264] https://docplayer.org/16648600-Trainingsrelevante-determinanten-der-molekularen-und-zellulaeren-skelettmuskeladaptation.html, zuletzt besucht am 11.6.22, 10.45 Uhr.
[265] Schweizerische Zeitschrift für «Sportmedizin und Sporttraumatologie» 54 (3), 101–107, 2006.

Strukturelle Anpassung an Längenreize **Sarkomere**[266] **werden angebaut**, bei entsprechendem Training.

Nach Dr. Daniel Gärtner[267]
Er arbeitet hauptberuflich als Dozent und Forscher an der Fakultät für Sport- und Gesundheitswissenschaft der Technischen Universität München. Er hat Lehramt für Sport studiert und ist staatlich geprüfter Sportlehrer, hat einen Bachelor in BWL und Master in Sportökonomie. Als Forscher an der Universität den Titel Dr. rer. nat. (Ph.D.).

Zusammenfassung:
Sportwissenschaftliche Forschungen haben sich in den letzten Jahren intensiv mit den Effekten des Dehnungstrainings auseinandergesetzt und differenzierte Auswirkungen auf die Beweglichkeit und Kraft- oder Schnelligkeitsleistungen aufgezeigt. So lässt sich die Beweglichkeit durch die Anwendung von verschiedenen Dehnungsübungen kurz- und langfristig steigern. Doch hinsichtlich der Auswirkungen auf Kraft- oder Schnelligkeitsleistungen finden sich vermehrt negative Studienergebnisse.

Dabei standen in jenen Studien eher kurzfristige Effekte von Dehnmethoden im Fokus wissenschaftlichen Forschungen und weniger Langzeiteffekte, die mit einem regelmäßig über Wochen, Monate oder Jahre angewandten Beweglichkeitstraining einhergehen. Dadurch kam es in der Sportpraxis häufig zu Pauschalisierungen von diesen vermeintlich negativen Kurzzeitwirkungen auf Kraft- und Schnelligkeitsleistungen, wodurch das Dehnen im Sport diskreditiert und zunehmend abgelehnt wurde. Da die Auswirkungen verschiedener Dehnmethoden über lange Sicht vor allem in Schnelligkeitssportarten mit weiten aktiven Bewegungsamplituden (Kampfsport, Turnen, Tanzen, usw.) von großer praktischer Bedeutung sind, wurden an 98 Kampfsportlern die Effekte drei verschiedener Dehnmethoden (SS, DS, CRAC)[268] über 8 Wochen auf Kraft- und Schnelligkeitsleistungen untersucht.

Als Leistungsparameter dienten die maximale Trittenergie, Trittschnelligkeit und Trittschnelligkeitsausdauer, die am Beispiel des frontalen High-kicks festgestellt wurden. Hierzu wurde eine spezielle Apparatur entwickelt, mit der die Tritthöhe und Beinwinkelstellung individuell angepasst werden konnte. Alle Dehnmethoden wirkten sich nicht negativ auf die Trittleistungen aus. Durch das CRAC- und DS-Dehnen kam es teilweise sogar zu einer Steigerung der Trittenergie und Trittschnelligkeit.
Die in der Studie untersuchten Dehnmethoden waren:

Das passiv-statische Dehnen (SS=static stretch) in Anlehnung an Anderson (1983) mit einer Haltedauer von jeweils 30 s./Muskelgruppe.

---

[266] https://www.google.com/search?client=firefox-b-d&q=sarcomere,
zuletzt besucht am 11.6.22, 10.45 Uhr:
Das Sarkomer (...) ist die kleinste funktionelle Einheit der Muskelfibrille (Myofibrille) und somit der Muskulatur.

[267] https://dr-daniel-gaertner.de/2015/11/14/langfristiger-einfluss-verschiedener-dehnmethoden-auf-ausgewaehlte-kraft-und-schnelligkeitsparameter-im-kampfsport-lang-term-effects-of-different-stretchingtechniques-on-selected-force-and-speedpa/ , zuletzt besucht am 5.6.22, 18.45 Uhr.

[268] *SS* = static stretch, *DS* = dynamic stretch, *CRAC* = contract relax + antagonist contrac

Das passiv-dynamische Dehnen (DS-dynamic stretch) mit jeweils 10-15 pumpenden SFR-Dehnungen (slow-full-range) nach Zachazewski (1990)

Die kombinierte PNF-Methode CRAC, die auf Knott/Voss (1968) zurückzuführen ist. Bei dieser Dehntechnik wird eine Dehnstellung eingenommen und gleichzeitig der zu dehnende Muskel für ca. 5-8 Sekunden kontrahiert, indem das zu dehnende Bein z.B. während der Dehnung fest gegen den Boden gedrückt wird (C=Contract). Durch diesen enormen Spannungsanstieg in den Muskeln und Sehnen kommt es zum Auslösen der „autogenen Hemmung". Diese ist eine Reaktion des einsetzenden Sehnen-Spindelreflexes, der den Muskel bei starken Dehnungen vor Verletzung schützt. Als Resultat dessen, gibt der Sehnenapparat zusätzliche Bewegungsreserven frei. Nach dieser ersten Prozedur wird der behandelte Muskel für ca. 2-5 s. entspannt (R=Relax). Es folgt nun eine 5-8 s. Kontraktion des nicht zu dehnenden Muskels (AC=Agonist Contract).

Es wird deshalb vom Agonisten gesprochen, da die Belastung aus der Sicht der aktiven Beweglichkeit betrachtet wird. Durch diese Agonisten Kontraktion, z.B. Anheben und Halten des gestreckten Beines, wird die „reziproke Hemmung ausgelöst". Dies hat zur Folge, dass der Muskelspindelreflex im Agonisten (nicht zu dehnender Muskel) blockiert wird, wodurch dieser einen Entspannungszustand erfährt und besonders gut auf nachfolgende Dehnreize reagiert. Nach den beiden Anspannungsbeanspruchungen folgt deshalb eine 5-10 s. intensive statische Dehnung.

Insgesamt wurden jeweils vier verschiedene Übungen für die ischiocrurale Muskulatur und vier verschiedene für den M. quadrizeps femoris und M. Iliopsoas zu je drei Sätzen (vgl. Glück, 2005) durchgeführt."

<u>Nach Stephanie Inhuber</u>[269]

Sie ist Lehrkraft für Gerätturnen, Volleyball und Fitness- und Gesundheitssport sowie Sportdidaktik und hat die Fachleitung Fitness an der Technische Universität in München. Promotion an der Professur für Biomechanik im Sport; Thema: Kraft-Fett-Korrelation in der Muskulatur.

Wie geht richtig stretchen bzw. dehnen?
Es existieren, wie gerade angesprochen, zahlreiche verschiedene Dehnmethoden, die sich im Wesentlichen in der Art der Ausführung der Dehnung unterscheiden. Jedoch stiftet einerseits die undurchschaubare Fülle an deutsch- und englischsprachlichen Fachbegriffen Verwirrung, andererseits kursieren darüber hinaus diverse Meinungen, die jedem Sportler, der sich mit dem Thema Stretching beschäftigt, zu Ohren kommen: Während die eine Methode verteufelt wird, weil sie angeblich negative Effekte nach sich zieht, wird die andere Methode hochgejubelt, denn diese hat, so heißt es zumindest, nur positive Auswirkungen zur Folge. Nach einigen Monaten oder Jahren wendet sich das Blatt – auf einmal soll doch wieder anders gedehnt werden und das, was bisher gut und richtig war, ist auf einmal nicht mehr gern gesehen. Wie wird nun heutzutage, dem aktuellen Stand der Wissenschaft entsprechend, richtig gedehnt?

Es unterscheiden sich drei wesentliche Dehnmethoden sowohl bezüglich der Durchführung als auch der Zielsetzung:

---

[269] https://bodyboom.de/stretching-teil-3-licht-ins-dunkel-des-dehnens-warum-wann-und-vor-allem-wie/, zuletzt besucht am 16.6.22, 10.45 Uhr.

- Statisches Dehnen (Static Stretching: SS)
- Dynamisches Dehnen (Dynamic Stretching: DS)
- CRAC-Dehnen (Contract Relax-Agonist Contract: CRAC)

Statisches Dehnen (Static Stretching: SS)

Beim Static Stretching (SS) wird eine Dehnposition nahe der individuellen Schmerzgrenze eingenommen und bei submaximaler, gleichbleibender Intensität ausschließlich gehalten. In einem langfristigen Dehnungstraining wird jede Muskelgruppe dabei 20-30 Sekunden gedehnt, es erfolgen ca. je 3 Sätze, wobei dazwischen eine Pausenzeit von 5-10 Sekunden vorgesehen ist. Die Anwendung der statischen Methode zieht sowohl neurophysiologische als auch bei längeren Dehnzeiten strukturelle Veränderungen in der Muskultur nach sich.
Die besonderen Vorteile dieser Methode liegen – aufgrund der Einfachheit der Ausführung – in der guten Kontrolle der Dehnung, dem Erfühlen der Spannungszustände im eigenen Körper und der damit einhergehenden psychischen Entspannung (vgl. Yoga).

Dynamisches Dehnen (Dynamic Stretching: DS)

Das Dynamic Stretching (DS) unterscheidet sich vom statischen Dehnen dadurch, dass die Endposition nicht einfach nur gehalten, sondern mit unterschiedlicher Intensität in den Endbereich der Bewegungsamplitude hinein gefedert wird. Dieses Federn kann je nach Ausführung einerseits nur einen sehr kleinen Bewegungsspielraum haben, dann ist es dem statischen Dehnen ähnlich, andererseits durch großflächigere Ausholbewegungen schon in den Bereich Schwunggymnastik gehen. Im Rahmen eines langfristigen Dehnungstrainings empfehlen sich 10-15 pumpend-federnde Wiederholungen pro Muskelgruppe und 3 Sätze bei submaximaler bis maximaler Intensität und einer Pausenzeit von 5-10 Sekunden.

Der Vorteil des dynamischen Dehnens liegt in der besonderen Eignung dieser Methode für der Vorbereitung auf sportliche Leistungen mit großen Gelenksamplituden, da die dynamische Ausführung einerseits die Endposition der Muskulatur ständig erweitert und begrenzt und andererseits der nachfolgenden sportlichen Beanspruchung und Bewegungsausführung sehr nahe kommt.

CRAC-Dehnen (Contract Relax-Agonist Contract: CRAC)

Das Dehnen nach der CRAC-Methode ist aufgrund der Komplexität der Durchführung die anspruchsvollste der vorgestellten Methoden, erfordert sowohl Anstrengungsbereitschaft als auch ein hohes Maß an Körperbeherrschung und Konzentration und eignet sich somit eher für den schon fortgeschrittenen „Stretcher". Nach dem Einnehmen einer leichten Dehnposition wird zunächst der zu dehnende Zielmuskel für 5-10 Sekunden maximal isometrisch kontrahiert (Contract) und danach für 2-5 Sekunden entspannt (Relax).

Daraufhin wird die entsprechende Position zur Dehnung des Zielmuskels eingenommen, wobei während der Dehnung der Gegenspieler (Muskel, welcher dem zu dehnenden Muskel anatomisch gegenüber liegt) 5-10 Sekunden lang kontrahiert wird (Agonist-Contract). In einem langfristigen Dehnungsprogramm werden bei submaximaler bis maximaler Intensität 2-3 Sätze pro Übung durchgeführt, während zwischen den Sätzen eine Pause von 5-10 Sekunden erfolgen sollte.

Der Vorteil des CRAC-Dehnens liegt vor allem in der mit der Dehnung einhergehenden Kräftigung der jeweiligen Muskulatur, die sich über die isometrischen Kontraktionsphasen ergibt. Außerdem zieht das Beherrschen dieser komplexen Dehnmethode auch eine Optimierung des individuellen Körpergefühls nach sich. Aus sportwissenschaftlicher Sicht stellt das CRAC-Dehnen eine PNF-Methode (propriozeptive neuromuskuläre Fazilitation) dar, welcher sowohl neuromuskuläre Bahnungseffekte als auch die Hemmung intramuskulärer Reflexe (autogene Hemmung, reziproke Vorwärtshemmung) zugeschrieben werden.

2.5.7 Physiotherapie und Muskeltraining (PIR und PNF)

Bei Wikipedia[270] ist zu lesen:

Postisometrische Relaxation (PIR) wird in verschiedenen Schulen der Krankengymnastik, Manuellen Therapie, Osteopathie u. a. genutzt, um verspannte Muskeln zu lockern und zu dehnen. Diese Bezeichnung – Postisometrische Relaxation – sollte jedoch nicht mehr verwendet werden, da schon seit 1999 bekannt ist, dass es bei dieser Technik keine Inhibierung (Hemmung) der Muskulatur, sondern eine postkontrakte Potenzierung im EMG nachweisbar ist. In der Sportwissenschaft wird daher die Abkürzung AED für „Anspannen – Entspannen – Dehnen" verwendet.

Der Therapeut lässt hierzu den Patienten den zu dehnenden Muskel zunächst gegen einen Widerstand anspannen. Nach einigen Sekunden lässt der Patient locker. Im Anschluss daran kann der zuvor angespannte Muskel ohne großen Kraftaufwand oder gar Schmerzen gedehnt werden. Aus der neuen, etwas gedehnten Position wird das gleiche Vorgehen wiederholt und so Zug um Zug der Bewegungsspielraum des Muskels deutlich erweitert bzw. die Verspannung aufgehoben.

Nach Melanie Andes[271]:

Postisometrische Relaxation – Technik und Evidenz
Artikel online veröffentlicht[272]:

Kurz, lang, sanft oder schmerzhaft: Es gibt viele verschiedene Dehntechniken. Sie unterscheiden sich in Intensität, Dauer oder Wiederholungen. Die Postisometrische Relaxation gehört zu den passiv-statischen Dehnmethoden. Sie ist eine beliebte und oft genutzte Dehntechnik in Sport und Therapie. Doch wie sieht es eigentlich mit dem aktuellen Stand der Forschung aus?

---

[270] https://de.wikipedia.org/wiki/Postisometrische_Relaxation, zuletzt besucht am 11.6.22, 10.57 Uhr.

[271] https://www.thieme-connect.com/products/ejournals/abstract/10.1055/a-1433-6918, zuletzt besucht am 11.6.22, 10.33 Uhr.

[272] 19. Januar 2022, © Thieme. Georg Thieme Verlag, Rüdigerstraße 14, 70469 Stuttgart, Germany.

Bei der Postisometrischen Relaxation (PIR) nach Lewit handelt es sich um eine Dehntechnik, die mit isometrischem Widerstand von außen arbeitet. Isometrie bedeutet ein unverändertes Längenverhältnis, das heißt, eine aktive Muskellängenveränderung wird ausgeschlossen. Das Wort Relaxation ist mit dem Begriff Entspannung zu übersetzen. Postisometrische Relaxation bedeutet also, dass die Phase nach der isometrischen Anspannung zur Entspannung genutzt wird [1, 2].

Ziele und Wirkung Die PIR dient der spezifischen Therapie von Muskelspasmen, vor allem Triggerpunkten (TrP). Auch in der Rehabilitationsphase kommt sie zum Einsatz, da sie die Aktivität des Patienten voraussetzt. Durch die sanfte Technik eignet sie sich darüber hinaus gut zur Selbstbehandlung. Die Wirktheorien erklären sich zum einem daraus, dass sich bei minimaler Kraft lediglich jene Muskelfasern anspannen, die eine geringe Reizschwelle haben, wie dies im muskulären Triggerpunkt der Fall ist. Zum anderen daraus, dass der Dehnreflex konsequent vermieden wird, der sich immer bei passiver, auch schonender Dehnung einstellt. Die therapeutische Wirkung zeigt sich nicht nur am Muskel (z. B. TrP) selbst, sondern auch an dessen Ansatz und ebenso an Insertionen von Bändern, welche die Spannung übertragen [2].

Studienlage

Regelmäßiges Dehnen verbessert die Gewebeelastizität und reduziert die muskuläre Spannung. Dies trägt zu einer erhöhten Belastbarkeit bei. Das haben mittlerweile viele Studien gezeigt. Dennoch wird die Frage nach dem spezifischen gesundheitlichen Nutzen kontrovers diskutiert. Kritische Stimmen warnen vor unspezifischen „Stretching-Programmen". Wenn jedoch Ziel und Zweck genau analysiert sind, kann Dehnung die Beweglichkeit verbessern und Verletzungen vorbeugen [3].

Entspannung In einer Untersuchung der Technischen Universität München (2004) wurden 3 verschiedene Dehnmethoden im Rahmen des Aufwärmens untersucht. Die verwendeten Methoden waren das Anspannungs-Entspannungs-Dehnen (hier ist die PIR einzuordnen), das dynamische Dehnen sowie das statische Dehnen. Die 64 Versuchspersonen wandten alle 3 Dehnmethoden an unterschiedlichen Tagen an. Als Mittel zur Vorbereitung bei Belastung schätzen die Probanden das dynamische Dehnen als insgesamt positiv ein. Verschiedene Messungen der Kraftparameter ergaben, dass insgesamt alle 3 Dehnmethoden tendenziell leistungsmindernd wirken. Deshalb empfehlen die Autoren, Dehnung nicht vor, sondern nach dem Sport auszuführen, z. B. mittels des Anspannungs-Entspannungs-Dehnens. Darüber hinaus zeigten sie, dass das Dehnen einen überwiegend positiven Einfluss auf das subjektive Befinden des Sportlers hat. Das wird auch in vielen weiteren Untersuchungen hervorgehoben [3–5]. Durch die Leistungsminderung der Muskulatur lässt sich ein positiver Einfluss auf die Entspannung des Muskels ableiten.

Schmerz Der Autor einer Dissertation der Medizinischen Fakultät der Universität in Jena (2017) verglich verschiedene Behandlungen von Triggerpunkten (Sprühen und Dehnen, Postisometrische Relaxation, Dry Needling und ischämische Kompression). Es wurden je Technik 28 Teilnehmer an schmerzverursachenden TrP der Schultergürtelmuskulatur untersucht. In der PIR-Gruppe zeigte sich eine signifikante Druckschmerzschwellenabnahme. Der daraus resultierende reduzierte Wert auf der visuellen analogen Schmerzskala verdeutlicht die klinische Wertigkeit der subjektiven Wahrnehmung der Patienten [4].

Beweglichkeit Die Autoren einer Arbeit (2012), die die Effektivität von statischer Längsdehnung mit der Dehnung nach PIR verglich, beschäftigten sich mit der Frage, welche Technik man dem Patienten am besten mit nach Hause geben kann. Es wurden 20 Probanden angeleitet, in einem Zeitraum von 4 Wochen täglich eine Methode pro Bein an der ischiocruralen Muskulatur durchzuführen. Beide Dehntechniken zeigen im Vorher-nachher-Vergleich eine klinisch und statistisch signifikante Verbesserung des Bewegungsausmaßes des Kniegelenks. Somit zeigt sich keine Überlegenheit einer Technik. Jedoch war der Großteil der

2.5.8 Bewegungsformen für geschmeidige Muskeln und Gelenke:

A) Qi Gong

Bei Doc Check[273] lesen wir zu Qigong:

1 Definition

Qigong ist ein chinesischer Begriff für eine Vielfalt von Traditionen des kunstvollen Umgangs mit dem Qi.

2 Hintergrund

"Qi" steht für: Lebensenergie, Vitalität, Lebendigkeit, Beseeltheit.

"Gong" bedeutet beharrliches Üben.

"Qigong" ist ein Bestandteil der TCM, die auf Erfahrungswissen beruht. Sie misst der Prävention von Krankheiten besondere Bedeutung bei und betont die Eigenverantwortung des Einzelnen für sein Wohlergehen.

Bei Wikipedia[274] ist zu lesen:

Qigong (...in geläufiger deutscher Schreibweise auch Chigong) ist eine chinesische Meditations-, Konzentrations- und Bewegungsform zur Kultivierung von Körper und Geist. Auch Kampfkunst-Übungen werden darunter verstanden. Zur Praxis gehören Atemübungen, Körper- und Bewegungsübungen, Konzentrationsübungen und Meditationsübungen. Die Übungen sollen der Harmonisierung und Regulierung des Qi-Flusses im Körper dienen.

Der Ursprung der Übungen liegt weit zurück, schon bei Zhuangzi werden bestimmte Formen angedeutet und aus der Zeit der Han-Dynastie liegen Seidenbilder vor. Der Name Qigong wurde zum ersten Mal von dem Daoisten Xu Xun aus der Jin-Zeit verwendet und bezeichnet seitdem bestimmte Übungen in der Kampfkunst. In der Geschichte Chinas hat diese Praxis als Gesundheitsvorsorge immer eine große Rolle gespielt, wurde aber auch für religiös-geistige Zwecke, insbesondere im Daoismus, Buddhismus und Konfuzianismus, eingesetzt und in den Klöstern überliefert. Die Bezeichnung Qigong für diese Übungen findet jedoch erst seit den 1950er Jahren Verwendung und die unterschiedlichen Stilarten des Qigong sind zum Teil ganz neue Entwicklungen, die jedoch auf den jahrtausendealten Traditionen basieren.

In den 1950er Jahren wurde der Name Qigong von dem Arzt Liu Guizhen für diese Gesundheitsübungen verwendet, der in seiner Arbeit Techniken alter Tradition zur Förderung und Stabilisierung des Energiehaushaltes des Körpers und zur Behandlung von Krankheiten verwendete.

---

[273] https://flexikon.doccheck.com/de/Qigong?utm_source=www.doccheck.flexikon&utm_medium=web&utm_campaign=DC%2BSearch, 11.6.22, 11.14 Uhr.
[274] https://de.wikipedia.org/wiki/Qigong, zuletzt besucht am 11.6.22, 10.59 Uhr.

B) Yoga

Bei Doc Check[275] lesen wir:

Sanskrit: Yoga, m., ..., yoga; kommt von yuga und bedeutet: Joch, Anbindung.

1. Definition

Yoga ist eine philosophische Lehre, die ursprünglich aus Indien stammt. Sie beinhaltet verschiedene physische und psychische Übungen, die zur Kräftigung der Muskulatur, Verbesserung der Balance und Beweglichkeit und zur Meditation eingesetzt werden.

2. Hintergrund

Unter dem Begriff Yoga finden sich heute verschiedene Übungsverfahren, welche die Gesamtheit menschlicher Erfahrungsbereiche (in der westlichen Kultur im Sinne der Trinität von Körper, Geist, und Seele) abdecken. "Das" bzw. "den" Yoga gibt es nicht. Selbst in seiner Ursprungsregion, dem indischen Subkontinent, hat nie eine einheitliche Auffassung von Yoga bestanden, und noch weniger eine einheitliche Vorstellung davon, was zu einer "richtigen" Yogapraxis gehört. Mit der beginnenden Ausbreitung des Yoga im Westen im 20. Jahrhundert hat der Begriff Yoga noch mehr Dehnung erfahren.

Unter seinem Dach versammeln sich inzwischen Angebote, die außer dem Namen kaum eine Gemeinsamkeit erkennen lassen. Moderne und bekannte Yoga-Formen sind das Hatha-Yoga und das Vinyasa-Yoga, die im Vergleich zu anderen Formen wie z.B. dem Yin-Yoga oder Jnana-Yoga sehr körperbetont sind, also auf Kräftigung ausgelegt sind.

3. Yoga als Therapie

Der Yoga bietet eine umfangreiche Anzahl von Methoden, die als Therapien eingesetzt werden. Die Verwendung des Yogas als therapeutisch ausgerichtete Heilmethode blickt auf keine lange Geschichte zurück. Die ersten überlieferten Versuche, Yoga gezielt therapeutisch einzusetzen, stammen aus den Zwanzigerjahren des 20. Jahrhunderts. In ihren Anfängen fehlte diesen Versuchen noch weitgehend eine offene und selbstkritische Haltung gegenüber den real erreichten Wirkungen.

Erst in den letzten fünfzig Jahren hat Yogatherapie begonnen, allmählich und nicht überall, sich in Richtung einer Erfahrungswissenschaft zu entwickeln. Ein Beispiel für therapeutisch angewendetes Yoga ist das Hormon-Yoga, das Symptome im Klimakterium mildern soll. Grundsätzlich kann Yoga zur Stressreduktion eingesetzt werden.[276]

Bei Wikipedia[277] kann man lesen:

Yoga – früher auch Joga geschrieben – (Sanskrit ... IAST yoga männlich; von yuga ‚Joch', yuj für: ‚anjochen, zusammenbinden, anspannen, anschirren') ist eine aus Indien stammende philosophische Lehre, die eine Reihe geistiger und körperlicher Übungen bzw. Praktiken wie Yama,

---

[275]https://flexikon.doccheck.com/de/Yoga?utm_source=www.doccheck.flexikon&utm_medium=web&utm_campaign=DC%2BSearch, zuletzt besucht am 11.6.22, 11.24 Uhr.

[276] Dr. I.Dalmann, M.Soder: Heilkunst Yoga - Yogatherapie heute, Berlin: Viveka-Verlag 2013

[277] https://de.wikipedia.org/wiki/Yoga, zuletzt besucht am 11.6.22, 11.28 Uhr.

Niyama, Asanas, Pranayama, Pratyahara, Kriyas, Meditation und Askese umfasst. Der Begriff Yoga kann sowohl „Vereinigung" oder „Integration" bedeuten, als auch im Sinne von „Anschirren" (vgl. „jochen") und „Anspannen" des Körpers an die Seele zur Sammlung und Konzentration bzw. zum Einswerden mit dem Bewusstsein verstanden werden.

Da jeder Weg zur Selbsterkenntnis als Yoga bezeichnet werden kann, gibt es im Hinduismus zahlreiche Namen für die verschiedenen Yoga-Wege, die den jeweiligen Veranlagungen der nach Selbsterkenntnis Strebenden angepasst sind. Yoga ist eine der sechs klassischen Schulen (Darshanas) der indischen Philosophie. Es gibt viele verschiedene Formen des Yoga, oft mit einer eigenen Philosophie und Praxis. In Europa und Nordamerika wurden bis vor kurzem unter dem Begriff Yoga oft nur körperliche Übungen verstanden – die Asanas oder Yogasanas – und der Begriff somit weitgehend mit Hatha Yoga gleichgesetzt.

Einige meditative Formen von Yoga legen ihren Schwerpunkt auf die geistige Konzentration, andere mehr auf körperliche Übungen und Positionen sowie Atemübungen (Pranayama), andere Richtungen betonen die Askese. Die philosophischen Grundlagen des Yoga wurden vor allem von Patanjali im Yogasutra zusammengefasst, auch die Bhagavad Gita und die Upanishaden informieren über Yoga.

Yoga, wie er im Westen gelehrt wird, beruht auf einer modernen Form, die ab Mitte des 19. Jahrhunderts entstanden ist, oft gekennzeichnet durch eine Übernahme westlicher esoterischer Ideen, westlicher Psychologie, physischen Trainings und wissenschaftlicher Annahmen durch englischsprachige und westlich ausgebildete Inder. In diesen Fällen stellt moderner Yoga eher eine New-Age-Lebenseinstellung dar als eine Form hinduistischer Spiritualität. Traditioneller, indischer Yoga unterscheidet sich grundsätzlich vom westlichen, modernen Yoga und enthält sehr viel komplexere Lehren und Praktiken als die modernen Formen.

Der Yoga-Praktizierende und insbesondere ein Meister des Yoga wird Yogī bzw. Jogi (Sanskrit ... oder Yogin ...) genannt. Die weibliche Form ist Yoginī ..., was allerdings auch „Zauberin" bedeutet (siehe Yogini). Am 1. Dezember 2016 wurde Yoga als Immaterielles Weltkulturerbe der UNESCO anerkannt.

C) Tai-Chi

Bei Doc Check[278] lesen wir:

1 Definition
Tai Chi Chuan (nach Pin-Yin: Tàijí Quán Synonyme: nach W.-G. T'ai Chi Ch'üan, auch "chinesisches Schattenboxen", kurz Tai Chi. Falsch: Thai Chi) gehört zu den chinesischen Kampfkünsten (Wushu). Genauer gesagt ist es eine innere, "weiche" Kampfkunst. Übersetzt bedeutet es "die Kampfkunst des größten Prinzips". Tai Chi basiert auf der Taoistischen Philosophie. Tai Chi wird oft zu präventiven wie auch therapeutischen Zwecken eingesetzt und ist integraler Bestandteil der traditionellen chinesischen Medizin.

---

[278]https://flexikon.doccheck.com/de/Tai_Chi_Chuan?utm_source=www.doccheck.flexikon&utm_medium=web&utm_campaign=DC%2BSearch, zuletzt besucht am 11.6.22, 11.37 Uhr.

2 Aufbau und Eigenschaften
Wie die meisten asiatischen Kampfkünste ist Tai Chi in sogenannte Formen strukturiert. Diese festgesetzten Bewegungsabfolgen werden (meist allein oder selten mit Partner) mit leerer Hand oder auch bewaffnet praktiziert. Als weicher, innerer Stil zeichnet sich Tai Chi durch langsame, fließende Bewegungen aus.

3 Geschichtliches
Der taoistische Mönch Zhang San Feng soll Tai Chi nach Beobachtung des Kampfes einer Schlange mit einem Kranich erfunden haben. Dies soll sich im Zeitraum 1200-1400 abgespielt haben. Wie z.B. auch die Akupunktur erklärt die traditionelle chinesische Medizin (TCM) die Wirkung von Tai Chi mit einer hypothetischen Lebensenergie, genannt Qi (Pin-Yin: Qì).

4 Stile
Die am meisten verbreiteten Stile sind Yang-, Chen-, Wu- und Sun-Stil.

Bei Wikipedia[279] nachzulesen:

Tàijí oder Tai Chi (Pinyin Tàijí, W.-G. T'ai-chi – „Das sehr große Äußerste, die großen Gegensätze, sinngemäß: Ursprung des Kosmos") bezeichnet das höchste Prinzip des Kosmos. Der Terminus findet sich im Daoismus und auch im Konfuzianismus.

Verschiedene Definitionsansätze
Eine allgemeine Definition ist schwierig, da der Begriff sehr unterschiedlich verwendet wird und in sich fließend ist. Das Zeichen tài bedeutet „sehr", „höchst", „äußerst", „der/die/das Größt(e)", „der/die/das Höchst(e)", das Maximum. Das Zeichen jí bedeutet ursprünglich den „Firstbalken" eines Satteldaches, hat später die Bedeutung von „höchste Position", „allerhöchste Stelle", „die Spitze", „der Pol", „der/die/das Äußerst(e)" bekommen. Daraus entwickelte sich die Bedeutung des Hauptpunktes, der Achse, des Zentrums. In den klassischen Schriften Chinas wird auch der Polarstern – gleichsam als Dreh- und Angelpunkt des Himmels – als Tàijí bezeichnet.

Daoismus
In der daoistischen Tradition bezeichnet das Tàijí vor allem die Einheit der komplementären Polaritäten, ganzheitlich betrachtet also sich ergänzenden Gegensätze des Yīn und Yáng. Das Zeichen Yīn bezeichnete ursprünglich die im Schatten liegende Seite eines Hügels. Das Zeichen Yáng hingegen bezeichnete ursprünglich die der Sonne zugewandte, helle sonnige Seite. Im etymologischen Aufbau des Schriftzeichens hat das Radikal, also, der beiden Zeichen Yīn und Yáng die Bedeutung eines Hügels. Yīn und Yáng vereinigen sich am Gipfel, eben am Tàijí. Damit drückt das Tàijí aus, dass alle Dinge in der Welt der Erscheinungen letztendlich in Harmonie stehen und dass auch scheinbare Gegensätze (z. B. Licht und Schatten) aus demselben Urgrund hervorgehen. Nach daoistischer Lehre ist das Tàijí aus dem Wújí, dem Nicht-Sein, der Leere, entstanden. Aus dem Tàijí hingegen geht die gesamte Welt der Erscheinungen hervor (Wànwù, – „wörtl. zehntausend Dinge, korrekt: unzählige Dinge"). Tàijí ist damit die Kraft, die die beiden Pole hervorbringt. Im Kapitel 42 des Dàodéjīng von Lǎo Zǐ heißt es hierzu: „Dào erzeugt Eins, Eins erzeugt Zwei, Zwei erzeugt Drei, Drei erzeugt alle Dinge."

[279] https://de.wikipedia.org/wiki/Taiji_(chinesische_Philosophie), zuletzt besucht am 11.6.22, 11.28 Uhr.

Konfuzianismus und Allgemeines

Im Konfuzianismus wird das Konzept des Tàijí vor allem durch den neo-konfuzianischen Philosophen Zhū Xī (1130–1200) eingebunden. Kern seiner Lehre ist, dass alle Dinge Lǐ („im philosophischen Kontext etwa Grund, Vernunft, Prinzip, Logik") besitzen. Das Lǐ ist unveränderlich, immateriell und den Dingen inhärent. Betrachtet man das Universum als Ganzes, so ist dessen Lǐ eben das Tàijí, also das ordnende Urprinzip des Universums. „Das Tàijí ist einfach das höchste von allem, jenseits dessen nichts sein kann." (Zhū Xī)

Häufig wird mit dem Begriff auch nur die symbolische Darstellung des Tàijí bezeichnet, die eigentlich Tàijítú heißt. Diese allgemein bekannte graphische Darstellung des Tàijí, dann oft auch als Monade bezeichnet, geht vermutlich auf Lái Zhī-Dé; 1525–1604), auch als Lái Qū-Táng bekannt, zurück. Die Grundidee, alle Dinge so zu denken, als bestünde im Hintergrund eine höhere Harmonie, hat die gesamte ostasiatische Kultur auf das Tiefste beeinflusst. Das Einswerden mit dieser Harmonie des Tàijí beherrscht nicht nur die Spiritualität, sondern wirkt sich auf Wohnen und Städteplanung (mittels der Fēngshuǐ-Lehre), Gartenbau, Gesellschaftsordnung, Medizin und viele andere Bereiche bis in die heutige Zeit aus.

Sonstiges

Im Westen wird der Begriff zuweilen fälschlicherweise als Kurzform für die Kampfkunst Tàijíquán verwendet. Auch dieses Übungssystem basiert auf diesem Einswerden mit der Harmonie des Tàijí. Als Kampfkunst bedient es sich dieser Erkenntnisse. Als Formübung ist es der bewegungsmeditative Ansatz mit der Möglichkeit, diese Harmonie zu erreichen.

D) Shaolin Kung-Fu

Bei Wikipedia[280] lesen wir:

Bis zum 15. Jahrhundert existiert kein (...) Beleg für eine kriegerische Betätigung der Shaolinmönche. Aus dem 16. und 17. Jahrhundert existieren mindestens 40 Quellen, die von speziellen Kampfkunstfähigkeiten der Shaolinmönche berichten. Diesen Quellen zufolge sind in der Mitte des 16. Jahrhunderts aus dem gesamten von der Ming-Dynastie beherrschten Reich Militärexperten ins Shaolinkloster gereist, um diese Kampfkunstfähigkeiten zu studieren. Die Quellen sprechen insbesondere von waffenlosen Kampfformen, von Speer- und von Stockfechttechniken.

Das älteste überlieferte Handbuch über Shaolin-Kampftechniken, die „Abhandlung über die originale Shaolin-Stockkampf-Methode", wurde um 1610 verfasst und 1621 veröffentlicht. Der Autor, Cheng Zongyou, berichtet in der Quelle, was er in seinem mehr als zehnjährigen Aufenthalt im Shaolinkloster gelernt hatte. Der Geograph Zheng Ruoceng hat in der detailliertesten Quelle des 16. Jahrhunderts überliefert, dass im Jahr 1553 ein Wan Biao von der Nanjing-Militärkommission Mönche als Kämpfer gegen marodierende Piraten angeheuert hat, unter ihnen Mönche aus dem Shaolinkloster. Mönchskrieger waren dieser Quelle zufolge an mindestens vier Schlachten beteiligt.

---

[280] https://de.wikipedia.org/wiki/Shaolin_Kung_Fu, zuletzt besucht am 12.6.22, 12.06 Uhr.

Eine umfangreiche Reform führte der Shaolin-Mönch Jue Yuan im 16. Jahrhundert durch. Ab diesem Zeitpunkt umfasste das System 72 Übungen, zu denen Schläge (Da), Tritte (Ti), Würfe (Shuai), Griffe (Qinna) und Methoden zur Stimulation von Vitalpunkten (Dianxue) gehörten. Die Übungen sind unter verschiedenen Namen bekannt, z. B. Di-sha-shou („Teufelshand") oder Zuo-ku-shu („Kunst der schmerzhaften Zwingen"). Er arbeitete außerdem Bodhidharmas Kampfkunsttugenden zu den „10 Regeln des Shaolin-Quanfa" aus, die die Grundlage heutiger Dojukuns sind. Um das System weiter zu perfektionieren, reiste Jua Yuan durch das Land, auf der Suche nach Kampfkunst-Experten. Zusammen mit seinem Arzt konnte er Bai Yu Feng zu einer gemeinsamen Arbeit bewegen, die schließlich zu den fünf Tierstilen führte. Diese Übungen wurden oft den Bewegungen von Tieren aus der chinesischen Astrologie nachempfunden, weil man hoffte, so Instinkte und Fähigkeiten der imitierten Tierarten erwerben zu können. Insgesamt 170 Aktionen verteilten sich auf folgende Bewegungstypen, das sogenannte Wuqinquan („Fünf Tierfäuste"):

- Drache (long) – Techniken zur geistigen Entwicklung (eine Art „Mentaltraining")
- Schlange (she) – Dehnungstechniken
- Tiger (hu) – Techniken zur Stärkung von Knochen und Muskeln
- Leopard (pao) – Training von Schnelligkeit, Koordination und Ausdauer
- Kranich (he) – Techniken zur allgemeinen Kräftigung und Vitalitätssteigerung

Prinzipien traditioneller Shaolin-Kampfkunst

Shaolin-Kampfkunst wird heutzutage in einer unüberschaubaren Vielzahl von Schulen und Stilen auf der ganzen Welt gelehrt. Traditionell ausgerichtete Schulen versuchen im Unterschied zu modernen Schulen, die sich auf das von China aus propagierte moderne Wushu konzentrieren, folgende Techniken und Prinzipien zu betonen:

- Shaolin ist eine Kampfkunst, die körperlich anstrengende und repetitive Bewegungsübungen erfordert.
- Shaolin ist kein Sport. Shaolin hat keine tänzerischen oder Pekingoper haften Momente.
- Beim Shaolin steht nicht die Selbstverteidigung im Vordergrund, sondern die Bewegungsmeditation. Daher sind einige Übungen nicht auf Kampfsituationen anwendbar, da sie lediglich der Stärkung des Körpers und Geistes dienen.
- Die Shaolin-Kampfkunst ist eng verbunden mit Wu De, der Kampfkunstmoral.
- Shaolin kann man nicht als Wettkampf oder als Sparring betreiben, da seine Techniken auf ernsthafte Verletzung oder gar Tötung des Gegners ausgelegt sind.
- Shaolin hat keine Graduierungen (Dans) wie bspw. verschiedenfarbige Gürtel. Die Schüler lernen und verbessern sich fortlaufend, um ihre Fertigkeiten zu verbessern und nicht, um einen höheren Grad zu erlangen.

2.6 DehnKraft2go®

DehnKraft2go® als westliche Form des Yoga

Das DehnKraft2go® Training ist die logische Verbindung aus dem Training der Dehnung und der Kraft als dialektische Überwindung dieser strikten Trennung früherer Jahrzehnte im Westen. In der Physiotherapie wurden schon lange Techniken eingesetzt, die dieses Prinzip[281] vereinen.

Erste Erfahrungen mit Yoga und Bogenschießen

In einem Kurs zum Thema Yoga und Bogenschießen 2003 im Schwarzwald lernte ich die Verbindung dieser beiden Themen kennen. Madhuha Reinhold Brünjes mit seinem Yogazentrum (heute in Waldkirch) unterrichtete uns in seiner Kunst, diese beiden Bereiche zu verbinden. Diese ersten Berührungspunkte mit dem Thema Yoga fand ich spannend, da es kein klassischer Kurs für Yoga-Übungen war.

Später besuchte ich auch solche klassischen Yoga-Kurse in Studios. Diesen konnte ich aber nicht so viel abgewinnen. Das spannende an Madhuhas Art des Unterrichts war, dass wir nicht zielen sollten.

Beim intuitiven Bogenschießen[282] spielt – anders als beim Sportschießen – die Anzahl der Trefferringe eine untergeordnete Rolle; vielmehr liegt der Schwerpunkt auf der geistigen Übung: „Konzentration, Tiefenatmung und innere Sammlung sind wesentliche Momente“ und „Die Intuition steht im Vordergrund“.

„Treffen ohne zu zielen“

Durch die konzentrierte Anspannung und Entspannung und das unmittelbare Zusammenspiel von Geist und Körper können beim intuitiven Bogenschießen Blockaden gelöst, Stress abgebaut und geistige Zielausrichtung erreicht werden.

„Der Pfeil ist die in den Raum projizierte Absicht"

Sobald der Pfeil abgeschossen wurde, kann der Schütze nichts mehr tun und nur noch dessen Bahn zum Ziel verfolgen. Von diesem Augenblick an gibt es keinen Grund mehr, die für den Schuss notwendige Spannung aufrechtzuerhalten. Daher
hat der Schütze die Bahn des Pfeils fest im Blick, aber sein Herz ruht sich aus, und er lächelt. In diesem Augenblick wird der Bogenschütze - falls er genug geübt hat, falls es ihm gelungen ist, seine Intuition zu entwickeln, falls er Eleganz und Konzentration während des Abschusses beizubehalten wusste - die Gegenwart des Universums spüren, und sein Tun wird belohnt werden.

Madhuha Reinhold Brünjes

[281] Siehe oben unter PIR oder PNF, Kapitel 2.5.7., S.123.

[282] https://yoga-zentrum-waldkirch.de/yoga-vedanta-ausbildung/leitung.php

Der Körper richtet sich auf die Entfernung, die Richtung, den Schusswinkel auch ohne Visiere und Stabilisatoren ein. Natürlich braucht auch diese Art des Bogenschießens in Verbindung mit der Atmung, wie alles im Leben, das man verbessern möchte, Übung.

Später lernte ich Michael Reimold[283] kennen, mit dem ich den Weg des traditionellen Bogenschießens in Schenkenzell im Schwarzwald über viele Jahre praktizieren und üben durfte. Auch er war als Lehrmeister ein wichtiger Wegbegleiter und über die Jahre guter Freund. Viele Stunden in einem Waldgebiet Bogenschießen auf 3-D Ziele und Übernachten in Blockhäusern mit offenem Feuer waren immer ein schöner Ausgleich zu der Hektik des Berufslebens in Köln.

Aus diesen Begegnungen und schmerzhaften Erfahrungen der Einseitigkeit des Zug- Armes (im Gegensatz zum Streck-Arm) entstand 2006 eine eigene Broschüre zu der Verbindung aus DehnKraft-Training und Bogenschießen[284]. Dort sind die Ausgleichsübungen zum Aufwärmen und Abwärmen beim Bogenschießen beschrieben. Es geht auch in diesem Bereich (auch für Sportschützen) darum, die Einseitigkeiten der Bewegungsmuster auszugleichen.

2.6.1 Die Entwicklung des DehnKraft2go® Übungs- und Trainingsprogramms

Als Sportler betrieb ich viele Jahre meines Lebens Leistungssport. Das Muster des Trainings war immer das Gleiche:

1. Vor einem Training das Aufwärmen mittels Dehnübungen/Stretching
2. Die sportlichen Übungen je nach Sportart
3. Das Abwärmen oder neudeutsch: der Cool down
4. Wettkämpfe und Meisterschaften bestreiten

> Prof. Ingo Froböse von der Sporthochschule Köln, beschreibt die Effekte des Aufwärmtrainings[285]: „Strukturen werden besser durchblutet, die Blutgefäße werden geweitet, die Übertragung der Nervenimpulse auf den Muskel verbessert sowie die Bänder, Sehnen und Faszien elastischer. All dies ermöglicht dann ein viel besseres und effektiveres Training ihrer Muskeln".

Die sportlichen Aktivitäten und die bei Schmerzen oder Verletzungen nötigen Behandlungen[286] sollten darauf abgestimmt sein, mit so wenig chemischen Medikamenten wie möglich und so vielen wie unbedingt nötig auszukommen. Also auch **mit Physik** zu agieren, nicht nur mit Chemie zum Schutz der langfristigen Gesundheit.

---

[283] https://gft-prisma.de/ueber-uns-das-team-der-gft-prisma/michael-reimold-unternehmer-und-impulsgeber/
[284] Rachl, Mosetter, (2006): Anspannen zur Entspannung. Bogenschießen als aktive Therapie.
[285] Ingo, Froböse, (2019), Das MUSKEL_WORKOUT, S.33.
[286] Mosetter 2005, Die neue ADHS-Therapie.

Wir behandeln Kinder[287] auch mit unseren DehnKraft (oder KiD nach Dr. Mosetter) Übungen, wenn es sich z.B. um das sogenannter ADS[288] oder ADHS[289] handelt.

Einen zweiten Flügel der Intervention kann die Behandlung über Gesetzmäßigkeiten der Physik am Muskelsystem bilden. Mittels Druckpunktstimulation[290] können wir in der Praxis die Kinder von ihrer oft zu hohen Ruhespannung im Körper erlösen und so kann dann der Körperstress aus den Kau- und Kiefermuskeln verschwinden. Diese Struktur ist besonders wichtig, da sich in unserem Muskel „Masseter[291]" (s. Bild unten) die Stress-Spannung vorbewusst abspielt. Mit dem MyoBoard2go® kann man sich diese Punkte in Zukunft zuhause und täglich selbst lösen. Was wir heute auch wissen, ist, dass der Aufbiss unserer Zähne zu Verspannungen in der Kiefer- und Kaumuskulatur führen kann. Deshalb lohnt es sich auch immer, die Stellung der Aufbissflächen und die Kontaktpunkte der Zähne von Fachleuten[292] im Blick behalten zu lassen.

---

[287] Hört Euch dazu auch Podcast Epiode 57 auf www.muskel-gesundheit.de oder bei Spotify, Rectac, YouTube unter Markus Fachl an.

[288] Quelle: https://www.google.com/search?q=Aufmerksamkeits+defizit+Syndrom, zuletzt besucht 24.05.21, 10.14 Uhr.

[289] Quelle: https://www.google.com/search?q=ADHS, zuletzt besucht 24.05.21, 10.15 Uhr. Die Aufmerksamkeitsdefizit-/Hyperaktivitätsstörung (ADHS) gehört zur Gruppe der Verhaltens- und emotionalen Störungen mit Beginn in der Kindheit und Jugend. Sie äußert sich durch Probleme mit Aufmerksamkeit, Impulsivität und Selbstregulation; manchmal kommt zusätzlich starke körperliche Unruhe (Hyperaktivität) hinzu.

[290] Travell und Simons 2002 Handbuch der Muskeltriggerpunkte 1, S.125 +132.

[291] Quelle: https://flexikon.doccheck.com/de/Musculus_masseter, zuletzt besucht 24.05.21, 10.23 Uhr. Der Musculus masseter ist ein Skelettmuskel, der zur oberflächlichen Kaumuskulatur gehört. Makroskopisch ein oberflächlicher, schräger Anteil (Pars superficialis) und ein tiefer, senkrechter Anteil (Pars profunda). Die Parotis wird zusammen mit dem Musculus masseter von einer gemeinsamen Faszie überzogen (Fascia masseterica).

[292] Boisserée, Schupp 2012, Kraniomandibuläres und Muskuloskelettales System, S.37ff.

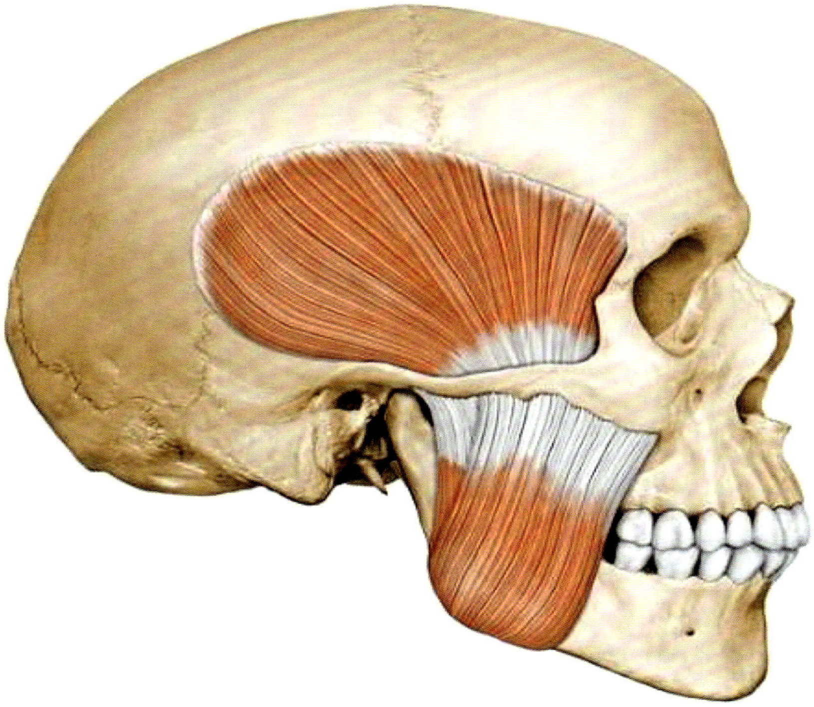

Bild mit freundlicher Genehmigung: Dr. Dr. Damir del Monte, Encephalon Karlsruhe. Oben ist der Muskel **Temporalis** zu sehen, von der Schläfe zum Jochbein, der den Kiefer beim Beißen schließt. Unten der Muskel **Masseter** vom Unterkiefer bis zum Jochbein, der den Mund ebenfalls schließt und dadurch zubeißt.

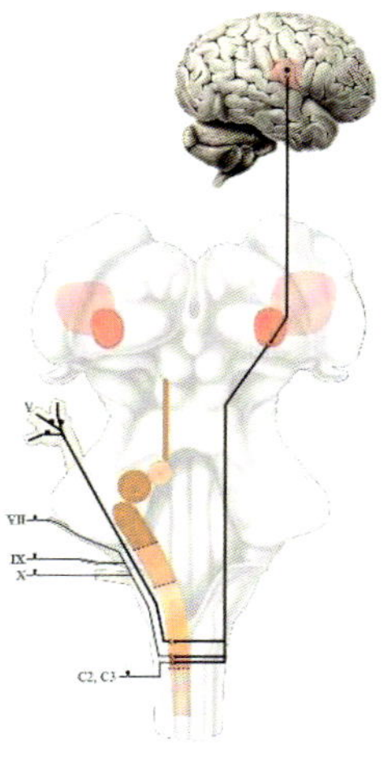 Protopathische Sensibilität (<u>Schmerz</u>, Temperatur, grobe Berührungsem- pfindung)	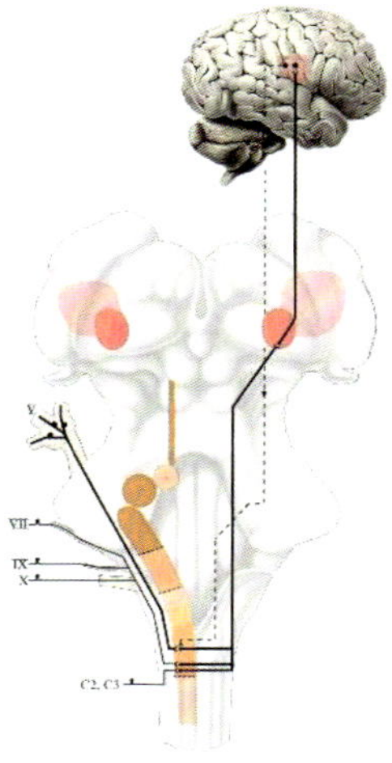 Protopathische Sensibilität und kortikale Regulation	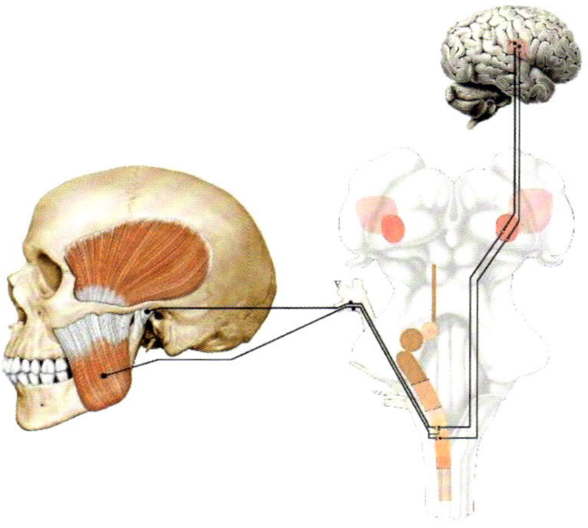 Konvergenz sensibler Eingänge encephalon

Damals erzählte ich der anfangs erwähnten Kinderärztin im Kinzigtal von meinen Ideen bezüglich *ausgleichender Bewegungen*. Wir sollten schon im Kindesalter beginnen und unsere Kinder geschmeidig und beweglich erhalten, bis ins hohe Lebensalter.

Vor allem, wenn noch (wie im Yoga bei der Übung: der Löwe) gebrüllt werden darf. Als ich an einer Kölner Schule „Gesundheitskunde" unterrichtet habe, unterschätzte ich diese Übung in Grundschulkassen. Die Schülerinnen und Schüler hinterher wieder ruhig zu bekommen, erforderte viel Geduld.

Was von uns Erwachsenen als Vorbilder ein gewisses Maß an Vorleben der gewünschten Verhaltensmuster bedeutet, wenn wir es von unseren Kindern erwarten möchten.

Daran haben Kinder besonderen Spaß.

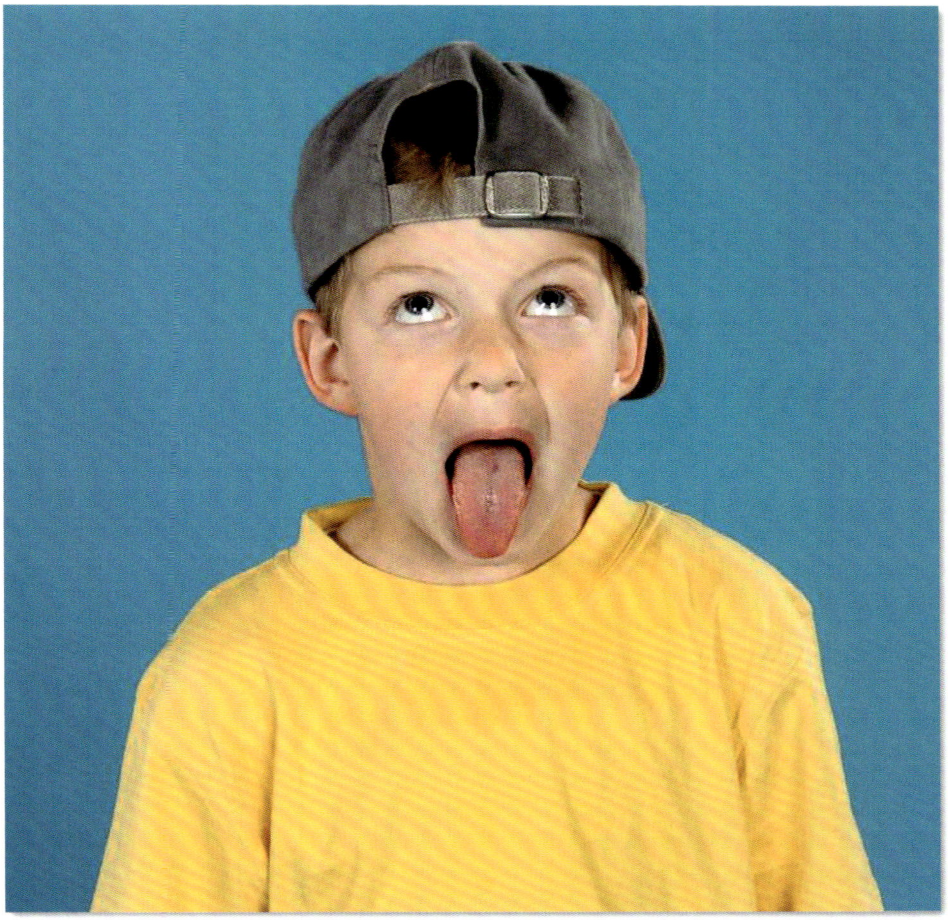

Bild: der Löwe aus dem Yoga

Die Kinderärztin meinte damals, dass es theoretisch funktionieren könnte mit kleinen Kindern zu beginnen, sich die Ausgleichsbewegungen anzueignen. Ich war mir damals schon sicher, dass es funktionieren würde, ich wusste nur noch nicht wie und wann. Es nützt langfristig mehr, wenn nicht nur Sport als Allheilmittel gepriesen, überall angeboten und immer funktioneller[293] gestaltet

[293] Oliver, Bertram, (2021) Men`s Health, Funktional Bodyweight-Training, S. 110ff.

wird. Vielmehr sollte auch immer ein Ausgleich für die Einseitigkeiten in den jeweiligen Bewegungen gesucht und mittrainiert werden, damit das Gewebe geschmeidig bleibt und unter Ruhebedingungen nicht zu fest wird.

> Prof. Dr. Ingo Froböse von der Sporthochschule Köln, beschreibt es so:
>
> „Achten Sie einmal darauf, wie verkrampft ihr Körper bei Angst, Dauerstress ist und wie locker sich die Muskeln anfühlen, wenn Sie herzhaft gelacht haben. Wenn die Muskeln dauerangespannt sind, werden sie schlechter mit Sauerstoff und Nährstoffen versorgt und ihre Zellen sterben sogar ab“.[294]

Als Vorbild galt mir die ganzen Jahre über, wie oben bereits berichtet, das Konzept der Zahnhygiene. Genauso musste die Idee für die Muskeln (und Faszien) zu trainieren und zu bearbeiten entwickelt werden. Also musste zu den DehnKraft2go® so etwas wie eine Muskelbürste her, die viele Stellen im Körper erreichen kann. Die Frage war: Wie soll sie aussehen und wie soll sie funktionieren[295]?

Unsere Patienten/-innen (und ich selbst) haben in den letzten dreißig Jahren immer wieder neue, einzelne Teile gekauft und ausprobiert, um sich selbst an schmerzenden und verspannten Stellen des Körpers zu behandeln. Außerdem kommen ständig (scheinbar) neue Trainings auf den Fitnessmarkt. Es führt dennoch oft nicht zu den erwarteten oder gewünschten Ergebnissen, nämlich schmerzfrei im Alltag, Beruf und Sport zu sein. Dafür waren die Gegenstände zur Eigenbehandlung immer wieder scheinbar neu. Die Stellen, die behandelt wurden, waren meistens die, die im Alltag schmerzten und bei allen Teilen die Gleichen.

Wir mussten also etwas entwickeln[296], was gut zu unserer Behandlung an den Muskelansätzen und dem DehnKraft2go® Konzept passt. Es sollte die Spannung der Muskeln lösen[297] und diese nicht nur lockern, was viele massageähnliche Ansätze tun. Dies ist dann die Weiterführung des letzten Trends in Deutschland, der **Faszienrolle**, die durch die Untersuchung und Erforschung der Faszien[298] in unserem Körper entstand. Mit Faszien-Techniken, Rollen bzw. Bällen versuchen heute viele berufstätige oder kranke Menschen und Sportler, ihre Muskeln zu lockern.

Mir reichte das jedoch oft nicht aus, da es meist unspezifisch und breitflächig stattfindet und die Anwender/-innen zu schnell von den Punkten wegrollen. Mir geht es darum, individuelle Verspannungen zu lösen. Vor allem auch an Stellen unseres Körpers, die nicht von Schmerzen betroffen sind oder zu Schmerzen an ganz anderen Stellen führen. Das Lockern von Muskeln lernte ich von Kindesbeinen an **von meinem Vater**, Martin Heinrich Rachl, der 40 Jahre als staatlich

---

[294] Ingo, Froböse, (2019), Das MUSKEL-WORKOUT, S.43.
[295] Seht euch dazu die Lehrvideos auf der Website www.myoboardtogo.de an.
[296] Die Podcast Episode dazu: https://muskel-gesundheit.de/interview-mit-udo-bodmer-myoboard2go-entwicklung-imschwarzwald-folge-065/
[297] Mosetter 2006, Myoreflextherapie Band 1, S. 49-51.
[298] Schleip (2012): Lehrbuch Faszien.

anerkannter Masseur und medizinischer Bademeister tätig war. Ebenso bedeutet „Lockern": heiße Bäder für die Menschen und ihre Muskeln, Wärme durch Sauna, ein warmes Kirschkernsäckchen oder das Liegen in heißem Sand. Viele Menschen berichten, dass Ihnen genau das immer wieder sehr guttut.

Allerdings Vorsicht bei Entzündungen im Körper mit Wärmeentwicklung, dort lieber kühlen! Ist die Wärmeanwendung vorbei, sind die Muskeln schnell wieder in dem Zustand, in dem sie auch vorher schon waren. Also ist das eine schöne Entspannung, löst die Probleme aber oft nicht ausreichend. Außerdem wirkt die Wärme unspezifisch, überall gleich. In dem Wissen, dass es entspannt aber nicht verändert, gönne ich mir ab und zu eine Massage. Dabei entsteht oftmals ein Gefühl der Zeit-Dehnung und Endorphine werden ausgeschüttet. Es tut insgesamt sehr gut und entspannt uns.

2.6.2 Das DehnKraft2go® Training in Stufen

Was sind die Ziele der regelmäßigen Anwendung

- Durch das regelmäßige Training wird dem täglich neuen Entstehen von Muskelverspannungen in Beruf, Alltag und Sport entgegengewirkt.
- Es besteht die Möglichkeit, Zeiten zwischen Behandlungen in einer Praxis zu überbrücken.
- Eigenverantwortung für die eigene Gesundheit zu übernehmen.
- Die Muskelspannung in Ruhe abzusenken.
- Ein Training so zu gestalten, dass man nicht „entweder Krafttraining" oder „Dehnübungen" machen muss, sondern ein „sowohl als auch" Training.
- Zeitersparnis im Vergleich zu herkömmlichen Kraft- und Dehn-Trainings.
- Wenn jemand zuhause bleiben muss (z.B. wegen Krankheit oder einer Pandemie mit Quarantänemaßnahmen), kann er/sie sich selbst ein Stück weit helfen, die Muskeln zu trainieren und zu entspannen.
- Auftretende **Schmerzen** ohne einen speziellen Unfall können erstmal selbst behandelt und gelöst werden.
- Zeit sparen in Wartezimmern von Praxen und Fitnessstudios.
- Dem hilflosen Gefühl etwas entgegensetzen, wenn man auf einen Behandlungstermin warten muss.
- Mehr als nur eine kurzzeitige Lockerung der Muskeln - **langfristig** gelöste, kräftige und geschmeidige Muskulatur.
- Zusammenhänge von verspannten Muskeln in Ruhe mit langfristiger Veränderung, Richtung Degeneration an Knochen und Gelenken, verstehen lernen. Durch die erstellten Bücher und Videos gelingt es besser, diese Zusammenhänge zu verstehen und gegenzusteuern. Heute werden diese Prozesse noch oft als unabänderlicher Verschleiß an den Gelenken (wie bei Maschinen[299]) erklärt.

---

[299] https://www.google.com/search?q=weltbild+von+descart&client, zuletzt besucht am 3.6.21 um 16.01 Uhr.

- Durch das stufenweise Steigern der Übungen wird einer Ermüdung des Organismus (Gehirn) auf immer gleiche Reize (z.B. Dehnübung, Faszienrolle) entgegengesteuert.
- Es ergänzt das **Konzept** der langfristigen und schmerzfreien Muskeln und Gelenke zusätzlich zu den MyoBoard2go®-Übungen und den Behandlungen in der Praxis oder im Wasser.
- Die Menschen sollen unabhängiger werden von ständigen Therapien.
- Die **Kosten** im „kranken-Kassen-System" sollen reduziert werden und dadurch unsere Beiträge langfristig sinken.
- Die Menschen „begeistern" für langfristig lockere Muskeln in Ruhe als **Gegentrend** zu den verspannten, in Ruhe straffen und dauerverkrampften Muskeln, die unsere Therapie-, Sport- und Trainingsarten ständig hervorrufen.
- Wahrnehmungsschulung der internen (unbewussten) Muskelspannungen im ganzen Körper (als Art der Meditation nutzbar).
- Atmung verbessern und dadurch zusätzlich entspannen, während Ihr darauf wartet, dass sich der Schmerz in der gedehnten Muskulatur löst.

Auf Dauer so locker wie möglich, so angespannt wie nötig. Dies ist auch die Devise beim DehnKraft2go® Training. Bitte beachtet, auf **welcher Stufe** Ihr in diesem Trainingsprozess steht.

Nicht schon als Anfänger die Meisterstufe versuchen! Dies hat sich selten bewährt, fordert aber unsere Geduld heraus. Nach dem Motto: „Wenn Du schnell sein möchtest, mach langsam!" oder „Wenn du komplex sein möchtest, fang simpel an!"

Die Prinzipien des DehnKraft2go® Trainings

- Am effektivsten ist es, immer eine ganze Muskelkette = Meridian –
  Einzuspannen, um viele Muskeln auf einmal zu trainieren. Dies spart Zeit.
- Bis zum Bewegungsende in die Dehnung der Muskeln gehen -
  Damit werden die kleinsten Krafteinheiten in den Muskelzellen (Aktin/Myosin, nächstes Bild) auseinandergezogen. Am Bewegungsende kann man kaum Kraft entwickeln, was ein sehr schonendes Training ermöglicht.
- Ohne Bewegung -Isometrisch-
  So vermeiden wir, dass die Muskeln das machen, was sie bei jeder Bewegung und vielen anderen Trainings ohnehin schon machen: sie verkürzen sich. Wir zwingen den Körper, Sarkomere[300] (Längenteile[301]) einzubauen.
- Nur kurze Zeiteinheit, dafür mehrmals täglich -
  nach dem Vorbild der Zahnhygiene.
- Äußerer Widerstand -
  Da wir einen Trainingsreiz setzen möchten, reichen Übungen zur Eigendehnung nicht (nur zum Lösen der Verspannung), um den Umbauprozess anzuregen. In der Physik gilt für den

Descartes entwickelt eine ganz neuartige Sicht auf den menschlichen (und tierischen) Körper im Sinn einer selbständig funktionierenden Maschine (mechanistische Physiologie). Diese Auffassung spiegelt sich in dem späteren berühmten Buchtitel von La Mettrie L'homme machine (Der Mensch – eine Maschine) (1748).

[300] Nachgewiesen von Dr. Marco Toigo, ETH Zürich, https://www.researchgate.net/scientific-contributions/Marco-Toigo-12897658

[301] Mosetter, 2006, Myoreflextherapie Band1, S.90.

geschlossen Körperkreis (z.B. Halten des Kopfes mit der Hand, um zu dehnen und dann gegen die Hand drücken) Kraft = Gegenkraft. Das Ergebnis gibt 0.

- Vorne/hinten, innen/außen, oben/unten -
  Da wir im menschlichen System nichts durcheinanderbringen möchten, achten wir auf ausgleichende Belastungen der Muskeln und der darin gespeicherten Erinnerungen.
- Verschiedene Gelenkstellungen –
  Unsere Muskeln haben unterschiedliche Faserverläufe. So kann z.B. der große Brustmuskel unseren Arm aus unterschiedlichen Höhen nach vorne bewegen. Um allen Muskelfasern und Faszien gerecht zu werden, sollten die Übungen aus unterschiedlichen Gelenkstellungen trainiert werden.
- Leichte Kraftentwicklung –
  Um die Gelenke zu schonen, arbeiten wir anfangs mit leichten Reizen. Außerdem hat der Muskel (Aktin und Myosin, siehe nächstes Bild)

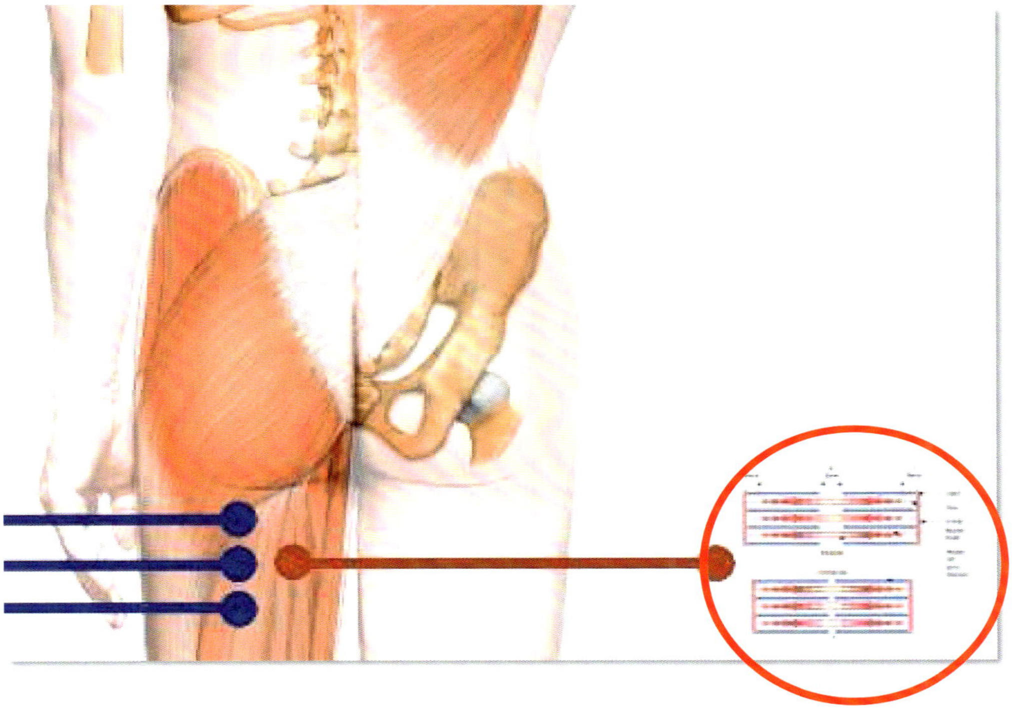

in der vollen Dehnung keine Andockstellen zur Kontraktion. Später kann man das Ganze natürlich steigern.

- Stimulation von Druckpunkten - werden durch die Aktivität der Muskeln automatisch aktiviert[302].

[302] Mosetter, 2006, Myoreflextherapie Band1, S.91.

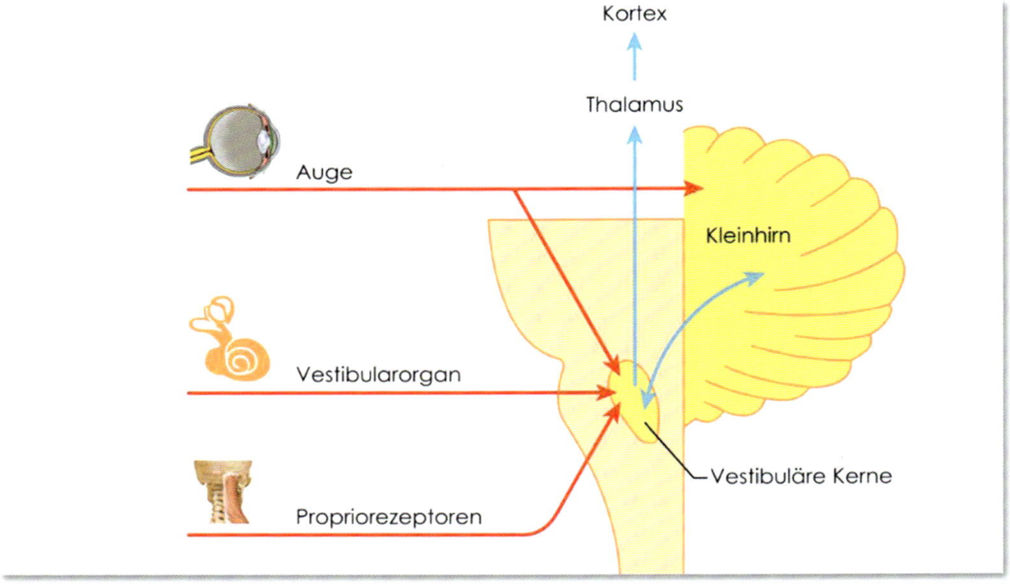

Da die Nervenimpulse sowohl durch die Druckpunktstimulation als durch die Bewegung und Kraftentwicklung zum Gehirn geleitet werden, kann man behandeln oder trainieren.

- Bei Gelenkersatz die Übungen mit Euren Therapeuten/-innen besprechen!
-

Wir unterscheiden die folgenden fünf Trainingsstufen,
hier am Beispiel der Bauchmuskelkette:

Anfänger/ -in	**Fortgeschritten/-e**	**Könner/-in**	**Meister/-in**	**Großmeister/-in**
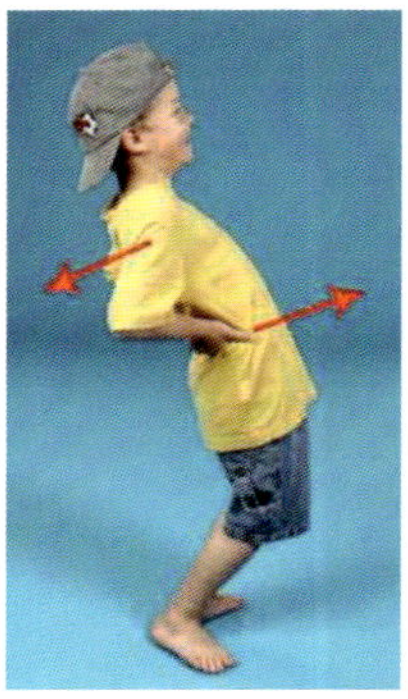 Im Stehen – früh übt sich...	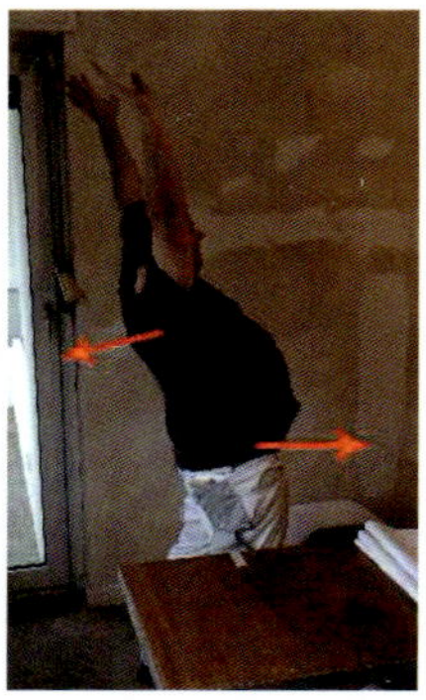 Bei unterschied-lichen Tätigkeiten Rückneige als Ausgleich	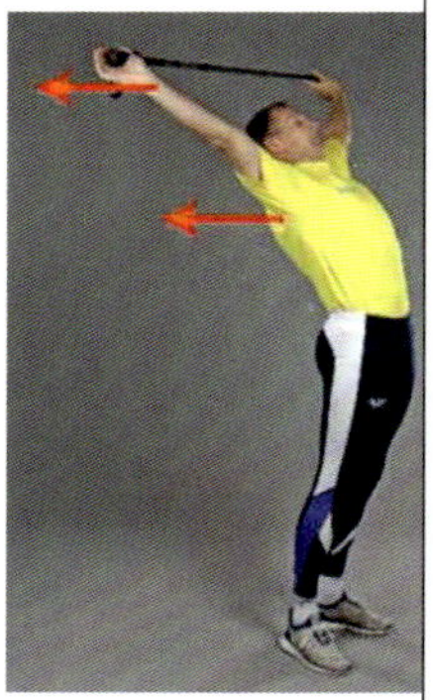 Einsatz von Hilfsmitteln	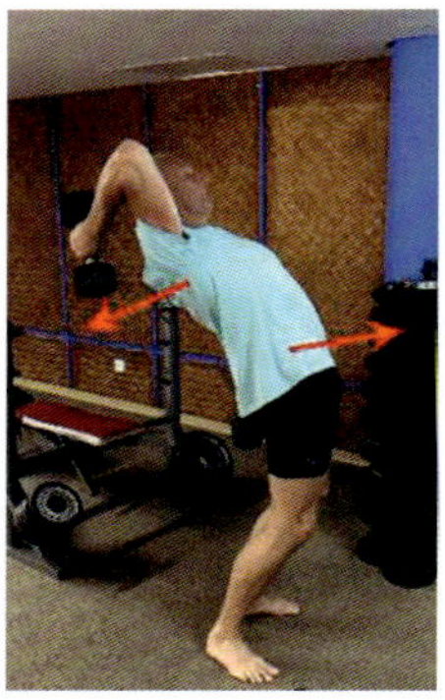 Mit Einsatz von Gewichten	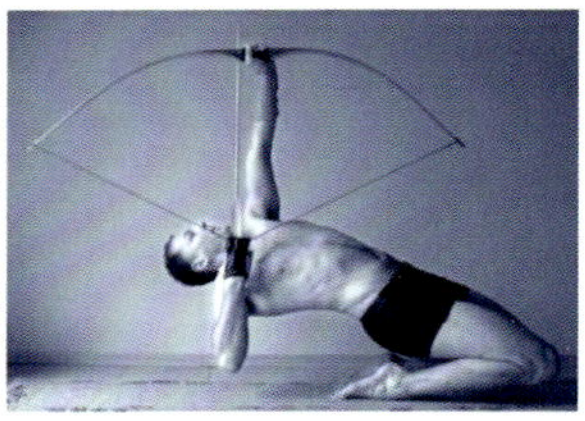 DehnKraft2go® extrem + MyoBoard2go® - z.B. unterm Unterschenkel

Die aktuellen Videos zum Training sind auf der Website
www.muskel-gesundheit.de[303] oder bei YouTube unter Markus Rachl zu sehen.

[303] https://muskel-gesundheit.de/videos/ oder auf YouTube: Markus Rachl.

Informationsverarbeitung n unserem Gehirn

„Wir sind Informationssucher, wir klammern uns im Dunkeln an die kleinsten Lichtpunkte, in der Stille an das leiseste Geräusch. (...) Aber wir suchen nicht nach monotoner Information, wir suchen die Abwechslung, die Variation. So wie wir uns alle an den Druck gewöhnt haben, den die Armbanduhr auf die Haut ausübt, und diese nur noch dann fühlen, wenn sie sich verschiebt, so ist monotone, unveränderliche Information auch keine wirkliche Information, sondern ein Signal, das mehr oder weniger im Hintergrundrauschen untergeht."[304]

Theo Mulder

Deshalb haben wir das DehnKraft2go® so entwickelt, dass man über die Jahre immer wieder die Reize verändern kann, die über die Rezeptoren der Haut, der Gelenke und Muskeln übers Rückenmark ans Gehirn gesendet werden. Bei den früheren Stretching- oder Dehnübungen blieben die Reize immer die Gleichen. Deshalb gab es bei Menschen, mit denen ich in der Praxis und beim Sport zu tun hatte, auch selten einen wirklichen Fortschritt.

Der Entwicklungsprozess, wirklich entspannte Muskeln und Muskelketten zu bekommen, dauert je nach Grundspannung, Vorgeschichte bei Schmerzen, Beruf und Sportarten oft Jahre. Also lasst Euch Zeit auf dem Weg in eine neue Geschmeidigkeit und Dynamik.

Je lockerer die Muskeln werden, desto intensiver kann man dann in die tiefer liegenden Muskelschichten mit der Lockerung vordringen. Wenn Ihr Euch dicke Muskeln (Querschnitt) antrainieren möchtet, dann geht Ihr auch 3x pro Woche á 2-3 Stunden in ein Fitnessstudio. Dort wird dann mit immer steigenden Gewichten der Muskel über ein halbes bis ganzes Jahr sichtbar dicker. Es dauert halt ein bisschen, Muskeln in die Veränderung zu trainieren.

2.6.3 Beschreibung und Durchführung der DehnKraft2go®[305] Übungen

Das Übungsprogramm ist nicht heute in Deutschland entstanden. Alte und unterschiedliche Bewegungssysteme zeigen die auf den folgenden Seiten dargestellten Bewegungsmuster schon seit Jahrtausenden.

---

304 Mulder 2005, Das adaptive Gehirn, S.148.

305 Um verantwortungsvoll und effektiv eine Behandlung zuhause anzubahnen oder fortzuführen, beachtet bitte die Hinweise im folgenden Text. Oder schaut Euch das entsprechende Video auf der Website https://muskel-gesundheit.de/videos/uebungen-grundlagen/ an. Ebenso ist es auf dem YouTube Kanal (Markus Rachl) zu finden, um die Übungen kennen zu lernen, zu studieren und richtig anwenden zu können, ohne sich zu verletzen.

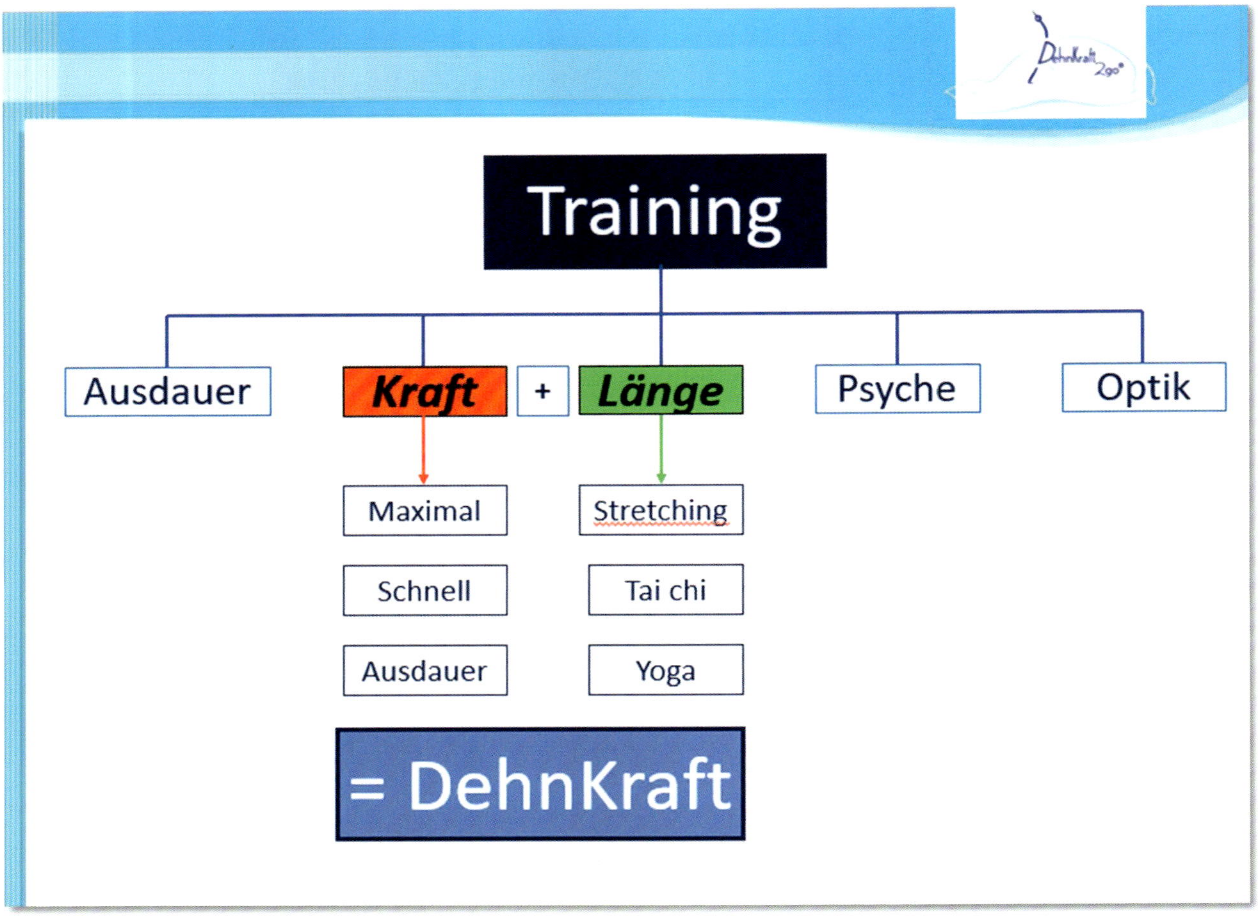

- Es ist **flexibel einsetzbar:** im Stehen, Sitzen oder Liegen, zuhause und auf Reisen.
- Die Übungen sind vielseitig und mobil einsetzbar und folgen dem Prinzip: „Keep it simple".
- Durch das Kombinieren von Dehnung und Kraft ergibt sich eine deutliche Zeitersparnis.
- Es entstand aus 30 Jahren Erfahrung in der Therapie von Schmerzpatienten/-innen bei gleichzeitiger Erfahrung als Sportler und Trainer.
- Im Vergleich zu anderen Trainings ist es kostenlos und überall anwendbar.
- Fast alle Muskeln und Faszien am Körper sind erreichbar, auch die tiefliegenden im Zusammenspiel mit den oberflächlichen Muskeln.
- Die gesetzten Reize sind steigerbar, um einen Gewöhnungseffekt zu vermeiden, dadurch sind Trainingsfortschritte auch langfristig möglich.
- Einzelne Muskeln und Faszien und ganze Muskelketten sind trainierbar vom Anfänger bis zum Profi.
- Es ist mit den unterschiedlichsten Körpermaßen anwendbar, ohne irgendetwas (z.B. Geräte) darauf einstellen zu müssen.
- Vermeidung des „Jo-Jo Effektes", aus Straffen der Muskeln durch Muskeltraining und Behandlungen zur Entspannung der verkrampften (antrainierten) Muskeln.
- Es wird als Videos oder Fachbuch ausgeliefert, mit neuesten wissenschaftlichen Erkenntnissen zur Schmerzbehandlung und zum Lösen der muskulären Verspannungen - und das auf Dauer.

- Individueller Trainingsplan erstellbar.
- Kostenlose Infos im Podcast „Muskel, Gesundheit und Leistung“ sowie genaue Erklärungsvideos sind verfügbar.
- Passend zum Trainingssystem auf lange und kräftige Muskeln wie z.B. Biokinematik Training nach Walter Packi[306], Five Konzept[307], KiD (Kraft in Dehnung) nach Dr. med. Kurt Mosetter[308] oder dem Gym-wood Training[309].
- Verspannungen, die im Beruf, Alltag oder Sport immer wieder entstehen, kann mit den DehnKraft2go® Übungen ständig gegengesteuert werden.
- Vermeidung von langfristigen Gelenkschäden, da die gelenkführende Muskulatur immer wieder verlängert und entspannt werden kann.
- Macht unabhängiger von Therapien wie z.B. Myoreflextherapie nach Dr. Mosetter, Myohydrotherapie® nach Markus Rachl, Osteopathie mit Triggerpunkten... und spart dadurch Zeit und Geld.
- Die Übungen sind von Therapeuten/-innen direkt in der Behandlung mit einsetzbar und integrierbar. Das ist manchmal wichtig für die Therapiezwecke.
- Kann durch Therapeuten/-innen individuell an die Schmerzen und das Leistungsniveau der Menschen angepasst werden.
- Kurse und Schulungen zu bestimmten Schmerzen und Körperregionen werden angeboten.
- Ein Übernehmen des Konzepts ist für Praxen und Therapeuten/-innen sowie Trainer/-innen und Fitnessstudios möglich.

Wir waren beim Schreiben dieses Buches bemüht, die Anwendungen bestmöglich darzustellen. Wir wollten ein ausgereiftes und flexibles System für die Anwender/-innen in die Öffentlichkeit bringen.

So könnt Ihr nun Euer persönliches DehnKraft2go® Übungsprogramm selbst zuhause flexibel gestalten, um Euch individuell selbst zu behandeln oder zu trainieren.

Ihr braucht keine extra Geräte für zuhause kaufen. Dies macht Sinn in Zeiten, in denen man nicht zu einer Behandlung gehen kann oder möchte, in Pandemiezeiten, wo das Zuhause der Aufenthaltsort sein muss oder an einem Urlaubsort irgendwo in dieser Welt und bei den momentan ständig steigenden Preisen auf dem freien Markt.

Es kann Sinn machen, dass Ihr in einer Behandlung mit Myoreflextherapie, Osteopathie, Sport oder Fitnesstraining das DehnKraft2go® Training von Therapeuten/-innen oder Trainer/-innen auf Euch **individuell** anpassen lasst. Sofern diese die Art des Muskeltrainings und -aufbaus schon kennen. So könnt Ihr die ersten Übungen für zuhause gezielt kennenlernen und auch üben.

In einer Behandlung kann der Effekt am Druckpunkt mit Fingerdruck oder durch den Druck der Myo-Stecker des MyoBoards2go® ausgeübt werden oder auch mit vielen anderen auf dem Markt

---

[306] https://biokinematik.com/
[307] https://www.five-konzept.de/
[308] https://www.myoreflex.de/uebersichtsseite-ausbildung/myoreflex-trainer
[309] https://gym-wood.com/fle-xx-geraete

erhältlichen Hilfsmitteln[310]. Ebenso gut können die DehnKraft2go® Übungen die Signale ans Gehirn auslösen.

Für das Gehirn, das den Reiz verarbeitet, spielt es keine Rolle, wodurch der Reiz am Punkt gesetzt und ausgelöst wird. Über die Tage, Wochen, Monate, Jahre und Jahrzehnte des Trainierens, werden die gesetzten Reize immer kürzer[311] möglich.

Meine Lehrmeister im Kampfsport und der Medizin sprachen von Impulsen (0,7 Sekunden), die nötig sind, um einen Reiz Richtung Zerstörung oder auch Heilung am Körper zu setzten. Falls Du Dir ansehen möchtest, wie ein Impulstraining DehnKraft nach Jahrzehnten (tausenden Stunden) des Übens aussehen kann, ist dies auf

https://muskel-gesundheit.de/videos/uebungen-grundlagen/Power-DehnKraft als unterstes (stehend und am Boden) mit der Nr. 4 (KiD als Power-DehnKraft2go® Muskel-Training) hinterlegt.

Aber: nicht gleich nachmachen!

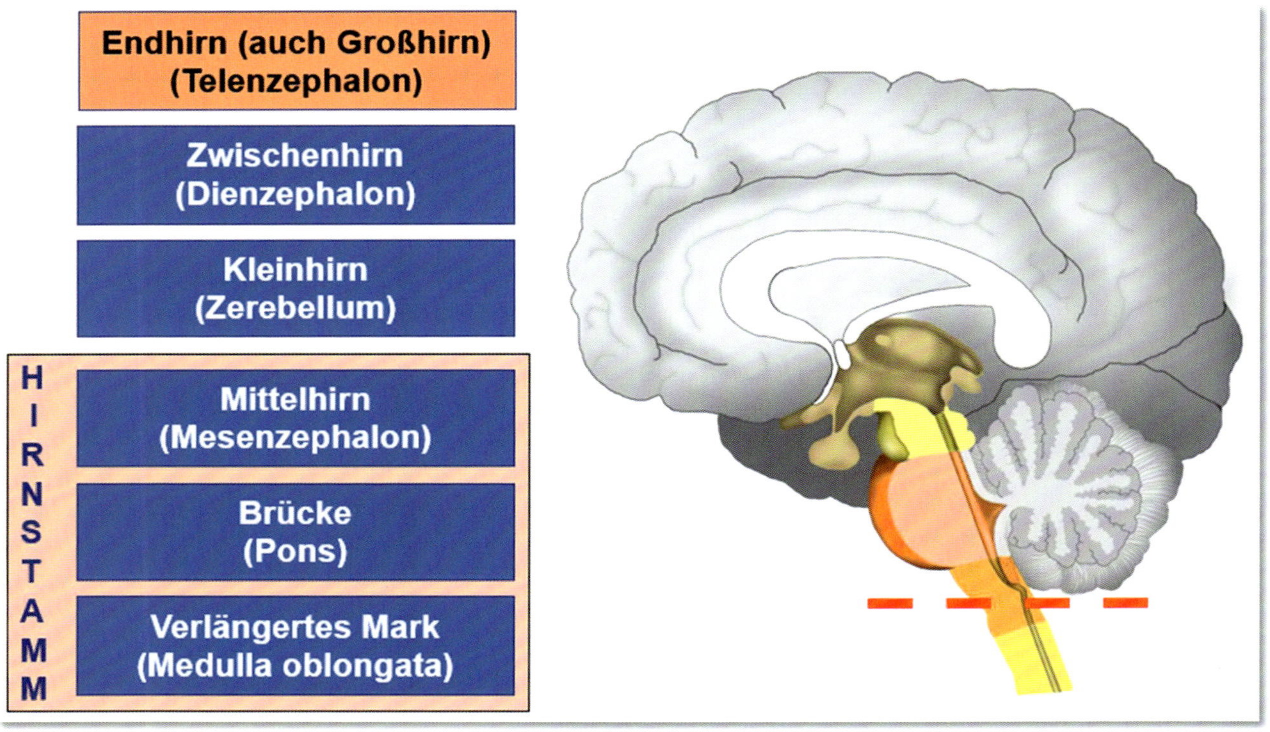

Durch die Übungen wird die Feuerung der Nervenimpulse zum Gehirn erhöht (Summation der Einzelreize). Da die Reize dort in erhöhter Frequenz eintreffen, sind sie irgendwann so stark, dass der Reiz durch den Thalamus[312] (Dienceohalon = Zwischenhirn) bewusst (als Schmerz) wahrgenommen werden kann. Dann beginnt die Verarbeitung der Reize, um die Spannung zu senken.

---

310 Franklin, Locker sein macht stark, 2003, S.96.

311 Power-DehnKraft Übungen im Stand und am Boden unter: https://www.youtube.com/watch?v=hePhhsScv2I

312 Trepel, 2004, Neuroanatomie, S. 172, 173.

Falls Ihr mal ein praktisches Beispiel sehen möchtet, lohnt es sich, die Show „Ninja Warriors[313]“ anzuschauen. Dort sieht man perfekt, was passiert, wenn die Anspannung in der Muskulatur zu hoch wird und was unser Gehirn unternimmt, um die Nerven und Blutgefäße zu schützen: Die Hände öffnen sich ohne weitere Kontrollmöglichkeit. Das passiert einfach - ganz egal, wie gut jemand auf starke Muskeln trainiert ist, wie tief sie oder er fallen wird oder wie kalt das Wasser unter ihnen auch sein mag.

Das Bild auf der nächsten Seite, zeigt die Druckpunkte und Vernetzung von Haut, Muskulatur und Faszien über die Nervenbahnen ins Bewußtsein in Eurem Gehirn. Dann die Reaktion aus der Verschaltung in den Hirnarealen über die Nerven wieder zurück zur Muskulatur. Dabei kann der Reiz mit dem Finger oder einem Gegenstand ausgelöst werden.

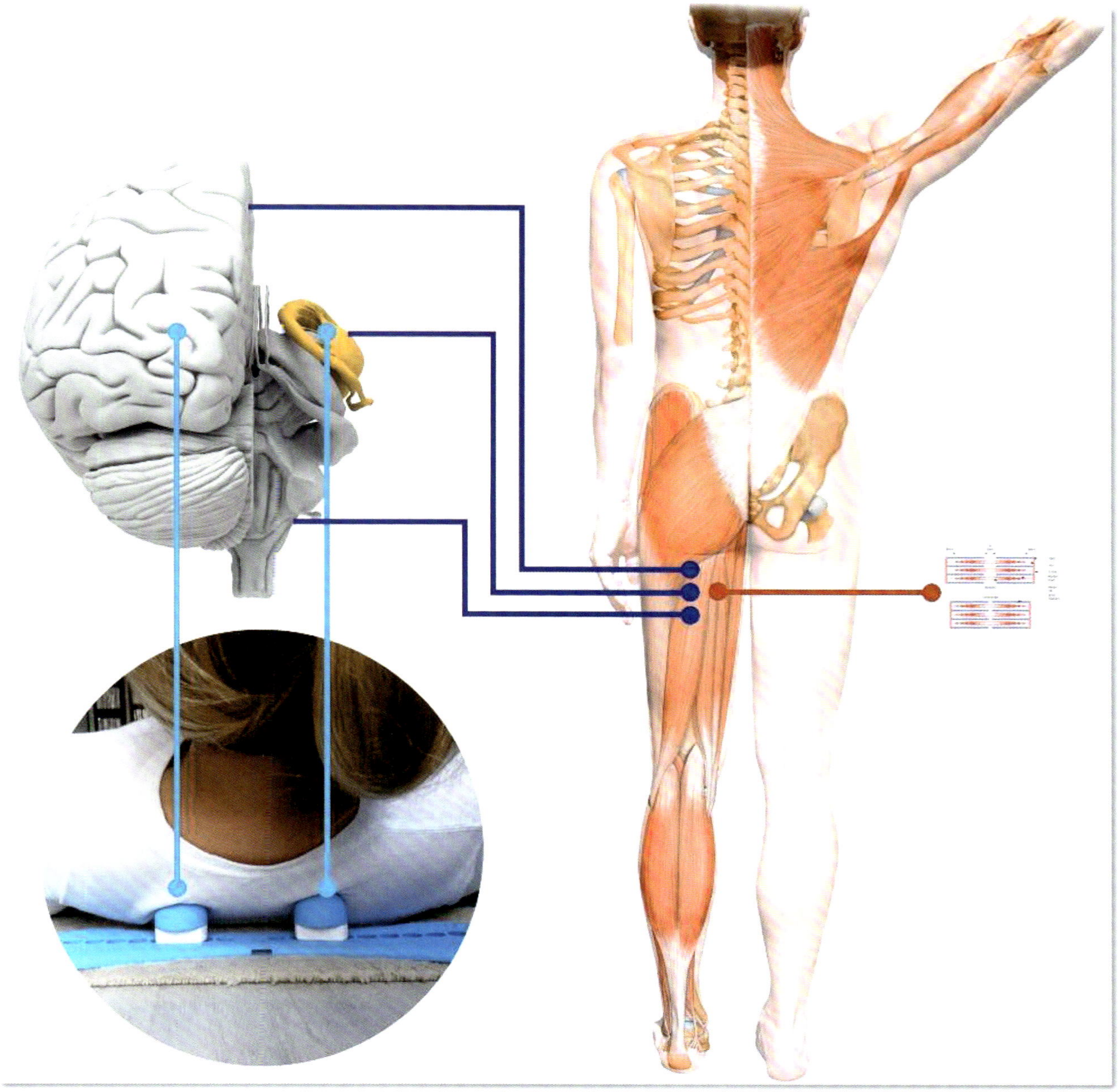

[313]https://www.youtube.com/watch?v=606_A2cT3Oo&list=PLetc_wMccTHb6SvjAQcn2zOPKrHMwWoZZ&index=2 , bei Minute 1:50.

Vielen Dank an Patrick Bohr alias „Paddy“ von Encephalon für die Erstellung der speziellen Grafiken.

An den entsprechenden Behandlungspunkten ist keine Entzündung oder Schädigung des Gewebes zu finden, wenn Schmerz spürbar wird! Es wird nur eine unbewusste und zu hohe Grundspannung der Muskeln jetzt als bewusster Schmerz im Gehirn[314] wahrgenommen. Die zuführenden Nervenimpulse kommen über den Tractus Spinothalamicus[315] aus den Muskeln übers Rückenmark[316] zum Gehirn. Alle Empfindungen und Sinne, die uns **bewusst werden**, werden im Gehirn verschaltet.

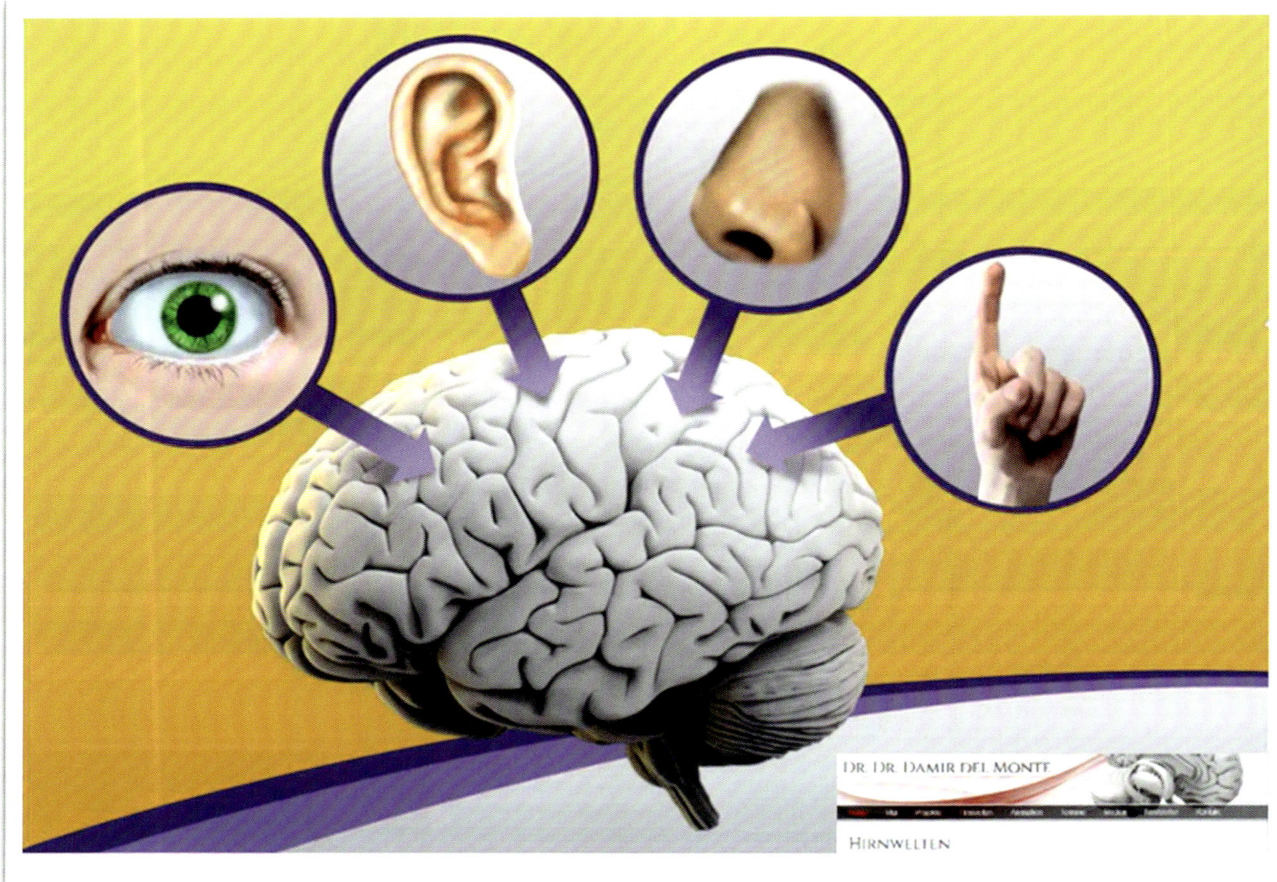

Bild mit freundlicher Genehmigung: Dr. Dr. del Monte (geb. Lovric), Encephalon Karlsruhe

Über schnellere Impulse, die an den Nerven ausgelöst werden, kann das Tor zum Bewusstsein geöffnet werden[317]. Was uns bewusst wird, hat nach allem, was man heute weiß, viel mit unserer Erwartung zu tun. Wir sehen, hören, entwickeln Kräfte -aufgrund unserer Erwartungshaltung.

---

314 über den Thalamus.

315 Trepel, 2004, Neuroanatomie, S. 90, 91.

316 Trepel, 2004, Neuroanatomie, S. 85ff.

317 Lovric und Reinert, 2013, Anatomie/Physiologie 2, S. 183ff.

Alle Bewegungen finden statt, obwohl uns die einzelnen Muskeln dabei nicht bewusst werden. Mit den Druckpunkten und dem dadurch bewussten Wahrnehmen der Spannungen arbeiten wir also quasi peripher am Muskel und zentral im Gehirn gleichzeitig. Besonders effektiv, wenn die DehnKraft2go Übungen mit der Anwendung des MyoBoard2go kombiniert werden. Dazu finden in Köln spezielle Anwenderseminare statt. Zu finden sind die Inhalte und Termine auf www.myobaordtogo.de.

Input und Output[318]

Die (Anm. des Verfassers: aus den Muskeln und Gelenken, Organen und der Haut) zum Gehirn ziehenden Fasern, sind die (...), die bei der Informationsverarbeitung den Input des Gehirns darstellen. .... So ergibt sich der Gesamtinput des Gehirns, eine Zahl von etwa 2,5 Millionen Fasern. (...) Ein Neuron bringt es auf eine Feuerrate von bis zu 300 Impulsen pro Sekunde. (...) Dann verarbeitet das Gehirn in jeder Sekunde etwa 2,5 mal 300 Bit = 750 000 000 Bit. (...) Die Informationsmenge, die unser Gehirn erreicht, beträgt daher knapp 100 Megabyte pro Sekunde.

(...) Als Output (...) zählen, wie viele Fasern das Gehirn verlassen und die Effektor-Organe (im Wesentlichen Muskeln und Drüsen) steuern. Es sind etwa 1,5 Millionen.
(...) Der Output des Gehirns beträgt die Informationsmenge von 450 000 000 Bit / Sekunde (entsprechen etwa 50 Megabyte pro Sekunde).
(...) Was also leistet unser Gehirn? (...) Der Input kommt in einer Größenordnung von 100 MB/s an, der Output in der Größenordnung von 50 MB/s.

Fazit

Das Gehirn des Menschen wiegt nur 2% seines Körpergewichts. Es beinhaltet mehr als 4 000 000 Nervenfasern, die ein- oder ausgehen. Es gibt eine noch größere Zahl innerer Verbindungen. Auf jede Faser, die in die Großhirnrinde hineingeht oder sie verlässt, kommen 10 000 000 interne Verbindungen. So sind wir neurologisch gesprochen vor allem mit uns selbst beschäftigt. Die Informationsverarbeitung findet in Form von Wahrnehmen, Lernen und Denken statt. Wir merken davon nichts! (...)

Dieses Bewusstwerden der Spannung durch den Schmerz, den man an den Punkten auslösen kann, kennen wir auch im Kampfsport. Auf der Matte wird unter kontrollierten Bedingungen den Schülern/-innen beigebracht, an welchen Stellen sie Atemi-Punkte[319] finden und wie sie diese attackieren können.

[318] Spitzer 2006, Lernen, S. 53-54.
[319] https://de.wikipedia.org/wiki/Atemi, zuletzt besucht 24.05.21, 11.16 Uhr.
Zu 312: Wörtlich: Körpertreffer, es ist ein Begriff aus den japanischen Kampfkünsten (Budō). Er bezeichnet einen Stoß, Stich, Schlag oder Tritt auf empfindliche Körperpunkte des Gegners. Ziel im ursprünglichen Bujutsu (Kriegskunst) war es, den Gegner mit einem Schlag kampfunfähig zu machen, zum Beispiel durch Atemi auf lebenswichtige vitale Punkte (Kyūsho, chin. Dian Xue, Dim Mak), Organe oder auch Chakren.

Je schneller man den Reiz auf die Gegnerin oder den Gegner übertragen kann und je schneller man sich wieder zurückzieht, je tiefer der Reiz ins Gewebe (Muskel und Faszie) wirkt und je kleiner die Trefferfläche wird, desto mehr Schaden richtet der Angriff an. Unangenehm sind Gegner, wenn sie locker sind. Da braucht es mehr Reiz, bis eine Reaktion kommt. Andersherum: je verkrampfter die Muskeln, desto schneller kann man einen Gegner ausschalten.

Kleiner Selbstversuch gefällig? Drück mit einem Finger auf die andere Hand. So und nun nimm einen Zahnstocher und mach das an der gleichen Stelle mit der gleichen Druckstärke noch einmal. Wichtig: nicht durch die Haut stechen. Dafür nimmt ein/e Fachmann oder -frau lieber eine sterile Akupunkturnadel und desinfiziert vorher die Haut! Der Schmerz wird mit weniger Druck sehr viel deutlicher spürbar sein. Das **Gehirn berechnet** die physikalischen Faktoren wie Fläche, Tiefe, Stärke oder/und Geschwindigkeit des Reizes[320] und ob es zu einer Schädigung des Gewebes kommt. Die Rückmeldung aus der Peripherie zum Gehirn (Thalamus) wird über Nervenbahnen[321] übertragen.

Also: Die gleiche Druckstärke bei kleinerer Fläche wird intensiver und ab einem bestimmten Punkt als Schmerz wahrgenommen. Gegebenenfalls werden die Muskeln so aktiviert, dass sie von der bedrohten Stelle wegziehen. Eventuell werden dann sogar reflexartig Muskelbewegungen abgerufen, die zu einem Schlag gegen den Schädiger führen können, was dann strafrechtliche Konsequenzen haben kann. Das ist den Reflexen aber erstmal egal.

Druckrezeptoren in der Haut, die Meldungen ans Gehirn leiten:

Mechanorezeptoren
der Haut sind Nervenend-Körperchen. Sie reagieren auf mechanische Reize wie Dehnung und Druck. Beispiele für Mechanorezeptoren[322]:

a) Meissner-Körperchen = Berührungssensoren.

Sie registrieren, wie schnell sich ein Druck oder eine Berührung verändert. Bei

anhaltendem Reiz nimmt ihre Empfindlichkeit schnell ab. Meissner-Körperchen sitzen in den Papillen der unbehaarten Haut, besonders in der Hohlhand und an den Fingerkuppen/Fingerbeeren.

b) Vater-Pacini-Körperchen

Durch sie werden Vibrationen wahrgenommen. Sie liegen in der Unterhaut und sind die wichtigsten Vertreter der sogenannten Lamellen-Körperchen. Das sind
ovale oder rundliche, einen halben bis einen Millimeter große Nervenend-Körperchen, deren Zellen zwiebelschalenartig geschichtet sind und die man sogar mit bloßem Auge erkennen kann.

---

320 Meschede, 2002, Physik, S.9-10, 20 ff.

321 Netter 1987, Nervensystem I, S 166 + 167.

322 https://www.netdoktor.de/anatomie/taktile-wahrnehmung/ zuletzt besucht am 03.04.21, 20.52 Uhr.

c) Merkel-Zellen

Flächenhaft ausgebreitete Nervenendigungen in der Oberhaut. Sie registrieren besonders die Stärke eines senkrecht eintreffenden, dauerhaften Drucks. Bei länger anhaltendem Druck verlieren sie kaum an Empfindlichkeit. Im Unterschied zu anderen Mechanorezeptoren nehmen Merkel-Zellen also auch gleichbleibende, konstante Reize wahr.

d) Ruffini-Körperchen

Wie Merkel-Zellen sind sie sogenannte Drucksensoren. Sie nehmen besonders Dehnreize wahr – die Richtung und Stärke von Scherkräften. Ruffini-Körperchen registrieren beispielsweise die Dehnung der Hautoberfläche und melden diese ans Gehirn.

Die meldenden Rezeptoren beschreibt Dr. Dr. del Monte[323] als Nerven der Lederhaut, dies wird in einem seiner Lehrvideos von Encephalon auf YouTube[324] gezeigt.

Wird der Druck wie in der Behandlung langsam immer stärker, können wir die Kraft unserer Patienten/-innen in Arm oder Bein langsam und kontrolliert abschalten. Deshalb können wir im Kampfsport dann auch jemanden lähmen, wenn der Reiz schnell und stark genug auf den Körper einwirkt. Das Erstaunliche daran ist, dass das Abschalten der Extremitäten eine Schutzreaktion des Gehirns ist, bevor es zu einer Schädigung des betroffenen Gewebes kommt. Wenn in der Behandlung die Muskelspannung durch mehr Druck ansteigt und schmerzhaft im Thalamus[325] (Tor zum Bewusstsein) bewusst wird, lässt spürbar die Kraft nach, die aktiv entwickelt werden kann. Walter Packi zeigte mir schon vor 30 Jahren in Freiburg, wie man jemand mit DehnKraft-Übungen so einspannen kann, dass der Muskel erst ins Zittern kommt und danach völlig erschöpft zusammenbricht (keine Kraft mehr). Der Patient war damals grau im Gesicht, als er vom Boden aufstand.

Dazu brauchen wir in unserem Gehirn z.B. den Cingulären Cortex. Dieser ist beteiligt an den emotionalen Teilen der Schmerzwahrnehmung, d.h. daran, was am Schmerz wie weh tut[326].

Wenn die Muskelspannung und damit der Schmerz sich langsam löst, können die Patient/-innen direkt wieder mehr aktive Kraft entwickeln. Es handelt sich also um eine temporäre, kontrollierte Lähmungserscheinung. Dies bedeutet im Rückschluss, dass wir bei Menschen mit Lähmungserscheinungen durch zu hohe Muskelspannung in Ruhe diese funktionellen Lähmungen lösen können. Da Nerven die Muskeln durchziehen und sie durch zu viel Muskelanspannung unter Ruhebedingungen abgeklemmt werden (manchmal durch Bandscheibengewebe), können wir diese durch das Entspannen der Muskeln wieder befreien. Also bei schwach getesteten Muskeln in Therapie oder Training immer auch die Anspannung der Gegenspieler der Bewegung (Antagonisten) im Blick behalten.

---

[323] Lovric und Reinert, 2013, Anatomie/Physiologie 2, S. 280.
[324] https://www.youtube.com/watch?v=xWw8HD3g1oo&t=111s und https://www.youtube.com/watch?v=F8cAIjtoxJE
[325] Trepel, 2004, Neuroanatomie, S.172, 173.
[326] Lovric und Reinert, Anatomie / Physiologie 2, Nerven der Lederhaut, S.167.

Wichtig:

Schwache Reize fördern, starke Reize hemmen und ganz starke Reize töten Lebewesen.

Auch in den Jahren, als ich viele Stunden in verschiedenen Dojos (Kampfsport- Trainingshallen) in ganz Deutschland verbrachte, kam ich mit Punkten am Körper und viel Stretching in Berührung. Mit mehr oder weniger schmerzhafter Wahrnehmung an der getroffenen Stelle des Körpers. In den Kampfkünsten wird deutlich, welche zerstörerische Wirkung wir an den Druckpunkten unseres Körpers entfalten können. Crudelli beschreibt in diesem Text auch, wie die Punkte zur Linderung von Beschwerden genutzt werden können, genauso, wie ich es von meinen medizinischen Lehrmeistern (Arzt Walter Packi, Dr. med. Kurt Mosetter) gelernt habe.

„Kyusho Jitsu[327]

Dies ist das Wissen um die vitalen Punkte des menschlichen Körpers und ihre effektive Nutzung. Es gilt als ein Teil in den unterschiedlichsten Kampfkünsten.

Kyusho Jitsu ist also keine eigenständige Kampfkunst, sondern nur eine wichtige Basis für den **Kampfsport**. Erkenntnisse und Prinzipien lehnen dabei an die Akupunktur an.

Im Kyusho Jitsu werden durch die reine Manipulation der Punkte die energetischen und neurologischen Vorgänge des menschlichen Körpers in einer Form beeinflusst, so dass eine offensichtliche Beeinträchtigung des Körpers hervorgerufen wird. Diese Beeinträchtigung kann in Form von Schmerz, Gleichgewichtsstörungen, Kraftverlust bis hin zum Verlust des Bewusstseins auftreten. Aber das erworbene Wissen kann genauso zur **Linderung von Beschwerden** genutzt werden.

Um eine optimale Sicherheit im Umgang zu gewährleisten, setzt Kyusho Jitsu weltweit auf einheitliche Standards. Oberstes Prinzip: Zuerst wird gelehrt, wie das, was man mit dem gezielten Manipulieren der vitalen Punkte anrichten kann, auch wieder geheilt werden kann, um etwaige Schäden an den Mittrainierenden zu verhindern. Der japanische Name Kyusho Jitsu bedeutet wörtlich „Die Kunst der Vitalpunkte", wird aber auch sinngemäß mit Sekundenkampf übersetzt. Doch nicht nur die japanischen Kampfkünste kennen das Wissen um die vitalen Punkte, auch andere asiatische Künste haben dieses Wissen in weiten Teilen als traditionellen Kampfaspekt.

Hier sind sie unter den Namen Dim Mak (chinesische Stile) und Kupso Sul oder Hyol Do Bop (koreanische Stile) sowie Marma-Adi (Indien) bekannt. Doch durch die Wandlung zum reinen Sport sind oft nur noch einige Druckpunkte bekannt, die Anwendung in ihrer reinen Gesamtheit wird jedoch nur noch äußerst selten unterrichtet. Aufgrund der hohen Anpassungsfähigkeit und breiten Anwendbarkeit des Kyusho Jitsu ist eine Integration in praktisch jeden bekannten Stil

[327] Crudelli 2008, Die Kunst des Kampfes, S. 92.

möglich, wodurch ein völlig neues Verständnis der eigenen Kampfkunst und deren Möglichkeiten entsteht. Einzige Voraussetzungen hierfür sind ein offener Geist, der Wille und die Disziplin zu lernen und zu üben, ein gefestigter Charakter und die absolute Reife und wahre Integrität zum verantwortungsvollen Umgang mit der Kunst!

Dim Mak:

Bei der uralten Kunst des Dim Mak, der „tödlichen Berührung" wird auf bestimmte Vital- oder Druckpunkte am Körper geschlagen, um damit Verletzung, Krankheit oder Tod hervorzurufen. (...) Allerdings ist sie eng mit der chinesischen Medizin verbunden, die nachweisbar über 5000 Jahre alt ist (...).

Die Technik beruht darauf, dass gegen genau definierte Punkte entlang geeigneter Energielinien (Meridiane und *Anmerkung des Verfassers: Muskelketten*) oder Arterien geschlagen wird (...). Wer (...) zum Meister aufsteigen will, muss genau über die Akupressurpunkte (...), die Physiologie und das Verhalten der Lebewesen generell Bescheid wissen."

In unserer modernen westlichen Welt, die in immer kleineren Details forscht, fand ich eine Veröffentlichung aus dem Jahr 2020 in „Spektrum der Wissenschaft[328]". Diese beschreibt, dass am Nerv nicht nur über die Na+/Cl- Pumpe[329] Reize weitergeleitet werden, sondern auch **mechanisch** über eine fortlaufende **Druckwelle**.

Mechanische Informationsübertragung im Gehirn[330]

„Neurowissenschaft: Das mechanische Gehirn
Ein Physiker schickt sich an, ein neurobiologisches Dogma zu erschüttern: Statt über elektrische Impulse sollen Nervenzellen Informationen mittels mechanischer Druckwellen übertragen. Neurobiologen halten seine Beobachtungen hingegen nur für Folgeerscheinungen der elektrischen Impulse. Wer hat Recht?"

AUF EINEN BLICK: **DRUCK STATT STROM**

Der Physiker Thomas Heimburg postuliert, Nervenzellen feuern nicht elektrisch, sondern mechanisch. Die Signalübertragung erfolge durch Druckwellen, die entlang der Nervenzellmembran laufen.

---

[328] Spektrum der Wissenschaft, Douglas Fox, Magazin, 15.08.2018.
[329] https://www.google.com/search?client=firefox-b-d&q=Na%2B%2F+Cl-+Pumpe, zuletzt besucht am 24.05.21,11.48 Uhr. Die Natrium-Kalium-Pumpe ist ein in der Zell-Membran liegendes Enzym. Unter ATP-Verbrauch katalysiert es den Transport von Natrium- und Kaliumionen über die Zellmembran.
[330] https://www.spektrum.de/magazin/mechanische-informationsuebertragung-im-gehirn/1580866, zuletzt besucht am 24.05.21, 11.55 Uhr.

Heimburg beruft sich auf vergessene, jahrzehntealte Experimente, die eine kurzfristige Dehnung der Nervenzellen während eines durchlaufenden Aktionspotenzials nachwiesen. Viele Neurobiologen gestehen zwar zu, dass mechanische Wellen während der Nervenzellreizung auftreten könnten. Welche Rolle dies für die Signalübertragung spielt, ist aber noch offen.

Anm. des Verfassers: Auch hier haben wir nicht entweder Druckwelle oder Stromfluss am Nerv, sondern sowohl Druckwelle als auch Stromfluss.

Dieser Artikel zeigt schön die Erweiterung für unser Verständnis der Medizin. Chemische Blickwinkel allein reichen für viele Phänomene an unserem Körper nicht aus, um erklären zu können, was vor sich geht. Wir brauchen unbedingt die Physik dazu, wie es mein erster Lehrmeister Walter Packi in seiner Klinik für Biokinematik schon vor 30 Jahren in unserer Ausbildung der Physiotherapie vertrat. Dieses Verständnis wiederum hilft uns heute, die Phänomene der Nervendruckpunkte und temporären Lähmungserscheinungen bei Treffern im Kampfsport neu einzuordnen. Ebenso die muskulären Entspannungsreaktionen bei der Behandlung mittels Druckpunkten, der Nutzung der Druckpunkte am Körper mit dem MyoBoard2go® oder den Übungen des DehnKraft2go®-Trainings.

Vorsicht bei der Ausführung der DehnKraft2go®-Übungen

- Menschen neigen dazu, zu viel, zu schnell erreichen zu wollen. Geht langsam an die Sache heran.
- Bei Gelenkschäden (z.B. Arthrose III-IV) sollte die Intensität der Übungen unbedingt mit Therapeuten/-innen abgesprochen werden.
- Bei Schmerzen am Körper (Ursache abklären), erst Rücksprache mit erfahrenen Fachleuten halten, welche Übungen auf welcher Stufe gesundheitsförderlich sind.
- Was viele Menschen wahrscheinlich kennen: wenn sie sich den Ellenbogen innen („Musikantenknochen“) aus Versehen irgendwo anstoßen, dann schießt ein äußerst unangenehmes elektrisches Gefühl bis in die Finger. So fühlt sich Nervenschmerz an. Was zur Physiologie der Nerven passt, da die Reizleitung über positiv und negativ geladene elektrische Spannungen[331] funktioniert (Reizweiterleitung).
- Übt nicht mit großflächig offenen Wunden oder gebrochenen Knochen.
- Bei Knochenkrankheiten wie z.B. schwerer Osteoporose bitte Vorsicht. Wenn Knochen zu stark axial belastet werden, könnten sie brechen.
- Wenn es Gewebeschäden gibt wie z.B. einen Bauchwandbruch, Leistenbruch oder ähnliches, dann mit einem Arzt oder einer Ärztin Rücksprache halten.

[331] Entsteht an einem Ranvier-Schnürring ein Aktionspotential, so fließt ein elektrischer Na+-Ionenstrom ins Axon. https://flexikon.doccheck.com/de/Saltatorische_Erregungsleitung, besucht am 6.4.322, 14.16 Uhr.

- Die Spannung am Muskel (Kraftaufbau) und Gelenk **langsam** mit dem Körpergewicht erhöhen. Tief in den Bauch atmen. So kann man den Schmerz und die Dehnung gut kontrollieren.
- Falls Ihr Kinder habt, dann bitte Vorsicht, dass Ihr die Übungen nicht übertreibt. Kinder, die es Euch im Übermut nachmachen (was sie manchmal tun), könnten sich verletzen.
- Bei der Einnahme von starken, schmerzlindernden Medikamenten, nur in Absprache mit Ärztin oder Arzt anwenden.
- Am Arbeitsplatz eventuell Rücksprache mit der Arbeitssicherheit halten. Ich hatte in Seminaren des Öfteren Diskussionen, was im Speziellen erlaubt ist und was nicht.

Diese Aufzählung erhebt keinen Anspruch auf Vollständigkeit. Falls Euch noch weitere Punkte einfallen, die wir noch nicht bedacht haben, meldet uns diese gerne. Wir nehmen diese dann hier mit auf. Die Tabellen auf den nächsten Seiten sind für das Selbst-Behandlungs-Programm zuhause gedacht. Sie stehen auch neben anderen zum Download auf der Website www.myoboardtogo.de für Euch bereit. Man kann die einzelnen DehnKraft2go® Übungen und die Anwendung des MyoBoard2go® später gut miteinander verbinden.

DehnKraft2go® und dabei das MyoBoard2go® einsetzen

Zuerst müsst Ihr das MyoBoard2go® mit den entsprechenden Steckern hinlegen. Dann langsam in die entsprechende DehnKraft-Übung gehen. Dann den Schmerz ertragen und langsam in den Bauch atmen. Es ist sehr schön, wenn der Schmerz sich langsam löst. Mit ihm geht dann auch die Anspannung in den entsprechenden Muskeln. In der Behandlung wird genau dieser Effekt als so wohltuend beschrieben.

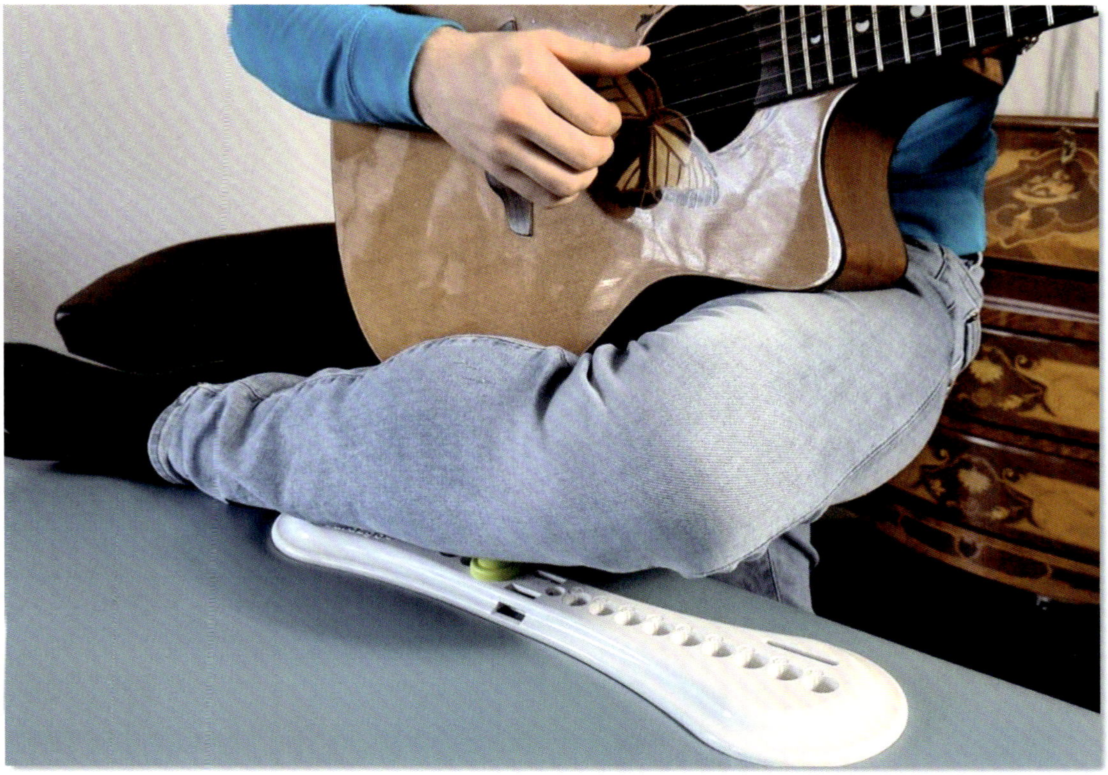

Unser Therapeut Mirko Thielen (s. oben) beim Gitarre üben und DehnKraft2go® und MyoBoard2go® Anwendung.

Die einzelnen Übungen folgen dem 5-Stufen-Prinzip:

Wie oben beschrieben, trainieren wir vom/ von der Anfänger/-in zum/ zur Fortgeschrittenen, über die Jahre zum/zur Könner/-in und später zum Meister oder zur Großmeisterin aller Übungen. In allen Umgebungen später noch mit den gedrehten Muskelketten, auch für die tiefliegenden Muskelfasern und Faszien.

In dieser Tabelle wird exemplarisch die Muskulatur des hinteren Oberschenkels dargestellt. Das Knie ist im Gegensatz zu anderen Übungssystemen immer durchgestreckt, um die Muskelkette gestreckt zu trainieren. Die Kraft langsam steigern. Wenn Ihr die Zehen nach oben zieht, steigert Ihr das Dehngefühl in der hinteren Muskelkette noch. In Tabellen weiter unten sind ausführlich die Übungen nach Muskeln oder Umgebungen aufgearbeitet.

<table>
<tr><th>DehnKraft2go®</th><th>Ischiocrurale Muskeln</th><th>Umgebung</th></tr>
<tr><td>Anfänger
/-in</td><td>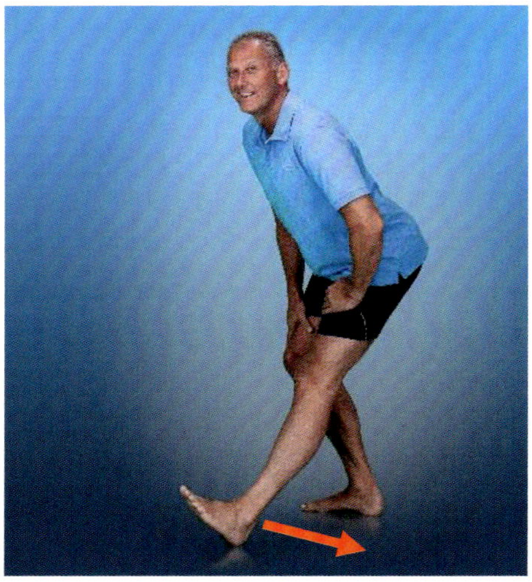</td><td>z.B. vor und nach dem Paddeln
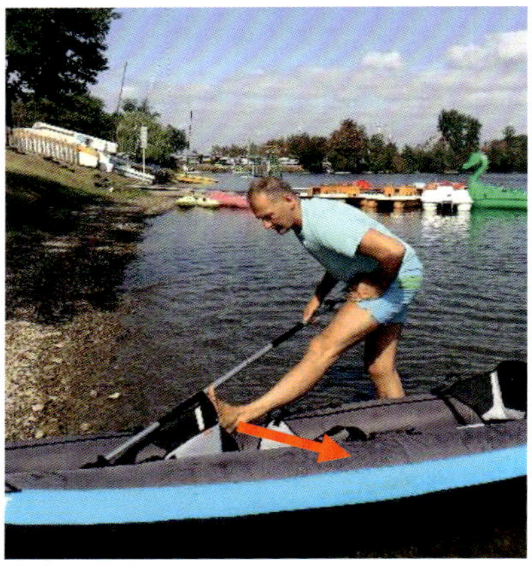</td></tr>
<tr><td>Fortgeschrittene
/-r</td><td>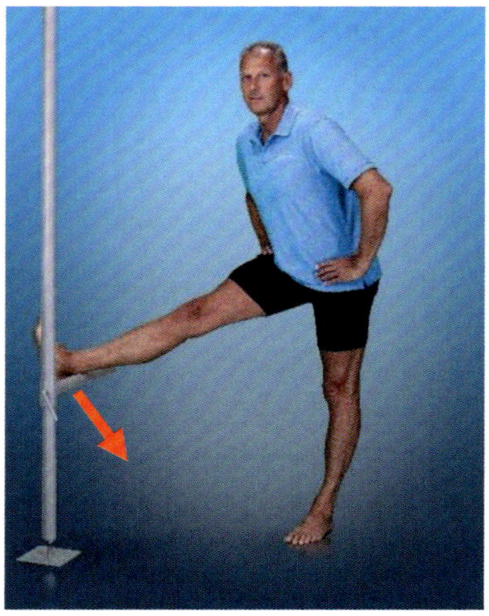</td><td>z.B. beim Tapezieren
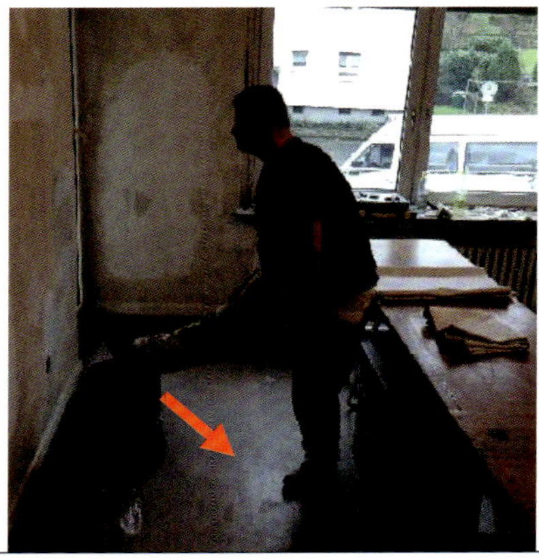</td></tr>
</table>

Könner/ -in	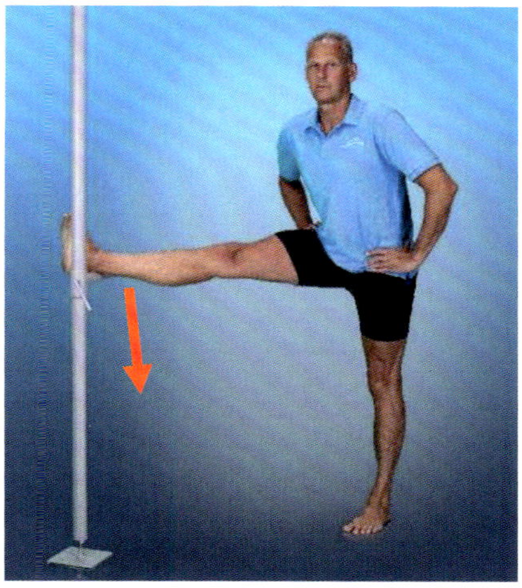	z.B. Pause Motoradtour 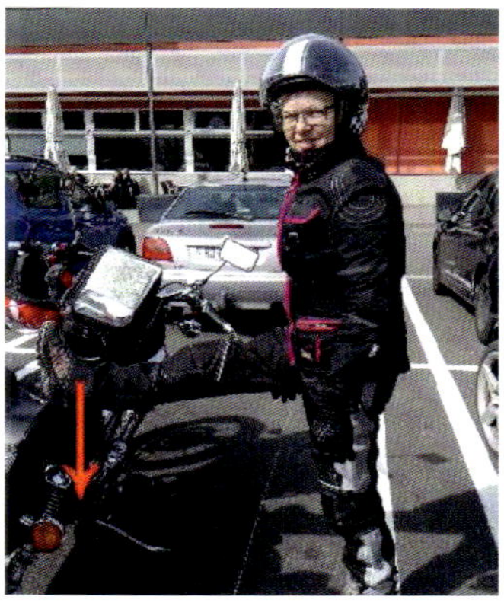
Meister /-in	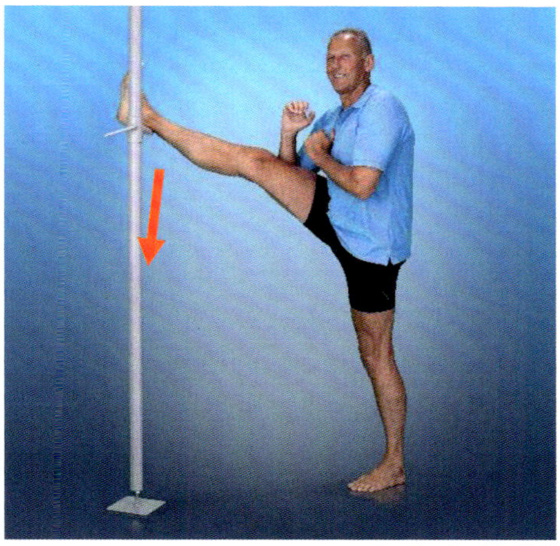	z.B. im Fitnesstudio 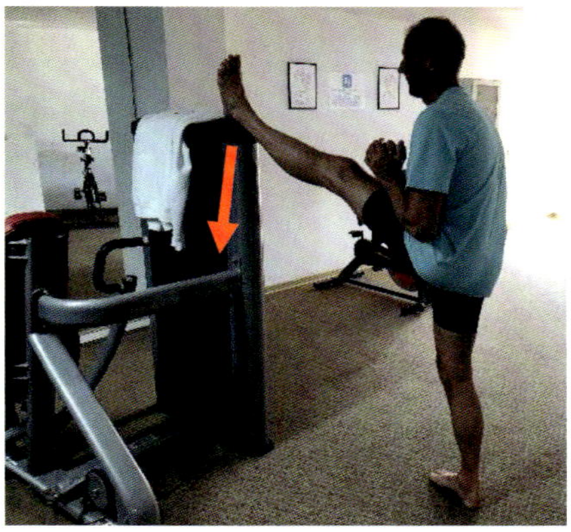
Großmeister /-in	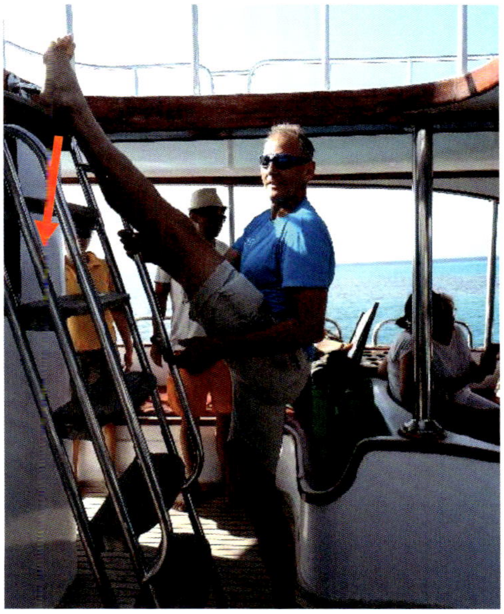 Shaolin Großmeister lächeln darüber wahrscheinlich.	z.B. im Urlaub am Strand 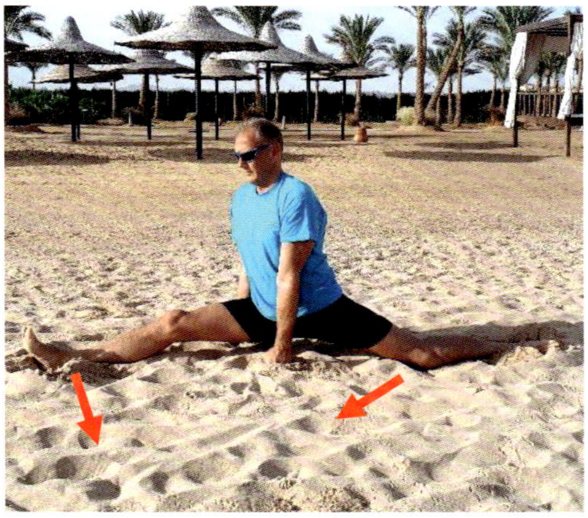 Für einen deutschen Mann über 50 wahrscheinlich ganz gut.

Um Euch einen Anhaltspunkt für das Lösen der Muskelspannung Eurer Muskeln zu geben, zeigen die Bilder exemplarische Übungen zu den entsprechenden Muskeln. Letztendlich muss man jedes Mal wieder neue Übungen für das Training suchen, da ein Muskel, der sich löst, dann ja entspannter ist. Es geht also darum, immer schön gründlich die ganzen Muskeln nach schmerzhaften Muskelstein-Strängen abzusuchen oder **zu putzen = Muskelputzen**.

Das DehnKraft2go®-Training ist so konzipiert, dass es sich auch an einer offenen Tür oder im Türrahmen, an Bäumen, an Wänden etc. im Stehen anwenden lässt. So kann man anfangs den Druck auf den Gelenken, bei den einzelnen Übungen, gut dosieren. Die gleiche Übung z.B. die Arme vor der Brust gekreuzt (hintere Schultermuskeln trainieren) später im Liegen auf dem Bauch, kann massives Krafttraining bei gleicher Streckung der Muskeln und Faszien bedeuten.

2.6.5 Das DehnKraft2go® Programm in den Myo-Therapien

In der Therapie an Patienten/-innen hat sich das DehnKraft2go® Training schon seit 30 Jahren bewährt. Es wurde als PIR, PNF, KiD oder ähnliches eingebaut. Es gibt uns die Möglichkeit, zusätzliche Übungseinheiten für die Muskulatur in die Therapie einzubauen, quasi nebenbei. Therapien, zu denen das DehnKraft2go® besonders gut passt:

Myoreflextherapie®, Myohydrotherapie®, Osteopathie und alle Therapien, bei denen Menschen berührt und Punkte gedrückt werden.

Patienten/-innen können sich langsam an die DehnKraft2go® und den produktiven Schmerz in den Übungen gewöhnen, da er nachlässt und verschwindet.

In der Behandlung können sich die Patienten/-innen einen Ein-Druck verschaffen, ob es sich für sie lohnt, sich ein eigenes DehnKraft2go®-Training für zuhause aufzubauen. So können sie dann mithilfe der Therapeuten/-innen entscheiden, welche Übungen sie zuhause selbst weiter trainieren wollen und sollen. Zu Druckpunktbehandlungen mit

Akupunktur-Punkten[332], Akupressur-Druckpunkten[333], Myoreflextherapie-Druckpunkten[334], Myohydrotherapie-Druckpunkten[335] im Wasser, Neuraltherapie[336], Shiatsu[337]-Druckpunkten, Osteopathie[338] mit Triggerpunkten[339], Marma-Punkten[340] u.v.a. passen die Übungen sehr gut, da

---

[332] Aus der Traditionellen Chinesischen Medizin (TCM).

[333] Aus der Traditionellen Chinesischen Medizin (TCM).

[334] Mosetter2006. Myoreflextherapie Band 1, S.92. Muskel-Sehnen-Übergänge, Sehnenansatz am Knochen.

[335] Entsprechen den Muskel-Sehnen-Übergängen, Sehnenansatz am Knochen aus der Myoreflextherapie

[336]https://www.google.com/search?client=firefox-b-d&q=Neuraltherapie, zuletzt besucht 24.05.21, 15.04 Uhr.
Die Neuraltherapie ist ein traditionell angewandtes, wissenschaftlich nicht ausreichend anerkanntes Verfahren aus dem Bereich der Komplementärmedizin.

[337] https://www.google.com/search?q=shiatsu, zuletzt besucht 24.05.21, 15.10 Uhr.
Genauso wie die TCM zielt eine Shiatsu-Behandlung darauf ab, den Energiefluss in den Energiebahnen des Körpers (Meridianen) wiederherzustellen. Shiatsu wurde Anfang des 20. Jahrhunderts in Japan aus der chinesischen Tuina-Massage entwickelt. Akupunkturpunkte werden durch Druck mit dem Finger angeregt.

[338] Osteopathie ist eine eigenständige, ganzheitliche Form der Medizin, in der Diagnostik und Behandlung mit den Händen erfolgen. Osteopathie geht dabei den Ursachen von Beschwerden auf den Grund und

auch dort die Muskeln in der Spannung nachlassen. Es ist dann so, dass man in der Patientenrolle die Weiterbe-hand-lung zuhause selbst in die Hand nimmt. Wenn nicht, braucht man halt mehr Behandlungen, die Zeit und Geld kosten und oft schmerzhaft sind (ist ja keine Wellness).

Dies bietet sich in den Zeiten zwischen den Therapiesitzungen an und so kann von den Therapeuten/-innen festgelegt werden, in welchem Maß die Eigenbehandlung mit Übungen zuhause Sinn macht, um den Behandlungserfolg zu festigen und weiter zu verbessern. Zudem können so auch Zeiten von Krankheiten, Praxisschließungen oder Urlaub überbrückt werden.

Wenn man die Übungen gut beherrscht, können die diagonalen Muskelketten ins Training eingebaut werden. So können immer tiefere Schichten in der autochthonen Rückenmuskulatur, der Rhomboiden[341] (siehe Bild nächste Seite) oder Interkostalmuskeln[342], mit trainiert werden.

---

behandelt den Menschen in seiner Gesamtheit. Vor über 140 Jahren entwickelte der amerikanische Arzt Andrew Taylor Still nach intensiver Forschung die Prinzipien der Osteopathie und begründete damit eine neue Medizin.

339 https://www.google.com/search?q=Triggerpunkten, zuletzt besucht 24.05.21, 15.10 Uhr.
Myofasziale Triggerpunkte können in jedem der 500 Muskeln des Körpers auftreten und Schmerzen verursachen. Damit sind sie auch für eine Vielzahl myofaszialer Beschwerden, also muskulär bedingter Bewegungsschmerzen, verantwortlich.

340 https://wiki.yoga-vidya.de/Marma-Punkte, zuletzt besucht 24.05.21, 12.09 Uhr.
Als Marma-Punkte bezeichnet man Bereiche im menschlichen Körper, in denen Muskeln, Knochen, Venen, Arterien, Gelenke, Sehnen und Energiebahnen (Nadis) aufeinander treffen. Eine Stimulierung dieser Punkte hat eine unmittelbare Wirkung auf die inneren Organe und das Energiesystem des Menschen. Es gibt 108 klassische Marma-Punkte. Einige dieser Punkte stellen lebenswichtige Energiezentren bzw. Organe dar, wie z.B. das Herz oder der Punkt zwischen den Augenbrauen (Ajna Chakra). Im Ayurveda werden durch die Marma-Therapie auch tiefere Schichten des Energiesystems effektiv behandelt.

341 https://flexikon.doccheck.com/de/Musculus_rhomboideus_major, zuletzt besucht 24.05.21, 15.26 Uhr.
Der Musculus rhomboideus major ist ein rautenförmiger Muskel, der zur mittleren Schicht der sekundären Rückenmuskulatur gehört. Der Musculus rhomboideus major hat seinen Ursprung an den Dornfortsätzen. (Processus spinosi) des 1.-4. (auch: 2.-5.) Brustwirbelkörpers sowie am Ligamentum supraspinale. Die Fasern verlaufen nach lateral und kaudal zur Scapula (Schulterblatt), wo sie unterhalb der Spina scapulae am medialen Rand (Margo medialis) des Schulterblatt-Knochens ihren Ansatz finden.

342 https://flexikon.doccheck.com/de/Interkostalmuskulatur, zuletzt besucht 24.05.21, 15.26 Uhr.
Die Interkostalmuskulatur ist die fischgrätenartig angeordnete Skelettmuskulatur, die sich zwischen den Rippen ausspannt und die Brustwand formt und bewegt. Die Interkostalmuskulatur ist neben dem Zwerchfell der wichtigste Teil der Atemmuskulatur. Sie hebt und senkt die Rippen und bewirkt so eine Inspiration und Exspiration. Die Musculi intercostales interni werden bei der forcierten Atmung zur Exspiration, die Musculi intercostales externi zur Inspiration genutzt.

M. rhomboideus major

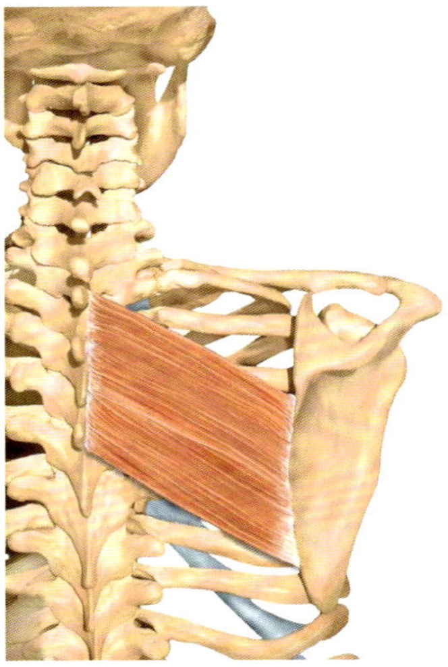

Bilder mit freundlicher Genehmigung: Dr. Dr. Damir del Monte, Encephalon Karlsruhe

M. rhomboideus minor

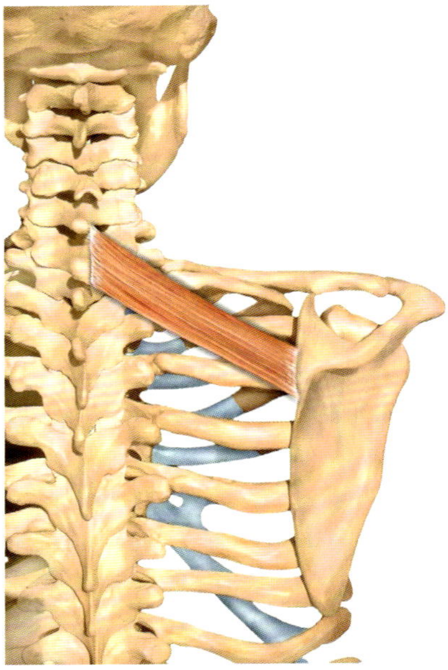

Die zu trainierenden und behandelnden Stellen spüren die Betroffenen meist sehr genau. Sie können sagen, ob der Arm bei der DehnKraft2go® einen Millimeter mehr zur Mitte (medial), nach außen hin (lateral), zum Kopf (cranial) oder zu den Füßen hin (caudal) geschoben werden muss. Dann, wenn der Schmerz in der Übung nachgelassen hat, kann die Übung etwas variiert werden. Die Stellung des Armes wird in diesem Beispiel so weit verändert, dass es wieder an der dargestellten Schulterblattmuskulatur zieht.

Oft kommt in der Praxis die Frage: „Kann ich dabei **etwas falsch machen**?"

Falsch wäre es erst mal, es nicht zu machen. Aber man hört als Therapeut/-in die Angst bzw. Sorge in der Frage mitschwingen, eine Übung nicht richtig auszuführen. In der **Liste der Kontraindikationen** findet Ihr Dinge, auf die Ihr achten solltet.

Ein Problem bei dieser Frage sehe ich in meiner Zeit als Physiotherapeut. Damals waren immer die Patienten/-innen schuld, wenn ein Schmerzgeschehen nicht besser wurde. Entweder haben sie zu wenig trainiert oder sie haben die Übungen nicht richtig (funktionell) ausgeführt. Selten habe ich selbst als Physiotherapeut etwas falsch gemacht. Meine Idee, was zu trainieren sei, war auch immer richtig. Ich war ja der Therapeut.

22. Schall und Rauch – oder wie man über Gesundheit und medizinische Forschung anders denken kann[343]

(...) Glück (ist) kein Zustand ist, nur ein Moment. (...) Die Jugend – nur ein Windhauch, sie vergeht. (...) Das Wissen aller Professoren – nur ein Windhauch. (...) Auf die Medizin bezogen: Kein Genom, kein Epigenom, keine Photonen oder Metabolom (...) kann Menschen in seiner

[343] Nawroth, 2016, Die Gesundheitsdikatur, S. 319-325.

Gänze erklären. (...) Ein neuer Modetrend der medizinischen Forschung, aber nur ein Modetrend. Nur ein Windhauch. (...) teurer Windhauch im Ringen um die wissenschaftliche Erkenntnis über den richtigen Lebensstil. Krankheit ist die Domäne der Medizin, die Wissenschaft Medizin soll Krankheit verstehen und therapieren lehren. (...) Vertreter/-innen der sich selbst überschätzenden Medizin werden scheitern, weil nicht Medizin, sondern Sozialpolitik, Religion und andere Wissenschaften als die Medizin, die den ganzen Menschen erkennen können, dies als Aufgabe haben. (...) Doch die Versprechungen der Vertreter dieser medizinischen Forschungsrichtung sind so groß, dass weltweit alle mitmachen.

(...) Es gibt viele falsche Versprechen der „individualisierten Medizin" – eine „number needed to treat" von 1. (...) Es gibt immer wieder neuen Versprechungen ohne solide Daten (...) Darauf folgen wieder große Enttäuschungen, auf die dann konsequente Handlungen folgen müssen. (...) diejenigen, die ihnen auf den Leim gehen und sich nicht nur finanziell, sondern auch **psychisch und körperlich** dadurch **schädigen**. (...) Auf die Medizin bezogen: Bescheidenheit der Erkenntnismöglichkeiten ist ihre Pflicht (...) Aber der Konsens, dass Falsifizierbarkeit ein wesentliches Element des wissenschaftlichen Fortschritts ist, geht sofort verloren, wenn man die Kernfragen und die Kernkompetenz des betroffenen Fachs berührt. (...) Sobald innovative Wissenschaft an den Kern der Existenz einer Disziplin geht und Fragen aufwirft, die den Kern des Faches hinterfragen, ist die Zustimmung zur Hinterfragung als Methode des Fortschritts dahin. (...) Die Verantwortlichen wehren sich, wenn man die Limitation (...) vorträgt (...), wenn man in der Öffentlichkeit die Schaffung von Leitlinien (...) und ihre Nutzung als Handlungsanweisung der praktisch tätigen Ärzte hinterfragt. (...) Denn wer die Gleichsetzung eines durch Laborwerte definierten Risikos mit einer Erkrankung hinterfragt, hinterfragt die ganze Zunft, hinterfragt nicht nur die Berufspolitik der Fachgesellschaft, sondern hinterfragt das Marketing der Medikamente (...)

„Nachdem Berufspolitik eine so wichtige Aufgabe der medizinischen, wissenschaftlichen Fachgesellschaften wurde, ist es undenkbar, dass echte Innovation (...) von innen kommt. (...) Echte Innovation kommt daher immer nur von den wenigen, die sich vom Credo des eigenen Fachs freimachen können. (...) - Am Ende heißt es immer nur Geld – (...) Damit sind sie Teil der Entwicklung, die Erkrankung als selbstverschuldet stigmatisiert." (...)

Professor Dr. Peter Nawroth

Als ich die Seiten des Buches oben las, verglich ich die Zeile mit meiner Zeit als Trainer und Physiotherapeut. Auch wir haben die Schädigungen bei unseren Patientinnen und Patienten ausgeblendet. Wenn jemand gerade wegen des Trainings der Bauchmuskeln in die Verkürzung der Muskeln einen Bandscheibenvorfall entwickelt hat, hatte es aus unserer Sicht keinen Zusammenhang zum Muskeltraining. Wir hatten immer die Bauch- und Rückenmuskeln zur Stabilität der Wirbelsäule trainieren lassen.

Es war für mich damals unlogisch, wieso alle Menschen zu schwache Rückenmuskeln haben sollen. Gerade trainierte Sportler und Sportlerinnen hatten dann oft Bandscheibenvorfälle[344]. Diese hatten aber gute Rückenmuskeln. Irgendetwas passte nicht zusammen. Dann kam die Frage: „Haben diese Menschen vielleicht gerade wegen des Muskeltrainings die Probleme?" Waren sie vielleicht zu stark? Durch die Fragen, die ich anfing zu stellen, war ich oft kein so gern gesehener Gast mehr.

Mit der Zeit und viel Selbstreflexion konnte ich unsere Klienten oft beruhigen. Heute haben wir die Konsequenz daraus zu tragen, dass wir die Menschen verunsichert haben. Ständig haben sie Angst, etwas falsch zu machen.

Tipp aus der Praxis:

Es lohnt sich für Menschen, die sich behandeln lassen und für solche, die andere behandeln, an den eigenen Ängsten zu arbeiten. Dann projiziert man diese nicht so sehr auf die anderen Menschen. Es waren oft unsere Ängste, dass jemand zu schwach oder zu instabil wäre, aber nicht was ich bei den Betroffenen beobachten konnte. Diese waren fast immer zu stark angespannt, was dann als Folge (des Gehirns) einer Muskelschwäche nach außen sichtbar wurde.

<table>
<tr>
<td>M. rectus abdominis
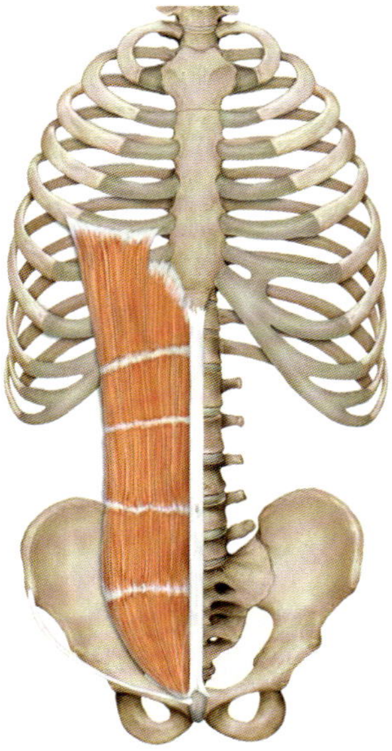
Alle Bilder mit freundlicher Genehmigung:</td>
<td>In der Tiefe im Bauch, der Hüftbeuger (m. Iliacus, m. psoas major).
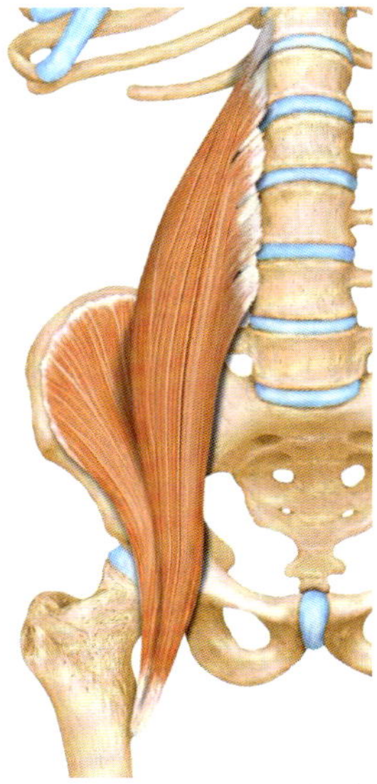
Dr. Dr. Damir del Monte, Encephalon Karlsruhe</td>
</tr>
</table>

344 Auf unserem ersten Besuch als Austeller mit dem MyoBoard2go auf der Fibo in Köln, der größten Fitnessmesse der Welt, vom 13. – 16.4.23 Training, Geräte und Nahrungsergänzung. Viele sehr muskulöse Teilnehmerinnen und Teilnehmer waren an unserem Stand und klagten über Schmerzen.

Gleichzeitig zur Anwendung des DehnKraft2go® können vorne (ventral) die Bauchmuskeln oder die Brustmuskulatur (M. pect. major und min.) gut selbst mit Druckpunkten behandelt werden. Dies ist ausführlich in dem Buch MyoBoard2go®[345] beschrieben.

M. pectoralis major

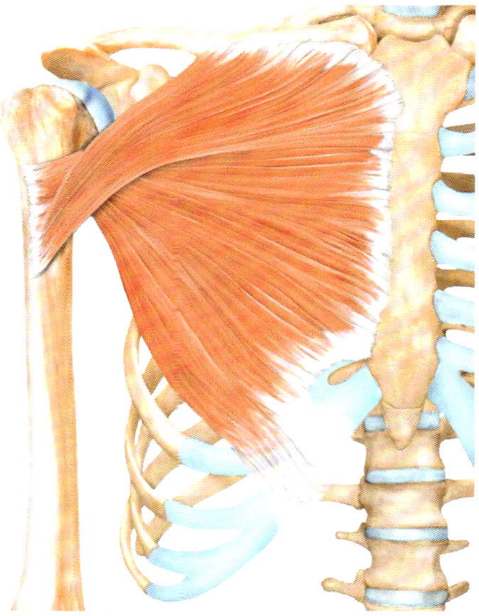

M. pectoralis minor

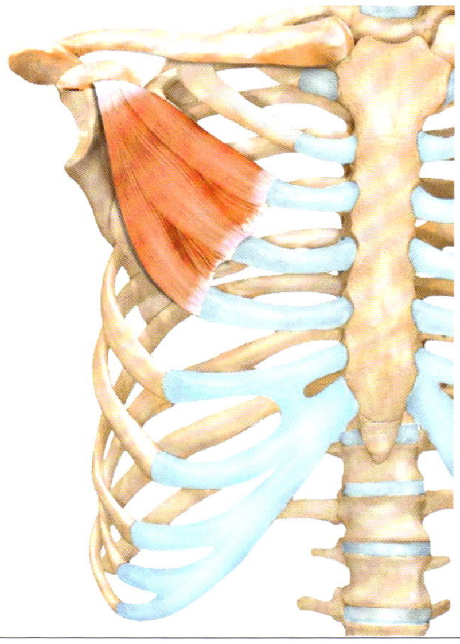

Die Beinmuskulatur (Oberschenkel/Unterschenkel/Fuß) bietet sich genauso zum DehnKraft2go®-Training an, wie das Training der Arme, Oberarme, Unterarme, Hände).

Wichtig für die Anwendung

Schmerzen werden unterschiedlich stark wahrgenommen, wenn die unbewusste Verspannung bewusst wird. Deshalb immer schön tief einatmen und langsam ausatmen (siehe Kapitel Atmung, ab S.268), wenn Ihr die Übungen ausführt. Das können die Therapeuten/-innen auch mit den Patienten/-innen üben. Für unsere Patienten/-innen ist es oft nicht einfach, da ihnen viele Jahre der straffe Bauchmuskel als der ideale Muskel antrainiert wurde. Dies wurde und wird immer noch als Schönheitsideal propagiert. Nun erweist sich aber genau diese Daueranspannung als hinderlich, wenn die unteren Lungenanteile belüftet werden sollen und der gerade Bauchmuskel (Rectus abdominis) nachlassen muss. Erst dann könnt Ihr wirklich tief Luft holen und auch die unteren Lungenanteile voll durchlüften.

Erst dadurch kann sich das Zwerchfell (Diaphragma) vollends absenken bei seinem Zusammenziehen (Kontrahieren). Da es dabei die Bauchorgane verdrängt, kommt der Bauch nach vorne (ventral) raus. Viele Menschen versuchen heute noch, den Bauch eher einzuziehen. Allerdings behindert genau dies das richtig tiefe Einatmen. Somit ist es viel effektiver, den Bauch auch loslassen (und anspannen) zu können – Gesundheit und Leistung **versus** Optik! Leider ist das Ego oft so groß, dass das Gefühl für die Gesundheit in den Hintergrund rückt.

---

[345] Rachl + Rachl, 2022, MyoBoard2go®

Die Gesundheit wird oft erst in den fortgeschrittenen Lebensjahren wichtiger. Dann zeigt sich als optimale Mischung, dass der Bauch bei der tiefen Einatmung nach vorne (ventral) verschoben werden kann, also ein Lockerlassen der Bauchmuskeln. Beim vollständigen Ausatmen können die Bauchmuskeln[346] dann durch festes Anspannen (Waschbrett) die restliche Luft mit aus den Lungenflügeln drücken = respiratorische Reservekapazität[347]. Im Apnoetauchen gibt es eine Technik mit dem Namen „Revers lung packing". Das bedeutet das stoßweise (immer weiter und mit Kraft aus dem Bauchmuskel) Ausatmen der Luft. Solange, bis keine Luft außer dem Residualvolumen[348] mehr in der Lunge ist, dann erst abtauchen. Man kann einen lockeren Bauchmuskel trotzdem bewusst straff machen (Gott sei Dank), indem man ihn anspannt. Also wieder das Motto: So locker wie möglich (in Ruhe) und so angespannt wie nötig, wenn Ihr bewusst kontrahiert. Dann habt Ihr sozusagen einen **temporären[349] Waschbrettbauch** und müsst nicht ganz auf diesen verzichten.

Die blauen Punkte auf den Anatomiebildern in diesem Buch, stellen die möglichen Behandlungspunkte für die Myo-Praxen oder das MyoBoard2go® dar. Da jeder Mensch andere Alltagssituationen, berufliche Belastungen, Sportarten, Unfälle, seelische Erlebnisse etc. in seiner Muskulatur gespeichert hat, muss jede/-r Anwender/-in seine/ihre Punkte und DehnKraft2go®-Übungen nach dem eigenen, schmerzhaften Gefühl suchen. Genauso machen wir es auch in der Behandlung. Hat sich die Spannung an dem Punkt gelöst, ist dieser weg. Das ist der Grund, weshalb das Aufmalen solcher Punkte auf die Muskeln nichts bringen würde!

Die blau dargestellten Punkte erheben keinen Anspruch auf Vollständigkeit. Da unser Körper aus 656 Muskeln besteht[350], lassen sich in den anderen Muskeln noch sehr viele weitere Triggerpunkte finden.

Für eine systematische Darstellung werden die DehnKraft2go®-Übungen von Kopf bis Fuß aufgeführt. **Nach der Selbstbehandlung** mit den DehnKraft2go®-Übungen fühlen sich die behandelten oder trainierten Muskeln manchmal an wie Muskelkater.

Bei der Eigen-Behandlung könnte es auch mal einen blauen Fleck geben, was dann wie eine Eigenblut-Therapie ein paar Tage wirkt. Vorsicht bei der Eigenstimulation von Druckpunkten und der Einnahme von gerinnungshemmenden Medikamenten, wie z.B. „Marcumar". Die Muskeln fühlen sich manchmal wie nach einer guten Sporteinheit mit Muskelkater an. Also nur Mut, auch wenn erstmal unangenehme Wirkungen fühlbar werden.

---

[346] Vornehmlich der gerade Bauchmuskel, der m. rectus abdominis.

[347] Kuchem, Giove, 2016, Freediver **, i.a.c, S. 32, und Kuchem, Giove, 2017, Equalization, S.13, i.a.c.

[348] https://www.google.com/search?q=Residualvolumen, zuletzt besucht 24.05.21, 15.26 Uhr.
Das Residualvolumen (RV) ist das Luftvolumen, das nach maximaler Ausatmung in der Lunge zurückbleibt und bezeichnet somit die Menge Atemluft, die permanent in der Lunge vorgehalten wird (d. h. nicht willkürlich ausgeatmet werden kann) und je nach Alter ca. 1,5 Liter (bei einem erwachsenen Menschen) beträgt.

[349] Das Adjektiv temporär hat die Bedeutung „nur eine gewisse Zeit dauernd", „vorübergehend", „zeitweise".
https://www.google.com/search?client=firefox-b-d&q=tempor%C3%A4ren+bedeutung, besucht am 7.4.22 um 9.28 Uhr.

[350] https://www.praxisvita.de/wie-viele-muskeln-hat-der-mensch-18863.html

Wer Sport treibt, kennt wahrscheinlich das Muskelkatergefühl in der beanspruchten Muskulatur. Dazu gibt es unterschiedliche Theorien und Erfahrungen. Und die Frage, die sich viele stellen: „Ist Muskelkater Fluch oder Segen?"

Ingo Froböse (und viele andere) beschreiben Muskelkater[351] wie folgt:

Alle kennen ihn, alle bekommen ihn, selbst Spitzensportler. Doch woher kommt der Kater in den Muskeln eigentlich? Bei intensivem Training kommt es immer zu kleinen, winzigen Einrissen in das Gewebe, weil das Bindegewebe überfordert ist. Das „zerstörte" Gewebe schmerzt nicht sofort, sondern zunächst muss das Immunsystem tätig werden und unseren Reparaturmechanismus in Kraft setzen:

Dazu löst es kleinste Entzündungen am Ort der Zerstörung aus. Wasser wird eingelagert und Zellen quellen auf, Fresszellen werden aktiv, die Durchblutung erhöht sich und neue Materialien werden herantransportiert, um zu reparieren. Dies alles geschieht etwa 18 bis 24 Stunden nach dem Training. Deswegen merken wir vorher nichts. Der Reparaturprozess dauert dann meist zwei bis drei Tage und danach ist man meist sogar belastbarer als vorher. Vergessen Sie also den Tipp, dass am besten gegen Muskelkater die gleiche Belastung direkt am nächsten Tag hilft.

Sportlerinnen und Sportler beschreiben Muskelkater wie folgt:

„Nachdem ich eine neue Sportart angefangen habe, tun mir die Muskeln ein bis zwei Tage später weh. Wenn ich dann langsam weiter mache, ist der Schmerz irgendwann vorbei.

Jedes Mal, wenn ich etwas Neues mache, tun mir die Muskeln weh. Da reicht manchmal schon, einem Bekannten bei einem Umzug zu helfen und viel Treppen steigen zu müssen. Nachdem der Muskelkater vorbei ist, bin ich kräftiger oder schneller als vorher."

Dr. med. Kurt Mosetter beschreibt Muskelkater[352] [353] schon 2001 wie folgt:

„Üblicherweise wird Muskelkater über Veränderungen des Lactatstoffwechsels erklärt, wobei die Milchsäure den Schmerz erzeugt. Eine andere Theorie besagt, dass Mikrofaserrisse für den Muskelkater verantwortlich sind. Dabei stellt sich allerdings die Frage, warum Mikrofaserrisse einen Muskelzuwachs erzeugen sollen, welcher bekanntlich auf den Muskelkater folgt. Betrachtet man histologische Präparate des Muskels über längere Zeit (4,8, 16, 24 Stunden nach intensiven Trainingsreiz) ist zu erkennen, dass der Muskelkater durch Umbauprozesse von Kapillaren, Muskel- und Sehnenstrukturen charakterisiert ist.

---

[351] Vgl. Froböse, (2019), Das MUSKEL-WORKOUT, S.27.

[352] Mosetter, Mosetter, Rachl, 2001, Myoreflextherapie Gesundheitstraining und neuromuskuläre Selbstregulation, S.33.

[353] Mosetter, Mosetter, 2006, Myoreflextherapie Band 1, S.92.

Das passive Material, das Sehnenmaterial, wird zu einer Umbauzone; d.h. es wird umstrukturiert in Muskulatur. Es findet ein Um- bzw. Rückbau von Sehnenanteilen in Muskelanteile statt, welcher von einem spezifischen Schmerz begleitet wird. Eine histologische Momentaufnahme der Mikroläsionen erweist sich so (über eine bestimmte Zeitspanne beobachtet) als eine produktive Reorganisation."

Aus meiner Praxis

Wenn unsere Patienten/-innen von Muskelkater berichten, ist die entscheidende Frage:

1. Ist im Muskel etwas gerissen?
2. Wann kann ich wieder mit Sport weitermachen?

Zur ersten Frage können wir heute, nach allem, was wir wissen, davon ausgehen, dass es sich um keine eigentliche Verletzung im herkömmlichen Sinn handelt. Wir lassen von Fachleuten mittels Ultraschall erst mal abklären, ob Strukturen gerissen sind oder nicht. Ansonsten würde der Schmerz im belasteten Muskel direkt als Schutzsignal auftreten, wie bei einem Muskelfaserriss. Dieser wird z.B. in der Wade als messerstichartiger Schmerz beschrieben. So schützt uns unser Zentralrechner vor weiterer Zerstörung der Struktur.

Zur zweiten Frage können wir sagen, dass unser Gehirn sehr schlau organisiert ist. Wenn die Umbauprozesse an den kleinsten Kraftzellen im Muskel abgeschlossen sind, dann können betroffene langsam wieder mehr Leistung in den von Muskelkater betroffenen Muskeln abrufen.

Wenn ihr die Übung auf den Knien nach hinten (synonym: galoppierendes Kamel - versus Kamel[354] aus dem Yoga) anseht, könnt Ihr dies sehen. Im extremen Bereich (Bild nächste Seite) gab es Zeiten, in denen konnte ich nach solchen Trainingseinheiten am gleichen Tag noch gut laufen. Am nächsten Tag wurde das Aufstehen von Stühlen schwierig und später war Treppenlaufen abwärts nur noch langsam und rückwärts möglich. So stark waren die Schmerzen in den trainierten Muskeln.

Wenn man solche Schmerzen in den Oberschenkeln hat, dass man kaum noch von einem Stuhl aufstehen kann, weiß man auch ohne den Rat von Experten, dass Sport nicht möglich oder gar sinnvoll ist. Die Belastbarkeit reguliert das Gehirn automatisch wieder, Schritt für Schritt, von wenig Belastbarkeit zu immer mehr Belastbarkeit. Euer Körper hat auch Expertenwissen in sich. Seit Millionen von Jahren! Traut ihm.

[354] Ustrasana, das Yoga Kamel ist eine Rückwärtsbeuge (auf den Knien). Zu sehen auf: https://www.youtube.com/watch?v=bzCMU9d32zo

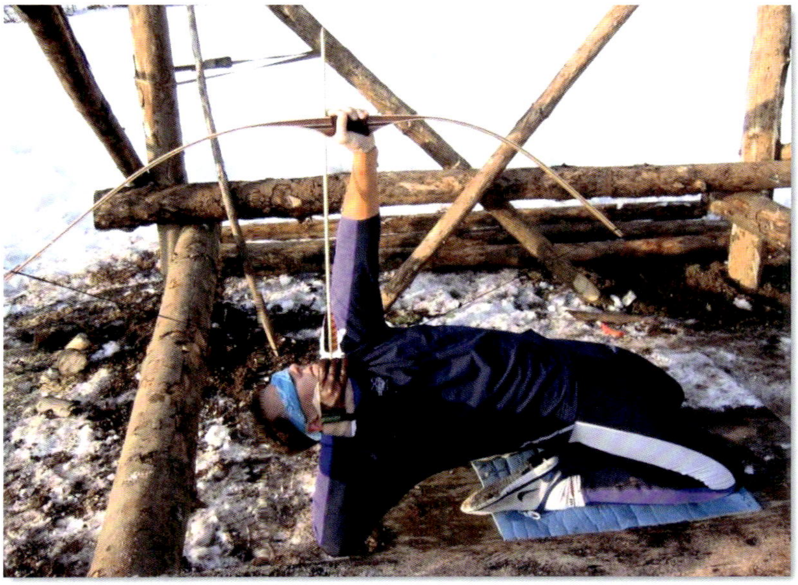	Übung der vorderen Muskelkette mit DehnKraft2go® - Bogenschießen. Für Wette bei „Wetten Dass?“ 2006. Bild © by Markus Rachl

Das DehnKraft2go® Übungsprogramm, je nach Trainingszustand

Muskeln	Anfänger/in	Fortgeschritten	Könner/ -in	Meister/-in	Großmeister
Kiefer- und Kau-muskeln	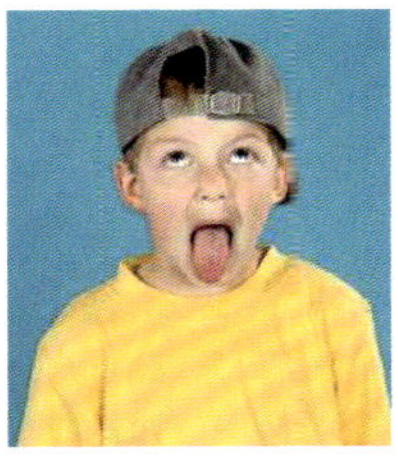	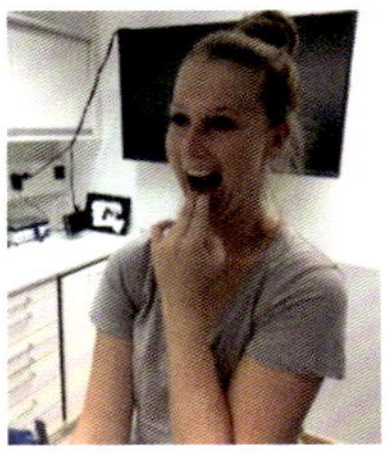	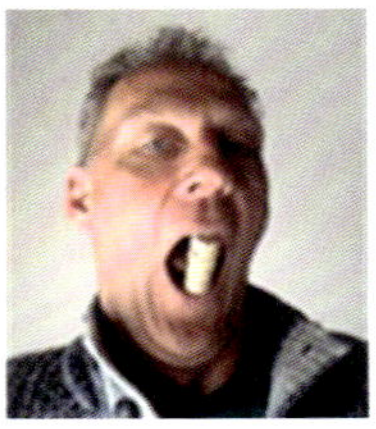		
Hals-muskeln	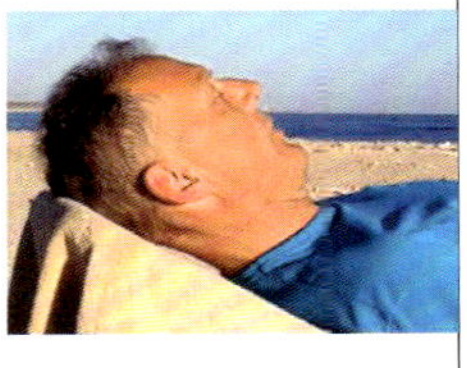	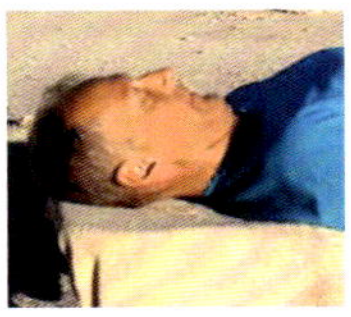	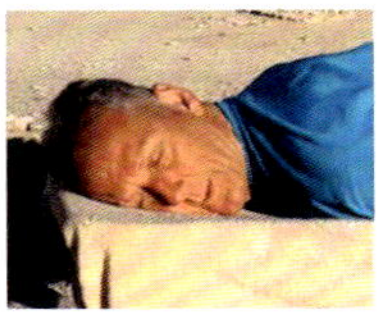	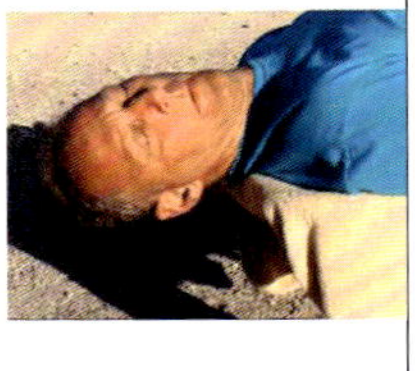	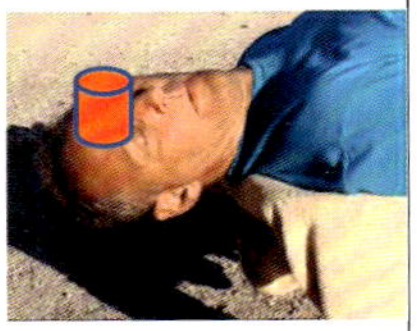
Brust-muskeln	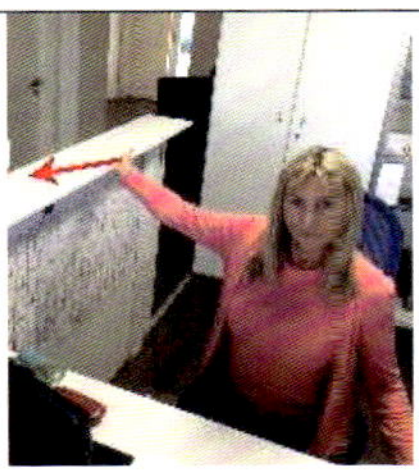	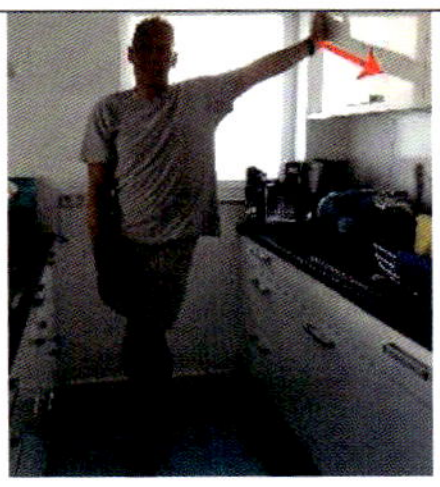	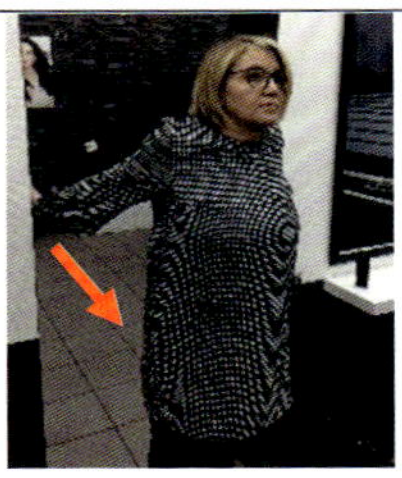	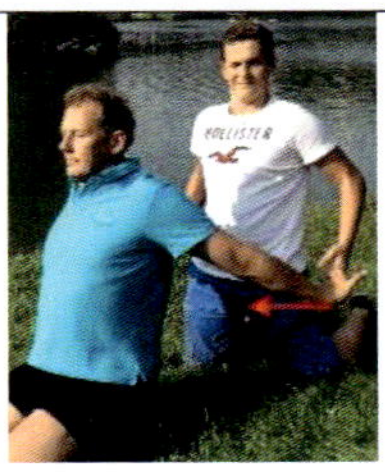	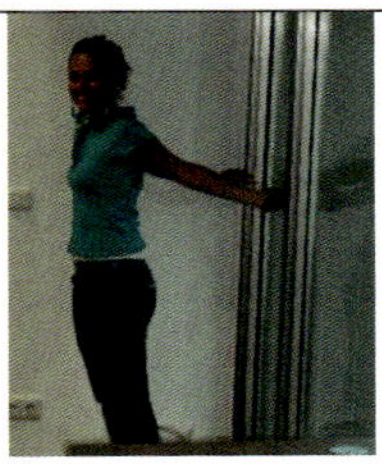

Schulter-muskeln oben	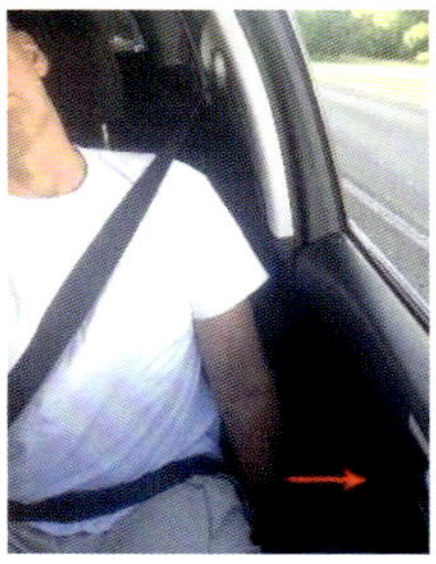	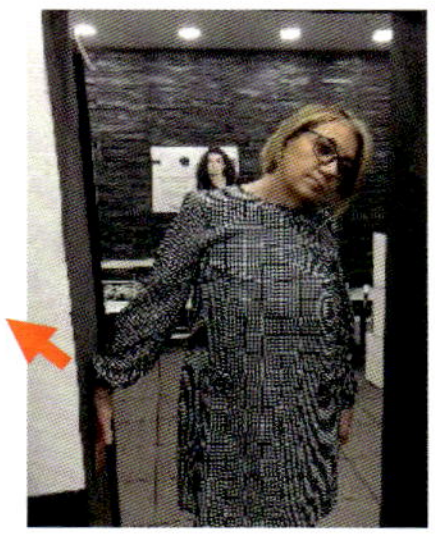	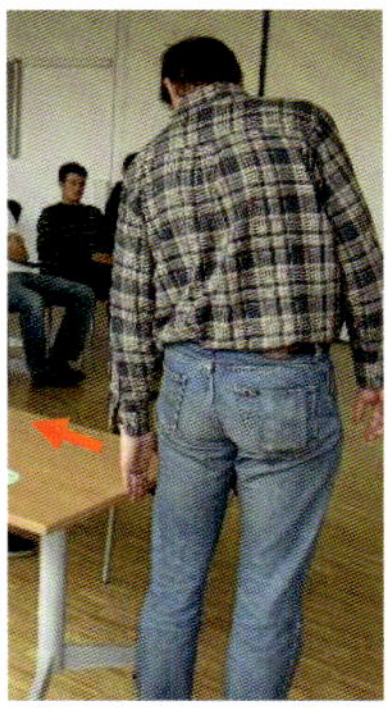	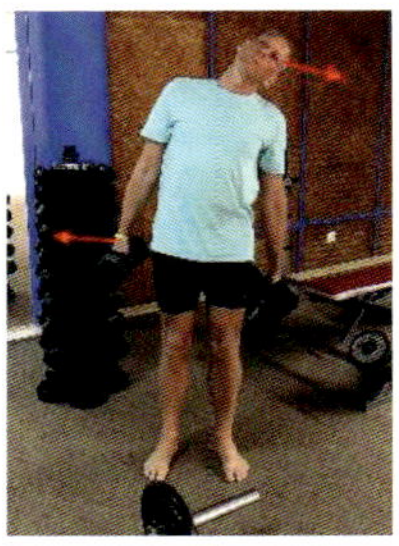	
Schulter-muskeln hinten	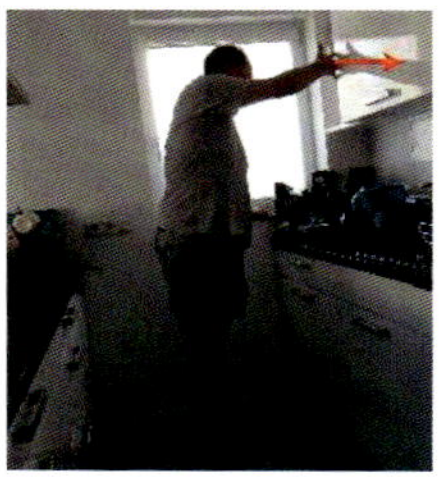	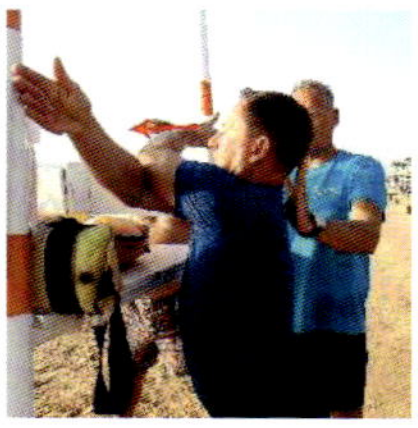	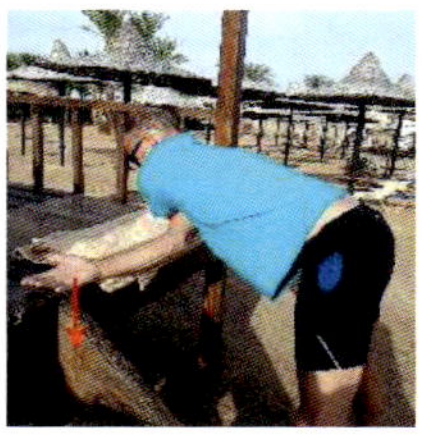	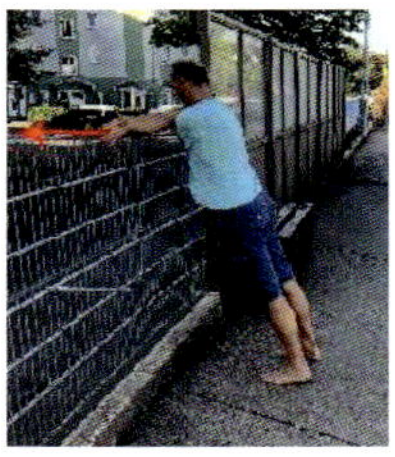	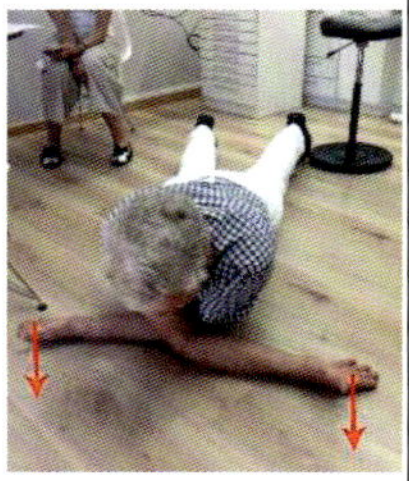
Schulter-muskeln unterhalb	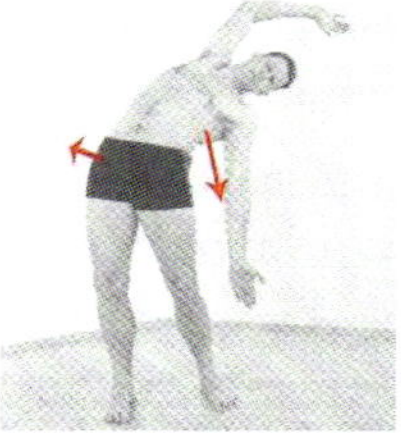	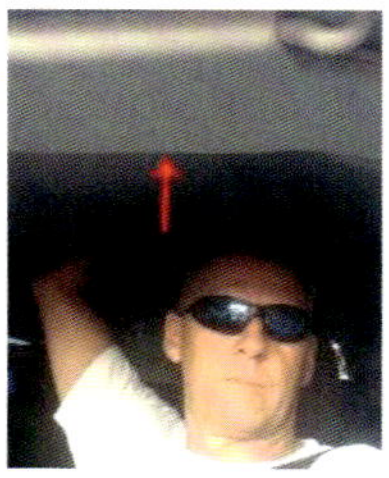	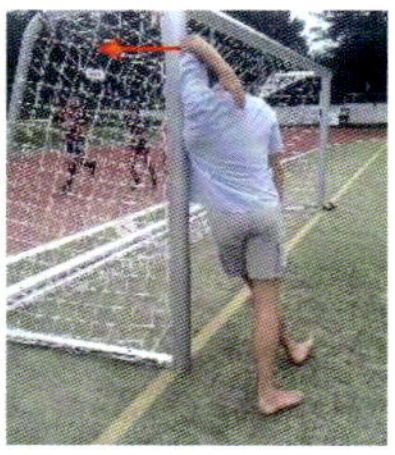	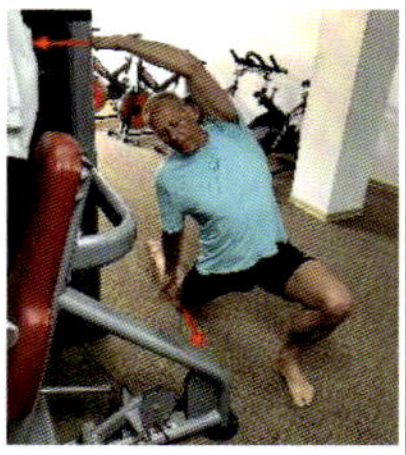	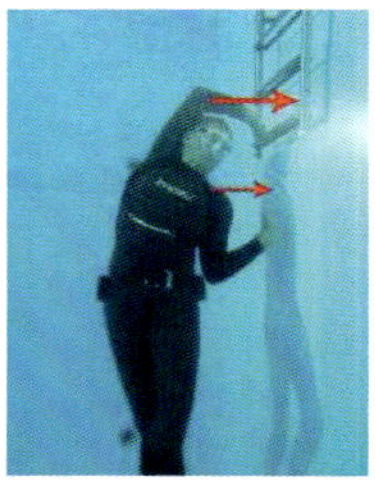
Bauch-muskeln Oberfläch e + tiefe Schicht	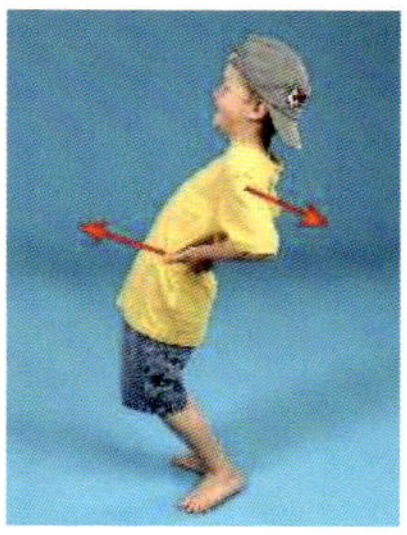	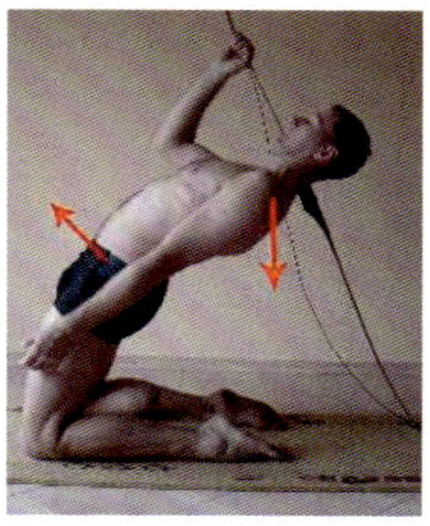	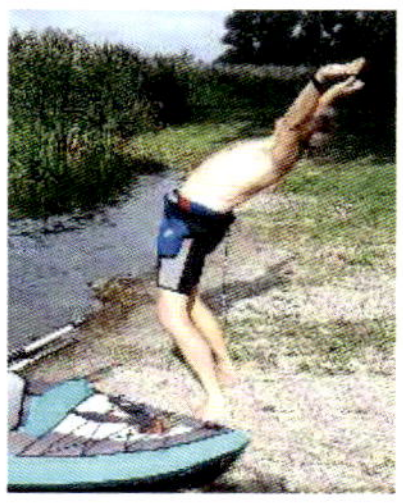	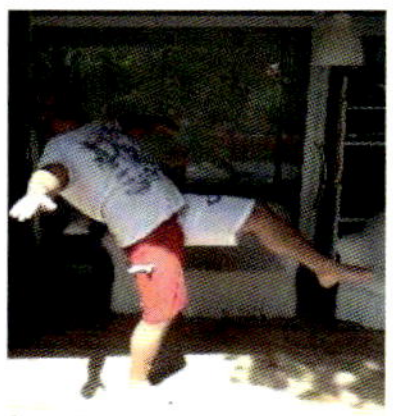	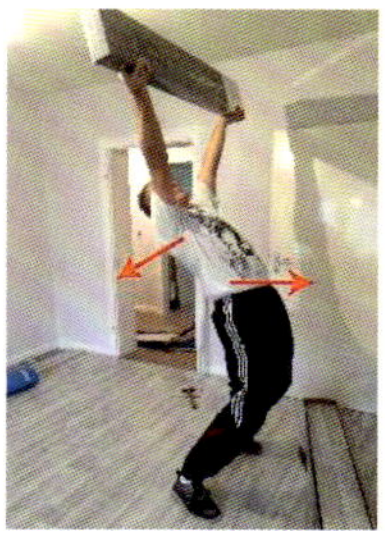
Arme vorne	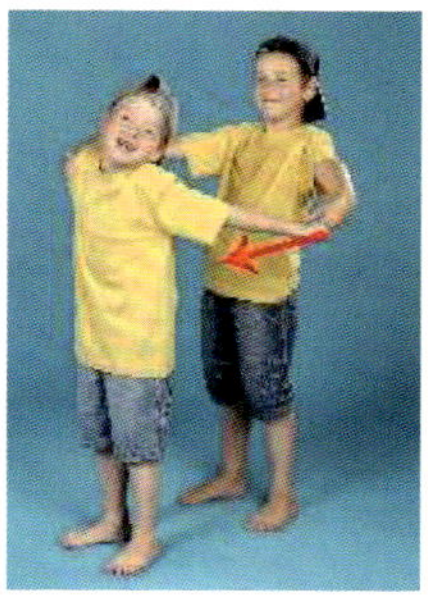	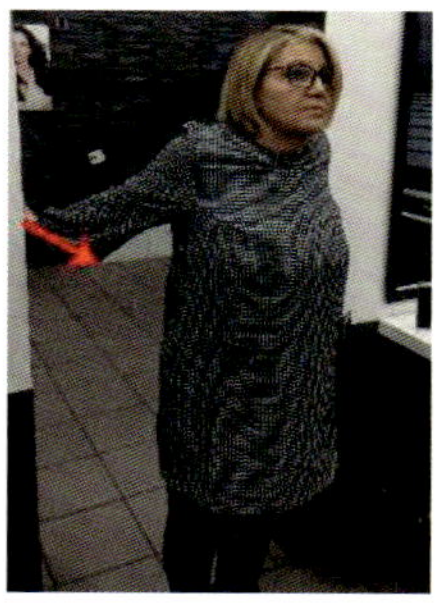	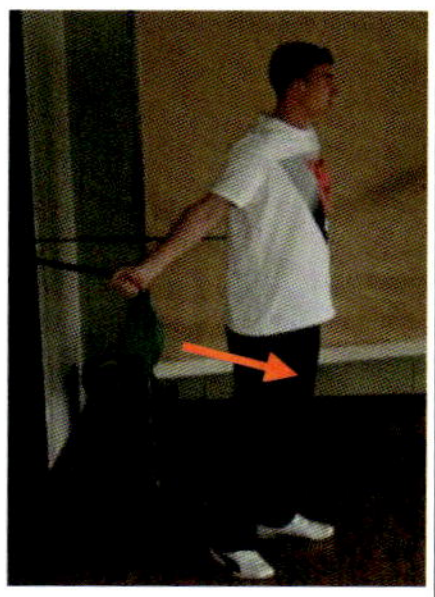	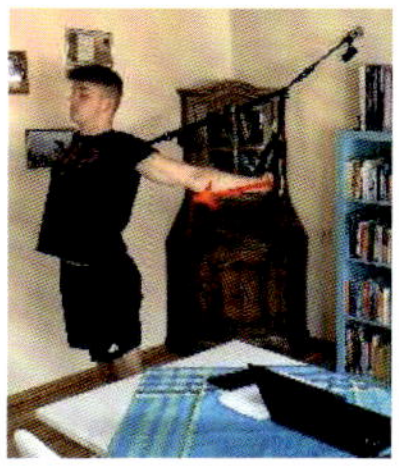	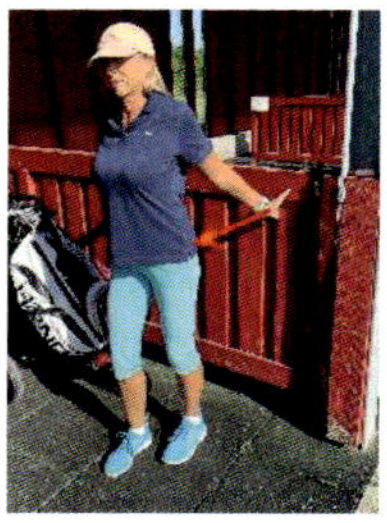

Beine hinten	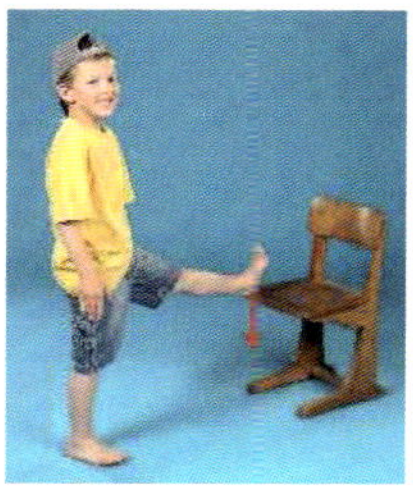	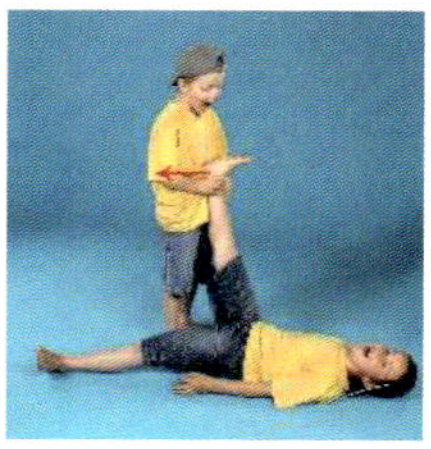	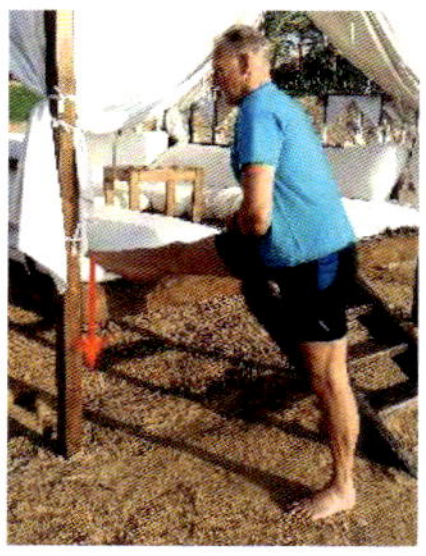	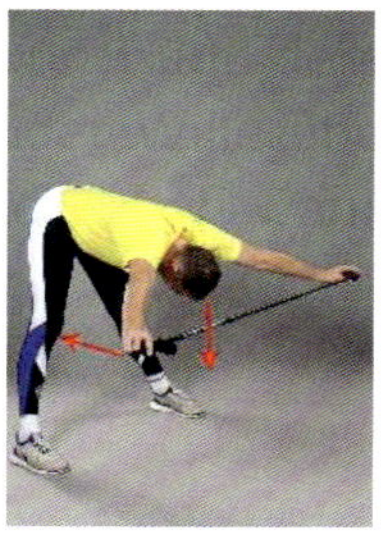	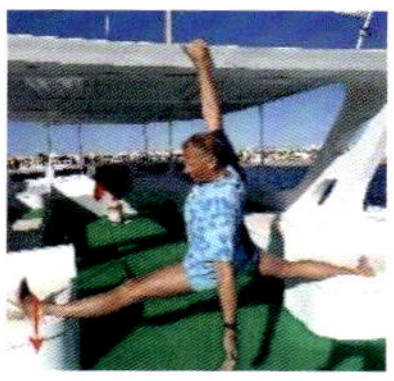
Beine vorne	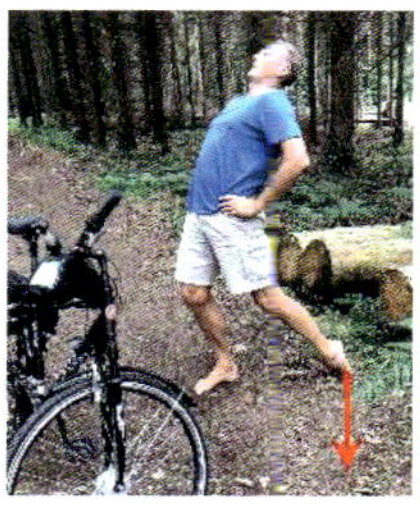	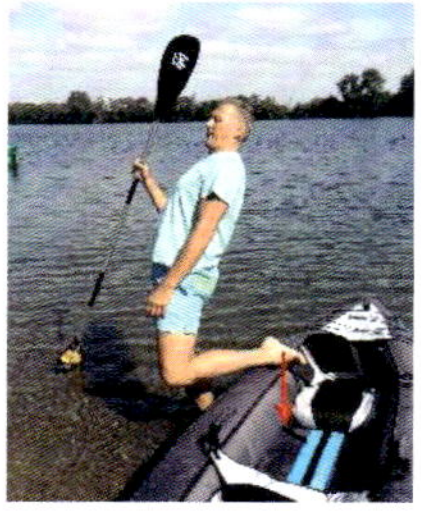	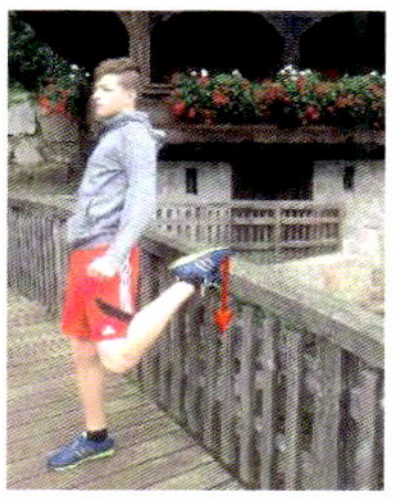	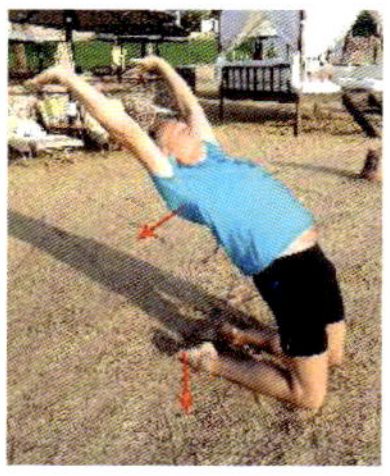	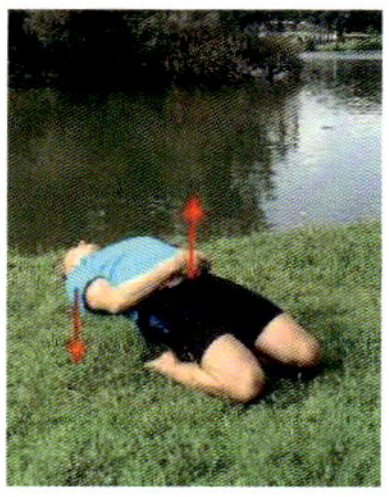
Beine außen	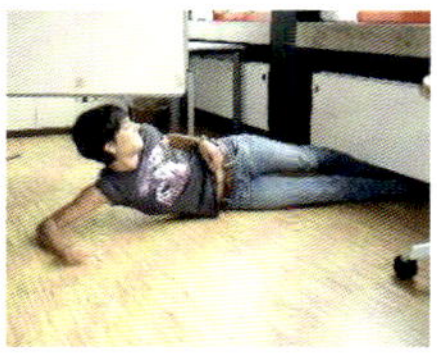	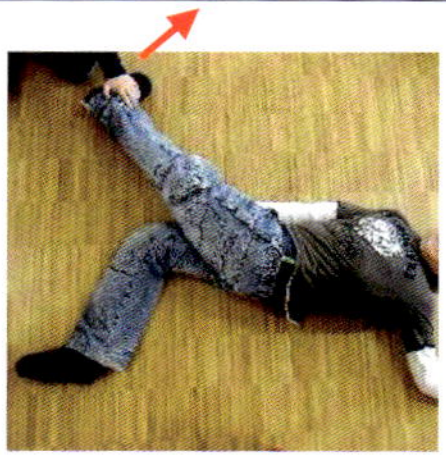	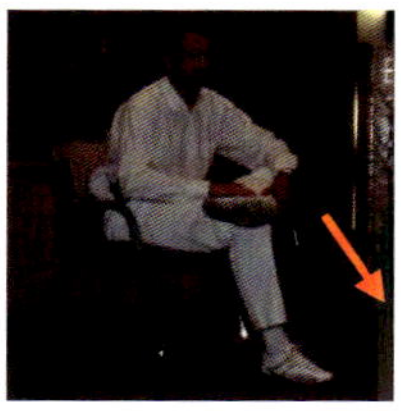	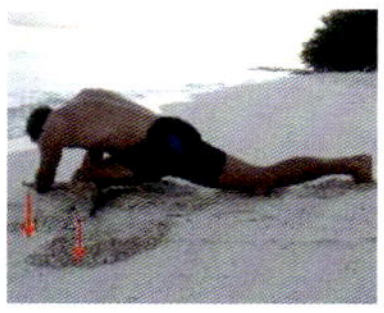	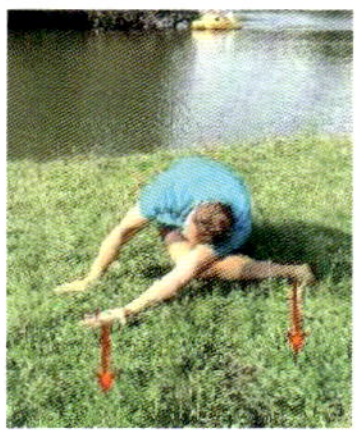
Beine innen	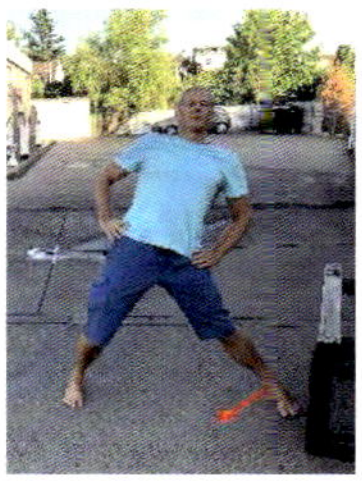	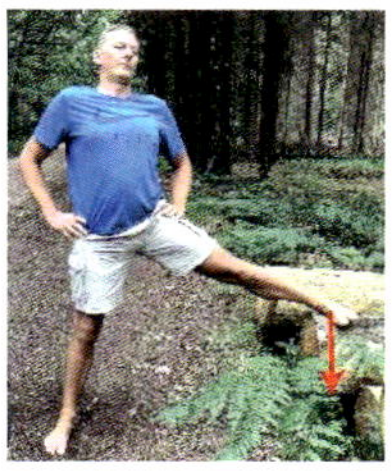	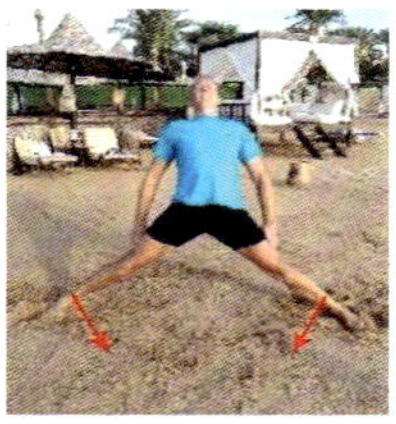	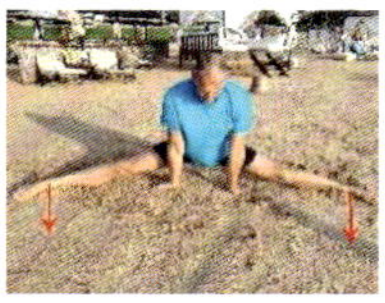	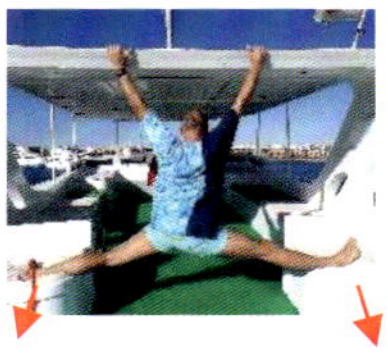
Unterarme/ Handfläche	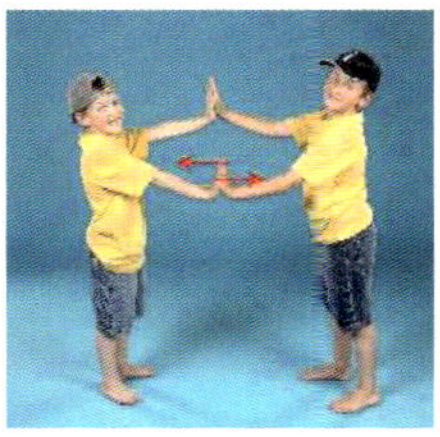	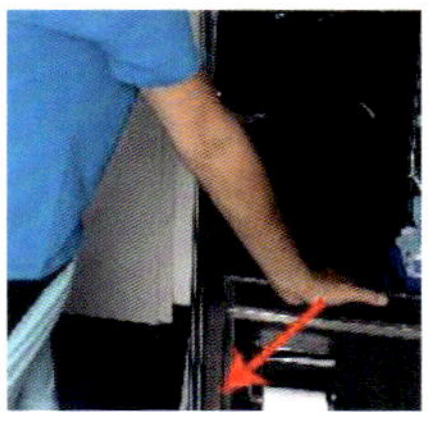	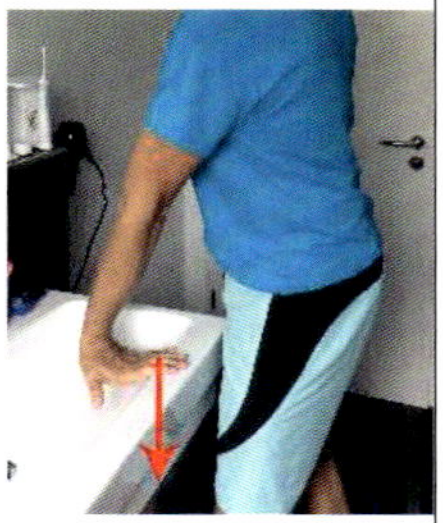	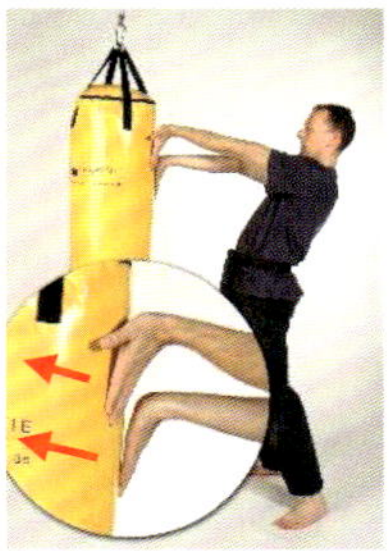	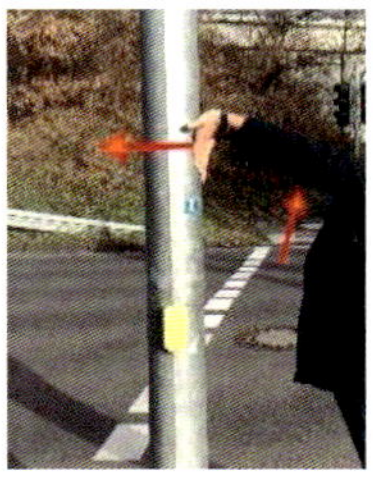

Unterarme/ Hand-rücken	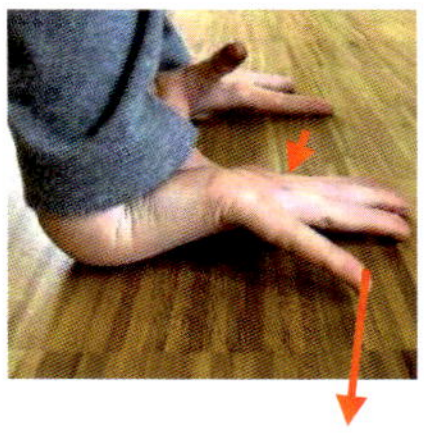	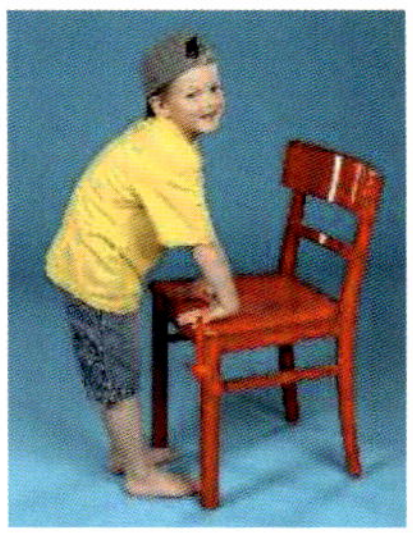	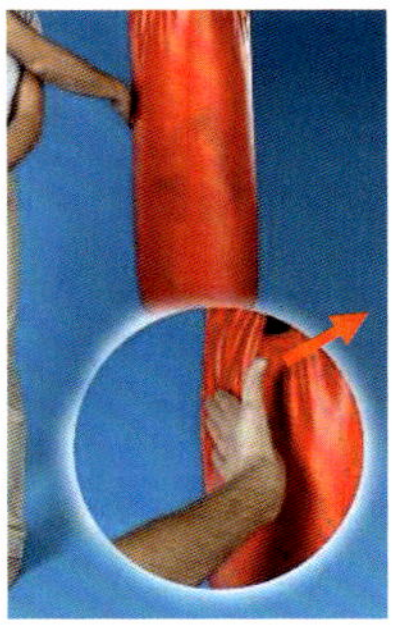	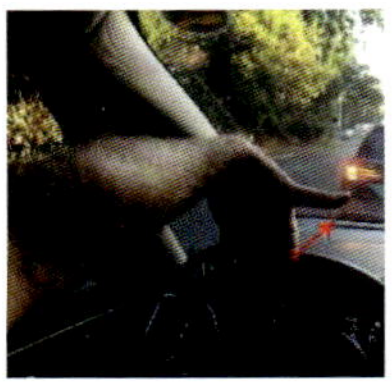	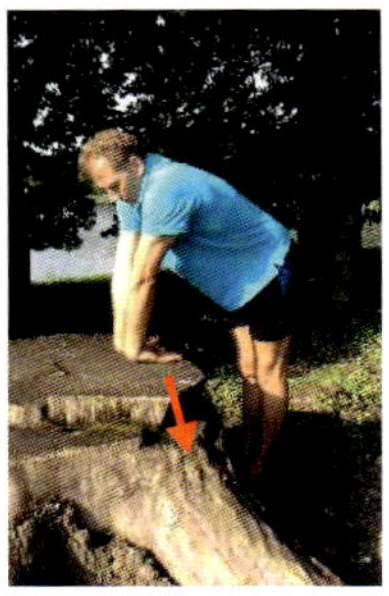
Finger	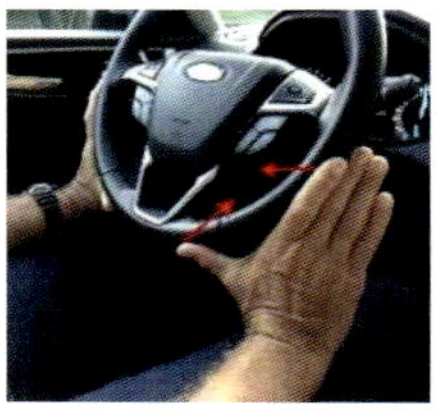	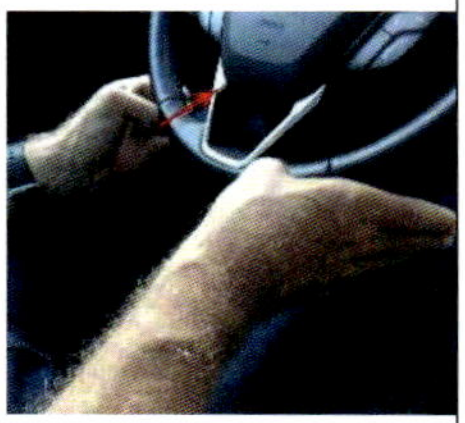	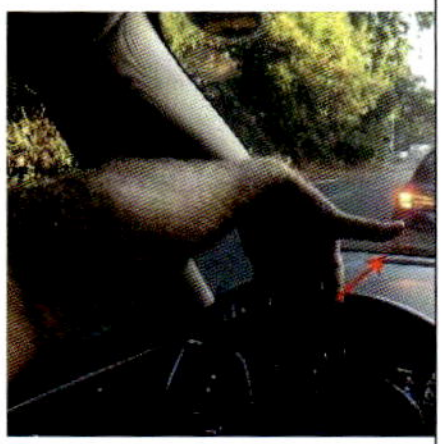	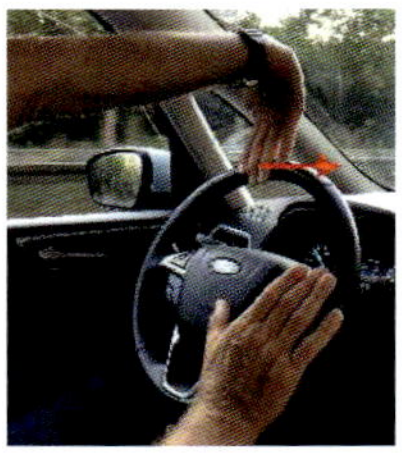	
Unter-schenkel + Fuß unten	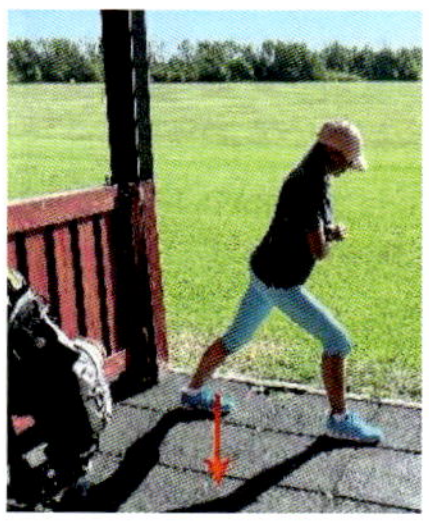	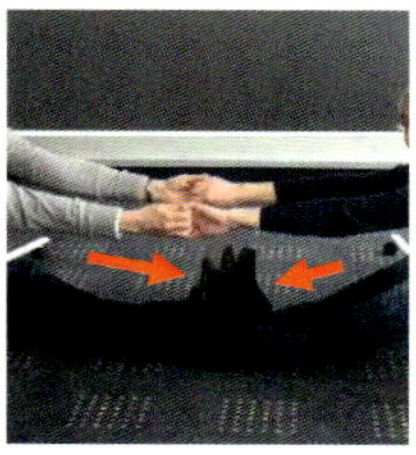	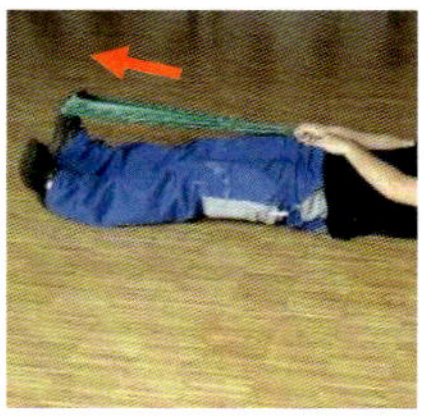	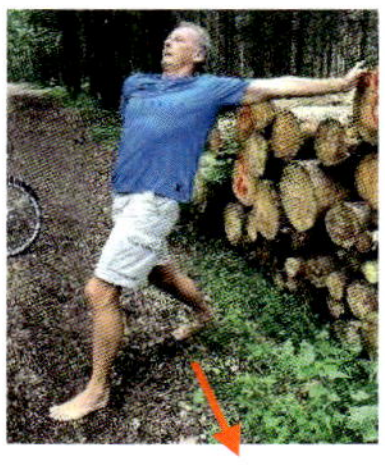	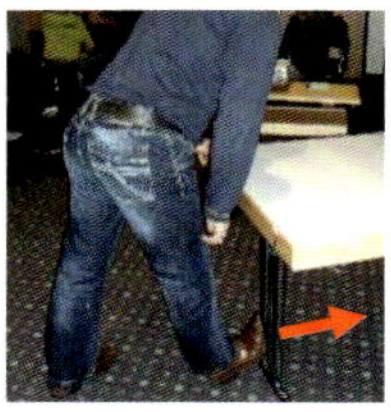
Unter-schenkel + Fuß oben	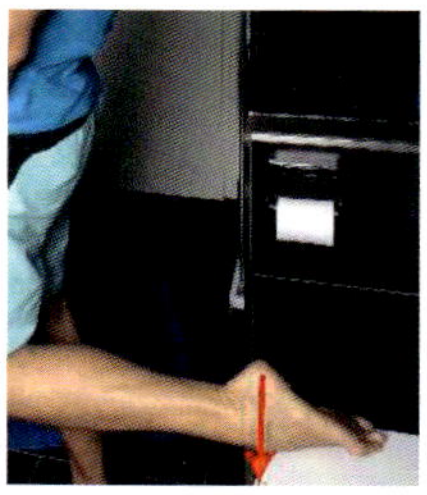	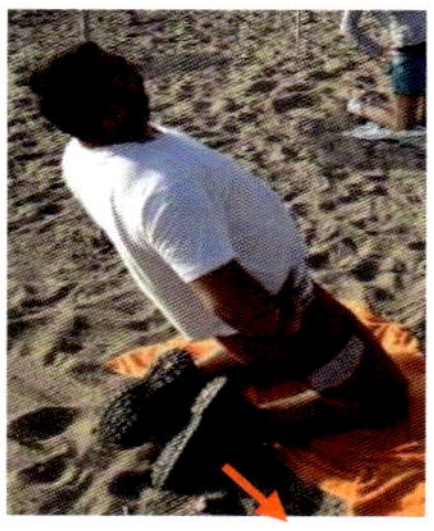	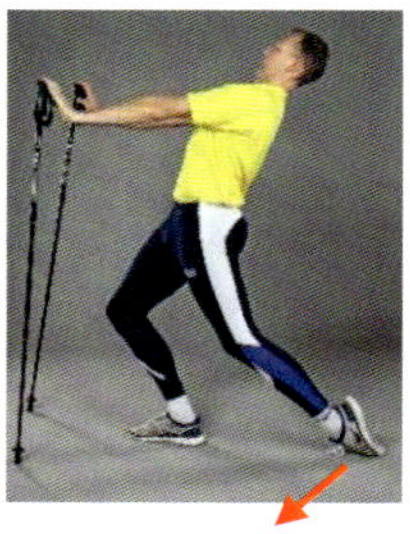	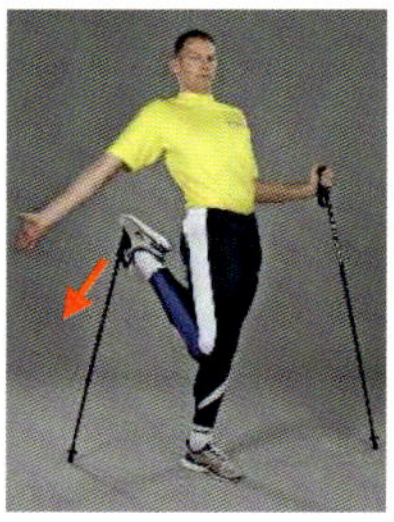	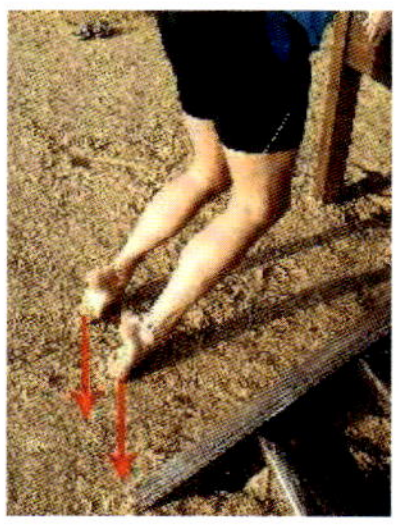
Diagonale Muskel-kette hinten, liegend	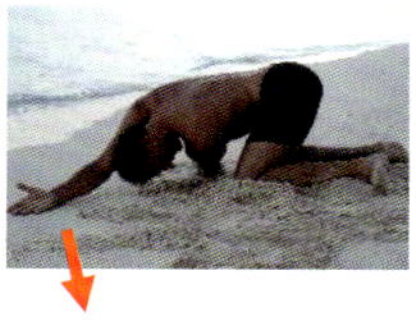	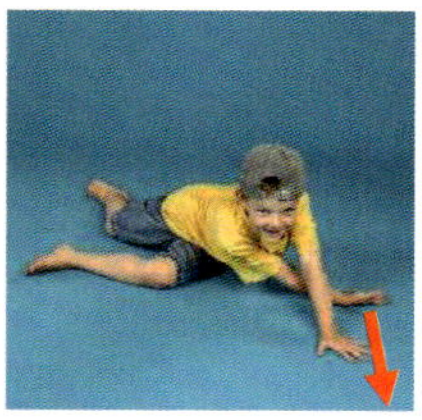		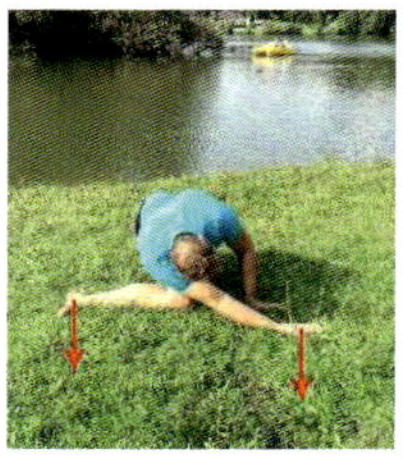	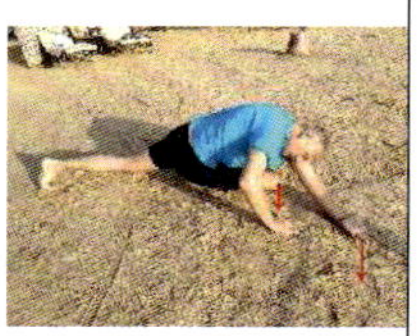

Diagonale Muskelkette hinten, stehend	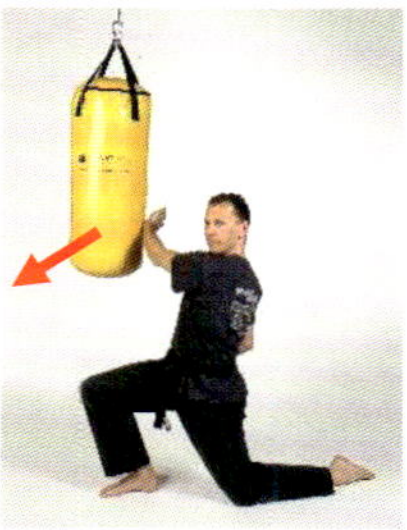	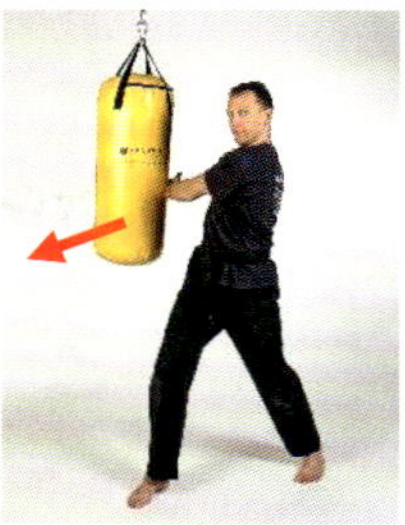	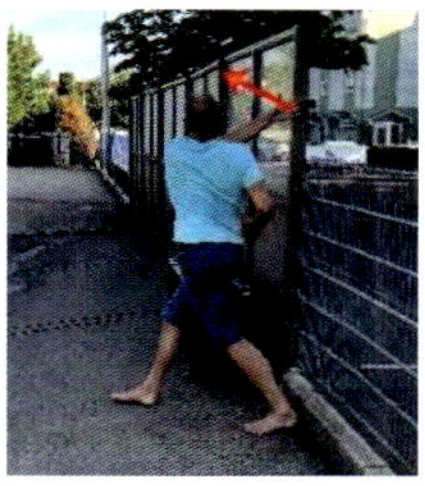		
Diagonale Muskelkette vorne, stehend	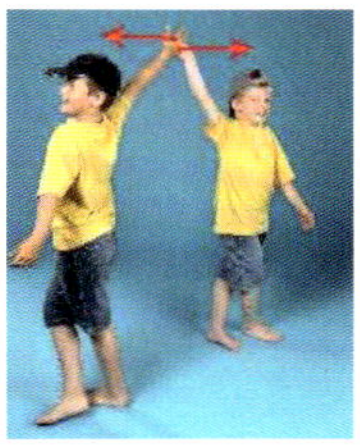	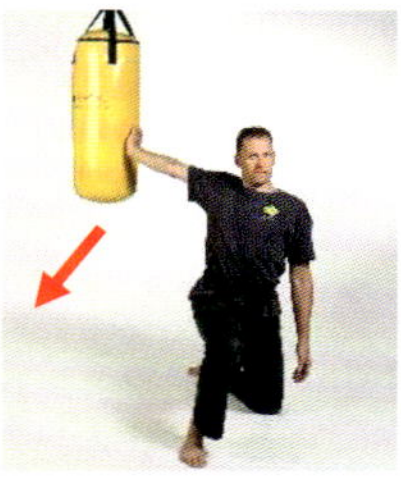	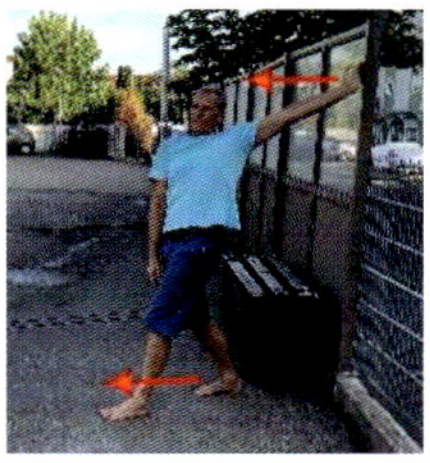	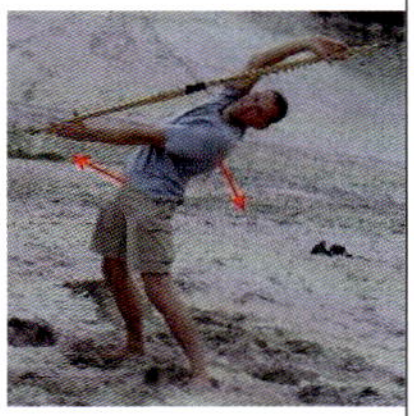	
Diagonale Muskelkette vorne, liegend	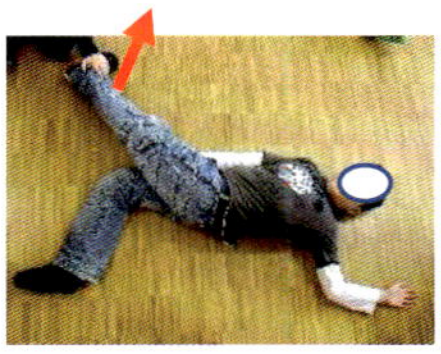	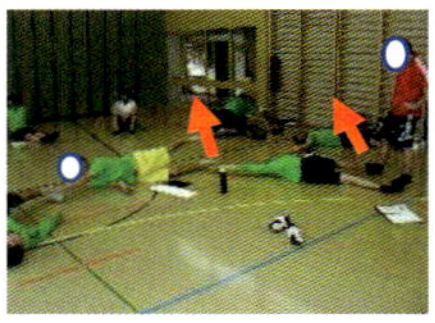	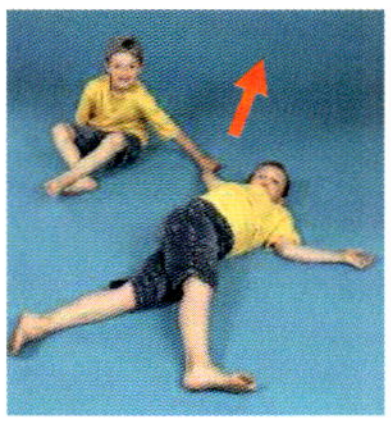	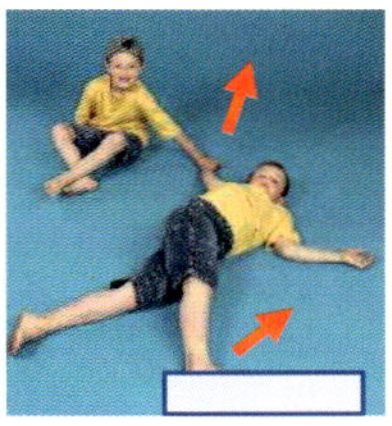	
Handflächen, Fingerbeuger	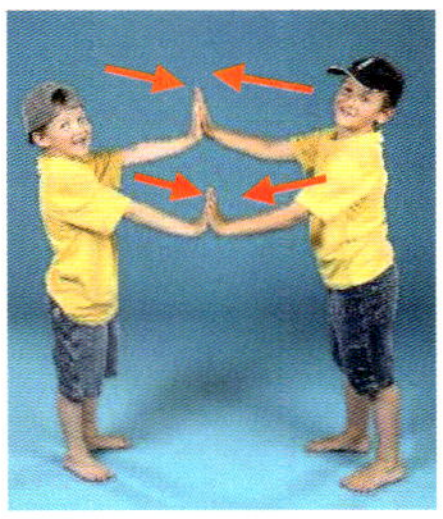	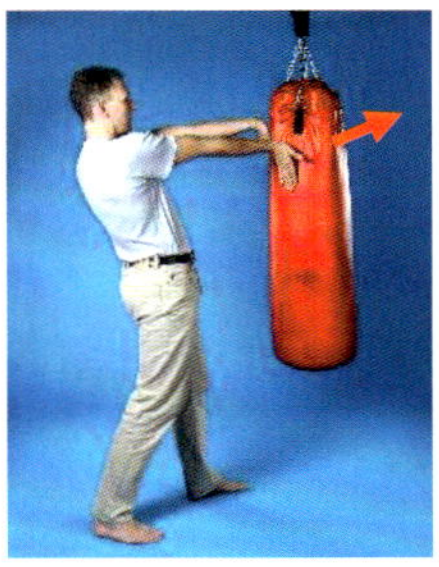	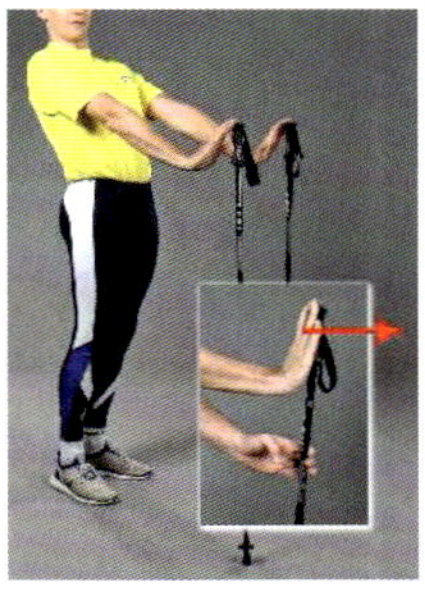	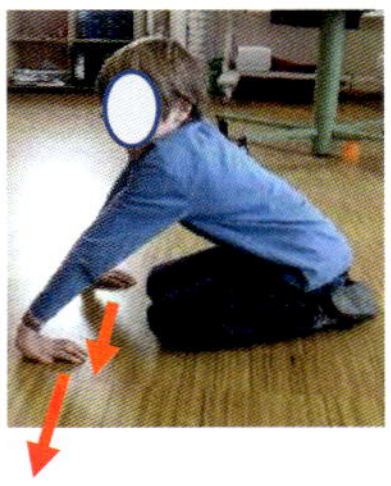	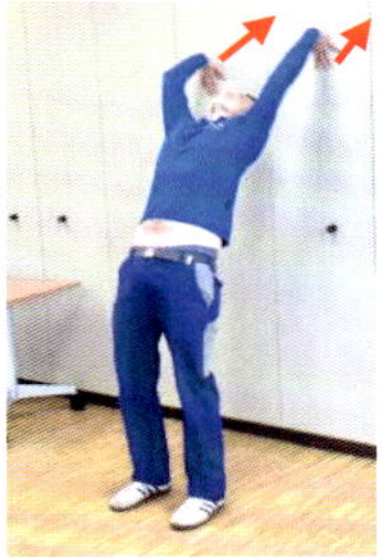
Handrücken, Fingerstrecker	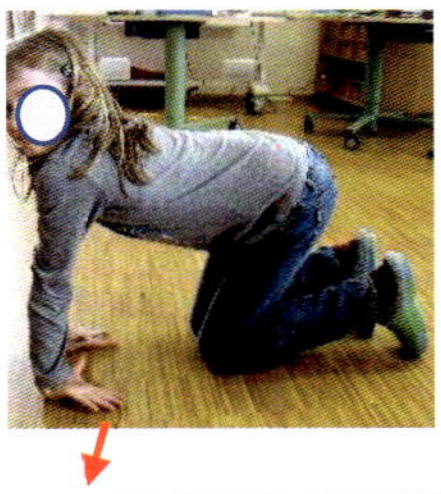	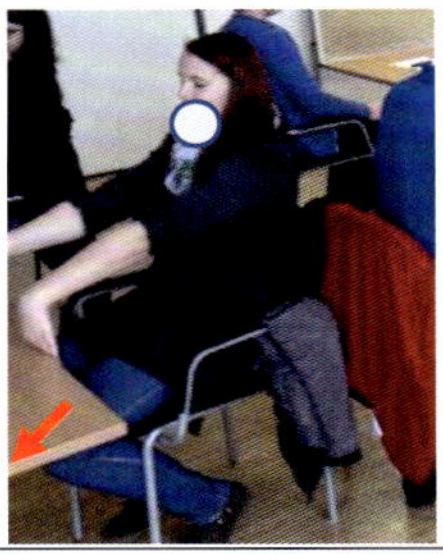	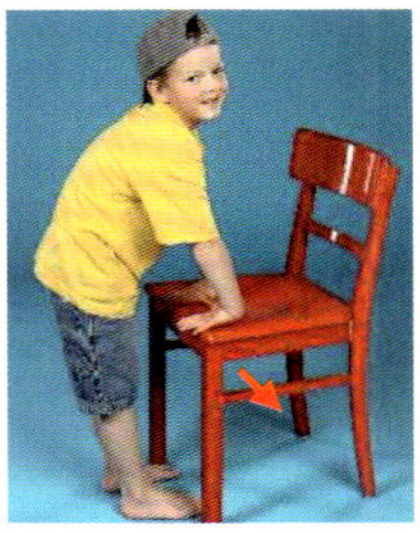	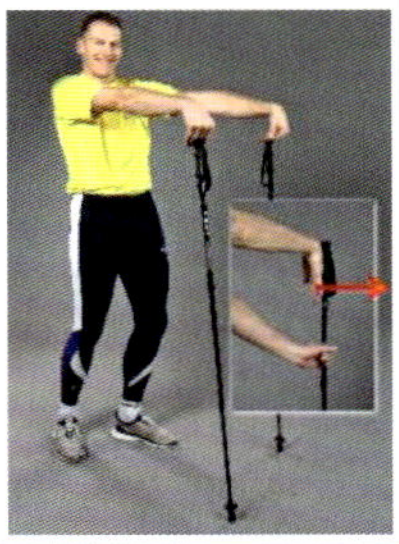	
Fuß innen außen vorne unten	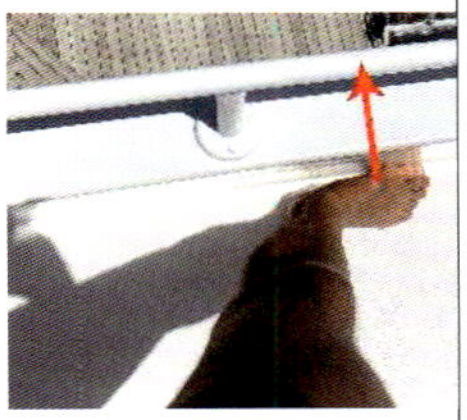	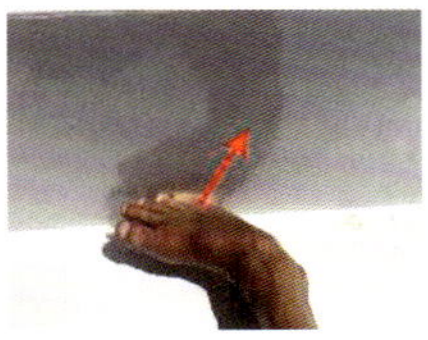	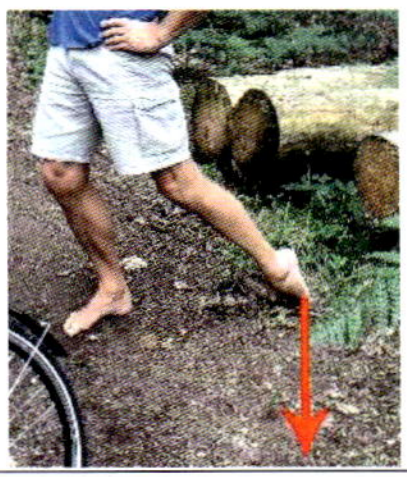	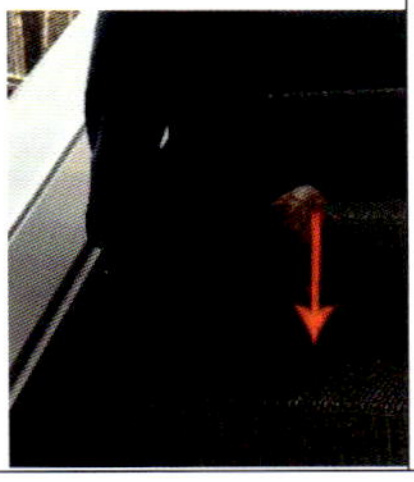	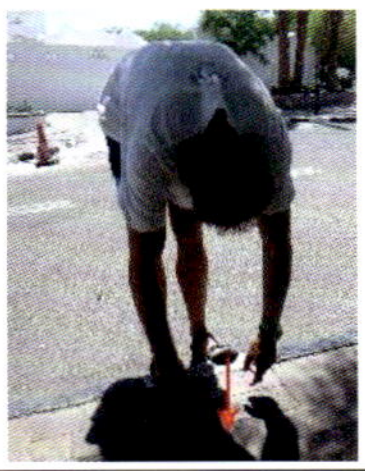

Aus den Erfahrungen mit dem Spielen der Querflöte und Piccolo Querflöte in einem Musikorchester in der Jugend (siehe Kapitel 1), sind die nachfolgenden Ideen für Musikerinnen und Musiker entstanden. An einer Kölner Schule (siehe Kapitel 1) wurden diese Ideen dann schon 2007-2012 in den Schulalltag integriert.

Leider war es bis zur Drucklegung dieses Buches nicht möglich, alle Bilder mit den Pfeilen als Richtungsangabe für die Kraftentwicklung zu bestücken. Aber auch hier gilt: immer erst den Muskel, Faszien und Muskelketten aufdehnen und dann mit leichter bis starker Kraft gegen die Partner oder Gegenstände drücken (als Krafttraining).

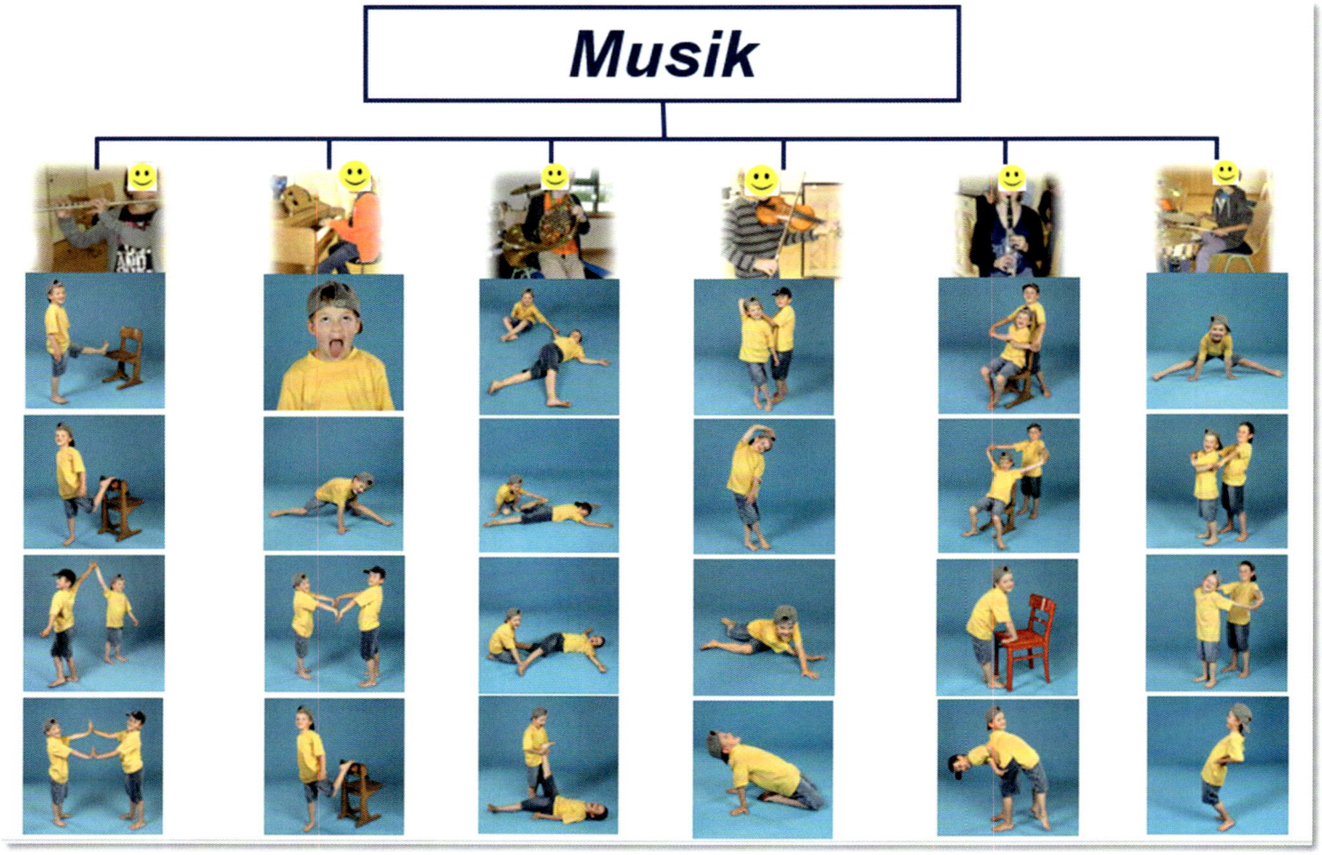

Praxisbeispiel 2: unterschiedliche Sportarten betreiben

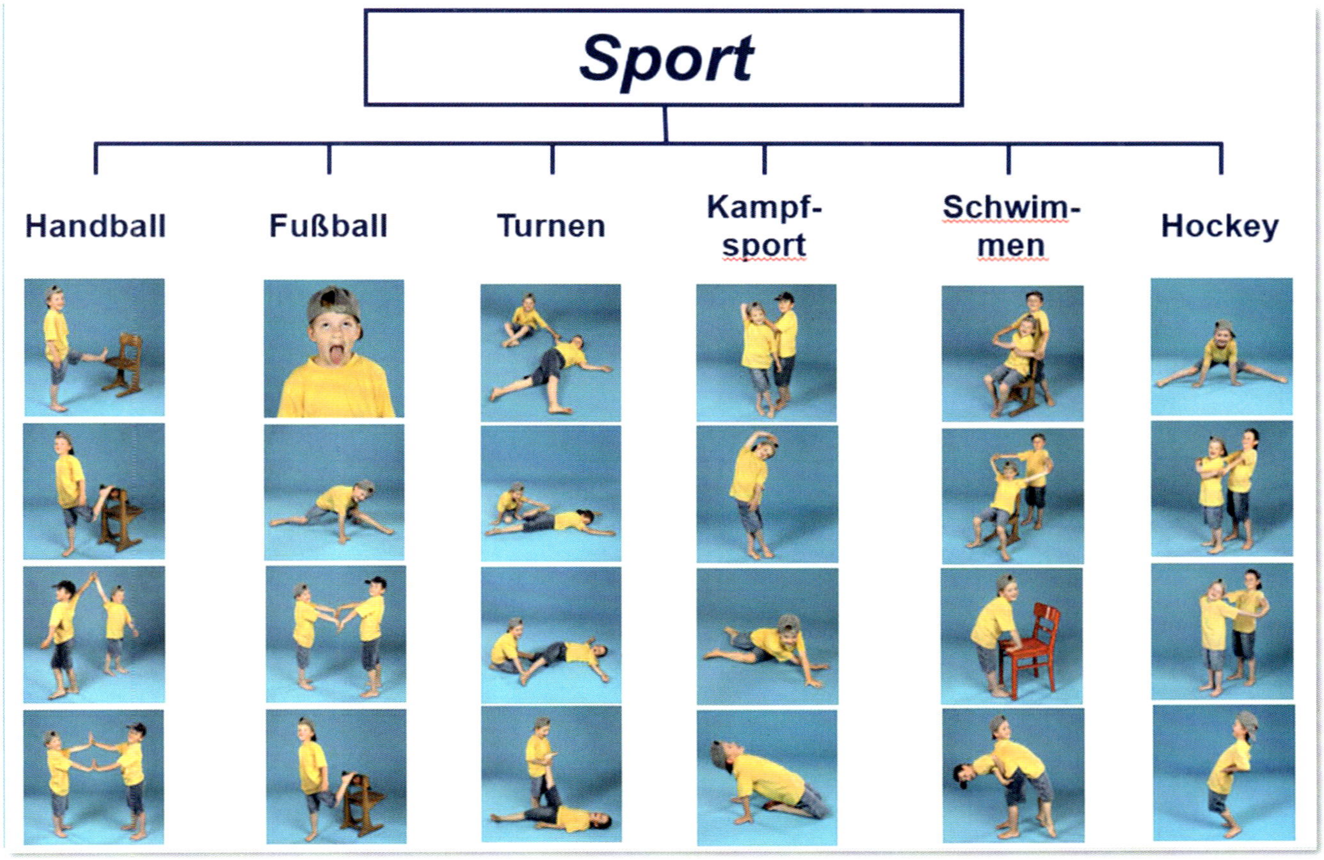

Die hier dargestellten Sportarten stehen exemplarisch für viele andere Sportarten, die heute betrieben werden können und in Zukunft neu erfunden werden. Wenn z.B. aus bestehenden Sportarten wie Tischtennis spielen und Kopfball im Fußball Kopfball-Tennis wird, dann bleiben die beteiligten, aktivierten Muskeln die gleichen.

Also kann man mit konsequent eingesetzten DehnKraft2go®-Übungen alle möglichen Einseitigkeiten der unterschiedlichsten Sportarten ausgleichen.

Wenn Ihr die Übungen aus den beiden vorherigen Bereichen (Musikinstrumente spielen und Sportarten) vergleicht, könnt Ihr feststellen, dass es nicht viele unterschiedliche, einzelne Übungen gibt. Da die Muskeln immer die Gleichen bleiben, egal ob Mann oder Frau und in welchem Kulturkreis Menschen diese Dinge tun, kann man mit einigen unterschiedlichen Übungen das ganze Ausgleichsprogramm gestalten.

Praxisbeispiel 3: im Friseurhandwerk

DehnKraft2go® Übungen sollten für angehende und ausgebildete Friseurinnen und Friseure zur Ausbildung gehören. Es geht darum, auch in diesem Bereich berufstypische Schmerzsyndrome und degenerative Erkrankungen am Bewegungsapparat zu vermeiden. Dies kann langfristig viel Geld und Zeit (Arztbesuchen, Therapien) ersparen.

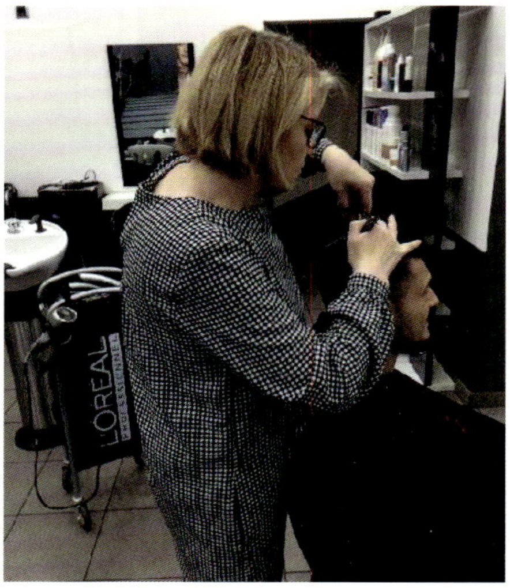

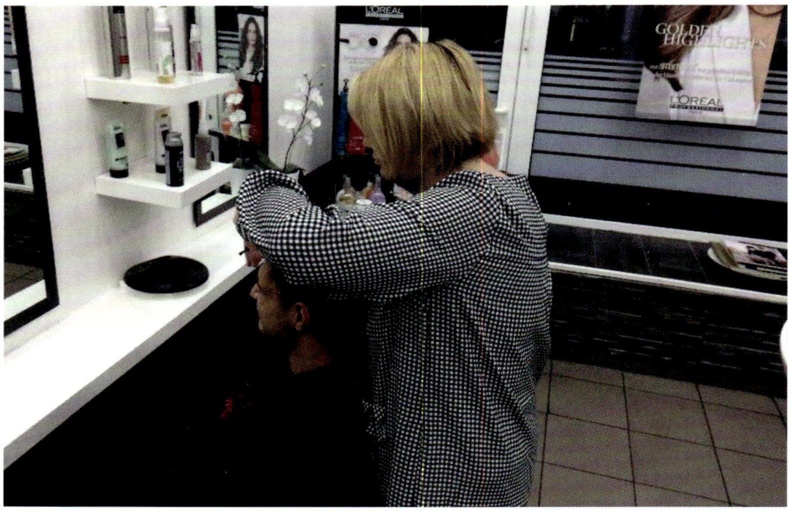

Auch das Friseurhandwerk hat mit mehreren speziellen Problemen zu tun:

Bei den Friseuren gibt es mehr als 125.000 Beschäftigte[355].. Laut Berufsgenossenschaft für Gesundheitsdienst und Wohlfahrtspflege in Hamburg und Arbeitsmediziner Professor Albert Nienhaus, Universitätsklinikum Hamburg-Eppendorf[356] sind Beschwerden, die zur Berufsunfähigkeit führen, nach Hauterkrankungen die Krankheiten des Bewegungsapparates.

Das Risiko, den Beruf wegen einer Erkrankung der Sehnenscheiden am Handgelenk oder wegen eines Tennisellenbogens vorzeitig aufzugeben, ist für Friseure deutlich erhöht. Friseure und Kosmetiker geben mit 47,3 Prozent wesentlich häufiger an, im Laufe der letzten sieben Tage unter Rückenschmerzen gelitten zu haben.

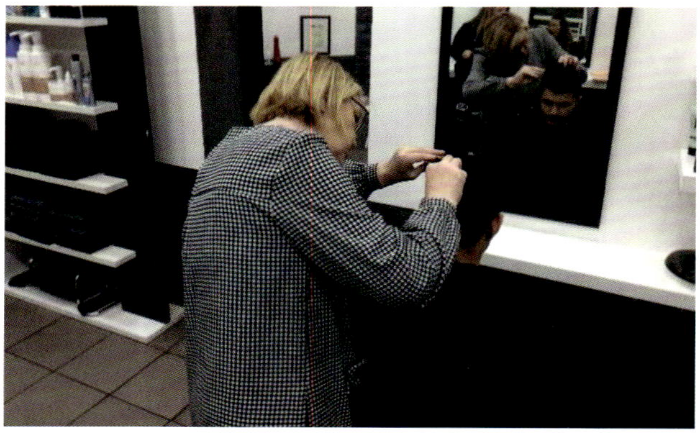

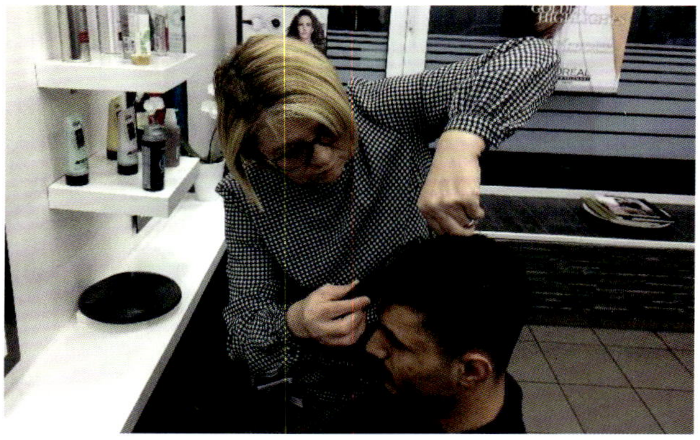

[355] Laut einem Bericht in Welt.de vom 31.1.19.

[356] Zentralblatt für Arbeitsmedizin, Arbeitsschutz und Ergonomie, Ausgabe 1/2015.

Beim Schneiden, Färben und Föhnen entstehen belastende Körperhaltungen und Bewegungen im Bereich der Schultern, der Arme, der Hände und der gesamten Wirbelsäule. „Werden solche Armhaltungen und Bewegungen über einen längeren Zeitraum wiederholt ausgeführt, kann es aufgrund von Überbeanspruchung des Schultergelenks sowohl zu anatomischen Veränderungen als auch zu einer Veränderung der physiologischen Gelenkführung kommen", so Dania Kitzig und ihre Kollegen. Auch gibt es den sogenannten Schildkrötennacken, den die Wissenschaftler beim Waschen und beim Schneiden beobachteten. Die Haltungen der Friseure/Friseurinnen waren, wenn die Kunden/ -innen auf dem Hocker saßen, noch ungünstiger: „Das physiologische Hohlkreuz (Lordose) der Lendenwirbelsäule wurde aufgehoben und die Lendenwirbelsäule wies eine strukturbelastende Steilstellung auf", schreiben die Forscher.

Zudem hoben die Friseure während der Arbeit im Sitzen ihre Arme noch höher. Das vorläufige Fazit der Forscher ist ernüchternd: Im Friseur Beruf müssen sie besonders häufig wegen Schmerzen in den Händen,

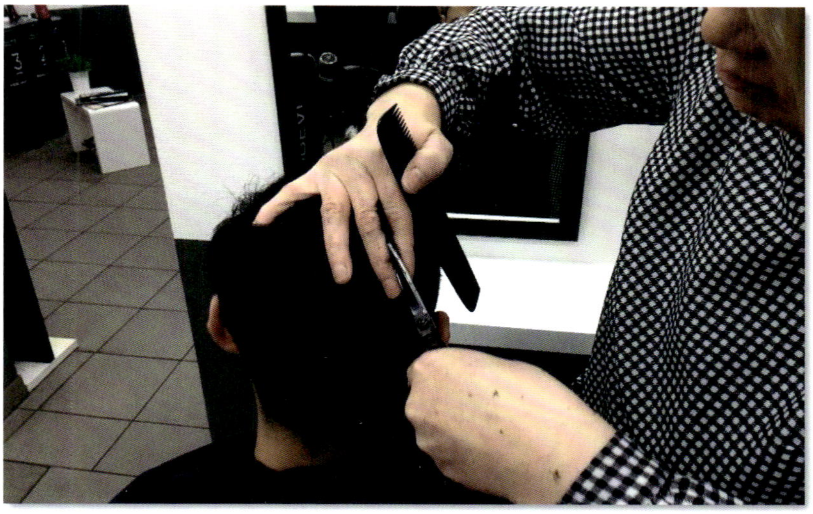

an den Armen und an der Wirbelsäule krankgeschrieben werden. „Aus unserer Sicht ist es notwendig, die Beschäftigten in der Friseurbranche im Hinblick auf belastende Körperhaltungen und Bewegungen zu sensibilisieren und Präventionsmaßnahmen zu entwickeln."

Nachfolgender Bericht wurde in der SterneMAG[357] veröffentlicht:

GESUNDHEIT
Körper fit. Köpfe stark!
Wenn wir eine Berufsausbildung anfangen, machen wir uns oft keine Gedanken über die Einseitigkeiten der Arbeitsabläufe. Meine Ausbildung im Handwerk war die des Industrieschreiners. Diese Zeit war geprägt von unsäglichen Rückenschmerzen und vielen erfolglosen Therapien am Rücken. Als Friseurkunde wundert mich immer wieder, wie es Friseure den ganzen Tag mit den Einseitigkeiten der Arbeit aushalten", sagt **Physiotherapeut und Heilpraktiker Markus Rachl**.

[357] SterneMAG, Nr.1, Frühjahr 2019, S.7

Aus seiner Praxis kennt er die Folgen: Unterschiedlichste Erkrankungen des Bewegungsapparates, die bis hin zur Berufsunfähigkeit führen können. Hier gibt Rachl, der als Schmerzspezialist im Bereich Muskel-Skelettsystem tätig ist, eine Praxis für Myo-Therapien und mit der Myohydro-Therapie ein eigenes Behandlungsverfahren entwickelt hat, alltagstaugliche Tipps, um es gar nicht so weit kommen zu lassen.

Durch meine Praxis habe ich Einblick ins Friseurhandwerk bekommen, wo Krankheiten des Bewegungsapparates der zweithäufigste Grund für Berufsunfähigkeit sind. Krankschreibungen aufgrund von Erkrankung der Sehnenscheiden am Handgelenk oder eines Tennis-Ellenbogens, wegen chronischer Schulter- und Nackenbeschwerden, Schmerzen in Händen, an Armen und Wirbelsäule sind an der Tagesordnung. Mich wundert es nicht, da beim Schneiden, Färben und Föhnen belastende Körperhaltungen und Bewegungen im Bereich der Schultern, der Arme, Hände, der gesamten Wirbelsäule entstehen, die Schmerzen Tennisarm und Karpaltunnel-Syndrom zur Folge haben können. Man kann nun zwei Dinge tun: Kräftigen der Muskulatur und Dehnen der Muskeln. Kräftigung mittels herkömmlicher Übungen bedeutet aber, dass die gleichen Bewegungen wiederholt werden, die wir im Alltag schon machen.

Dadurch entsteht keine Entspannung, sondern Nerven, Faszien, Blutgefäße und Gelenke geraten noch mehr unter Druck. Und mit herkömmlichen Dehn- und Stretch-Übungen wird zwar am Muskel gezogen und Verklebungen werden gelöst und gelockert, aber die Struktur wird nicht länger gebaut. Sinnvoller, um der permanenten, einseitigen Belastung im Beruf gegenzusteuern, sind Übungen mittels denen Kräftigung und Dehnung der Muskulatur gleichzeitig geschieht. Diese KiD- (Kraft in Dehnung nach Mosetter) oder Dehnkraft- (nach Rachl) Übungen sind effektiv und sparen viel Zeit. Wenn in einem Bereich Muskeln keine Kraft mehr haben, werden Reize gesetzt.

So zwingen wir unser Gehirn zu einem Umbau der Muskulatur in die Länge (Sarkomer-Einbau = kleinste Arbeitseinheit im Muskel). Dieses Trainingssystem ist so flexibel, dass es sowohl den speziellen Berufsanforderungen als auch dem Trainingszustand von jedem Einzelnen angepasst werden kann. Da die Übungen ohne zusätzliche Geräte oder spezielle Kleidung auskommen, können sie problemlos in den Salonalltag eingebaut werden. So lernen Muskeln und Gehirn wieder loszulassen.

Letztlich führen die entspannteren Muskeln unter Ruhebedingungen zu mehr Leistung bei weniger Schmerzen. So können wir vielen Schäden am Muskel-Skelett- System vorbeugen, Schmerzen vermeiden, lösen und manch einer Operation, gerade im Schulter-, Hals-, Arm- und Handbereich vorbeugen. Problemlos in den Arbeitsalltag zu integrieren sind die DehnKraft2go® Übungen für Friseure/-innen. Kräftigen und Dehnen in einer Übung: Handgelenk (oben) und Schultern (unten).

Markus Rachl, Köln

Die roten Pfeile geben wie immer die Druckrichtung für die Kraftentwicklung an.

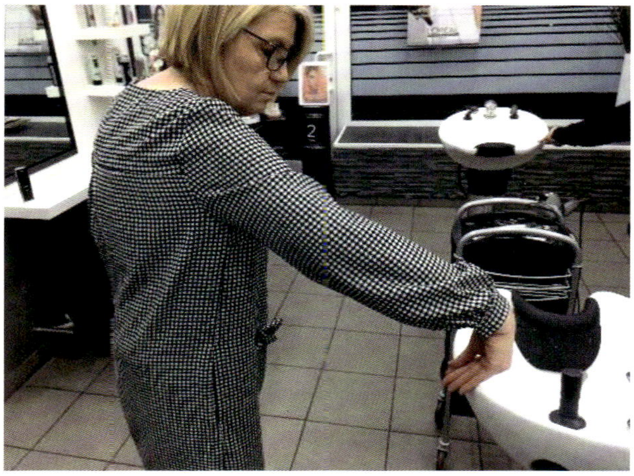

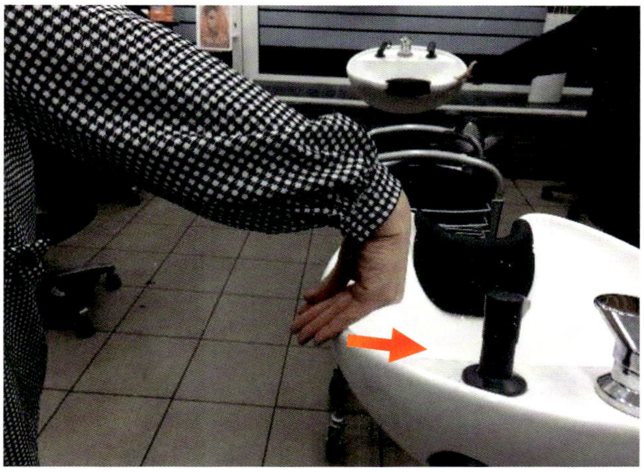

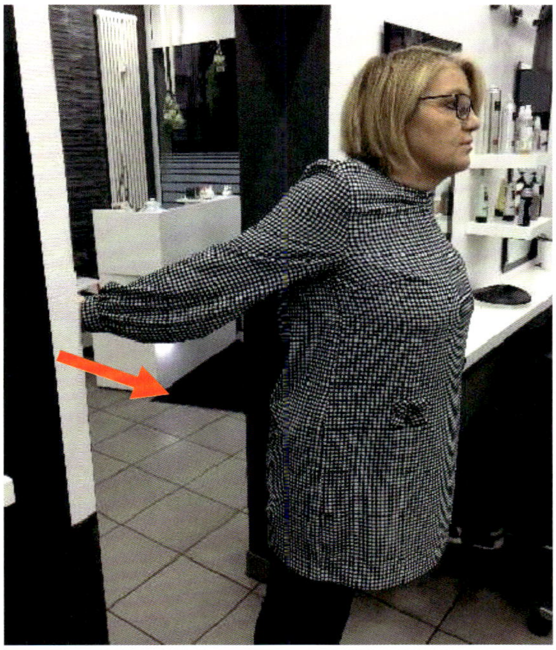

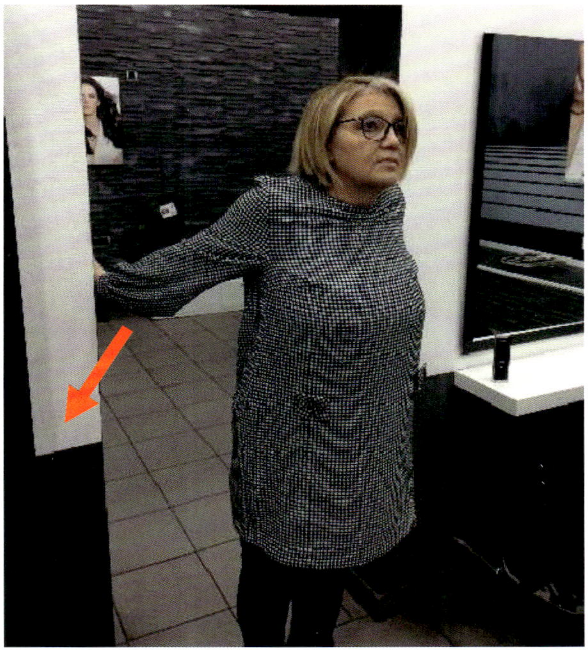

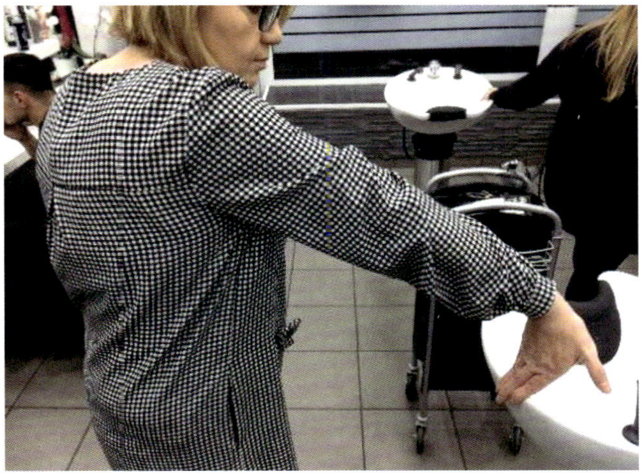

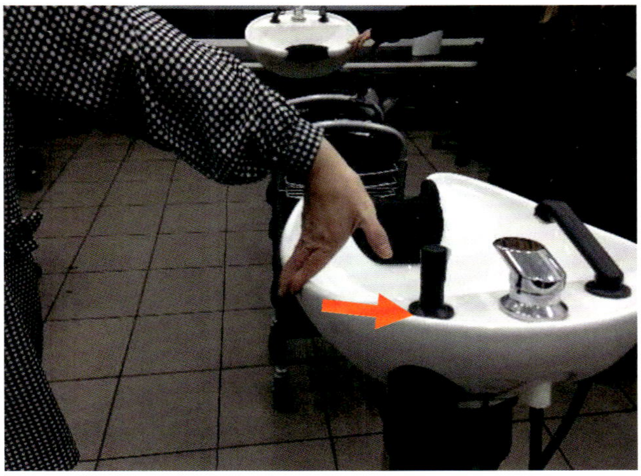

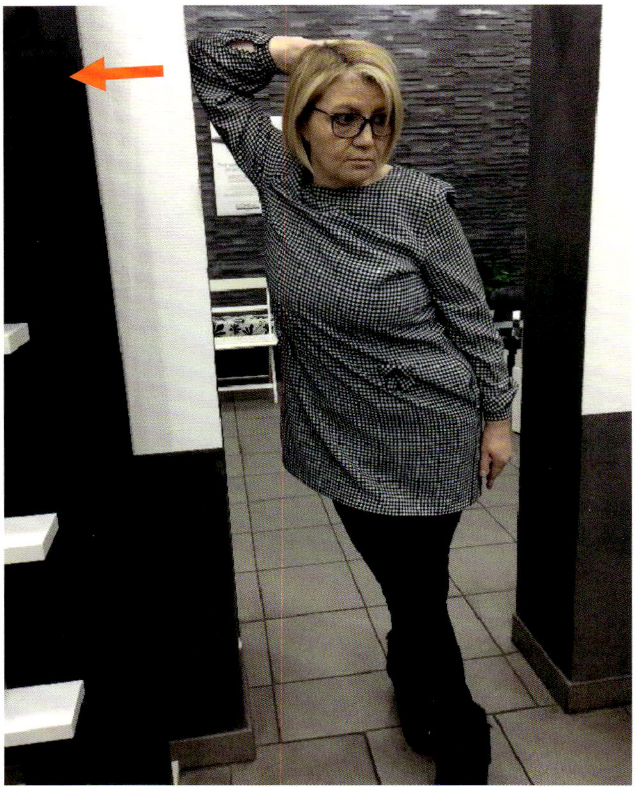

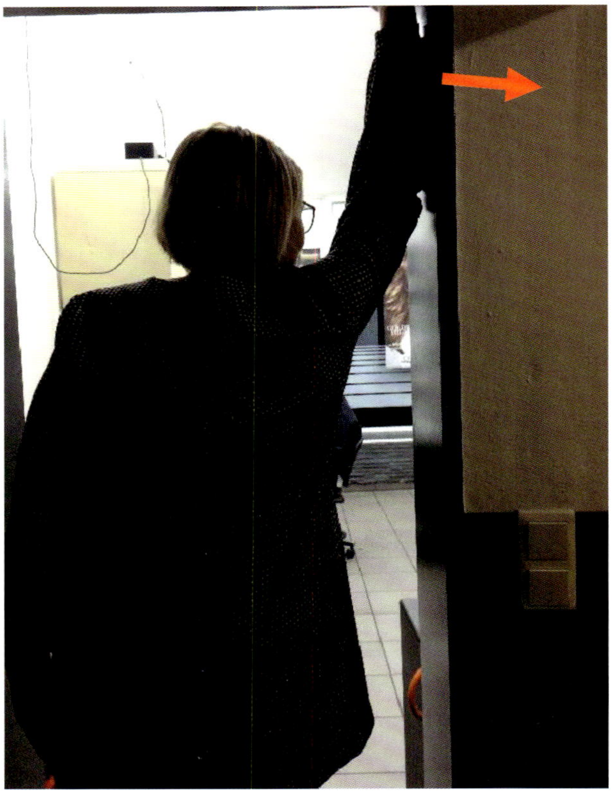

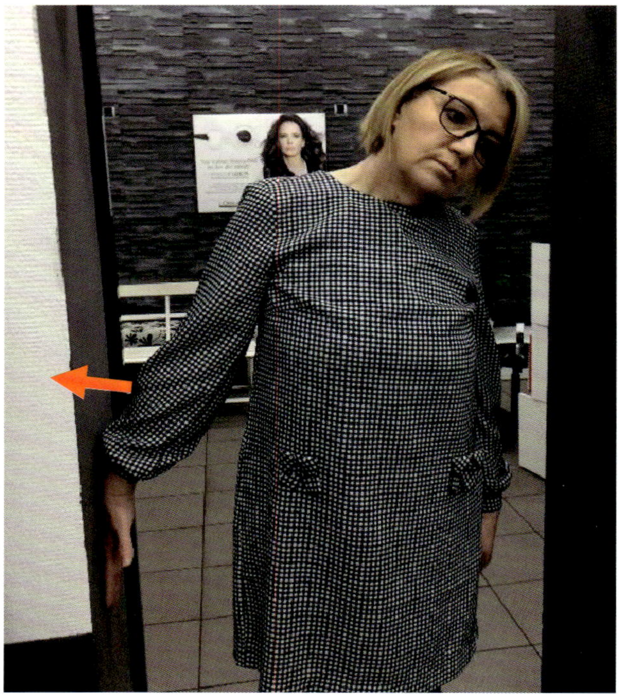

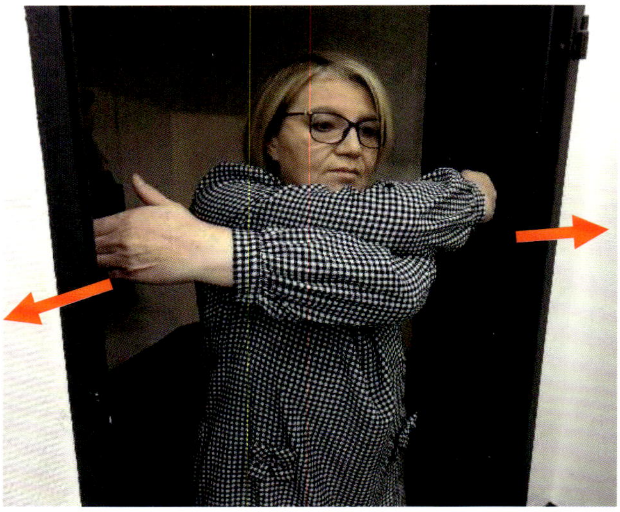

Bilder: mit freundlicher Genehmigung des Models Yeter Dogan.

Für die Friseurinnung in Köln wurde dieses Thema in einem kleinen Workshop während der Jahrestagung im Spätjahr 2018 vorgestellt.

2.6.6 Das DehnKraft2go® Übungsprogramm bei Schmerzen, nach Körperregionen

Bei der Anwendung für Schmerzpatienten/-innen oder Sportler/-innen ist es elementar wichtig, dass **nicht nur die schmerzende Stelle behandelt** wird. Dies wird bis heute in vielen Praxen aller Fachrichtungen noch praktiziert. Nicht immer finden Fachleute dort, wo die Schmerzen wahrgenommen werden, auch die Ursache. Selbst bei Veränderungen in bildgebenden Verfahren können Schmerzen oder Verbesserungen oft nicht anhand der Bilder[358] erklärt werden.

Bei Unfällen ist das natürlich eine andere Sache. Dann muss genau die schmerzende Stelle untersucht und gegebenenfalls behandelt werden.

Wenn in der folgenden Tabelle von Bahnen gesprochen wird, dann stehen diese für Muskelketten mit Muskel-Sehnenübergängen und Muskelansätzen, Akupunktur-Meridiane mit Akupunkturpunkten oder Akupressur Punkten sowie Faszien-Ketten mit Triggerpunkten.

In den Lehrvideos[359] sind die Behandlungspunkte genau erklärt.

Die Übersichtskarte auf der nächsten Seite, mit Akupunkturbahnen und -Punkten, gibt einen ersten Eindruck darüber, wie Behandlungspunkte und trainierbare Muskelketten über den ganzen Körper verteilt sind und zusammenhängen.

---

[358] Mosetter 2007, Myoreflextherapie Band 2, S.33-37.

[359] www.myoboardtogo.de

Rückseite des Körpers ------------------ --------------------Vorderseite des Körpers

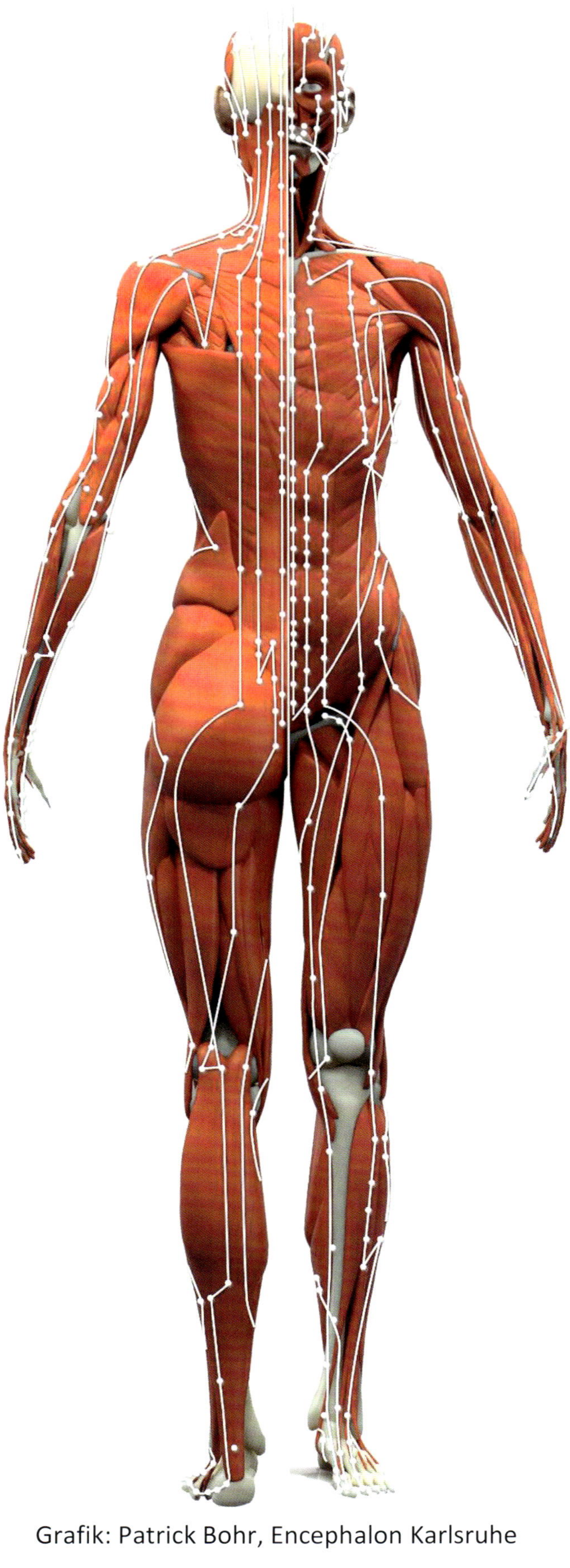

Grafik: Patrick Bohr, Encephalon Karlsruhe

Wie man im Bild sieht, sind auch viele Stellen zwar mit den Verbindungslinien überzogen, aber ohne Behandlungspunkte dargestellt. In der Muskel- und Faszientherapie kann man beim Abtasten der Menschen sehr viel mehr Punkte finden, die schmerzhaft sind. In den Bildern dieses Buches haben wir diesem Wissen Rechnung getragen und neue Bilder erstellen lassen.

Auch im Fachbuch zum MyoBoard2go® sind diese Bilder verwendet.

Tabelle beschriebener Schmerzsyndrome und dazu passender Übungen

Auch die nächsten Seiten beziehen dieses Wissen mit ein. Die Bilder zu den einzelnen Übungen findet Ihr in der nächsten Tabelle. Die in der Tabelle verwendeten Abkürzungen sind:

Rückenlage = RL, Bauchlage = BL, Seitlage = SL

Die Tabelle zeigt, wie Ihr von Kopf bis Fuß Eure Muskeln und Faszien, sowie die Meridiane auf Kraft und Dehnung gleichzeitig trainieren könnt. Es gilt natürlich wie immer: langsam anfangen und dann langsam steigern. Nicht dass es zu Schädigungen der Gewebe und Schmerzen kommt.

Übungen nach Körperregion[360]

Schläfe und Kaumuskeln trainieren Bei seitlichen <u>Kopfschmerzen</u> oder <u>Zahnschmerzen</u> ohne Befund vom Zahnarzt lohnt es sich, den Bereich in die Entspannung zu trainieren. 3-4 Atemzüge mit leichter Kraft, gegen den Widerstand der Finger, versuchen den Mund zu schließen: aber offenlassen, da ansonsten das Gleiche geschieht wie im Alltag eh schon: Ihr beißt zu. 6-8 Sekunden mit leichter Kraft (vor allem Kinder, da die Zähne sich noch bewegen bis zum 16.[361] Lebensjahr) auf den Korken beißen. Der Korken kann einfach gekürzt werden, falls er zu lang ist. Oder man kann zwei zusammenkleben und dann so weit kürzen, dass er gerade in den maximal geöffneten Mund passt. Wichtig: Nicht übertreiben!! Im MyoBoard2go®-Buch[362] seht Ihr die zugehörigen Behandlungspunkte auf den Seiten 128 + 129 beschrieben.	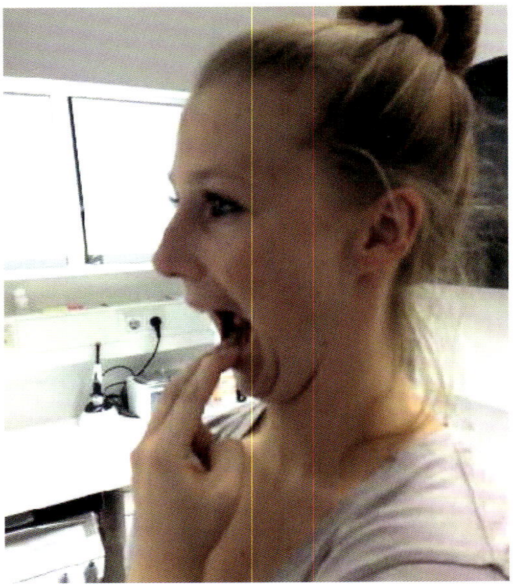 Der „beißende Löwe“ 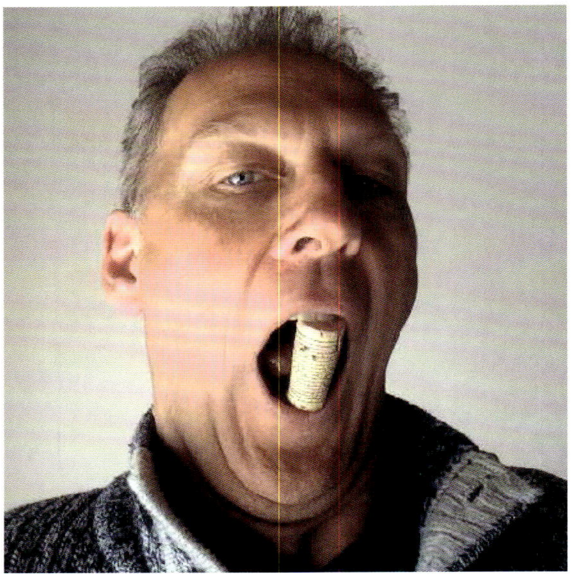

[360] Die Lehrvideos dazu unter www.muskel-gesundheit.de/videos/
[361] Nach Rücksprache mit einem Patienten, der als Zahnarzt viel Erfahrung hat
[362] Rachl & Rachl, 2022, MyoBoard2go®, ISBN 978-3-00-071119-0

Kopfmuskeln trainieren

Über den gesamten Kopf finden sich Muskeln und Sehnen. In der chinesischen Medizin ent-sprechen die Bahnen dem Blasen- und Gallenblasen-Meridian, in der Anatomie dem Muskel Occipitofrontalis.

Bei <u>Kopfschmerzen</u> lohnt es sich ausführlich den gesamten Kopf-/Halsbereich zu trainieren. Da die Bahnen in den gesamten Körper weiterlaufen, lohnt sich bei <u>allen Problemen</u> oder Schmerzen in den Armen, Rücken und Beinen, die Übungen regelmäßig einzubauen.

Auf jeden Fall die oben gezeigten Kieferübungen mittrainieren.

<u>Die Übungen für die vorderen (ventrale) Halsmuskeln</u>

1. Das Kinn zur Brust ziehen, den Kopf nur so weit anheben, dass die Haare noch die Unterlage berühren. Dann den Kopf (Erwachsene ca. 6 kg Gewicht) 2-3 Atemzüge oder 6-8 Sekunden (wie alle Übungen) halten.

Die rechts gezeigten Übungen können auch im Sitzen ausgeführt werden. Dazu lehnt man den Oberkörper auf dem Stuhl nach hinten und den Kopf ebenfalls. Bei hoher Rückenlehne ist dies nicht möglich.

Man kann versuchen, mit den Ohren wackeln zu lernen. Oder die Augen fest zukneifen und dann plötzlich öffnen (im Sitzen oder Stehen) und zur Decke schauen.

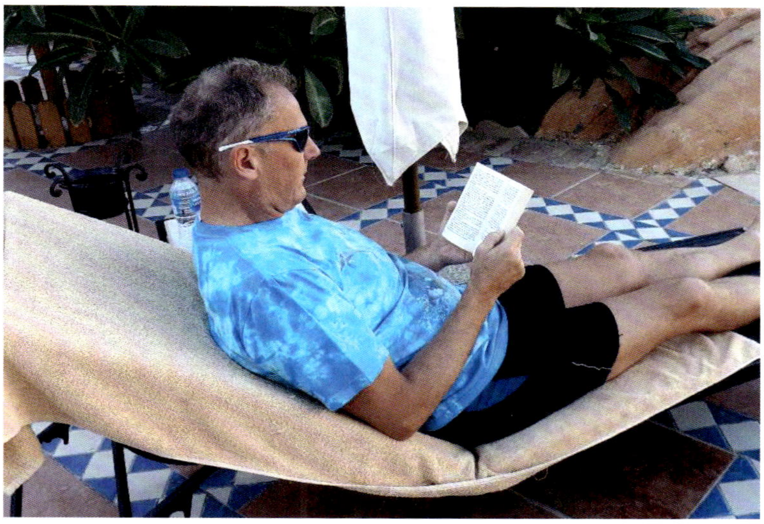

Das Bild zeigt, wie diese durch einseitige Haltung und Verspannung der Muskeln oft entstehen.

1.

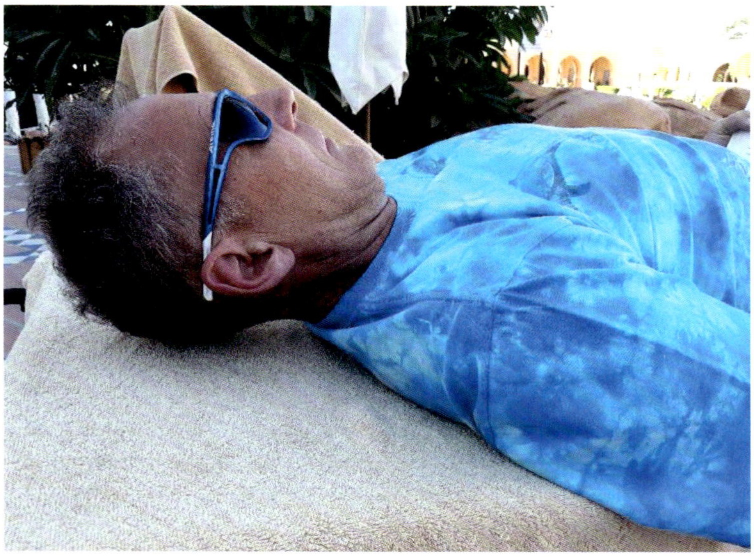

2. Den Kopf zu einer Seite drehen und den Kopf nur so weit anheben, dass die Haare noch die Unterlage berühren. Das Kinn zur Brust ziehen. Dann den Kopf 2-3 Atemzüge oder 6-8 Sekunden (wie alle Übungen) halten.	2. 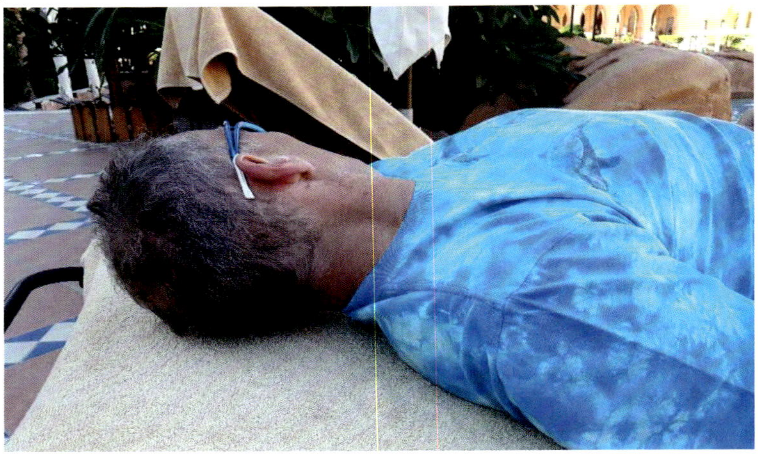
3. Für Menschen, die weit fortgeschritten sind, kann man diese Übung weiter steigern. Wichtig: der Kopf muss tief bleiben und das Kinn an der Brust. So strecken und kräftigen wir die vorderen Halsmuskeln und die hinteren müssen enstpannen.	3. 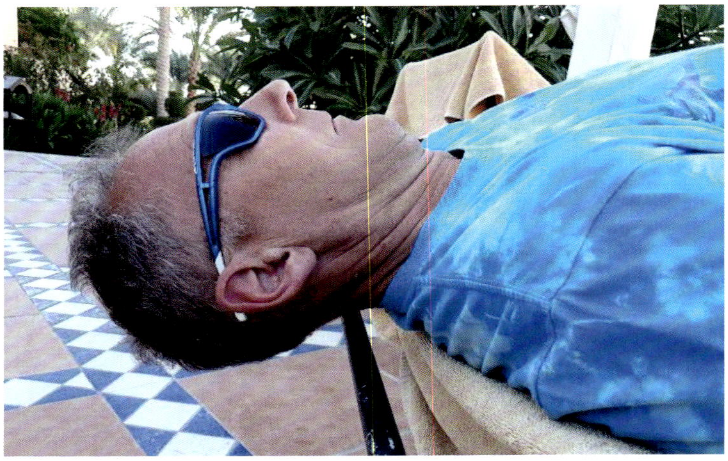 Unser Kopf wiegt mehrere Kilos. Es gibt unterschiedliche Angaben dazu: von 3 bis hin zu 6 kg.

Im Stehen:

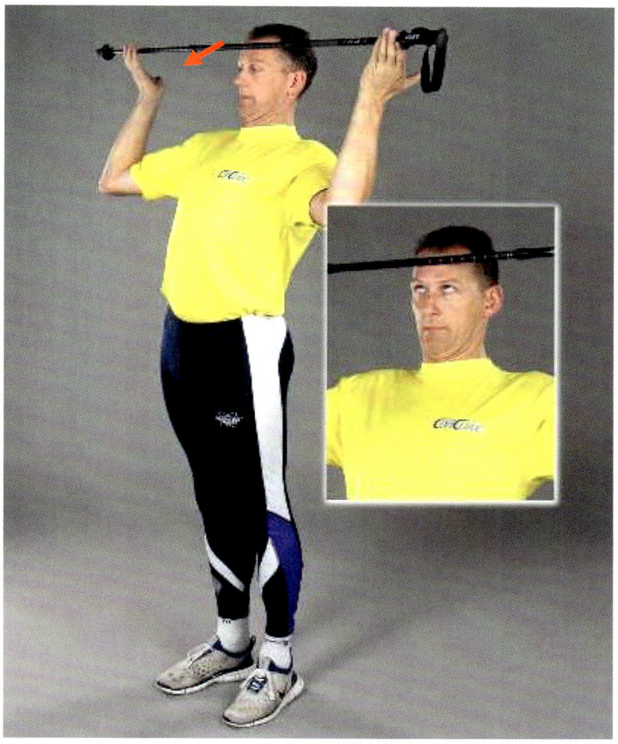

4. In Bauchlage den Kopf zu einer Seite drehen und den Kopf dann in die andere Richtung zurückdrücken (wie drehen). Das Kinn zur Brust ziehen. Dann den Druck 2-3 Atemzüge oder 6-8 Sekunden (wie alle Übungen) halten.

Variante:
Den Kopf an einem Hochlehner Stuhl oder Sessel anlehnen. Dies bietet sich auch im Auto im Stau oder an einer roten Ampel an. So kann der Stau zum Freund werden, weil man etwas Gutes für sich tut! Das Kinn geht zur Brust, dann (wie immer) mit Kraft den Kopf nach hinten drücken.

4.

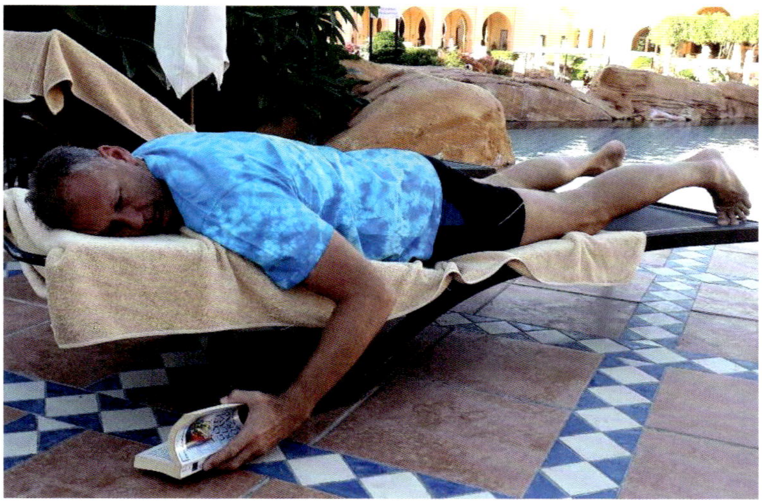

Hinterkopf/Occiput trainieren

Das Behandeln dieser Punkte wird beim Lösen allgemein als die angenehmsten empfunden. Immer wenn es um Kopfschmerzen geht, sind diese Punkte vielen Menschen schon bekannt.

Bei Problemen, die mit der Verschaltung der Hirnnerven[363] (die in der Tiefe liegen) auftreten, also Symptome am Kopf ohne eine organische Ursache, sind sie immer wichtig.

z. B.
1. Schwindel oder Tinnitus über den IIX. Hirnnerv (N. vestibulo-cochlearis)

2. Sehstörungen über die Hirn-nerven III (N. oculo-motorius), IV (N. trochlearis), und VI (N. abducence).

3. schlechte Kopfdrehung und ständig verspannter Nacken über den XI. (accessorius) Hirnnerv.

4. Schluckstörungen (Globus hystericus) oder Stimm-probleme über den IX.

(N. glossopharyngeus) und XII. (N. hypoglossus) Hirnnerv.

Da der venöse Abfluss am Hinterkopf durch das Foramen ovale[364] abfließt, kann beim Lösen der muskulären Spannungen am Hinterkopf der Abfluss leichter werden.

Dies wird manchmal als Entspannung bis zu den Schleimhäuten der Nase als Abschwellen wahrgenommen.

Auch wird oft berichtet, dass ein Druckgefühl im Kopf nachlässt.

Durch die Übungen oben, arbeiten die vorderen Halsmuskeln und die hinteren (dorsalen) müssen über den Antagonisten-Reflex locker lassen. Leider verändern sich diese dadurch noch nicht. Also müssen alle Richtungen der Kopfbewegungen trainiert werden

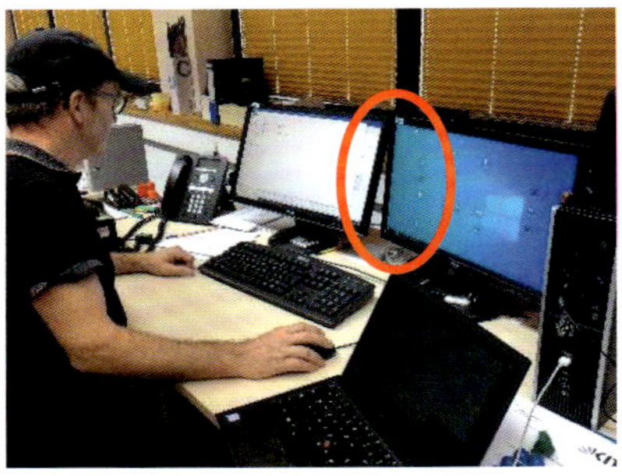
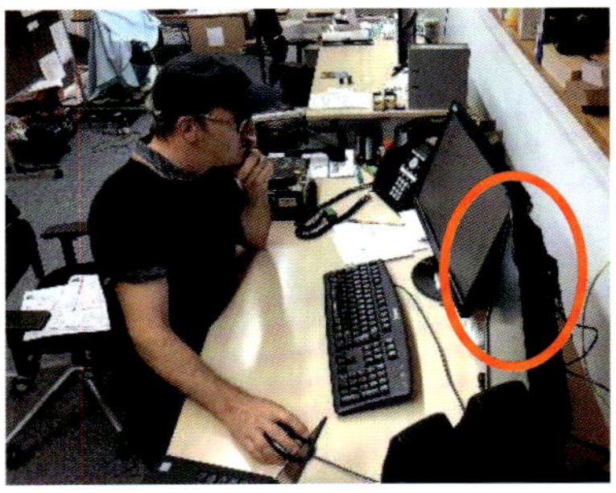

Auf diesen Bildern ist eines der heutigen Probleme sichtbar: die Stellung der Bildschirme ist sehr unterschiedlich und oft viel zu steil eingestellt. Hier passt sich die Haltung der Halswirbelsäule an, die Muskeln verkürzen.

Oft sind die Bildschirme aus Sicht der Arbeitssicherheit (Lichtreflexe etc.) gut eingestellt, nicht aus Sicht der Gesundheit der HWS. In Büros habe ich schon Bildschirme gesehen, die nach unten zeigten, mit entsprechender Sitzposition und Haltung der HWS.

[363] https://flexikon.doccheck.com/de/Hirnnerven , zuletzt besucht am 25.07.21 um 11.38 Uhr.
[364] https://flexikon.doccheck.com/de/index.php?title=Special%3ASearch&search=foramen+ovale , zuletzt besucht am 25.07.21 um 11.40 Uhr.

Übung für die hinteren Halsmuskeln: Immer mit leichtem Druck gegen den Widerstand die Kraft nach hinten aufbauen.	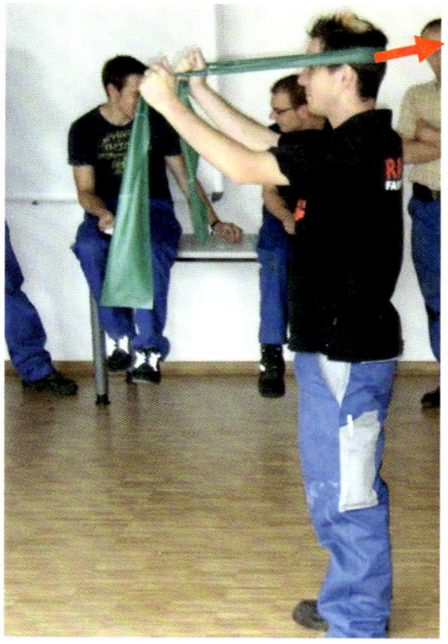 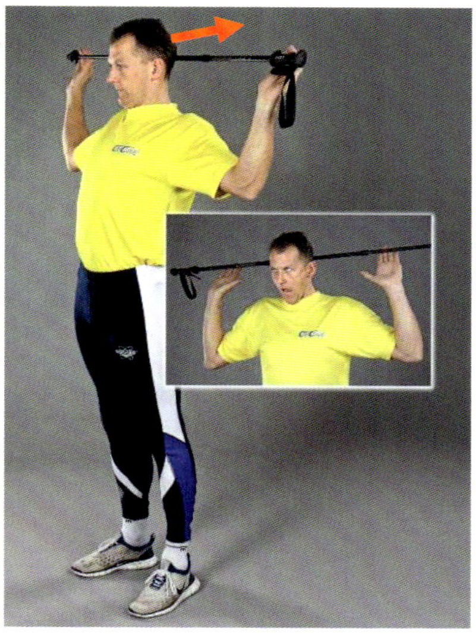
Übung für die seitlichen Halsmuskeln: Immer mit leichtem Druck gegen den Widerstand die Kraft entwickeln, ohne dass es zu einer Bewegung kommt! Oder als Partnerübung: Der Partner oder die Partnerin halten den Kopf in der Dehnposition. Nicht weiter in die Dehnung drücken, da es sonst zu Zerrungen der Muskeln kommen kann.	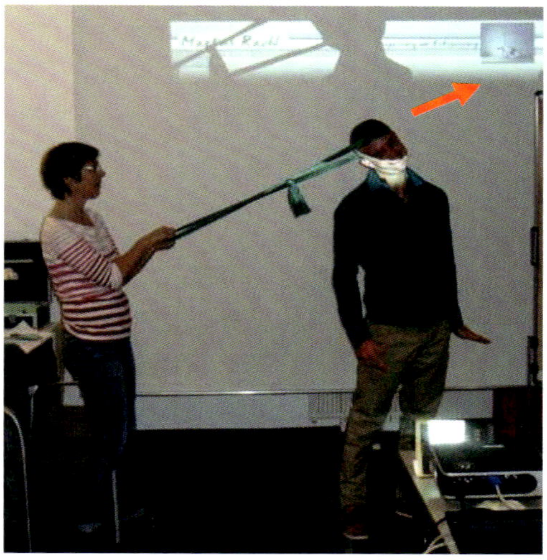 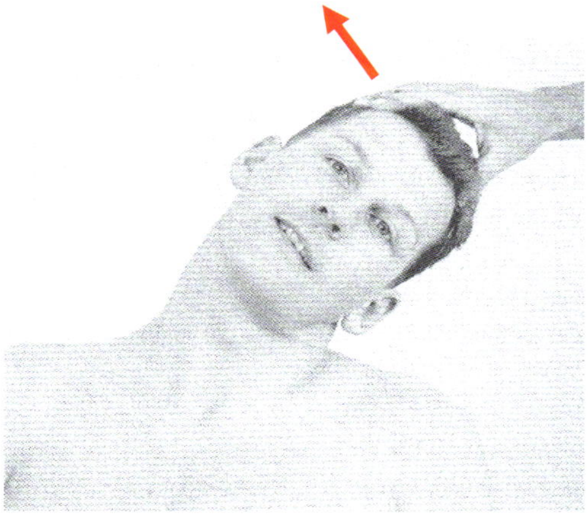

Kopfschmerzen wegtrainieren	<u>DehnKraft2go® Übungen</u>
Mund weit öffnen, leicht auf etwas aufbeißen (Weinkorken), kann die erste Spannung lösen. Mit dem MyoBoard2go® kann man sich die Muskel-Punkte am **Kopf** und den Bahnen und Punkten an den Armen lösen. Psychosomatisch gesehen, macht man sich oft einen Kopf um die Dinge des Alltags oder der Familie. Oder bei Schwindel dreht sich alles um ein bestimmtes Thema. Manchmal lohnt sich hier, bei unklaren Symptomen, zusätzlich noch ein Coaching zu diesen Themen zu machen. Wenn sich die Kopfschmerzen nicht verändern lassen, unbedingt mit Euren Therapeuten/-innen sprechen. Es gibt immer auch mal ernsthafte Erkrankungen, die zu Kopfschmerzen führen.	Im 2. Schritt: den **Rücken und die Bauchmuskeln im Verlauf** nach unten, in die Länge trainieren und dadurch lösen, bis ins **Gesäß** hinein. Die vordere Muskelkette zieht vom Schambein, über den Bauchmuskel, das Brustbein bis zum Hinterkopf (Mastoid). 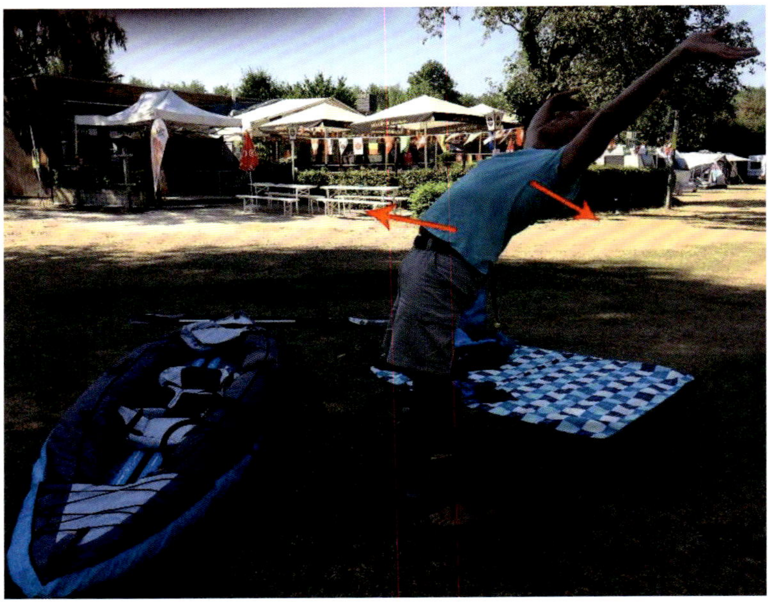 Manchmal muss man noch die Spannung seitlich am Brustkorb oder der Wade und seitlich am Schienbein (M. peroneus longus = Gallenblasenmeridian) frei trainieren.

Halswirbelsäule (HWS) trainieren

Die meisten Patienten/-innen in unseren Praxen kennen Schmerzen, Verspannungen oder Verschleiß an der HWS.

Bandscheibenvorfälle oder spinale Enge sind auch häufige Krankheitsbilder in diesem Bereich des Körpers.

Wenn Ihr die Muskeln in diesem Bereich regelmäßig löst, kann sich der Druck und somit die Grundlage für Veränderungen (je nach Schweregrad) an den Gelenken und Knochen immer wieder regulieren.

Die DehnKraft Übungen für die Halswirbelsäule sollten immer eher sachte trainiert werden. Es liegen viele wichtige und empfindliche Punkte und Verschaltungen der Sinne in der Halsregion.

Mit leichtem Druck und **ohne Bewegung** gegen die Widerstände arbeiten.

Wie immer gilt auch hier: beide Seiten und vorne und hinten die Übungen trainieren.

Wichtig: Wenn Ihr die Verspannungen an der HWS löst, bitte unbedingt **auch vorne am Brustkorb** die Verspannungen lösen (Übungen oder Wärmeanwendung). Sonst könnte öfter Kopfschmerz nach dem Training auftreten, da hinten die Muskelspannung sinkt – vorne aber bleibt. So würde das Ungleichgewicht der Spannungen nur noch größer werden lassen.

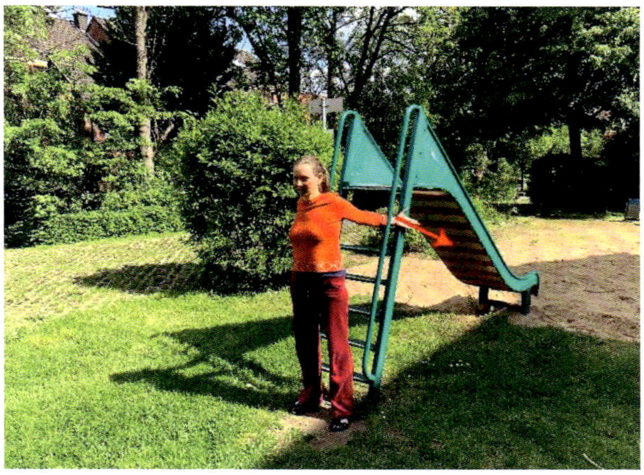

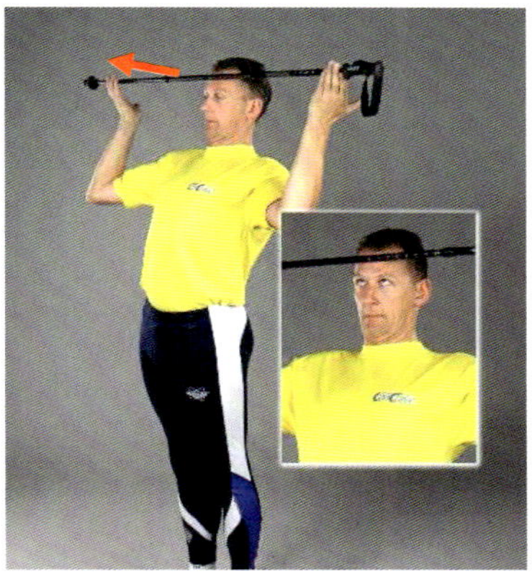

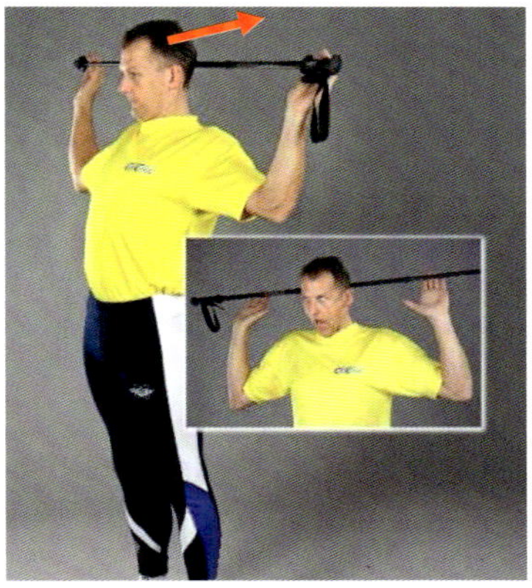

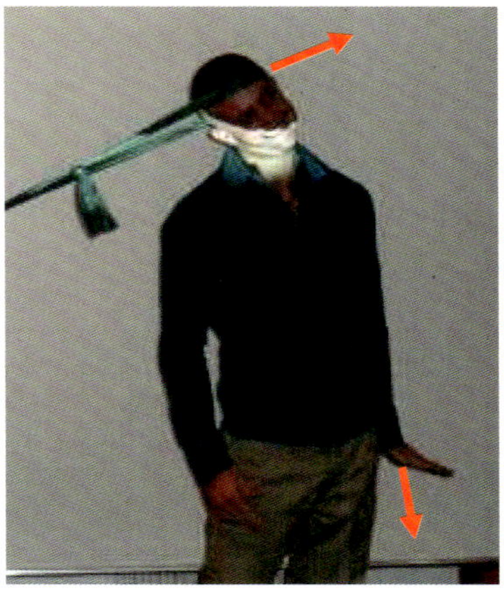

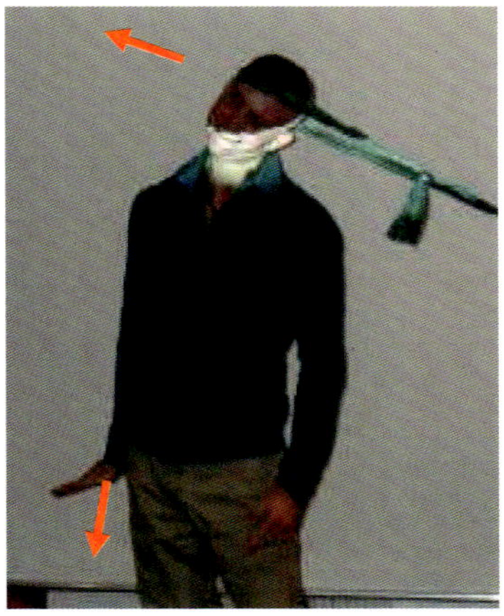

Muskeln vorne am Hals

Die Stellung der Halswirbelsäule (HWS) ist für unsere Übungen der vorderen Muskelkette (Magenmeridian der TCM) ein wichtiger Faktor.

Es gibt Übungen aus dem Yoga oder den „Fünf Tibetern“, bei denen der Hals **nach hinten in den Nacken** zu legen ist. Dies dient der Dehnung der vorderen Halsmuskeln.

Es bedeutet aber auch, dass die HWS in „**Stressmuster-Stellung**“ für Kampf und Flucht ist. Dies haben viele Menschen im Westen eh den ganzen Tag (Beispiele rechts). Das muss man in unserem Kulturkreis weniger üben.

Wenn wir mit DehnKraft2go® die Muskeln vorne am Hals trainieren, soll das Kinn zur Brust und dabei der Kopf nach hinten/oben (Doppelkinn) geschoben werden.

So kommt es zur Streckung der vorderen Muskelkette (einzelne Muskeln in den Bildern rechts)

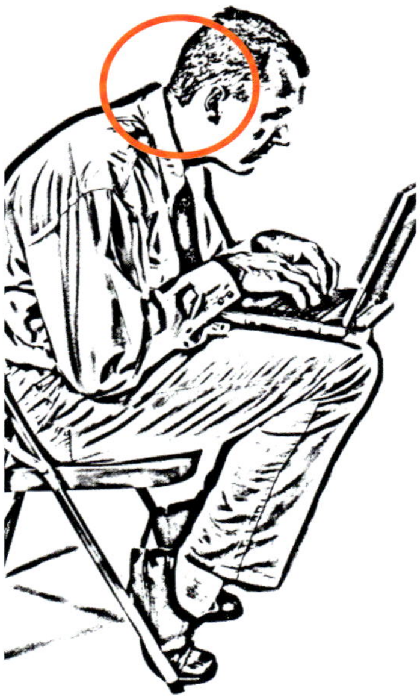

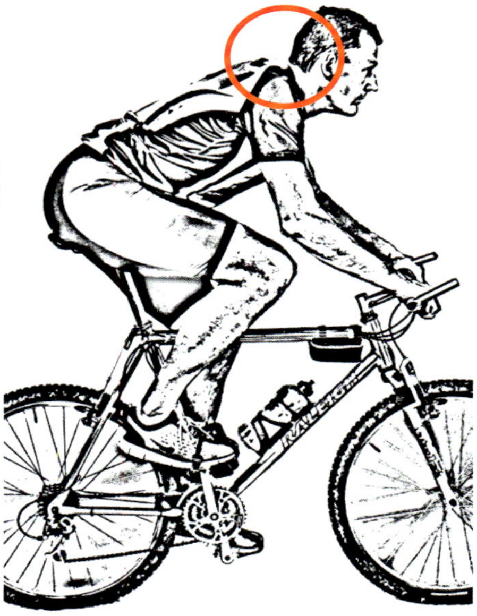

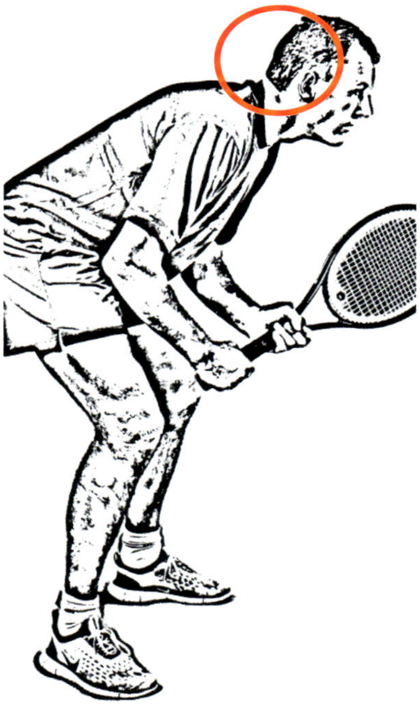

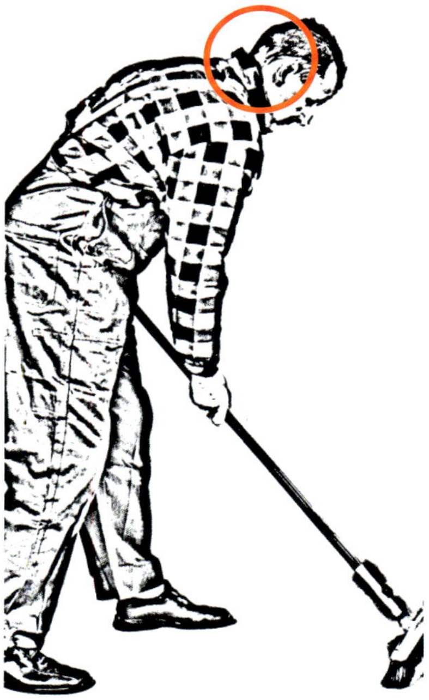

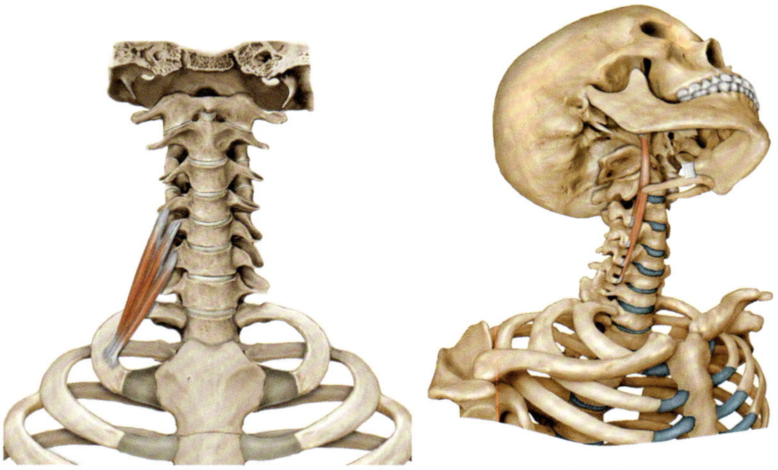

Blick von vorne in die Halswirbelsäule

und reflektorischen Entspannung (Antagonisten Reflex) der Muskeln im Nacken. Wer diese Übung variieren möchte, kann den Kopf im Sitzen auf einem Stuhl nach hinten legen.	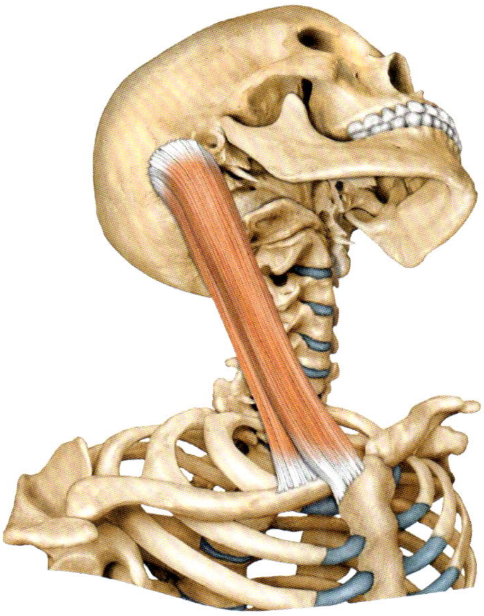
So könnt Ihr gegen die Schwerkraft den Kopf halten und die vorderen (ventralen) Halsmuskeln zwischendurch immer wieder als Ausgleich auf Länge trainieren.	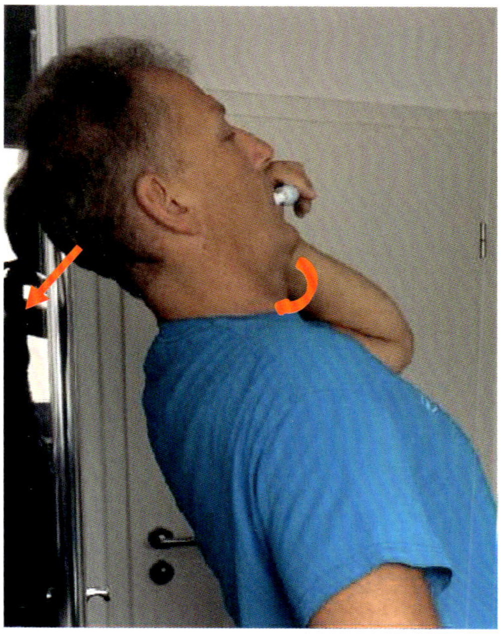
Als Steigerung kann man sich auf einer Unterlage so legen, dass der Kopf frei schwebt. Dabei werden die vorderen Muskeln gegen die Schwerkraft trainiert. So spürt man die 6-8 kg, die unser Kopf wiegt, deutlich.	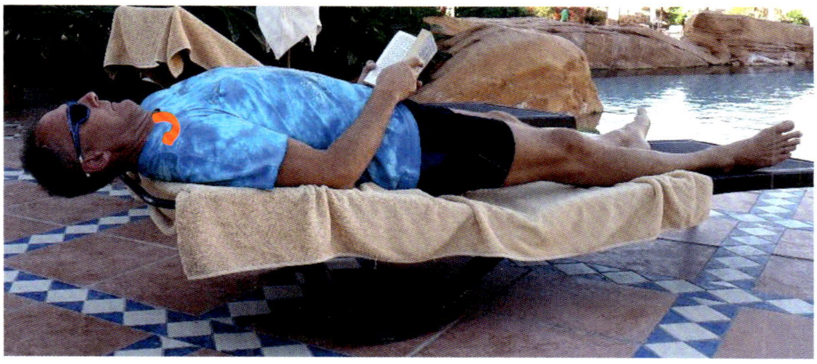

Bei Nackenverspannungen trainieren	DehnKraft2go® Übung:
Lösen der Muskel-verspannungen vorne am Bauch, denn ein angespannter Bauchmuskel führt zu Zug hinten an der HWS. Kann man im Selbstversuch testen: im Stehen kräftig unten am Bauch am T-Shirt nach unten ziehen und spüren, wie sich das am Hals auf Dauer anfühlt.	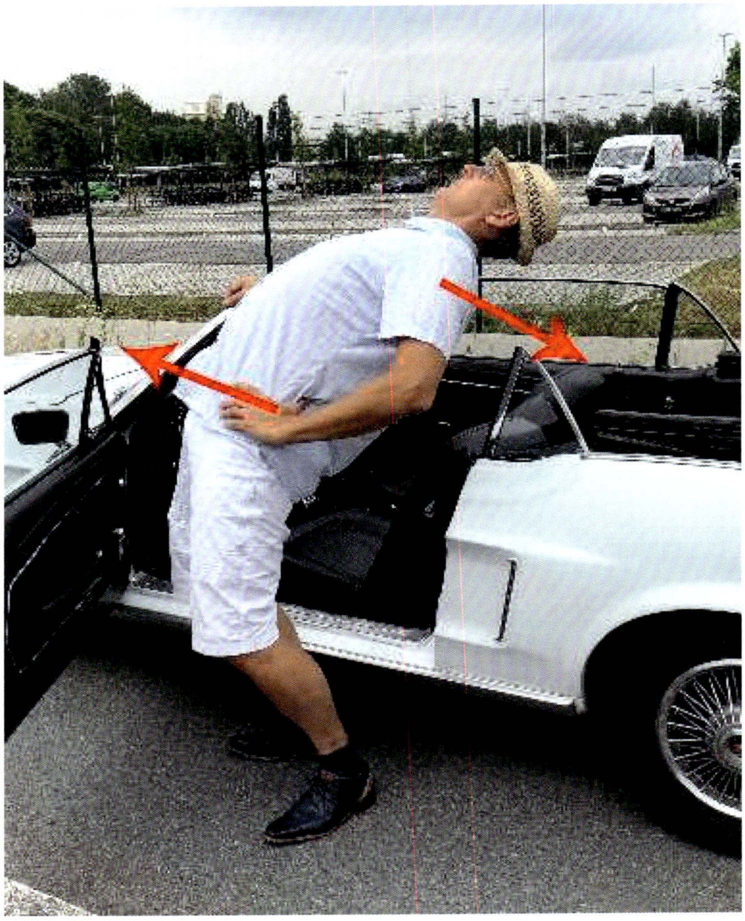
Ebenso die Muskelkette hinten und auch seitlich am Brustkorb trainieren. Über den Nacken ziehen Bahnen aus der Akupunktur vom Arm bis ins Gesicht (Dünndarm-Meridian). Dies ist einer der Gründe, wieso man manchmal die Arme mit trainieren und lösen muss, bevor der Nacken sich dauerhaft entspannen kann.	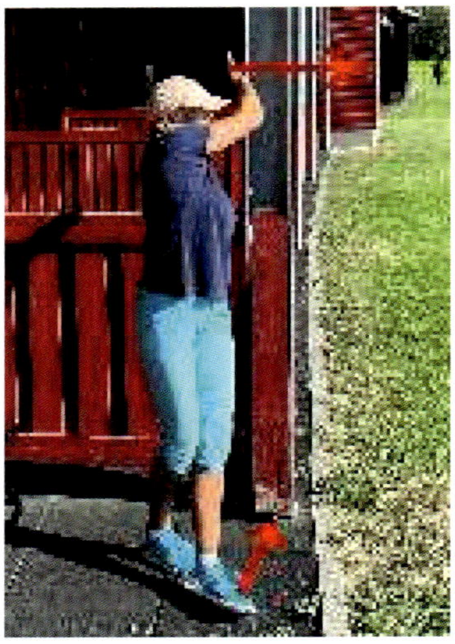 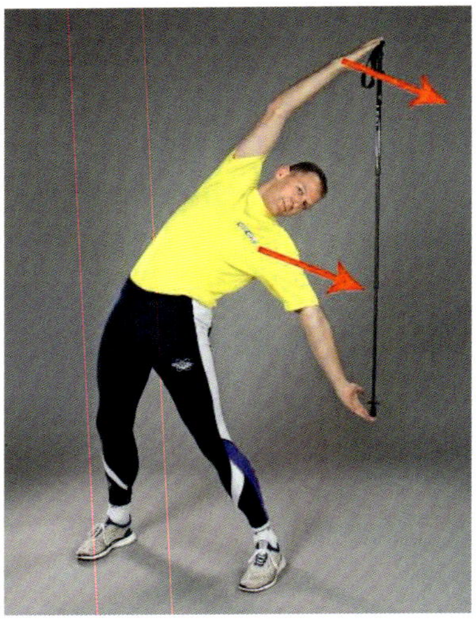

Dann die Muskeln hinten am Nacken bis hoch zum Hinterkopf bearbeiten. Auch **im Gesäß** findet Ihr Punkte (dorsale Muskelkette oder Blasenmeridian), die man manchmal mitlösen muss, bevor sich der Nacken dauerhaft entspannen kann.

Psychosomatisch ist man manchmal durch den Wind. Am Hinterkopf liegt der Punkt Blase 10 (Tor des Windes). Also lohnt sich vielleicht zusätzlich noch ein Coaching zu diesem Thema anzufangen.

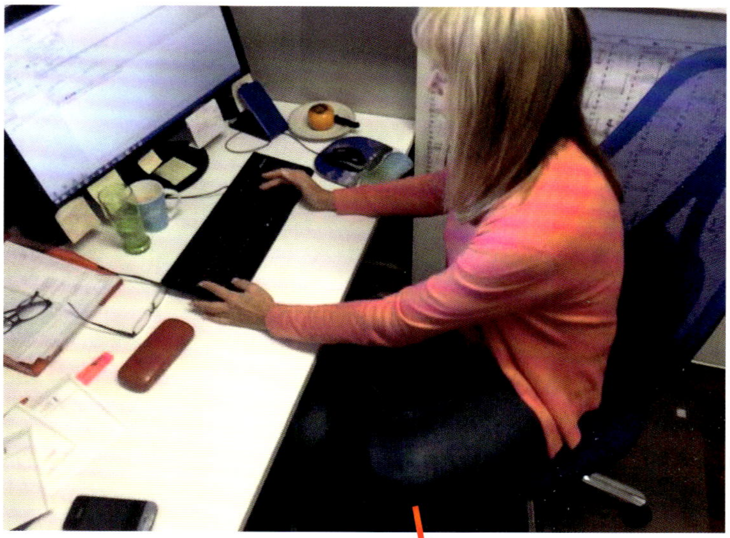

Das Knie zum Boden drücken, damit der Gesäßmuskel (Blasenmeridian) mit Kraft arbeitet.

Wenn man sich die Verläufe von Muskelschlingen und darüber weitergeleitete Kräfte anschaut, dann erschließen sich anatomische Wege von dem dargestellten M. splenius capitis rechts. Diese Wege führen uns zur anderen Seite des Körpers. Über die M.m. rombiodeus (min. + maj.) geht es auf der Innenseite des Schulterblattes (scapula) weiter in den schrägen Bauchmuskel bis zum gegenüberliegenden Becken.

Bei vielen Menschen bestehen Schmerzen entlang der Wirbel-säule. Diese können entlang des Muskelverlaufs bis zum Hinter-kopf ausstrahlen. Deshalb kann es sich lohnen, in beiden Richtungen zu denken und zu behandeln. Bei dem Verlauf dieser Muskeln könnt Ihr sehen, wie viele Punkte man entlang der Wirbelsäule lösen kann.

Die dargestellten Muskeln und deren Faszien befinden sich in unterschiedlich tiefen Schichten von der Haut bis zum Knochen.

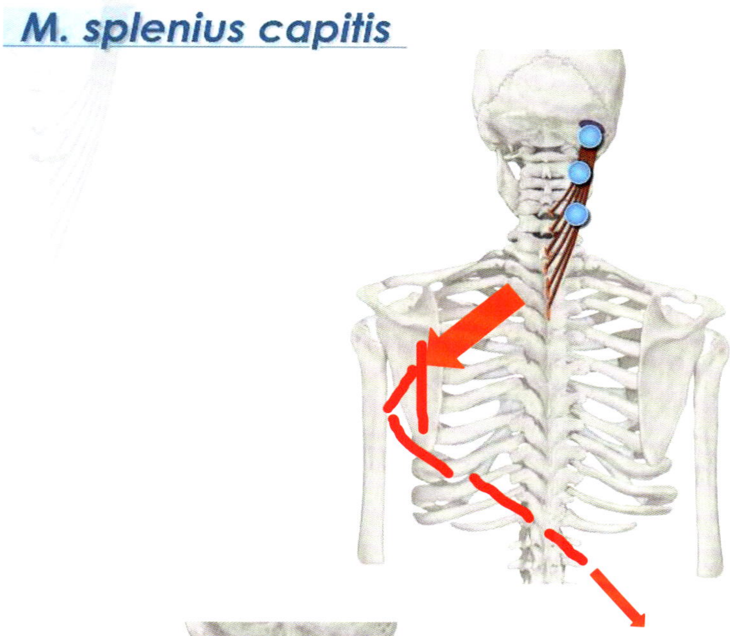

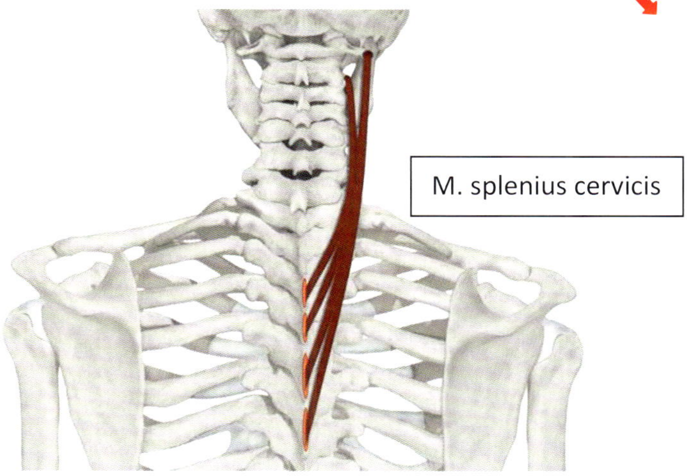

Diese Muskeln können entweder **stehend an der Wand** oder im Sitzen mit den DehnKraft2go® Übungen gelöst werden. Oft zeigen sich verkrampfte Muskeln in diesem Bereich als brennende Schmerzen oder krampfartiges Gefühl. Auch dieser Muskel (rechts und links) gehört zu den DehnKraft2go® Übungen, die oben gezeigt werden.	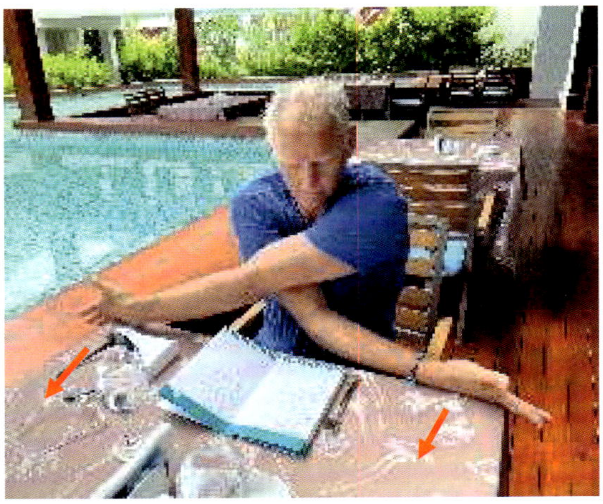 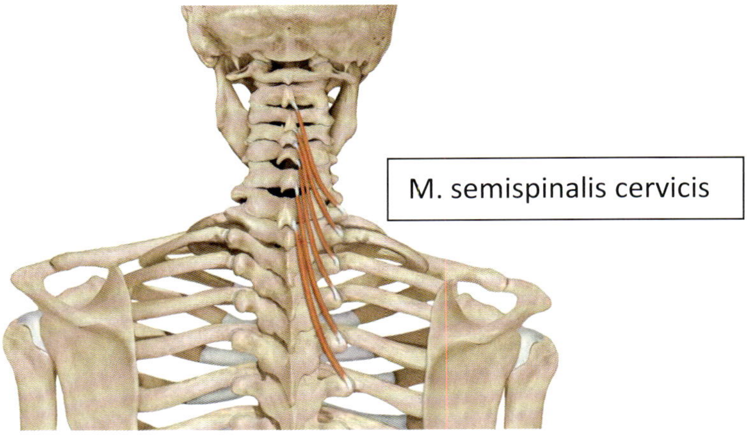
Schmerzen am Brustkorb hinten Der Schulterblattheber/levator scapulea ist einer der am häufigsten als verspannt und schmerzhaft beschriebenen Muskeln in unseren Praxen. Je weiter hoch Ihr Richtung Wirbelsäule geht, desto schwieriger wird es, genau diesen Muskel selbst zu lösen. Immer mehr Muskeln aus unterschiedlichen Richtungen ziehen darüber hinweg. Bei Schmerzen hinten an den Schulterblättern, die oft als brennend beschrieben werden, lohnt es sich diese Muskeln besonders zu trainieren. Hier könnt Ihr auch gut die Steigerung des Trainings üben.	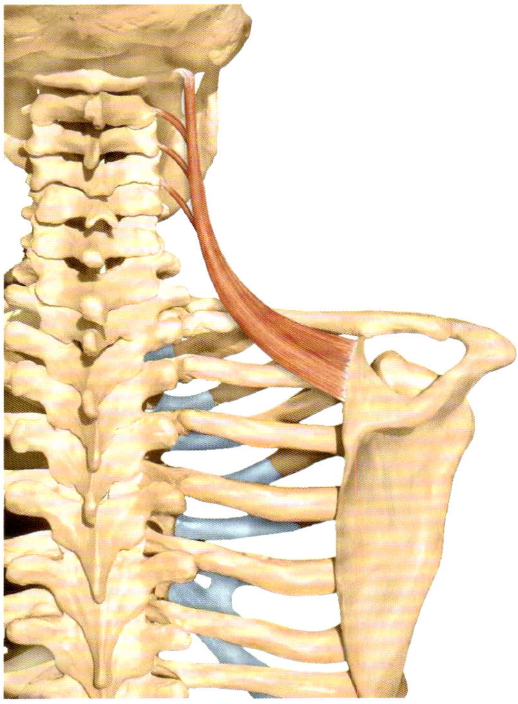

Ansonsten sollten die Trigger-Punkte auch bei Schmerzen der Wirbelsäule gelöst werden. Wenn Ihr Schmerzen vorne an der Brust habt, gehören diese Übungen ebenfalls zum regelmäßigen Programm, um diese Antagonisten zu entspannen.

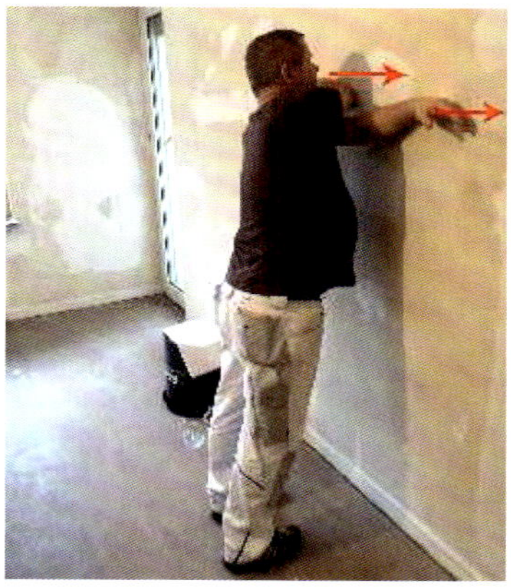

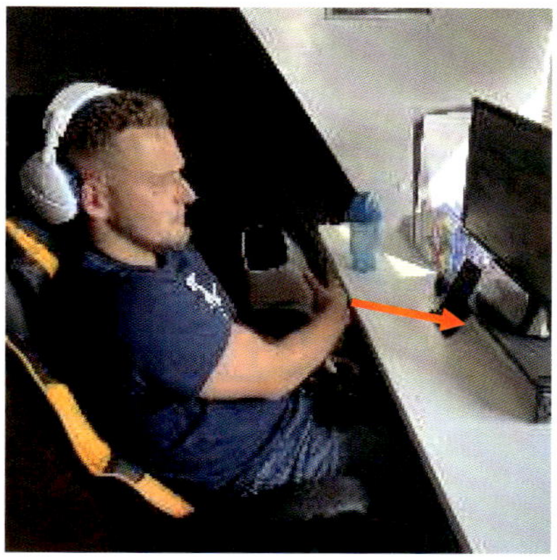

Am Ende sollte das Ziel sein, auf dem Boden liegend (siehe rechts, als reverse push ups) zwischen den Rippen die Muskeln zu lösen. Oft löst sich mit der Spannung auch Kopfschmerz und manchmal auch der Druck auf dem Ohr, wenn der HNO-Arzt dort keinen pathologischen Befund hat.

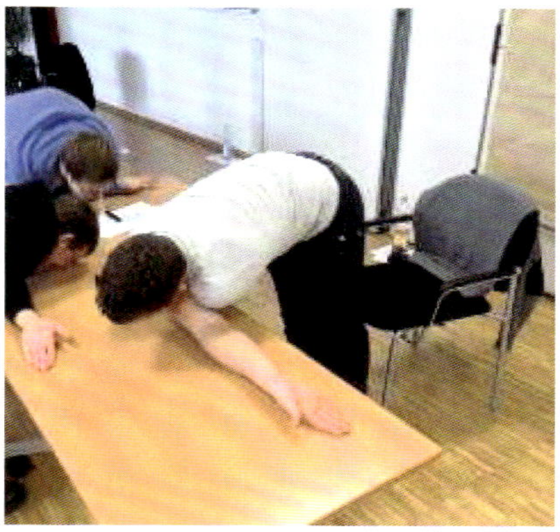

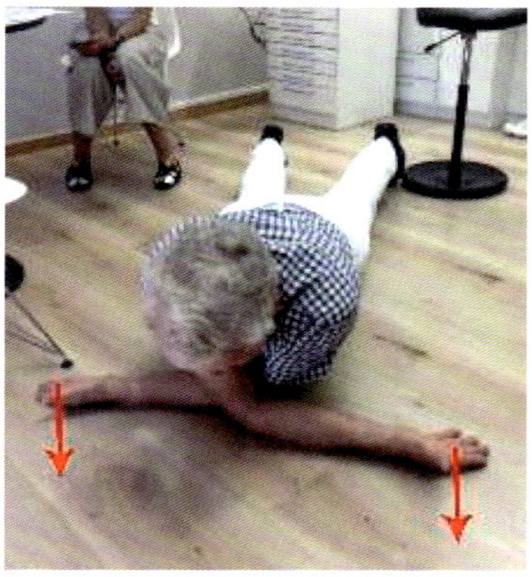

Mindestens genauso häufig wird der oberflächlich liegende M. trapezius als dauerhaft sehr angespannt beschrieben. Da es sich um einen großflächigen Muskel handelt, gibt es entsprechend Muskelfasern zum Lösen und zu trainieren.

Da dieser Muskel anatomisch über anderen liegt (siehe oben), trainiert man immer auch andere Muskeln, je nachdem welche Richtung Ihr mit dem gedehnten Muskel und der Kraft drückt oder den Kopf zur anderen Seite neigt und dreht. Findet die Position, in der der meiste Zug zu spüren ist!

Durch den anatomischen Verlauf lohnt es sich,
diesen Muskel bei Nacken-, Schulter oder Rückenschmerzen mitzulösen.

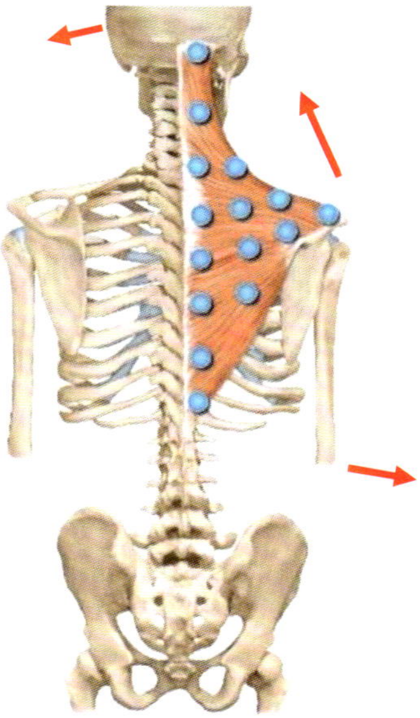

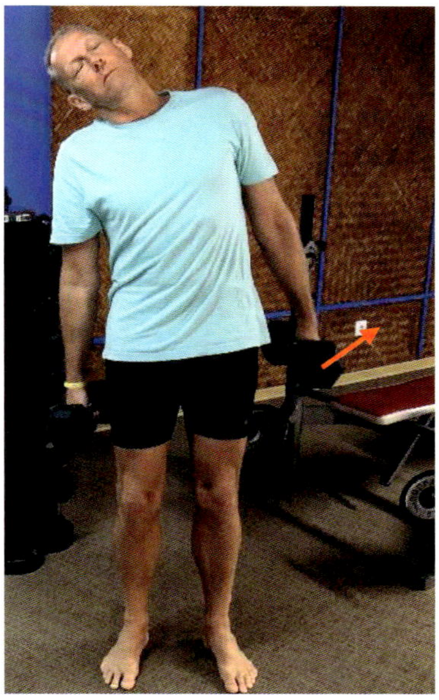

Wichtig: den Arm nicht bewegen, sondern ohne Bewegung die Kraft aufbauen.

Wichtig: Wenn Ihr in dieser Region ständige Ver-spannungen spürt, solltet Ihr unbedingt auch auf der Vorderseite des Brustkorbs und am Brustbein (Sternum) die Spannungen immer wieder lösen. Durch unseren Alltag, Beruf oder Sport ist der Zug von den vorderen Muskeln oft zu hoch und führt zum Gegenhalten der hinteren Muskeln.

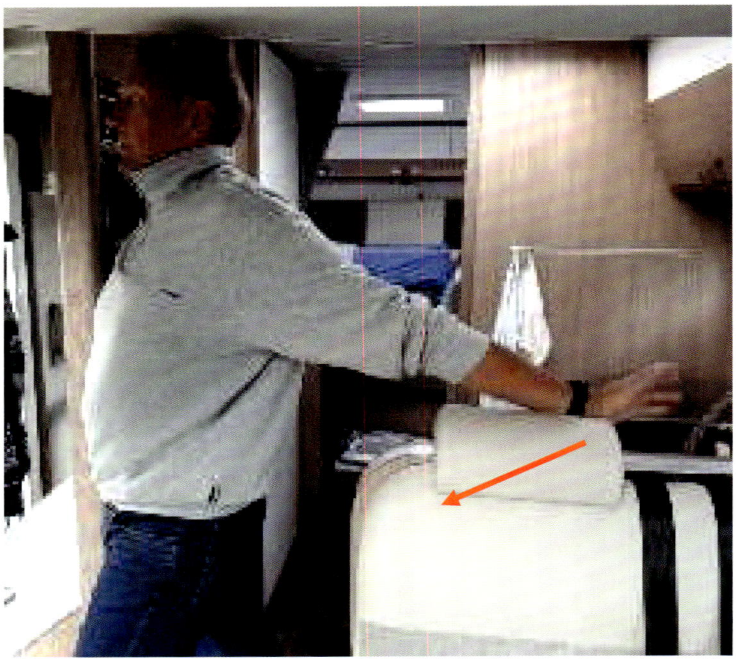

Der Muskel M. serratus posterior liegt anatomisch in einer der Muskelschichten (zur Lunge hin) unter dem davor beschriebenen M. trapezius.

Auch an diesem Muskel finden sich oft viele Verspannungen und Triggerpunkte beim Abtasten. Schmerzen werden oft in dieser Region beschrieben. Beim Behandeln entstehen oft Symptome wie <u>Atemnot</u>. Also nicht wundern, wenn es die Atmung behindert und weiter tief in den Bauch atmen.

Hier finden sich nicht nur muskuläre Verspannungen aus unserem Alltag und dessen Haltungsmustern. Ebenso oft lösen sich hier <u>Emotionen</u>, die mit angespannten Schultern zu tun haben.

Auch bei den DehnKraft2go® Übungen für diese Muskeln, gilt: erst die Schulter und den Arm nach unten ziehen und dann gegen eine Wand, Pfosten oder Ähnliches drücken.

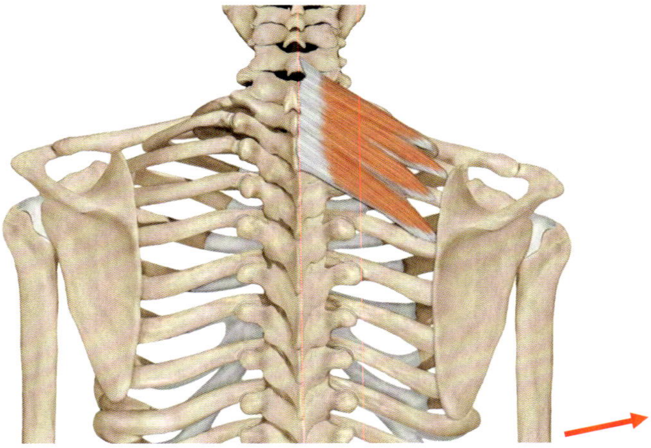

Den Kopf zur Seite neigen und in unterschiedliche Positionen drehen, bis man den meisten Zug im Muskel spürt. Dann gegen die Kopfstütze drücken (oder Ähnliches).

Den Kopf kann man auch noch gegen einen Widerstand (hier Kopfstütze im Stau oder an einer roten Ampel) drücken. Auch an Dachschrägen bzw. Ästen von Bäumen geht dies sehr gut.

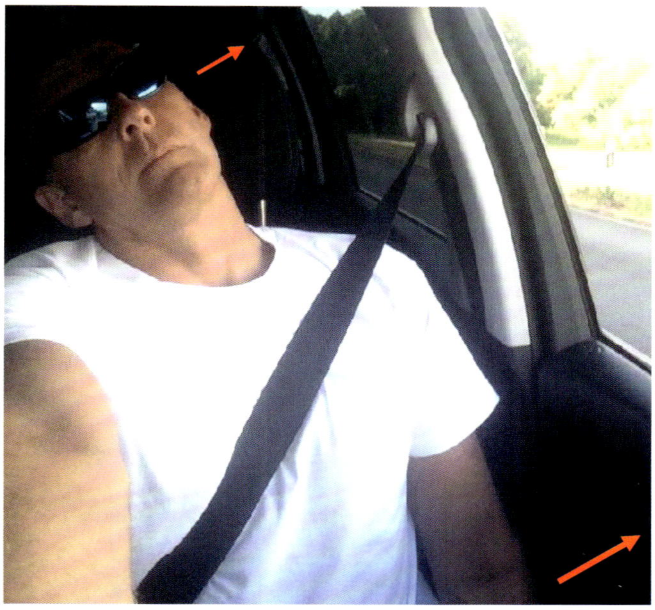

Von diesem Muskel gibt es zwei.

Hier nicht dargestellt ist der M. rhomboideus major. Er liegt über (zum Kopf hin – cranial) dem dargestellten Muskel rhomboideus minor.

Auch diese Muskeln lohnen sich bei Wirbelsäulenproblemen oder Schulterschmerzen mit DehnKraft2go® zu trainieren.

Dieselbe Übung, wie oben schon gezeigt. Hier sieht man schön, dass wir mit einer Übung sehr viele Muskeln, die die Schultern und Arme nach hinten bewegen, gleichzeitig in die Länge trainieren können.

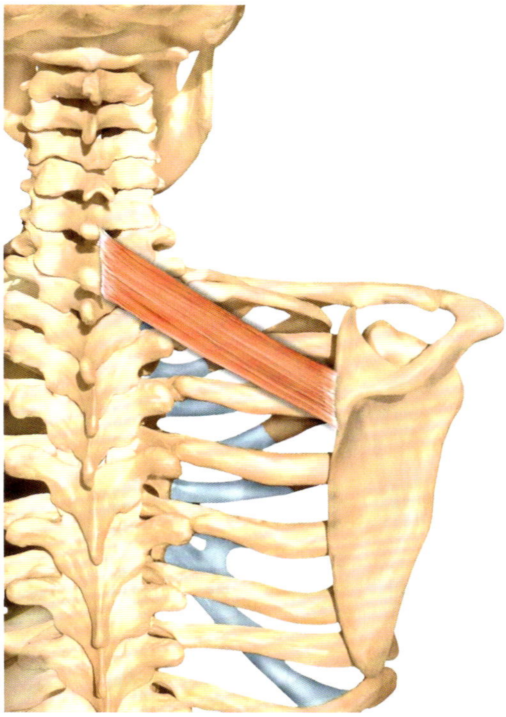

Wenn man diese Übung im Stehen vor einer Wand oder Ähnlichem trainiert, kann man sehr einfach die Arme etwas höher oder tiefer nehmen. So werden unterschiedliche Muskelfasern stärker belastet. Man kann genau suchen, welche Stelle am verspanntesten ist.

Ebenso mal den einen Arm nach oben, dann den anderen.

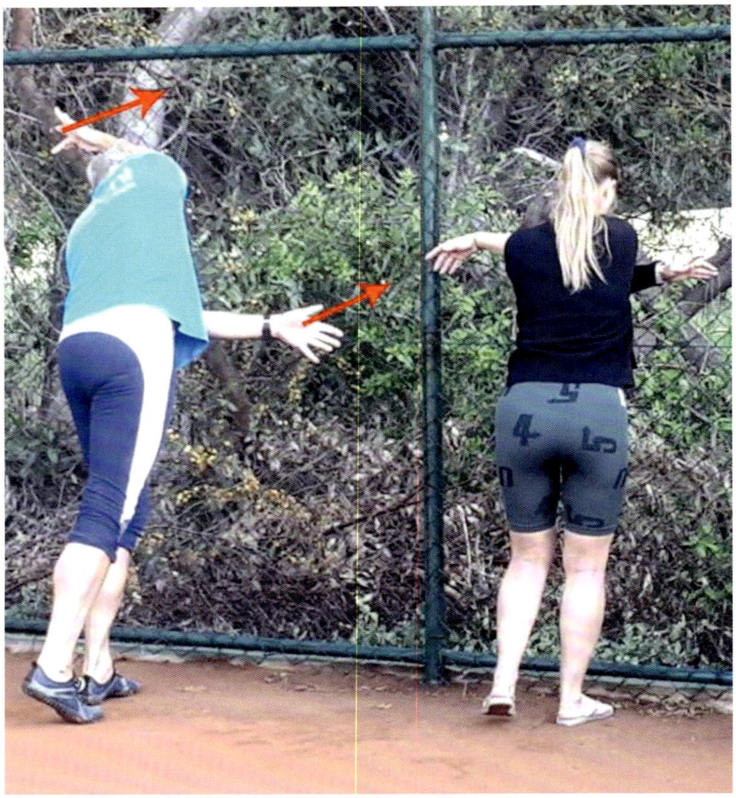

Wenn man einen Schritt nach hinten geht, kommt mehr Kraft auf die gedehnten Muskeln. Je weiter man zurückläuft, desto anstrengender wird die Übung.

Vorsicht:
auf sicheren Stand und den Untergrund achten, damit Ihr nicht wegrutscht.

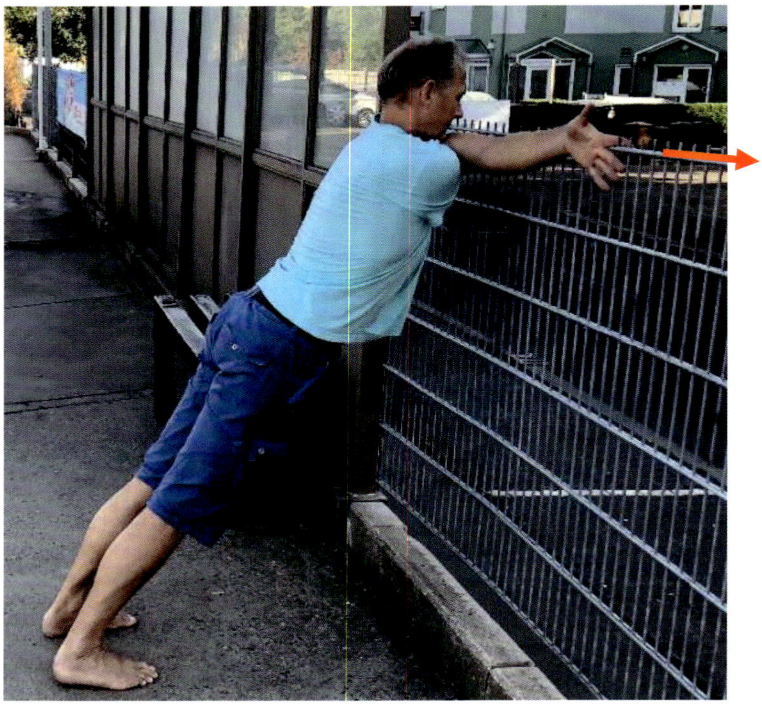

Bei den herkömmlichen Kraftübungen wird an irgendeinem gerät oder Widerstand (z.B. Theraband) gezogen. Dabei werden die Muskeln an Schulter und Nacken auch stärker. Der Nachteil: sie verspannen sich auch mehr, werden straff.

Genau deswegen kommen Menschen oft zu uns in die Praxen. Wenn man die Muskeln gar nicht erst fest trainiert, kann man sich viel Ärger ersparen.

Also lieber gleich das DehnKraft Training durchführen.

Schulter oben trainieren

Der Kapuzenmuskel wird oft als schmerzende Region beschrie-ben.

Der Muskel:
supra - oberhalb; spina - Stachel
= supraspinatus

Oft sind die <u>muskulären Verbindungen</u> zum Becken (M. Latissimus dorsi, schräger Bauchmuskel = oliquus internus) Schuld daran, dass Schmerzen beim Heben des Armes auftreten. Die verspannten Muskeln (z.B. m. subscapularis) sind zu angespannt und können die Bewegung schmerzhaft bremsen.

Es lohnt sich, diese Muskeln zu lösen und zu entspannen, bevor man mit harten Maßnahmen wie Operationen agiert.

Wichtig: Wenn Ihr dort Schmerzen spürt, z.B. beim Heben des Armes, können Strukturen wie das Schulterdach oder der entzündete[365] Schleimbeutel (Bursa subacromiales) verantwortlich sein.

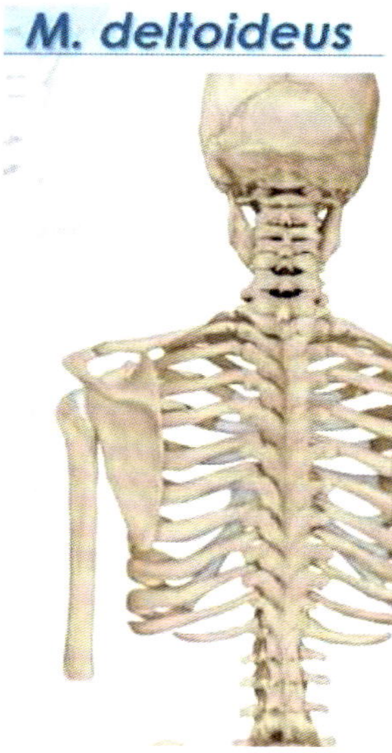

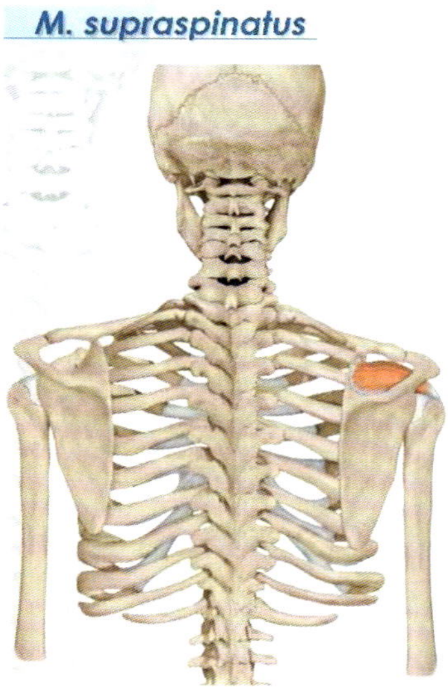

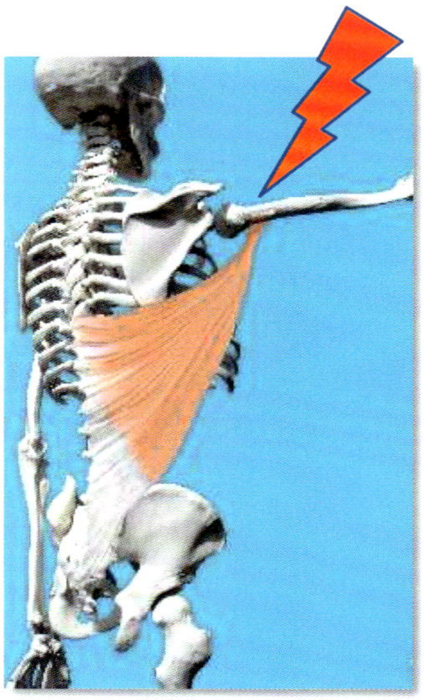

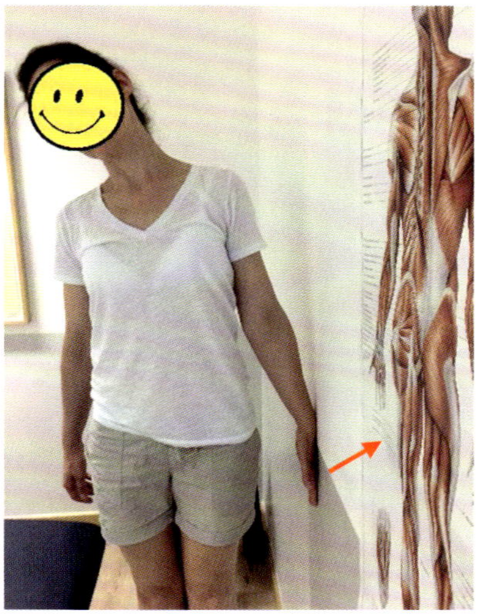

Graphik: Encephalon, KA

Bitte mit einer Ärztin oder einem Arzt abklären, vor allem, wenn es warm oder heiß ist, an der schmerzenden Stelle.

[365] https://www.pschyrembel.de/entz%C3%BCndung/K06XN/doc/
Eine Entzündung wird mit 5 Kardinalsymptomen im Psyrembel klar definiert: (Abwehr-)Reaktion des Organismus auf Reize mit dem Ziel, das auslösende Agens und seine Folgen zu beseitigen. Lokale Entzündungszeichen (sog. klassische Entzündungszeichen nach Celsus) sind Rubor (Rötung), Calor (Hitze), Tumor (Schwellung), Dolor (Schmerz) und Functio laesa (gestörte Funktion).

Schulter hinten trainieren
Muskel: (von lateinisch)
infra - unterhalb; spina - Stachel
= infraspinatus

In diesem Muskel finden sich viele und oft sehr schmerzhafte Triggerpunkte. Bei Schulter-schmerzen auf jeden Fall immer mit lösen, sonst kann dieser Muskel die Innendrehung der Schulter schmerzhaft bremsen.

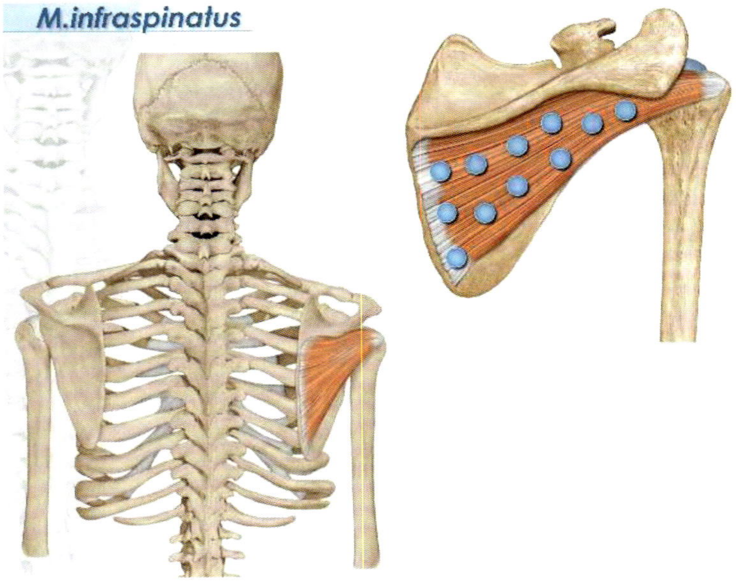

Beim schmerzhaften Heben des Armes kann dieser Muskel mit verantwortlich sein, wenn er unter Ruhebedingungen zu angespannt ist. Er unterstützt den oben gezeigten M. infraspinatus in seiner Funktion.

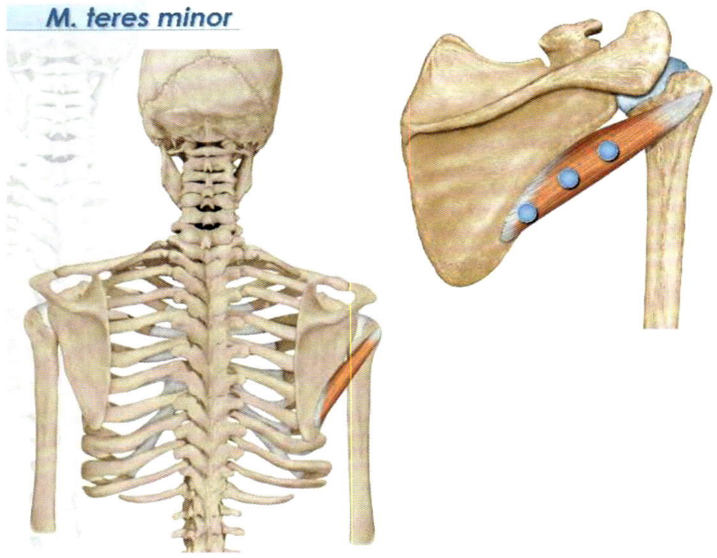

Diese Muskeln sind in der DehnKraft2go® Übung alle mit einbezogen. Hier ist schon das Leistungstraining am Boden gezeigt.

Wer diese DehnKraft2go® Übung noch steigern möchte, hebt das Becken vom Boden ab. Dann macht Ihr praktisch „revers Push-ups“.

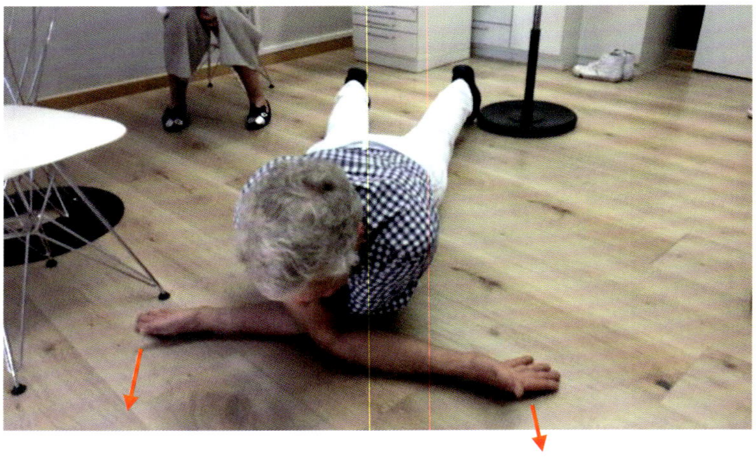

Danke an Dr. Werner Schupp, für das Liegen auf dem Praxisboden.

M. subscapularis (ohne Bild)

Er ist einer der wichtigsten Muskeln in der Praxis, bei der Behandlung von Schulter-schmerzen. Der Muskel liegt vorne auf dem Schulterblatt und muss oft gelöst werden. Er ist der stärkste Innendreher (Innenrotator) des Armes.

Bei Verkürzung und Verspannung hebt er gleichzeitig die Schulter an, Richtung Ohr. Deshalb ist es wenig erfolgreich, einfach die Schultern nach unten zu ziehen bei einem Hochstand. Meist wird genau dort, wo Menschen Schmerz spüren, von Fachleuten mit den unterschiedlichsten Methoden behandelt.

Die DehnKraft2go® Übung geht mit angewinkeltem und angelegtem Arm. Dann mit der Hand irgendwo gegendrücken. Immer weiter den Arm nach außen drehen und wieder drücken... Atmen.

Um ihn wirklich zu entspannen, braucht es allerdings oft auch noch eine Sitzung in der Praxis, da dieser Muskel bei starker Verspannung fürs DehnKraft2go® Training nicht so effektiv zugänglich ist.

Der Muskel Subscapularis liegt von vorne auf dem Schulterblatt. Auf manuellen Druck in der Behandlung entsteht oft ein schmerzhaftes Ziehen oben auf der Schulter mit Lähmungserscheinungen. Es kann kaum noch Kraft entwickelt werden.

Dies hat nichts mit zu schwachem Muskel, sondern mit zu viel Grundspannung zu tun, die noch erhöht wird. Wenn der Muskel die Spannung löst, ist die Kraft sofort wieder da. Sie war nur abgeschaltet (vom Gehirn)!

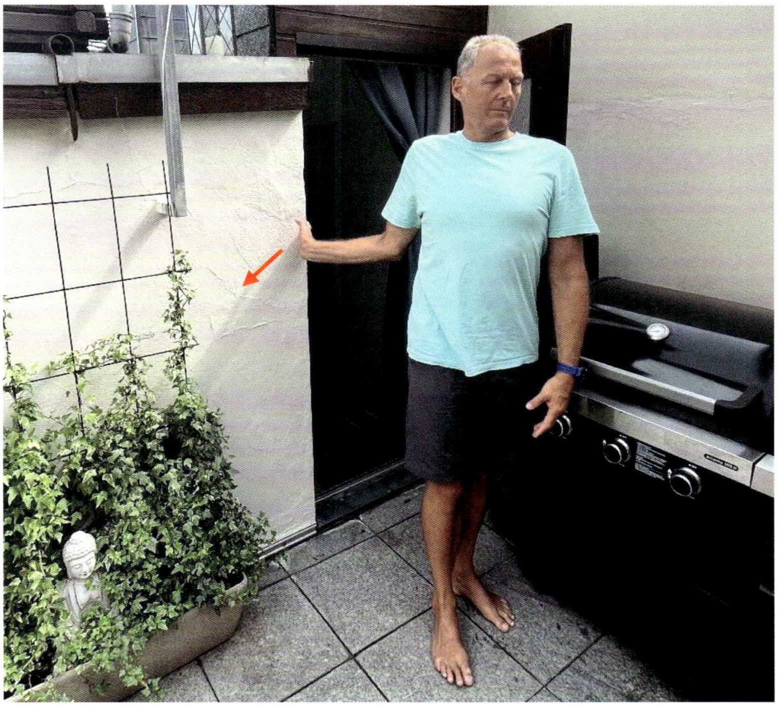

Bei Schulterschmerzen trainieren

Mit DehnKraft2go® bei Schulterschmerzen (roter Blitz im Bild rechts) die armsenkenden Muskeln in die Länge trainieren!

In der Behandlung kann man die Bahnen runter bis zum Beckenkamm lösen, da dort z.B. der Muskel latissimus dorsi ansetzt, der das Heben des Armes zusammen mit dem schrägen Bauchmuskel (musculus obliquus internus) bremsen kann.

Wie in der Abbildung gezeigt: Mit dem rechten Arm zu Euch hinziehen und gleichzeitig das Becken zur anderen Seite schieben.

Wer gerne Klimmzüge macht, der kann sich irgendwo hängen lassen. Dies entlastet gleichzeitig die Bandscheiben. Manchmal knackt es dabei in der Wirbelsäule, wenn sich die Spannung an den Wirbelgelenken löst. Dann leicht ziehen (Kraft aufbauen), ohne dass es zu einer Hebebewegung kommt wie bei klassischen Klimmzügen.

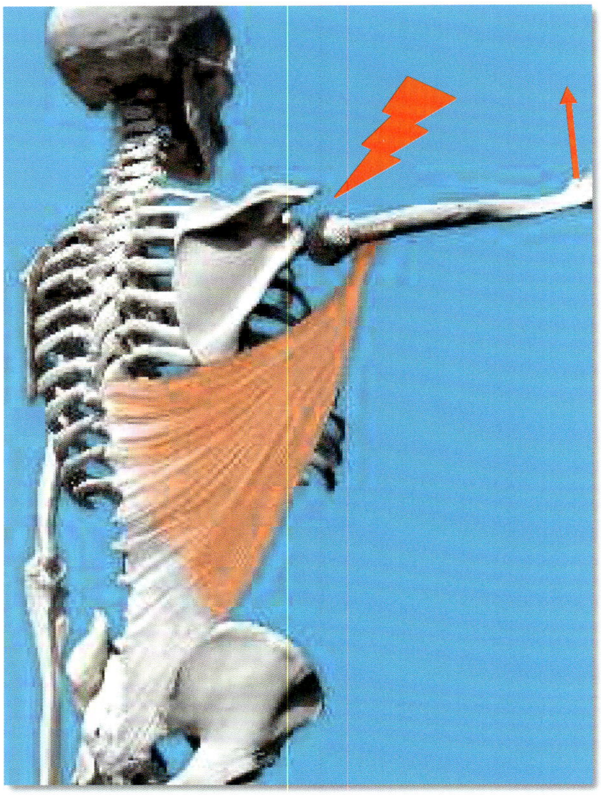

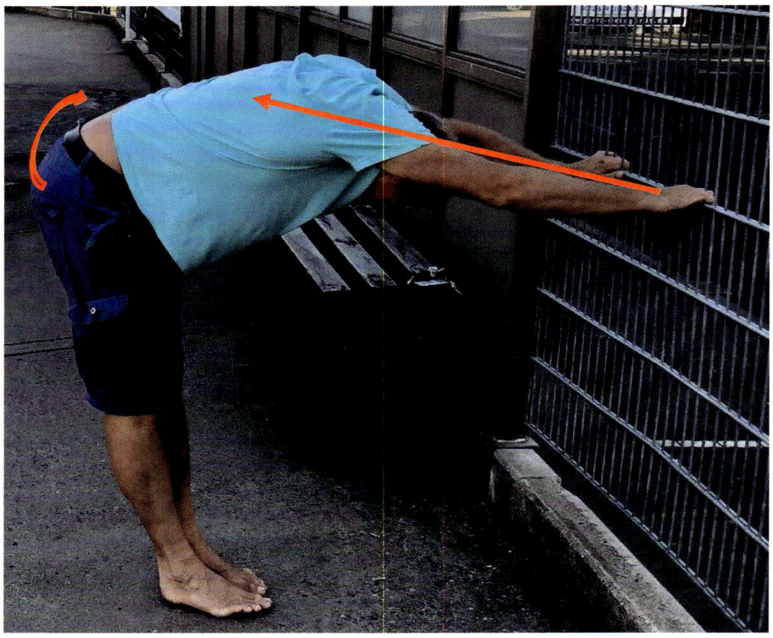

Brustkorb vorne trainieren

Großer Brustmuskel (pectoralis major)

Um diesen oberflächlichen Muskel müsst Ihr Euch immer mit kümmern, wenn Ihr hinten am Rücken Schmerzen und Verspannungen habt.

Er kann bei Verkrampfung auch zu Schmerzen beim Heben des Armes führen.

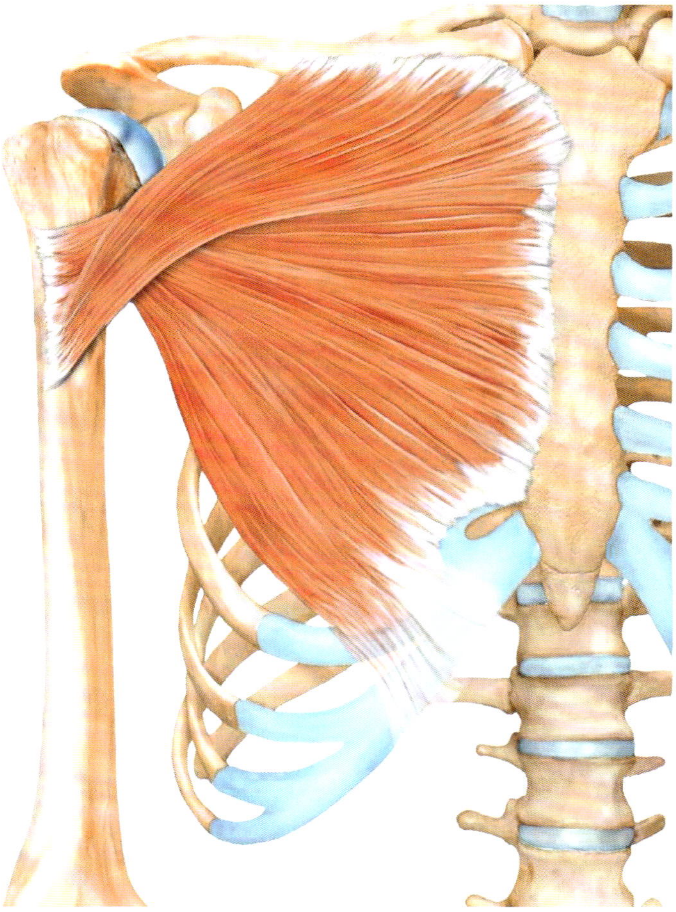

Der kleine Brustmuskel (M. pectoralis minor) ist ein sehr wichtiger Muskelzug. Wenn dieser durch Alltag, Beruf und Sport zu kurz und fest wird, hat das unterschiedliche Auswirkungen.

Er zieht die Schulter nach vorne und unten. Dies führt mit dem Bauchmuskel zusammen zu einem Rundrücken, dem sogenannten „Buckel". Da unsere Emotionen an die Haltungsmuster und Muskelverspannungen ge-koppelt sind, fühlt man sich oft entsprechend der Verspannungen. Ein wichtiger Muskel im Training zur Eigenbehandlung von: Herzschmerzen (unklarer Genese, wenn ärztlich abgeklärt), Schulter-, Rücken-, Kopfschmerz, Magen-schmerzen (der Muskel liegt im Magenmeridian der chin. Medizin).

Genauso wie z.B. bei Schulterschmerzen, Herzstechen, Magenproblemen (wenn keine Ursache gefunden wird).

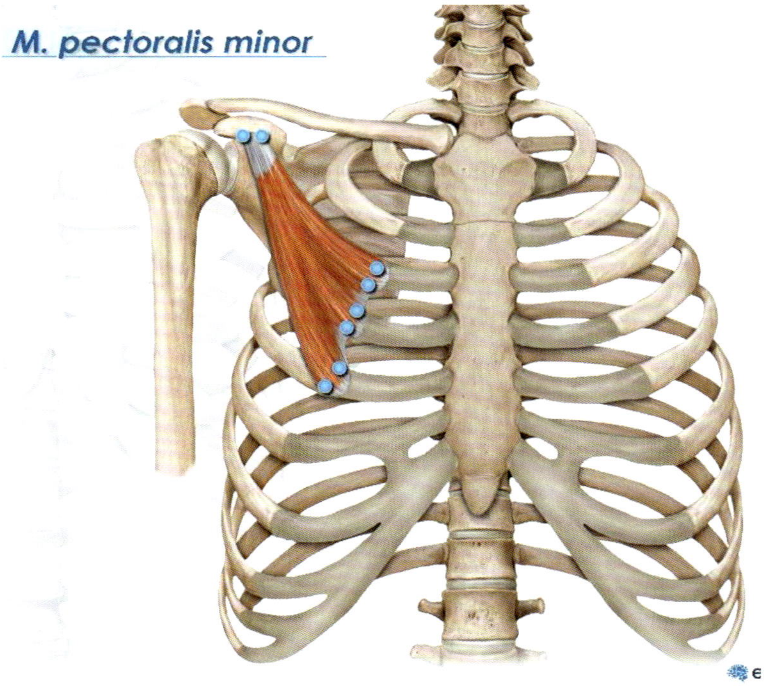

Oft ziehen die Schmerzen beim Druck auf die Punkte bis zu den Fingern (dies ist kein Nervenschmerz), deshalb bei Finger- oder Handproblemen auch hier trainieren und behandeln (selbst oder in Praxen).

Veränderung kommt über Training!
Man kann seine Arme auch hinter den Körper nehmen und sich die Hände festhalten. Dann zieht man mit Kraft die Arme zurück.
Diese Bewegung beobachte ich seit vielen Jahren bei den Menschen um mich herum. Von der Stellung der Arme ist es **das Gleiche** wie die oben gezeigte DehnKraft2go®-Übung.

Der **Unterschied** zwischen beiden: bei der DehnKraft2go® Übung arbeiten die gedehnten Brustmuskeln aktiv mit Kraft, bei der anderen die hinteren Schultermuskeln, die die Arme nach hinten ziehen auf Kraft.

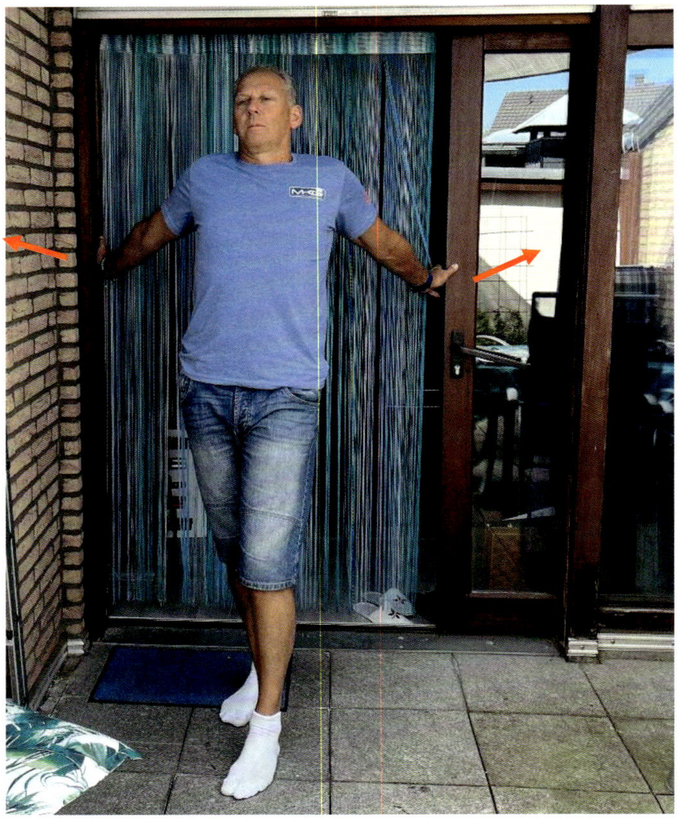

Deshalb kann es manchmal entlasten (und knackt am Brustbein, wenn sich Spannung an den Gelenken vorne löst), aber es ist kein Training für die Brustmuskeln. Es verändert sich auf Dauer nichts.

Oberarm hinten trainieren

Dieser Muskel an der Rückseite der Schulter bis zum Ellenbogen hat Einfluss auf beide Gelenke.

Durch das regelmäßige Lösen der Spannungen dieses Muskels könnt Ihr Euch sowohl bei Schulterschmerzen, Arthrose im Schultergelenk oder Schmerzen beim Beugen des Ellenbogens selbst helfen.

Dies funktioniert oft, da der Trizeps die Beugung des Ellenbogengelenks hemmt, wenn er unter zu viel Dauerspannung steht.

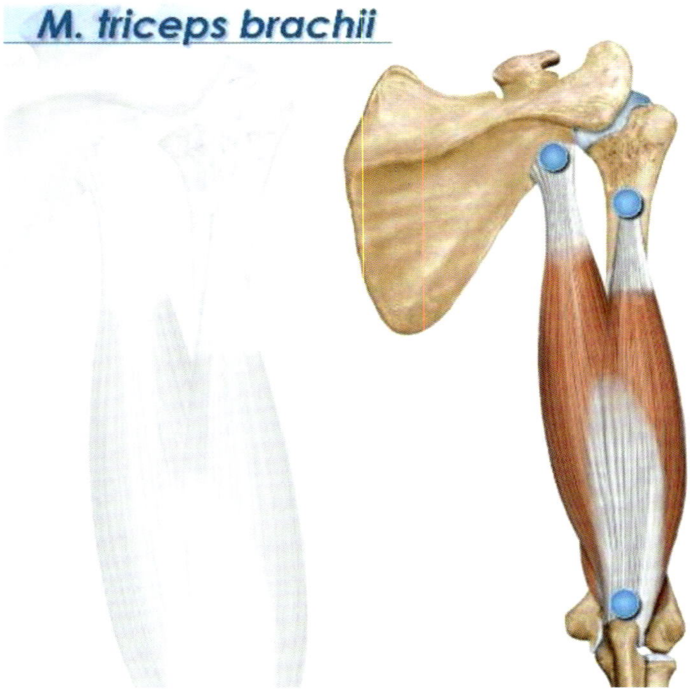

Bei der DehnKraft2go® für den m. trizeps brachii geht man erst in die klassische Stretching Position. Den Arm über den Kopf (und mehr als auf dem Bild die Hand runter zur Schulter) nehmen.

Dann die Kraft aufbauen und gegen einen Widerstand drücken.

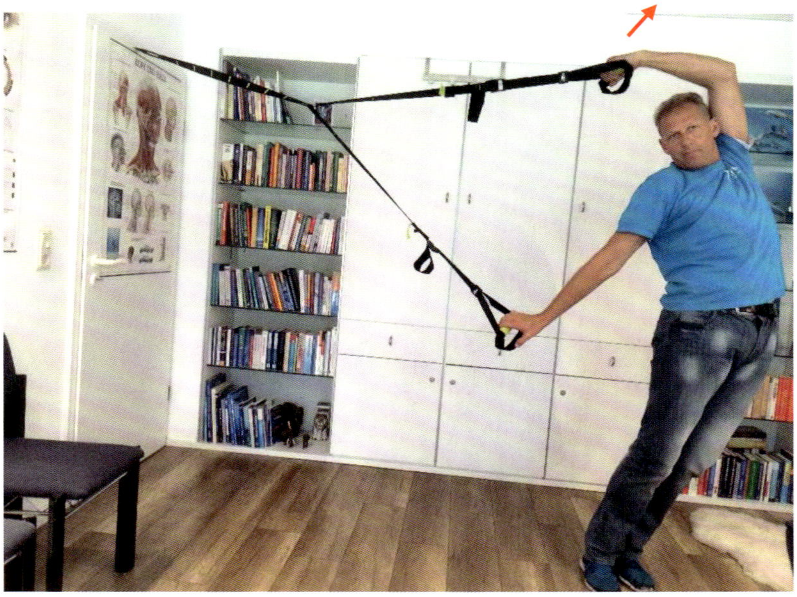

Oberarm vorne trainieren

Dieser Muskel an der Vorderseite der Schulter bis zum Ellenbogen hat ebenfalls Einfluss auf beide Gelenke im Unterarm. Er macht eine Supination (Bewegung, wie Suppe löffeln) und wirkt dadurch bremsend auf die außendrehenden (Pronation) Momente.

Da die meisten unserer Alltags- oder sportlichen Aktivitäten oder sonstige Tätigkeiten mit der Beugung des Unterarmes und der Schulter zu tun haben, wird ersichtlich, wieso dieser Muskel so wichtig ist.

Auch der anatomische Verlauf der langen Bizepssehne durch das Schultergelenk zeigt den Einfluss bei sehr hoher Dauer-spannung. Er setzt damit ständig das Schultergelenk unter Druck und begünstigt damit die Degeneration der Knorpelschicht im Gelenk.

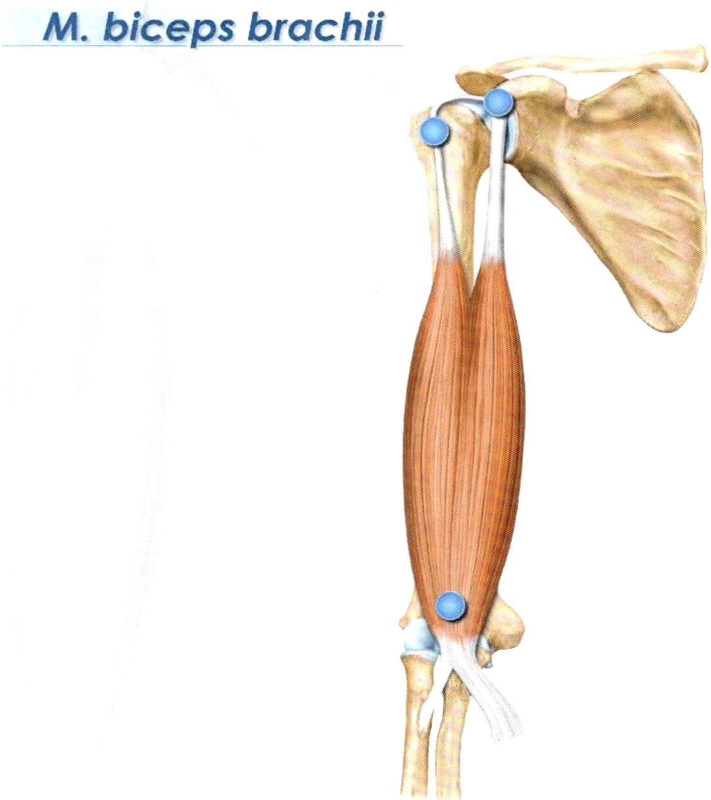

Bei der DehnKraft2go® Übung kann man den Arm gestreckt gegen einen Widerstand drücken, was die Beugung des Ellenbogens erweitert. Wer kann, dreht gleichzeitig den Unterarm nach innen.	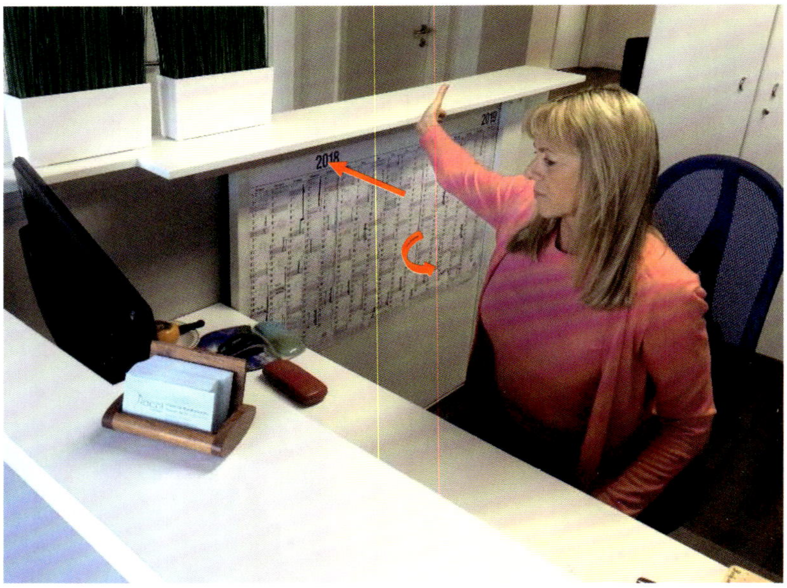
Unterarm- und Fingerbeuger Unterarm Innenseite Bei einem <u>Tennisarm</u> solltet Ihr unbedingt die Spannungen innen am Arm lösen, nicht nur außen, wo der Schmerz sich zeigt. Das DehnKraft2go® Training kann auf einem Tisch oder gegen eine Wand, einen Baum oder sonstiges durchgeführt werden. Da dieser Muskel bis in die Finger zieht und dort die Beugung steuert, lohnt es sich den Unterarm innen auch bei allen Schmerzen, Missempfindungen oder Verschleißerscheinungen an den Fingergelenken mit DehnKraft2go® zu trainieren. Wichtig bei dieser Übung: den Ellenbogen durchstrecken. Durch den Karpaltunnel[366] ziehen der Nervus Medianus, sowie die neun Sehnen folgender Muskeln:	M. flexor digitorum superficialis 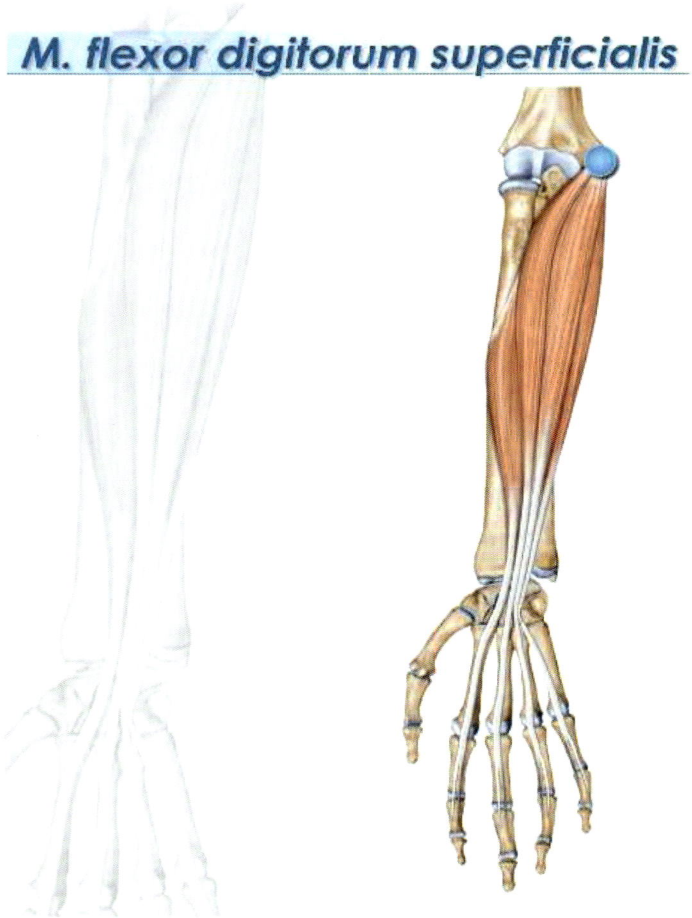

366 https://flexikon.doccheck.com/de/Karpaltunnel, zuletzt besucht am 25.07.21 um 23.09 Uhr.

M. flexor digitorum profundus (4 Sehnen).

M. flexor digitorum superficialis (4 Sehnen) sowie der

M. flexor pollicis longus (1 Sehne).

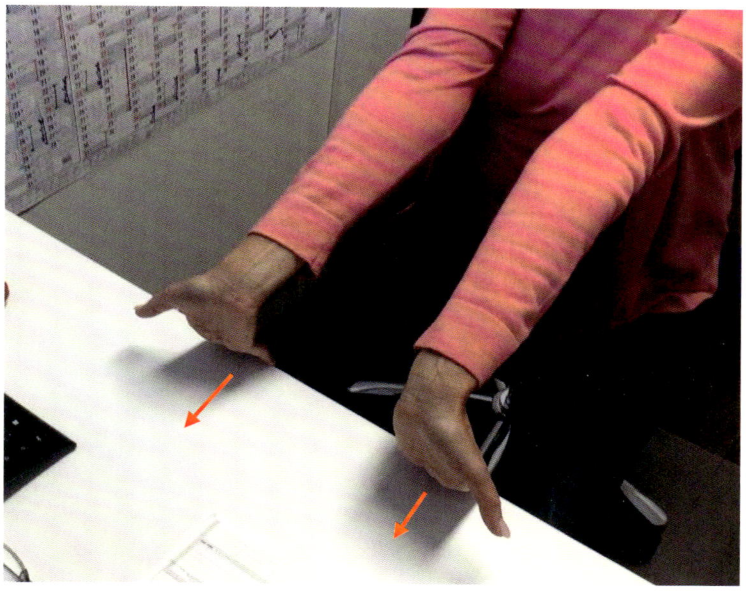

Unterarmbeuger, seitlich außen (lateral)

Der Muskel hilft bei der Beugung des Unterarmes. Er läuft nach vorne zum Handgelenk. Dadurch kann es dort zu Reizungen (nicht bakterielle, sondern mechanisch entzündliche Prozesse) kommen.

M. brachioradialis

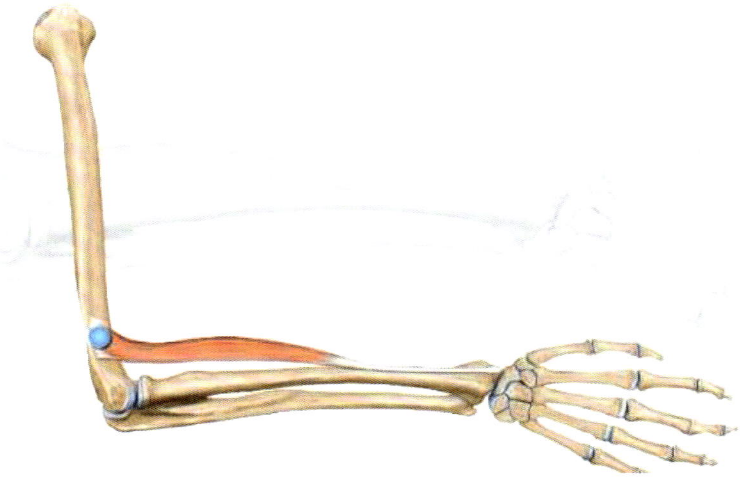

Da dieser Muskel die Beugung im Unterarm mitmacht, wird er bei den im Unterarm gestreckten DehnKraft2go® Übungen mittrainiert.

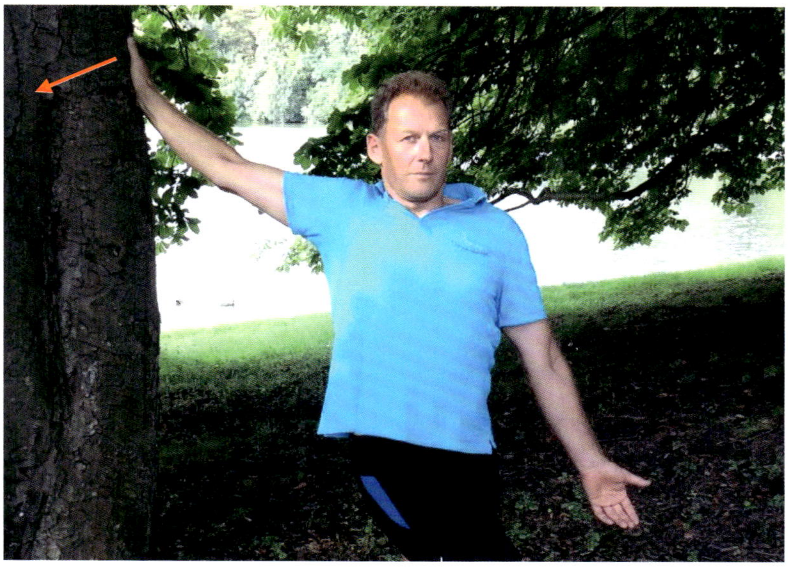

Ellenbogenschmerzen

1. außen

Die Schmerzen werden als Epikondylitis laterales (**Tennisarm**) bezeichnet und an der Schmerzstelle oft erfolglos (über Jahre) bis zu einer (oder mehreren) Operation behandelt.

In einer Behandlung lösen wir die Muskeln am Ellenbogen innen und im Unterarm bis in die Handfläche. Der wahrgenommene Schmerz wird oft als Ziehen = Referred Pain[367] (in der Triggerpunkt Literatur[368]) oder entlang von Muskelketten wahrgenommen bis in die Hand.
Die Bahnen beginnen oberhalb des Ellenbogengelenks (Ansatz des musculus brachioradialis) am Oberarm außen (lateral).

2. Innen

Die Schmerzen werden als Epikondylitis mediales (**Golfer Arm**) bezeichnet und an der Schmerzstelle oft erfolglos (über Jahre) behandelt. Hier wird nicht so oft operiert.

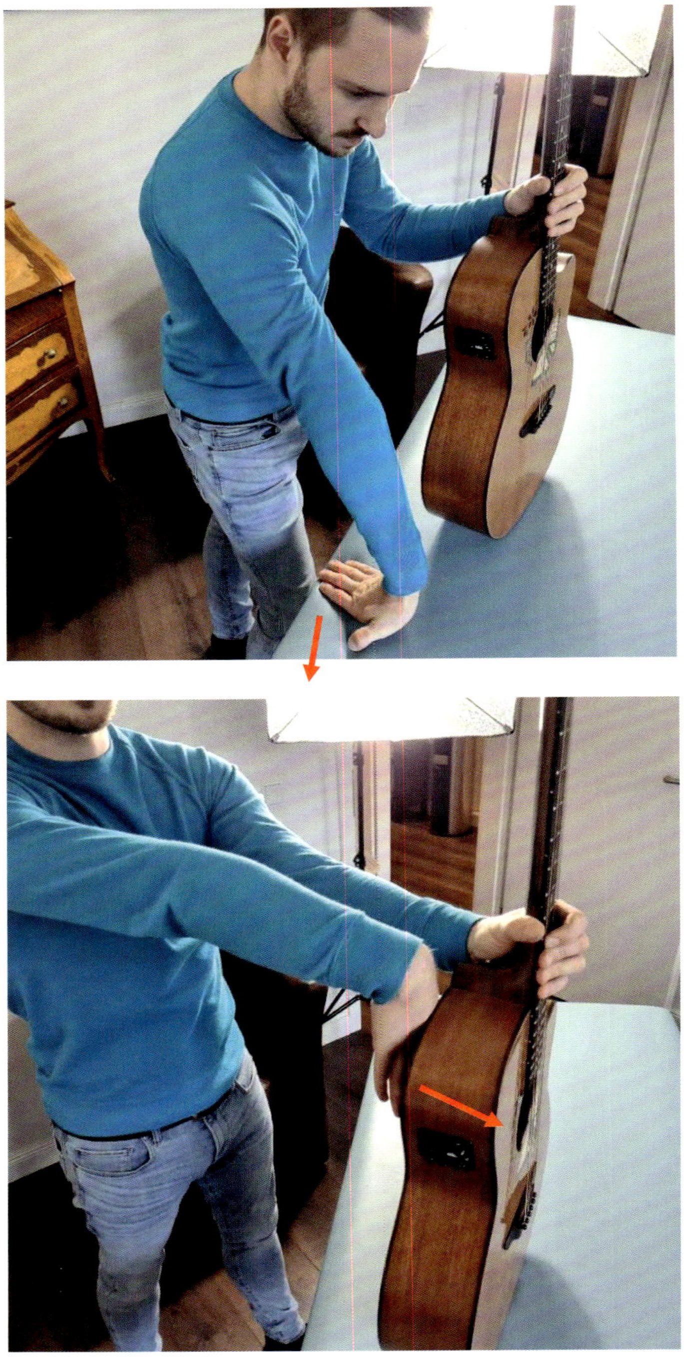

In diesen DehnKraft2go®-Übungen den Ellenbogen durchstrecken und die Kraft aus den Fingerspitzen entwickeln.

[367] https://flexikon.doccheck.com/de/%C3%9Cbertragener_Schmerz, zuletzt besucht 24.05.21, 15.46 Uhr. Unter übertragenem Schmerz versteht man einen Schmerz, der an einer anderen Stelle wahrgenommen wird als der Stimulus, der ihn auslöst. Er entsteht durch die Konvergenz viszeraler und somatosensorischer Afferenzen im Rückenmark.

[368] Boisserée und Schupp, 2012, Kraniomandibuläres und Muskuloskelettales System, S.162, 163.

Handrücken

Diese DehnKraft2go® Übungen lohnen sich oft bei Schmerzen oder Verschleiß am Handgelenk bzw. an den Fingern.

Sie wirken über den Verlauf der Muskeln aber auch auf den Ellenbogen.

Man kann DehnKraft2go® mit einer oder beiden Händen gleichzeitig trainieren. Mit beiden gleichzeitig geht es schneller.

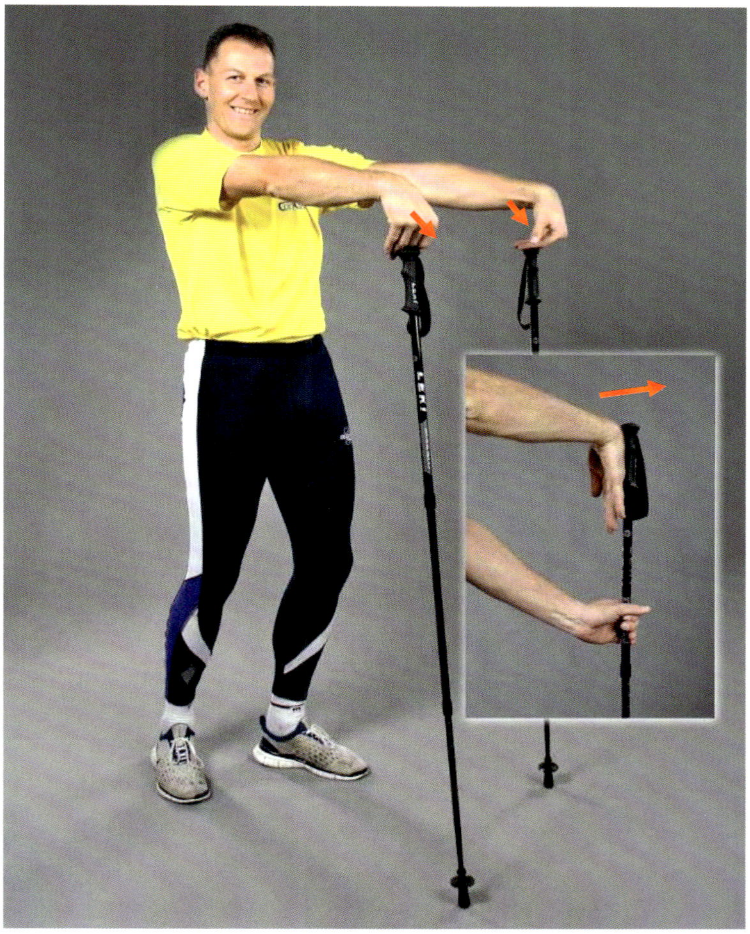

Das Bild rechts zeigt, wie sich die Sehnen der Muskeln aus dem Unterarm in die Hand fortsetzen. Da die Ursprünge der Muskeln am Ellenbogen liegen, helfen die DehnKraft2go®-Übungen auch bei Tennis- oder Golferarm.

Das Karpaltunnelsyndrom ist auch eines der typischen Krankheitsbilder, das durch das Trainieren auf Entspannung verkrampfter Muskeln (als Auswirkung entsteht Druck auf den Nerv) beeinflusst werden kann.

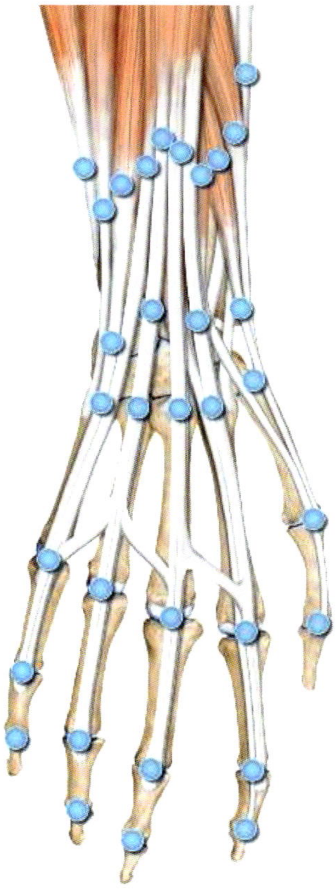

Handfläche Auch hier finden sich sehr oft schmerzhafte Verspannungen. Diese führen auf Dauer oft zu Veränderungen wie Finger-arthrose oder Rhizarthrose am Daumengrundgelenk. Das DehnKraft2go® Training kann auf einer Sitzfläche trainiert werden. Die Hände mit den Handflächen im Sitzen abstützen und mit Kraft die Finger einkrallen. Die Hand mit gleichmäßiger Kraft gegeneinander (als Partnerübung) drücken, damit keine Bewegung entsteht. DehnKraft2go®-Finger auch, wenn sie sich taub anfühlen oder kribbeln.	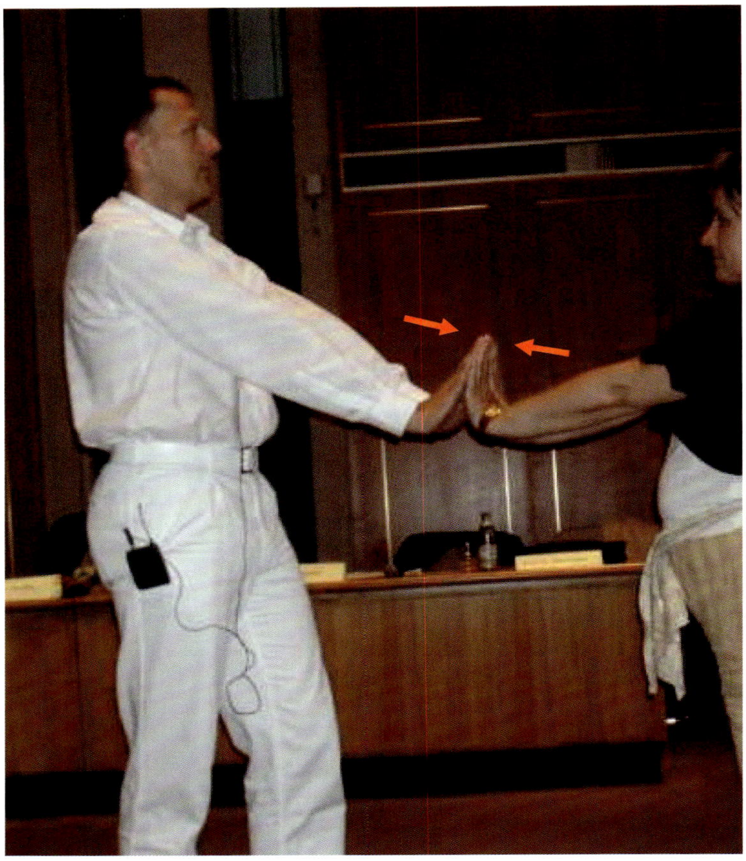 Vorsicht bei schweren Nervenschäden bitte vorab mit dem behandelnden Arzt/Ärztin absprechen.
Bei Handschmerzen und die Finger trainieren Wenn Schmerzen an der Hand oder den Fingern (auch Veränderungen wie z.B. eine Rhizarthrose am Daumen) auftreten, kann man sich auch dort oft gut selbst helfen. Die Muskeln sind in der Handfläche verteilt, vom Handballen bis zu den Fingern, an der Handfläche (palmar) und auf dem Handrücken (dorsal).	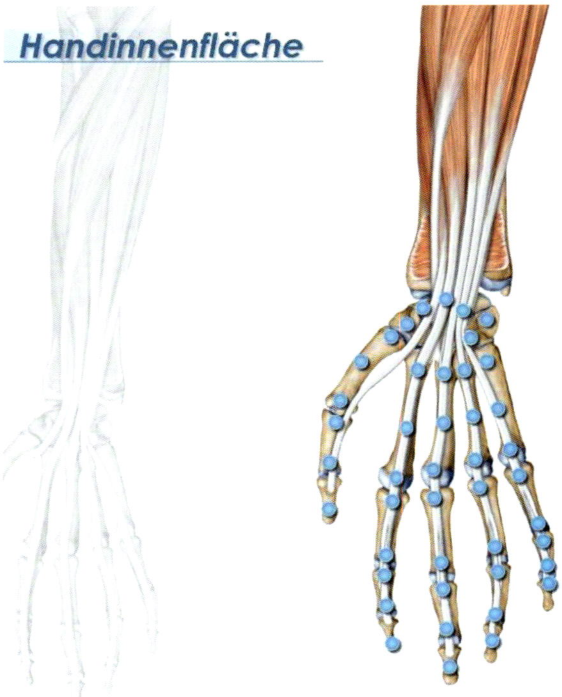

Fingerbeuger

Ihr könnt die DehnKraft2go® Übung auf einer Sitzfläche (Sessel, Sofa, Stuhl) trainieren oder mit den Euch angepassten MyoBoard2go® Steckern (am besten nur einen) die Handinnenfläche durcharbeiten. In der Hand finden sich oft sehr schmerzhafte Triggerpunkte. Da unser Alltag, Beruf und Sport die Hände immer in Richtung Faust schließt beim Greifen, bauen sich hier sehr viele Verspannungen auf. Diese Verspannungen wirken bis in die Fingerspitzen.

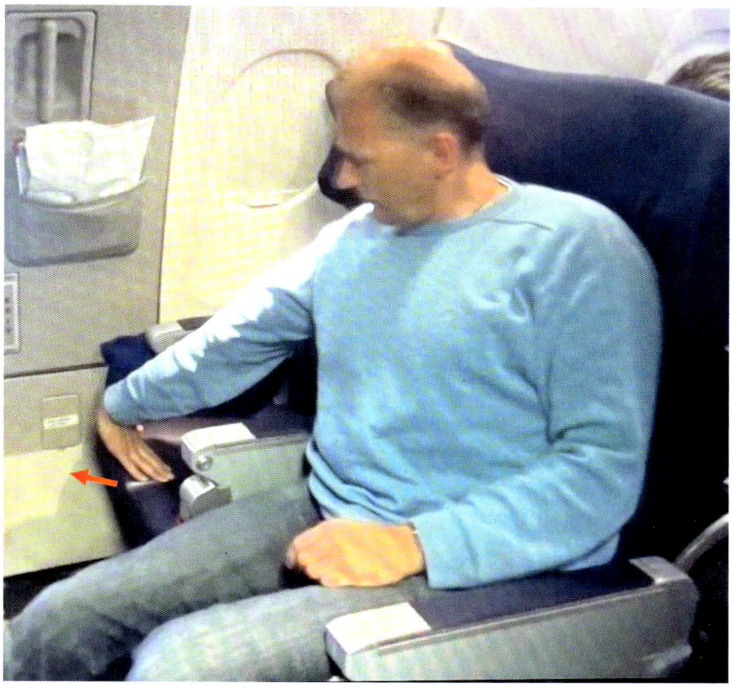

Fingerstrecker

Hier gilt das Gleiche wie in der Handinnenfläche. Die Hand kann gut im Sitzen oder im Stehen auf oder gegen die Unterlage gelegt werden. Es kann zu Krämpfen in den Händen oder Fingern kommen, die sich mit den DehnKraft2go® Übungen gut lösen oder vorbeugen lassen.

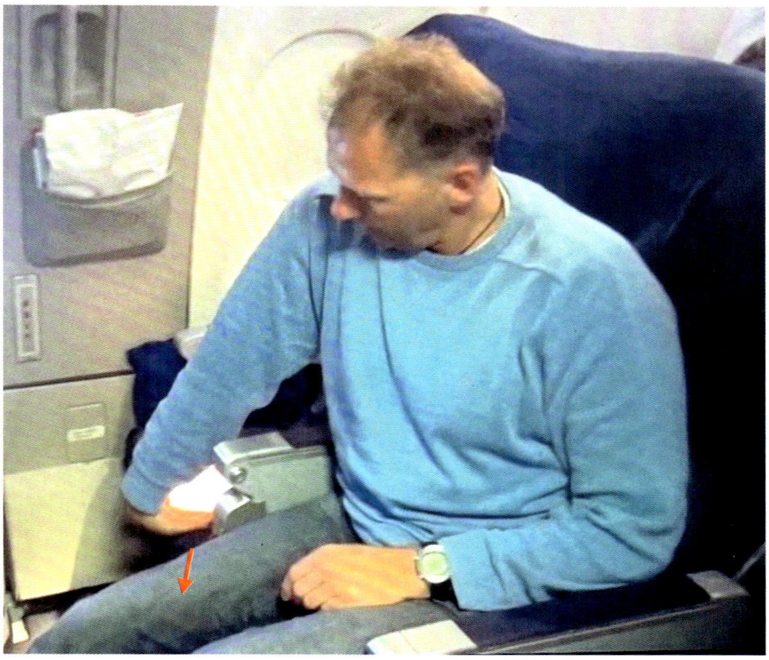

Rücken

Die dargestellten Muskeln multifidi liegen unter dem langen Rückenstrecker.

Der lange Rückenstrecker = longissimus thoracis wird automatisch mittrainiert.

Da <u>Rückenschmerzen</u> über den ganzen Rücken in unserer Gesellschaft sehr häufig auftreten, lohnt es sich auf jeden Fall, hier viel Aufmerksamkeit hinzulenken.

Auf lange Sicht ist es wichtig, die **Bauchmuskeln** und den **tiefen Hüftbeuger** vorne mitzulösen, da der tiefe Hüftbeuger direkt von vorne im Bauch nach hinten in die Lendenwirbelsäule zieht.

An diesen Stellen spüren viele Menschen brennende Schmerzen, die immer wieder auftreten.

Mit der Zeit und regelmäßigem Lösen der Spannungen sollten sich die Schmerzen und Verkrampfungen in diesem Muskel beherrschen lassen.

Wichtig:
Bei allen dargestellten Rückenmuskeln müssen unbedingt immer auch Muskel- und Faszien-Spannungen auf der Vorderseite (Brust- und Bauchmuskeln) gelöst werden.

Ansonsten führen die vorderen Muskeln durch den erhöhten Ruhetonus immer wieder dazu, dass die Rückenmuskeln gegenhalten müssen. So entstehen dann immer wieder neue Verspannungen.

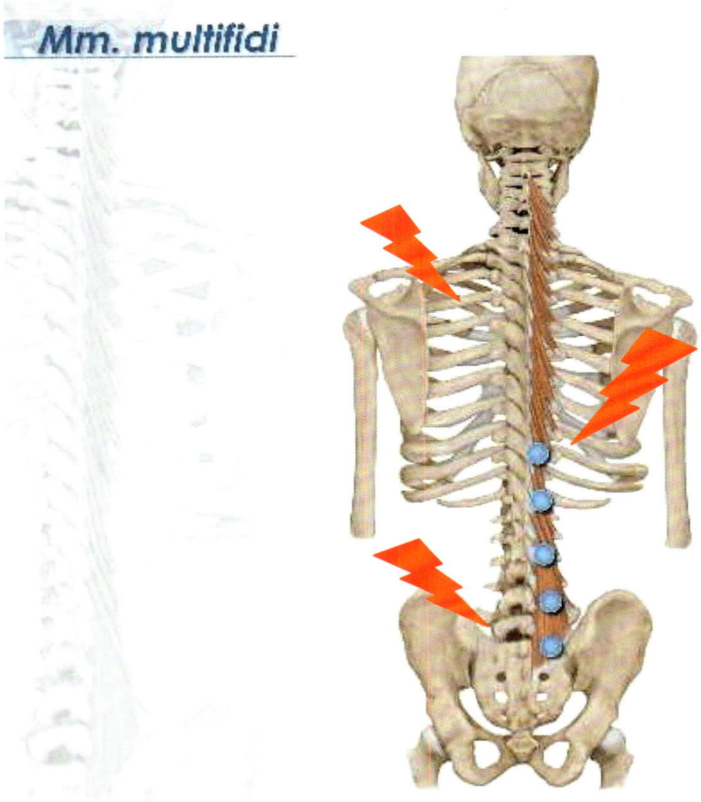

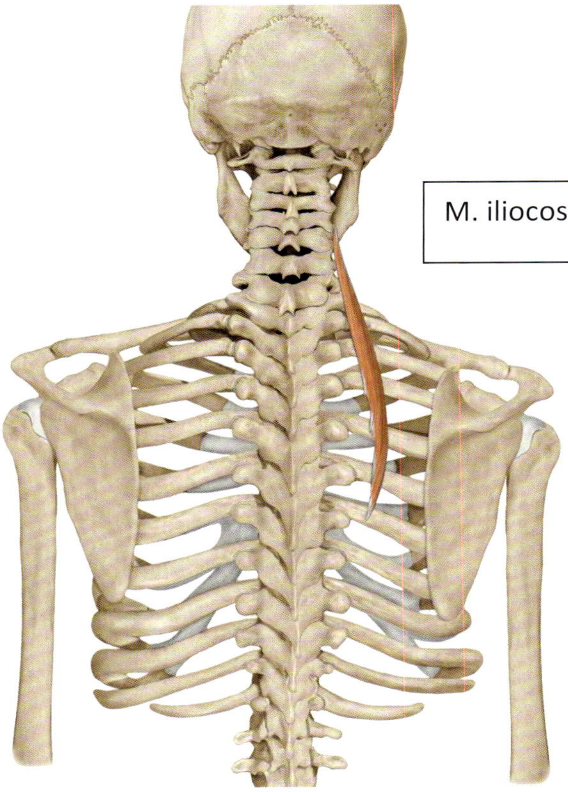

M. iliocostalis cervicis

Dieser Muskel (M. iliocostalis lumborum) liegt weiter außen (lateral) als der oben gezeigte. Auch hier werden oft brennende Schmerzen und Verkrampfungen wahrgenommen. Auch dieser Muskel hat einige Triggerpunkte (blau).

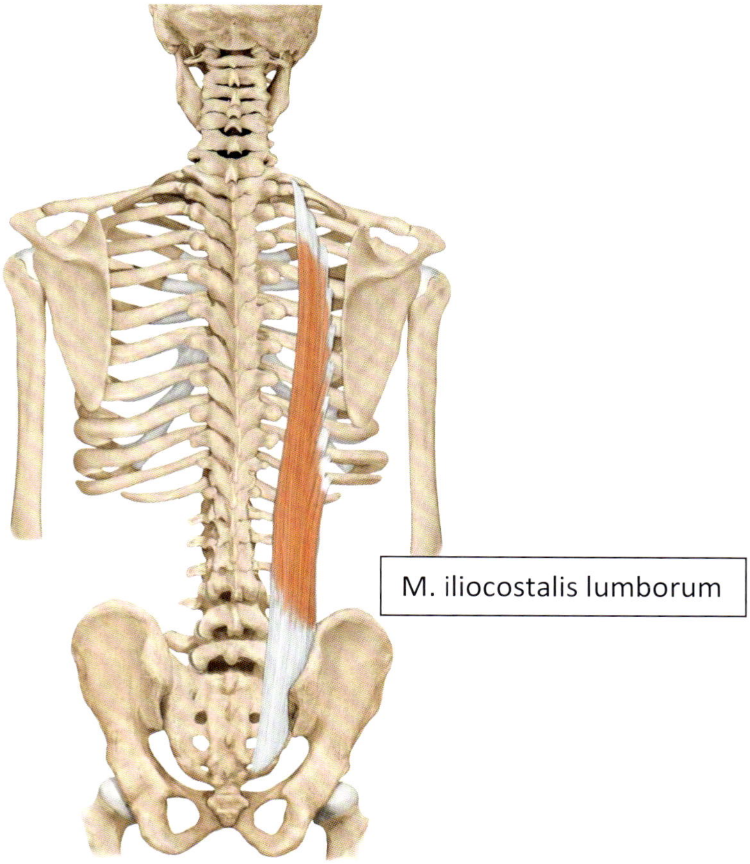

Der kurze und in der Tiefe liegende Muske quadratus lumborum ist oft sehr verkrampft.

Bei Aktivitäten wie z.B. Inliner fahren, wird dieser Muskel ständig mit Haltearbeit belastet. Auch Tätigkeiten in gebückter Haltung, wie z.B. Feldarbeit oder Reinigungsarbeiten, beanspruchen dieser Teil des Rückens sehr.

Ausgleichspunkte zum Entspannen der Muskeln wurden im Buch zum MyoBoard2go® veröffentlicht.

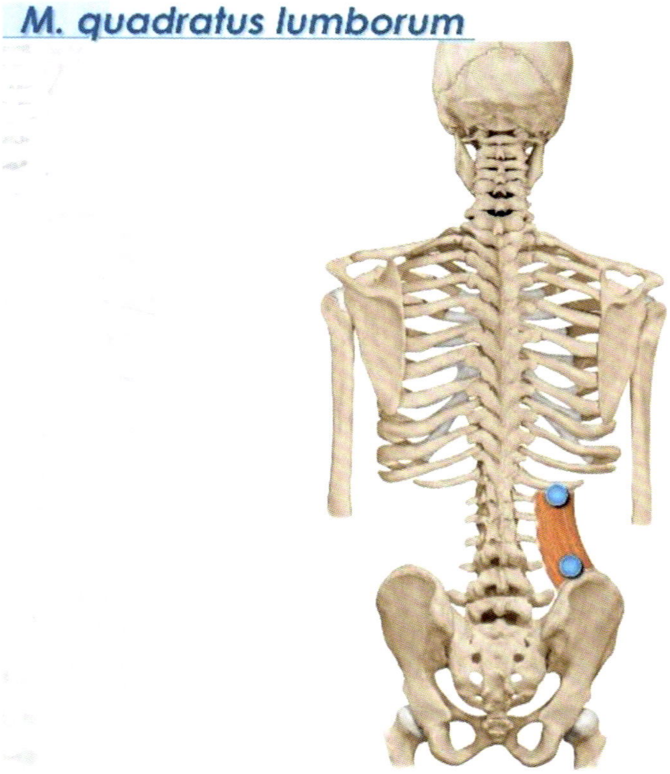

Bei Rückenschmerzen trainieren

<u>DehnKraft2go® Übungen:</u>
Üben der Muskeln am kompletten Rücken.
Wichtig ist jetzt das Längentraining der **Bauchmuskeln**. Sie verhindern bei zu hoher Anspannung die Bewegungen des Oberkörpers nach hinten (oder es entstehen Schmerzen). Sie verhindern auch, dass die Rückenmuskeln die volle Kraft (Antagonisten-Reflex) entfalten können.

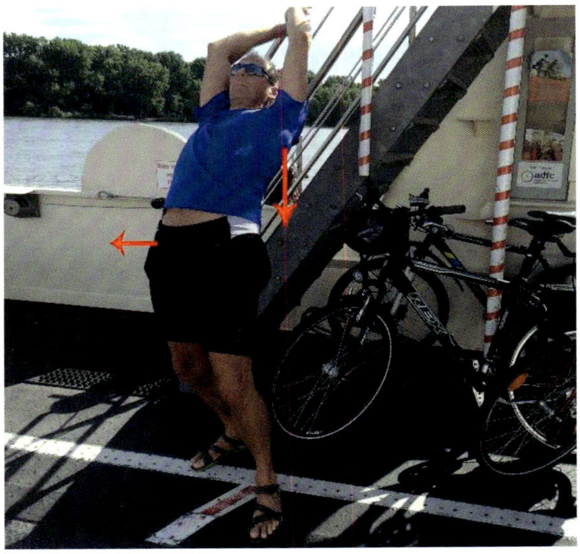

Dann trainiert man die seitlichen Muskeln am Brustkorb (M. serratus anterior) und am Oberschenkel, die auf dem Gallenblasenmeridian liegen. Manchmal muss man noch die Muskeln innen am Oberschenkel lösen (Adduktoren) und die Kiefermuskeln. Da dort der Stress vorbewusst anfängt mit Anspannung (M. masseter) und dann der Hüftbeuger mit anspannt für den Sprung. Der Hüftbeuger zieht, wie oben gezeigt, in den Rücken.

Aus dem KiD (Kraft in Dehnung) Programm:

Baum im Wind

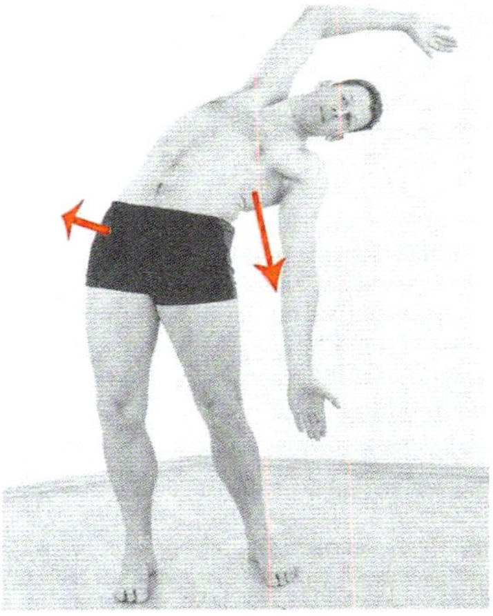

Wenn das nicht reicht, dann solltet Ihr Euch weiter nach unten die Wadenmuskeln mit DehnKraft2go® trainieren. Die Muskelkette und der Blasenmeridian ziehen durch den Rücken und in den Fuß.

Psychosomatisch kann man oft die Last des Alltags nicht mehr ertragen.

Es lohnt sich vielleicht auch hier zusätzlich noch ein Coaching zu diesem Thema zu machen.

Oder als DehnKraft:

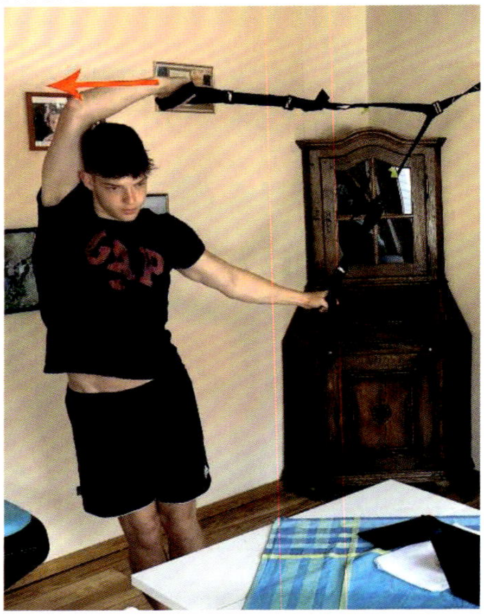

Bauch
Muskel: gerader Bauchmuskel
= rectus abdominis

Die Trigger-Punkte im gesamten Bauchmuskel (mit dem MyoBoard2go®) sind bei Rückenschmerzen die ersten, die zu lösen sind! Dadurch werden die Rückenmuskeln durch weniger Zug auf der Gegenseite über einen Reflex (Antagonisten-Reflex) auf Dauer wieder mehr Kraft entwickeln können. Nicht durch das Stärken der Rückenmuskeln (erst im zweiten Schritt), sondern durch das Lösen der Handbremse auf der Gegenseite (Bauch).

Tiefer Hüftbeuger vorne
= iliopsoas (M. illiacus, M. psoas major + minor)

Liegt unter dem Bauchmuskel (= tiefer Bauchmuskel) und wird immer mittrainiert! Vor allem, wenn es um Schmerzen, Bandscheibenschäden oder Verschleiß am Rücken geht.

Er wird auch bei Sit-ups in die Verkürzung mittrainiert!

In der Verspannung und Verkürzung zieht dieser Muskel das Hüftgelenk zusammen und setzt es unter Dauerdruck.
Dadurch werden degenerative Veränderungen begünstigt, da nie (auch nicht im Schlaf) Entspannung an dem Gelenk wirken kann.

Der Verlauf der Muskeln psoas maj. und min. zieht weiter bis zum 12. Brustwirbel hoch. Dadurch kann er die Wirbel vorne zusammendrücken und ständig Druck auf die Bandscheiben verursachen.

Die Bauchmuskeln auf lange Kraft trainieren

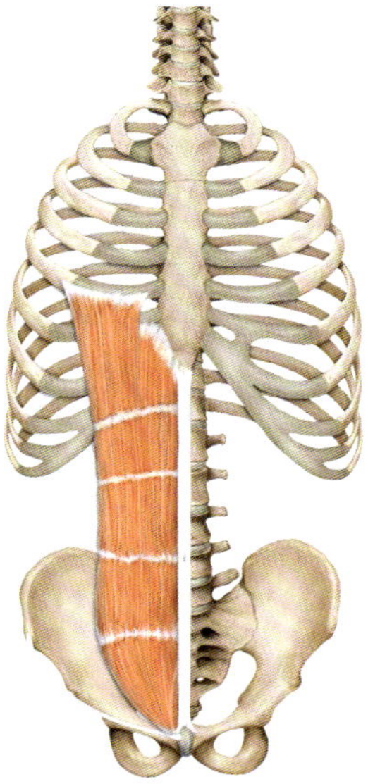

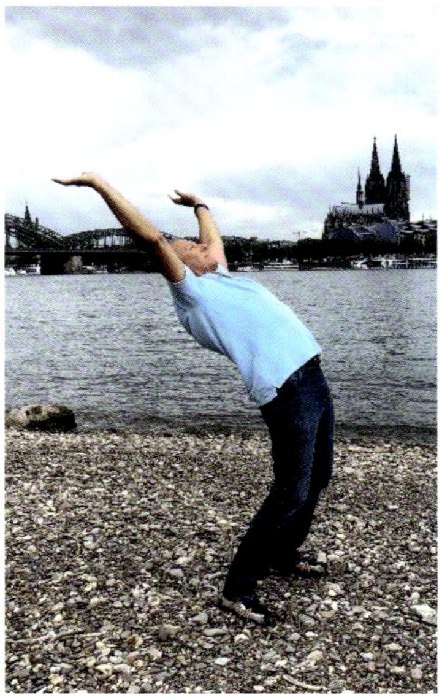

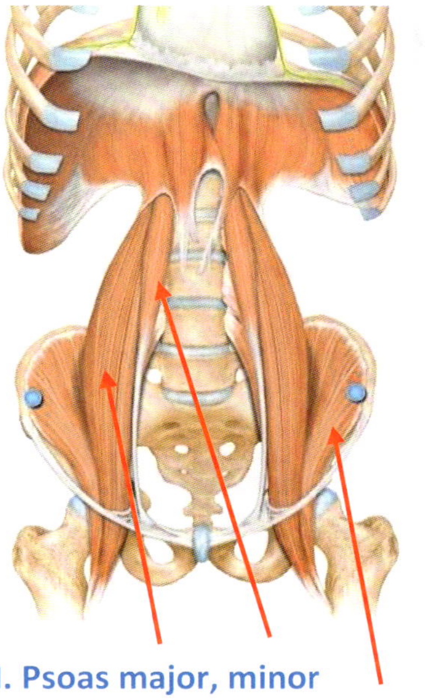

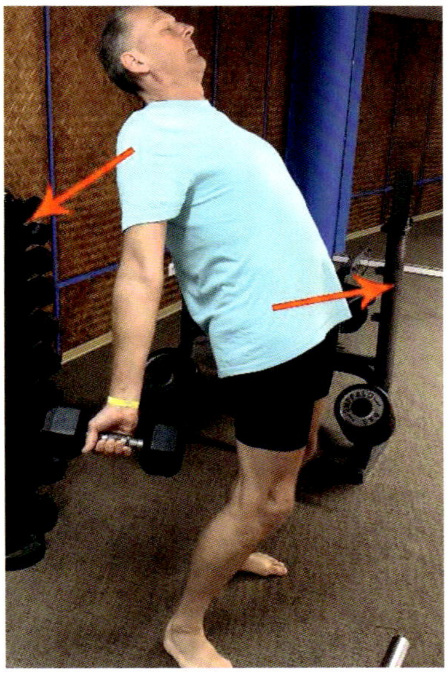

Der anatomische Verlauf des Hüftbeugers durch den Bauch zeigt, dass es sich lohnt, auch bei unklaren Unterbauchbeschwerden (wenn ärztlicherseits keine organische Ursache gefunden wird) diesen Muskel mit DehnKraft2go® regelmäßig, mehrmals am Tag, zu trainieren.

Oben seht Ihr beide Muskeln im Becken. Den M. illiacus und den weiter nach oben in den Rücken ziehenden M. psoas major und minor.

Dieser M. psoas major vernetzt sich mit dem Zwerchfell, was bei Verspannung zu Atembeschwerden führen kann.

Deshalb bei den hier beschriebenen Problemen diesen Muskel immer auf lange Kraft trainieren!

Dieser Muskel ist in unseren Behandlungen in der Praxis, bei den DehnKraft2go® Übungen und beim Selbstbehandeln einer unserer Lieblingsmuskeln.

Das Bild rechts zeigt die Sicht von vorne in den Bauchraum. Der Verlauf dieses Muskels kann helfen, Symptome ohne nachweisbaren Befunden zu erklären. Z.B. Nierenschmerzen, ohne das die Nieren krank sind. Atembeschwerden, ohne das die Lunge nachweisbar krank ist.

Da Nerven aus den Spinalkanälen durch diesen Muskelkomplex ziehen, kann es zu Nervenirritationen kommen, ohne das die Nerven geschädigt sind.

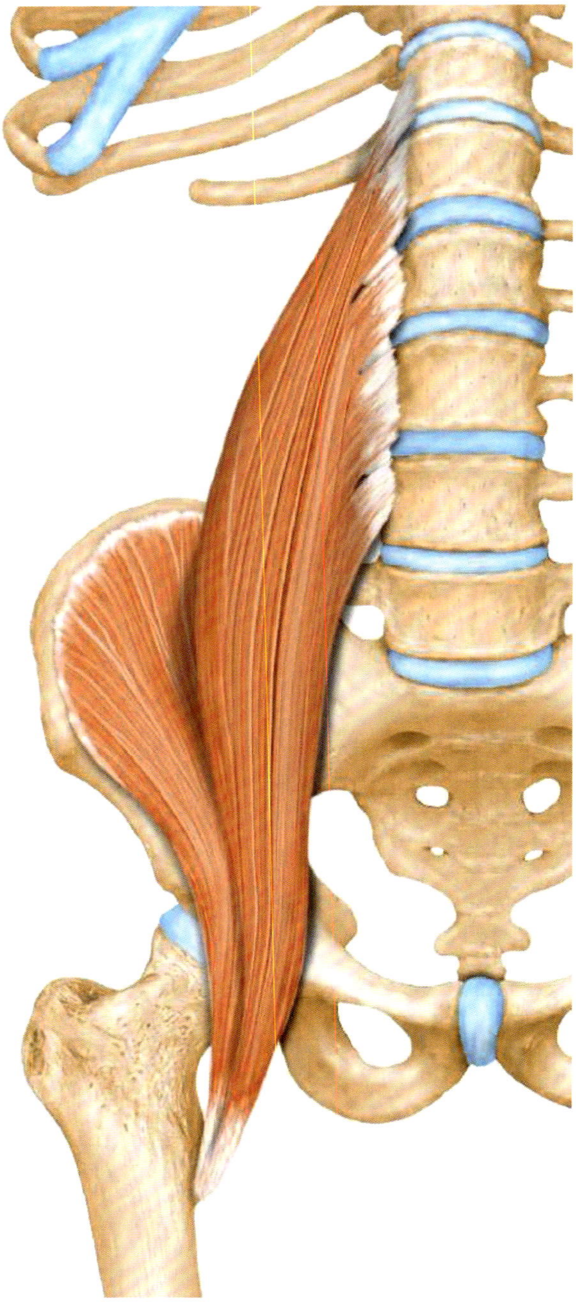

Bauchschmerzen behandeln

Lösen der Muskel-Punkte mit dem MyoBoard2go® (Trigger oder Myogelosen) am ganzen Bauch. Je nach Fortschritt mit den unterschiedlichen langen oder spitzen Steckern.

Auch am oberen (cranialen) Ende der Bauchmuskeln, auf den Rippen die

<u>DehnKraft2go® Übungen:</u>

In der Tiefe der Muskeln liegt anatomisch der Magen, der aus drei Muskelschichten besteht. Diese entspannen sich in der Behandlung oder beim Training der Muskeln auf Länge reflektorisch mit.
Bitte im Anschluss die Kiefer- und Kaumuskeln (der beißende Löwe, siehe oben) nicht vergessen, da diese bei Stress vorbewusst arbeiten. Dadurch spannt sich der tiefe Bauchmuskel (Hüftbeuger/M. iliopsoas) dauerhaft mit an. In diesen eingebettet sind die Bauchorgane, die reflektorisch

Punkte lösen. Dann lohnen sich noch viele Punkte am Rücken, die in der Literatur als Zustimmungs-punkte[369] beschrieben werden.	mit spannen. Falls die Bauchschmerzen durch Selbsthilfe nicht besser werden, auch hier Fachleute aufsuchen!
Hüfte a) hinten Muskel: großer Gesäßmuskel = gluteus maximus In diesem mächtigsten Muskel unseres Körpers finden sich viele Verspannungen aus Alltag (durchbeißen und den A.... zukneifen), Training und Ängsten. Bei diesen DehnKraft2go® Übungen lohnt es sich, die Atemübung aus Kapitel 2.6.7 konsequent mitzu-trainieren. So trainiert Ihr gleichzeitig lockere Muskeln und tiefe Bauchatmung. Der Verlauf des Muskels bis zum äußeren Knie zeigt, dass auch bei Knieschmerz außen das Längentraining dieses Muskels am Becken sinnvoll ist.	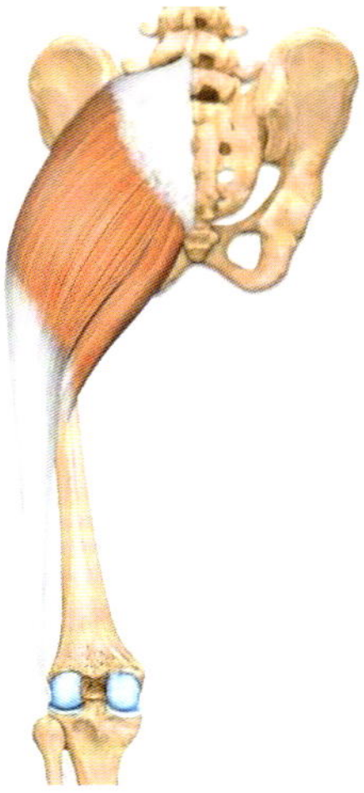 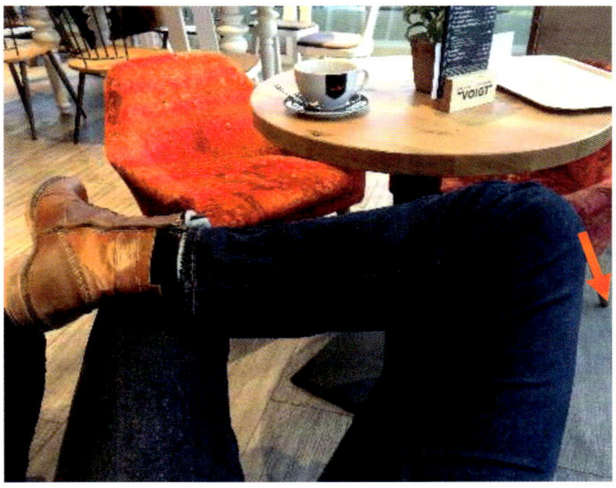 Bei Arthrose Grad IV und starken Schmerzen ist dies nicht mehr machbar. Der Muskel kann begleitend zum künstlichen Gelenk regelmäßig in der Myoreflex- oder Myohydrotherapie im Wasser gelöst werden. Zuhause als Eigenbehandlung mit dem MyoBoard2go® regelmäßig die Punkte entspannen.

[369] https://www.shiatsu-austria.at/index.php/grundlagen-von-shiatsu, zuletzt besucht 24.05.21, 15.46 Uhr. Alle Zustimmungspunkte (Bei Shu Xue) oder Shu-Punkte (jap.: Yu; Shu bedeutet Transportieren, Weiterleiten) liegen auf der Rückseite des Körpers, auf dem Blasen-Meridian. Nach traditioneller chinesischer Vorstellung aktivieren sie Qi, die Lebensenergie, und Xue, das Blut, in den zugehörigen Organsystemen. Auf Grund dieser engen Beziehung werden die Zustimmungspunkte bei Störungen der korrespondierenden inneren Organsysteme druckempfindlich und sind bei Erkrankungen derselben indiziert. Sie dienen damit sowohl der Diagnose als auch der Therapie.

b) Außenseite

Wenn der gezeigte Muskel und sein „kleiner Bruder“ (M. gluteus minimus, rechts) sehr verspannt sind, setzen sie durch den kurzen Hebel auf das Hüftgelenk dieses unter zu viel Dauerdruck, was wiederum eine Arthrose begünstigt.

Andersherum kann ein Gelenk mit bestehender Arthrose durch das Lösen dieser Muskeln entlastet werden. Bis zu einem gewissen Grad ist dieser Prozess reversibel.

c) Tiefliegende Muskeln hinten

Diese tiefen hüftdrehenden Muskeln (Außenrotatoren) verursachen oft Schmerzen, die sich wie ein tiefer Muskelkrampf anfühlen.

Wenn diese Muskeln verspannen, wird das Hüftgelenk dauerhaft unter Druck gesetzt

und kann so schneller degenerieren (verschleißen). Ebenso können sie durch den dickeren Umfang, wenn sie sich verkürzen, auch den Ischiasnerv unter Druck setzen.

Wenn ihr einen Schmerz (nicht elektrisches Gefühl!) spürt, dann spricht man davon, dass man den

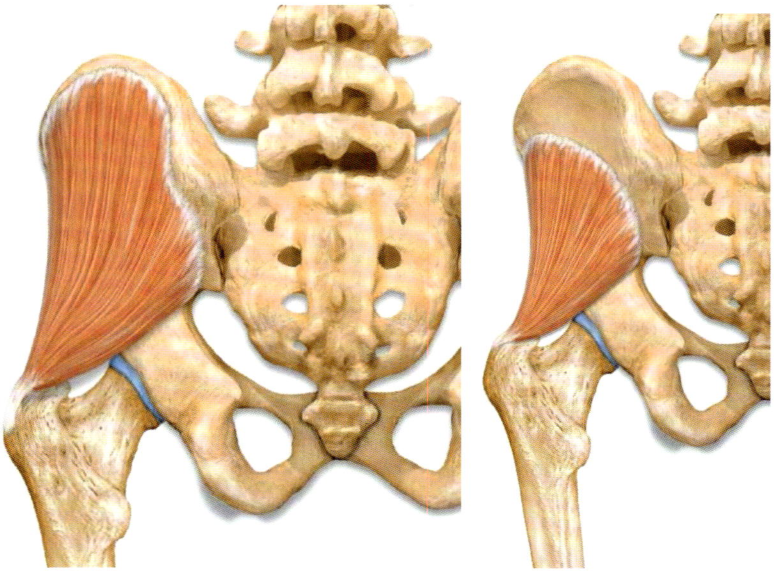

Auf dem Bild unten könnt Ihr sehen, was passiert, wenn ein Muskel unter Dauerspannung steht. Er drückt den Hüftkopf dauerhaft verstärkt in die Hüftpfanne, was langfristig zu vermehrter Abnutzung führt. Es ist nicht das Gelenk die Ursache, sondern der dauerhafte Muskelzug (Verspannung).

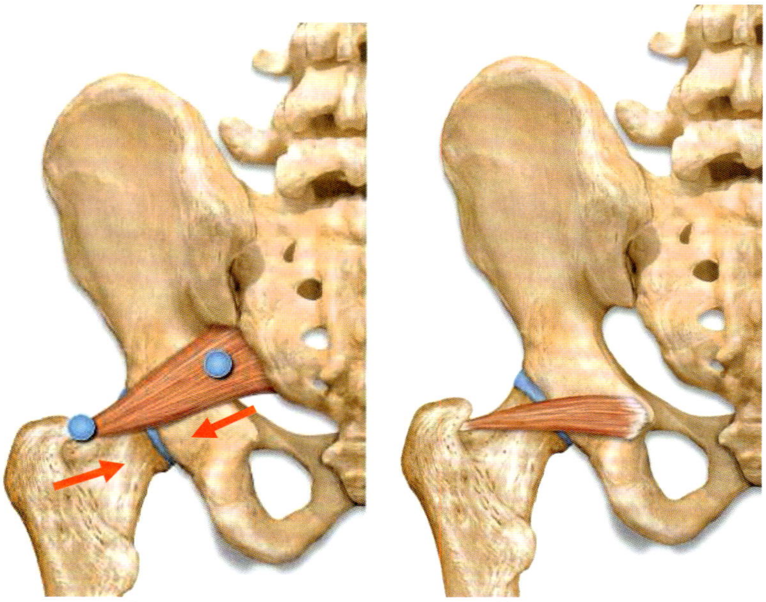

m. piriformis m. gemellus superior

In dieser Region läuft der Ischiasnerv aus dem Becken weiter ins Bein nach unten.
Oft entsteht in einer Behandlung (manuell oder mit dem MyoBoard2go®) ein Druckgefühl am Bein weiter unten bis

„Ischiasnerv eingeklemmt" hat.

zum Fuß. An den Zehen sind oft ein Anschwellen, Kribbeln oder andere Empfindungen zu spüren. Dies wird in der Literatur als übertragener Schmerz (Englisch: referred pain, reflective pain[370]) bezeichnet (kein Nerv).

Andersherum werden diese Strukturen entlastet und können regenerieren, wenn diese Muskeln länger trainiert oder gelöst werden.

d) Seitlich

Dieser Muskel (gluteus maximus) hilft beim Bewegen der Hüfte und wirkt noch am Kniegelenk bei der Beugung mit. Das Lösen dieses Muskels entlastet also sowohl die <u>Hüfte</u> als auch das <u>Knie</u> (kann dann besser in die Streckung/ Extension).

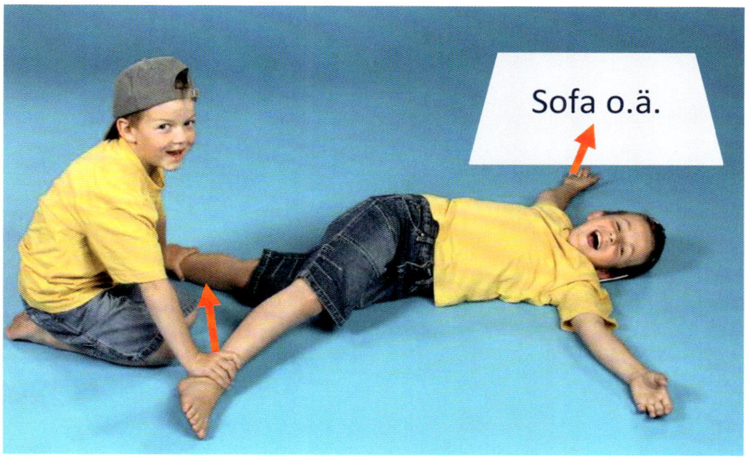

Zum Lösen der Spannung kann man im Stehen gegen die Wand mit den DehnKraft2go® Übungen arbeiten oder in Seitenlage auf dem Boden oder dem Sofa (Bein unter den Tisch klemmen) liegen.

Die herkömmlichen Kräftigungsübungen (im Fitnessstudio/der Physiotherapie) in SL mit ständigem Heben und Senken des Beines führen genau zu dem oben beschriebenen Effekt mit Verkürzung der Muskeln und mehr Druck (auf Dauer) im Hüftgelenk.

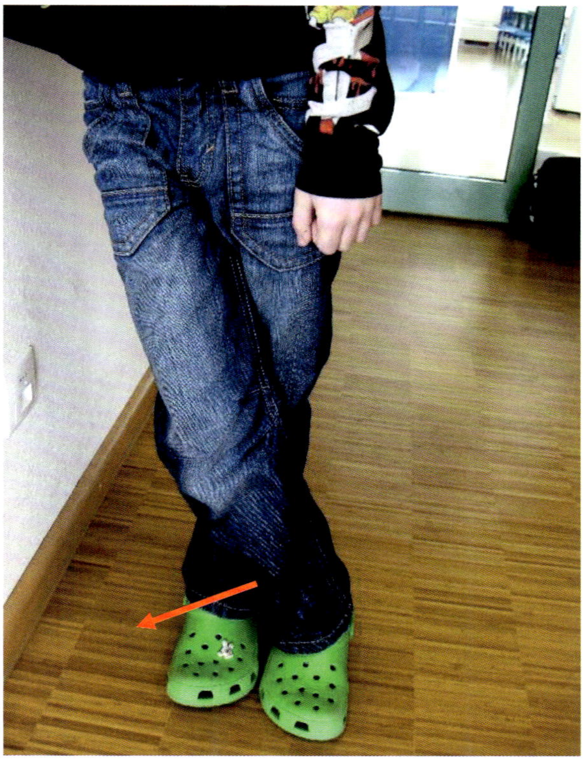

370 https://flexikon.doccheck.com/de/index.php?title=Spezial:Suche&q=Refered+Pain++, zuletzt besucht am14.1.23, 18,23 Uhr.

Also nicht damit übertreiben und im Alltag oder Sport für Ausgleich mit DehnKraft2go® Übungen im Stehen oder Liegen sorgen (siehe rechts).

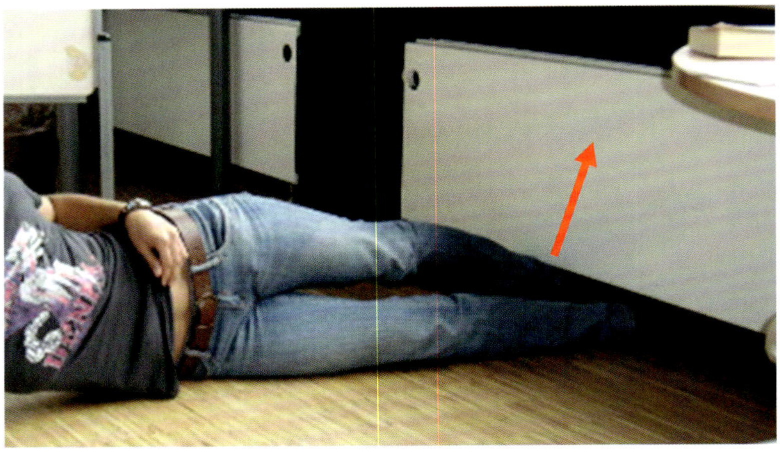

Bei Hüftschmerzen trainieren

Die Gesäßmuskeln hinten und vor allem auch seitlich in die Länge trainieren. Zum Schluss sollten auch die Muskeln vorne des Beckens und Oberschenkels verlängert werden. Diese Muskeln spannen sonst insgesamt das Hüftgelenk zusammen wie eine Klammer und setzen es unter Druck.

Langfristig kann dies zu Arthrose, Durchblutungsstörungen oder Nerven-schmerzen führen. Alle Strukturen stehen bei verspannten und verkürzten Muskeln unter Dauer-spannung.
Man kann die DehnKraft2go® im Sitzen, Liegen oder Stehen durchführen.

<u>DehnKraft2go® Übungen:</u>

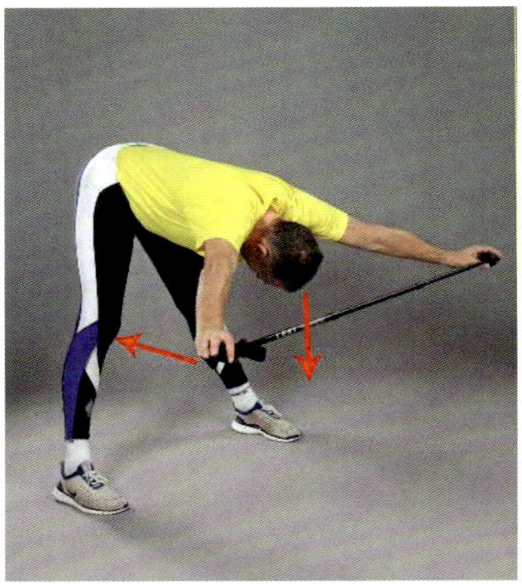

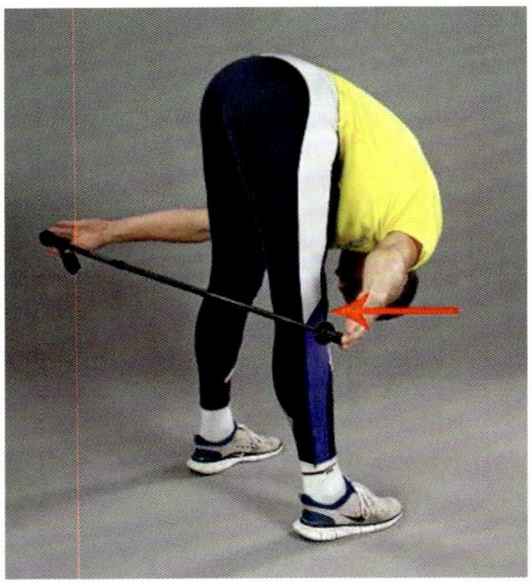

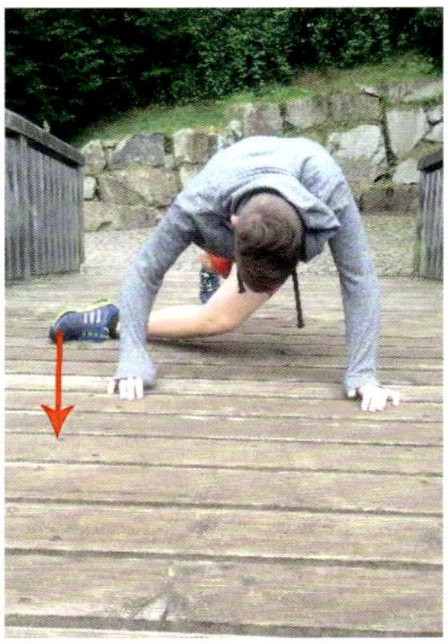

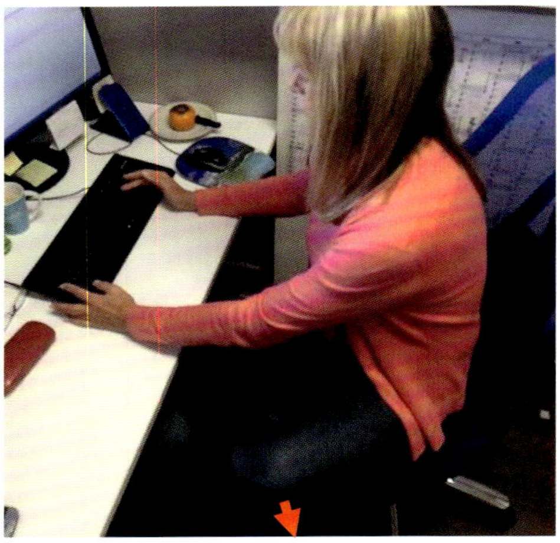

Die Innenseite der Oberschenkel muss auch hier beachtet und mit gelöst werden, die Adduktoren auch oben am Becken ansetzen.
Die Muskeln seitlich (seitliche oder laterale Muskelkette) am Brustkorb bis hin zum Kiefer (= Gallenblasen-Meridian) können nötig sein, um den Schmerz an der Hüfte dauerhaft zu lösen.

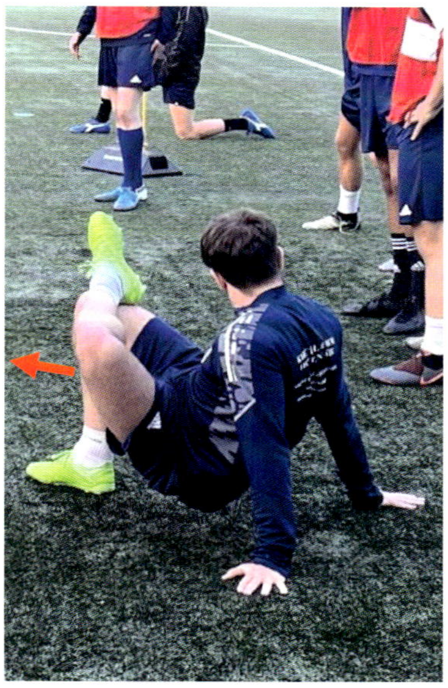

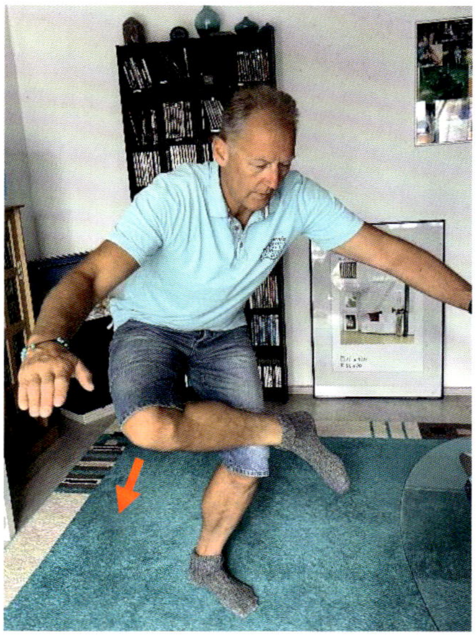

Oberschenkel Innenseite trainieren

<u>Anspreizende</u> Muskeln auf der Innenseite
Muskeln: Adduktoren

DehnKraft2go® Übungen und wie immer: tief in den Bauch atmen.

Gerade für Sportler/-innen lohnen sich diese DehnKraft2go® Übungen. Eine bessere, gelockerte Muskulatur

bedeutet, dass sich die Beine besser nach außen – Richtung Spagat – bewegen lassen. Es muss kein Spagat werden, aber jedes Grad mehr Beweglichkeit steigert die Leistung und mindert die Verletzungsgefahr der Bänder und Gelenke.

Als Motto: so viel Spagat wie möglich.

Man kann entweder ein Bein anfangs oder beide Beine gleichzeitig trainieren.

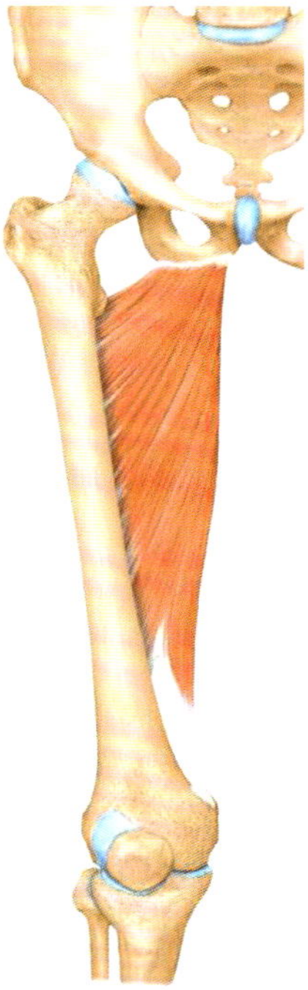

m. adduktor magnus

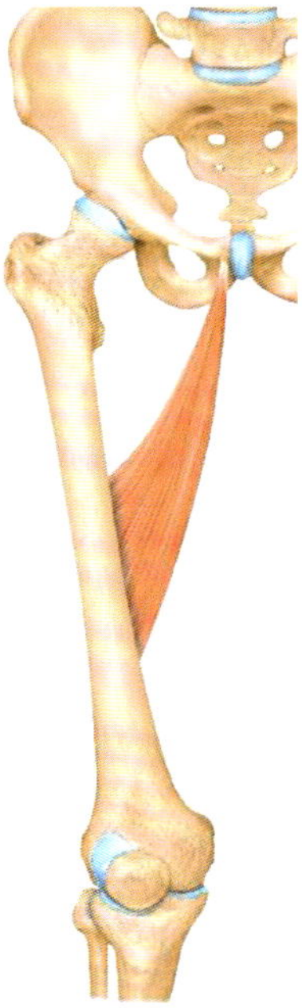

m. adduktor brevis

Es gibt Sportarten wie z. B. Fußball, bei denen gehäuft eine Schambeinentzündung auftritt. Durch den anatomischen Verlauf erklärt sich, wieso es oft nicht reicht, nur am Schambein zu behandeln.

Wenn viele Muskelübungen nach innen (Anspreiz-Bewegungen) trainiert werden, wie z.B. an Maschinen im Fitnessstudio, werden diese Muskeln stärker, aber leider auch kürzer.

Dann ziehen sie dauerhaft mit mehr Kraft als nötig an den Knochen.

Achtung: Am Oberschenkel können sich <u>Krampfadern</u> befinden. Auf diese nicht drücken, da sonst Venen-entzündungen entstehen kön-nen. Im Zweifel bitte erst einen Arzt/ eine Ärztin um Rat fragen.

Wir lösen in den Praxen die gesamten Adduktoren mit. So werden die Sportlerinnen und Sportler beweglicher und das Schambein vom Dauerzug durch die Muskeln am Knochen, entlastet.

Dieser kurze Muskel hat einen starken Hebel auf das Hüftgelenk. In Bauchlage legt Ihr das DehnKraft2go® auf den Schambein-Knochen. Steigern könnt Ihr den Druck am Punkt durch das Anheben des Oberkörpers (Kobra im Yoga).

Auch hier tief in den Bauch atmen, um den Schmerz besser aushalten zu können, bis sich die Muskelspannung löst.

Fußball ist wieder ein gutes Beispiel, um zu verdeutlichen, was der obige Muskel (gracilis) macht. Eine Schambein-entzündung ist das typische Beispiel, was dieser Muskel, wenn er verspannt ist, verursachen kann. Auch hier zeigt der anatomische Verlauf zum Knie, wieso es oft nicht reicht, nur am Schambein zu behandeln.

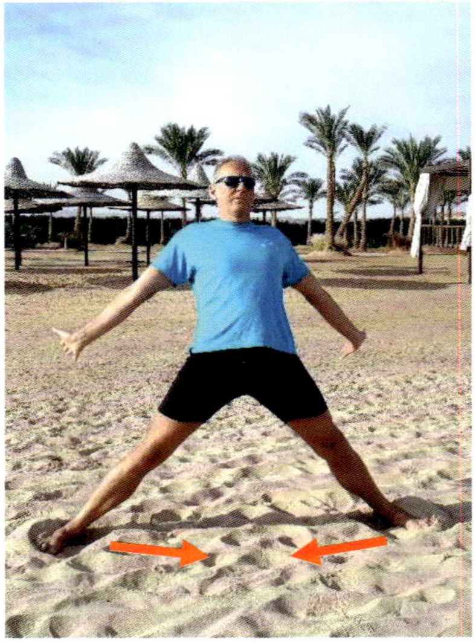

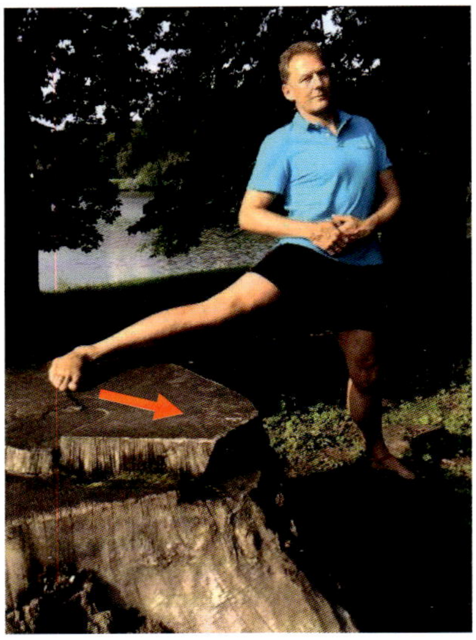

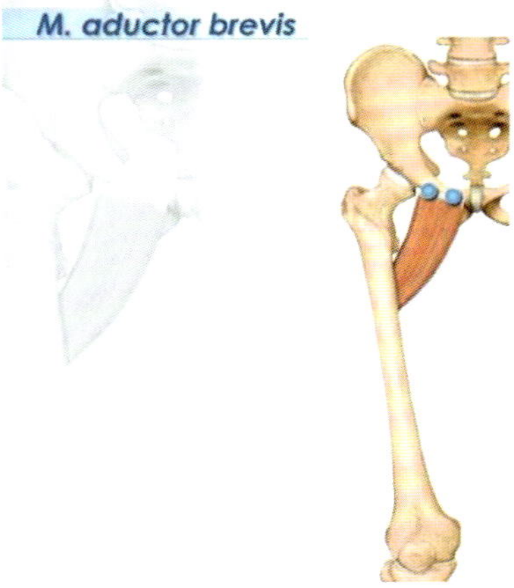

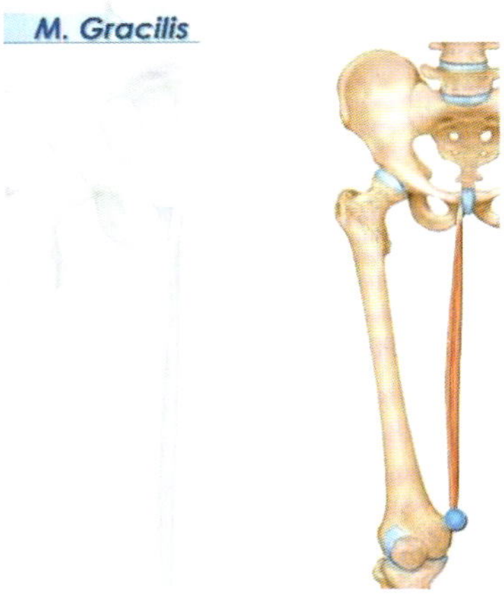

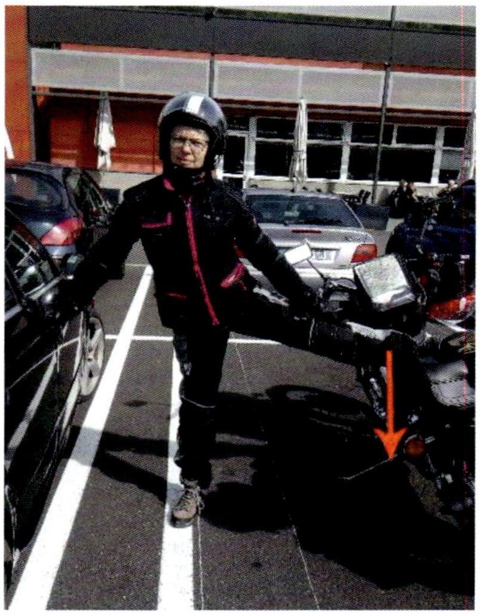

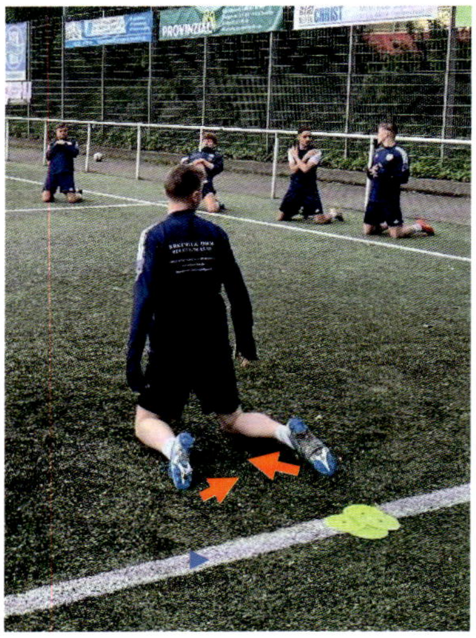

Wir lösen in den Praxen auch diesen Muskel mit. So werden Sportler beweglicher und das Schambein vom Dauerzug durch die Muskeln am Knochen entlastet.

Auch hier im Liegen kann man beide Seiten mit den DehnKraft2go® Übungen lösen. Dazu eines oder beide Beine über den Rand des Bettes oder der Liege legen und den Fuß dann nach innen gegen den Rand der Unterlage drücken.

Am Bild oben (M. gracilis) kann man gut erkennen, wie ein erhöhter Dauerzug mit einer strukturellen Verkürzung dieses Muskels eine X-Beinstellung begünstigen kann.

Dieser Muskel lässt sich gut am Knie behandeln. Andersherum zeigt dieses Beispiel, wieso wir bei Knieschmerzen auch das Schambein behandeln, oft sogar behandeln müssen.

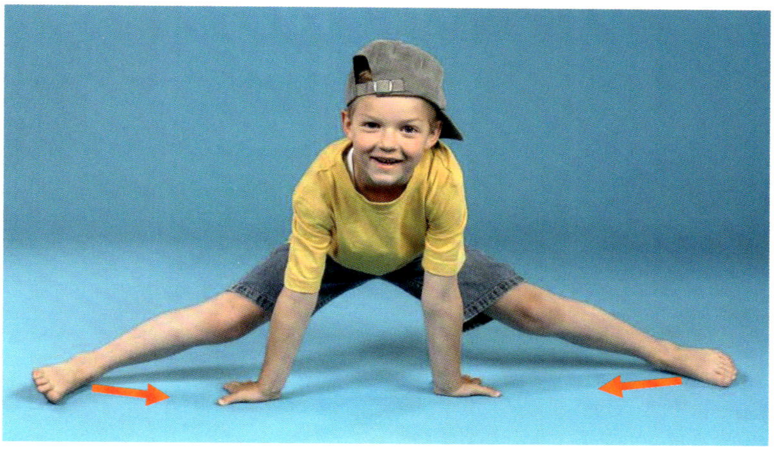

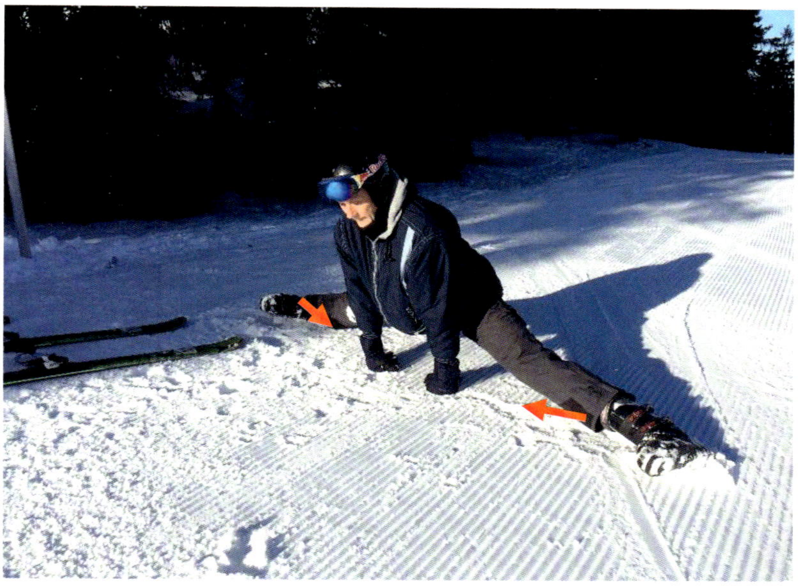

Oberschenkel Vorderseite

Der mittlere Anteil (von vieren) des M. quadrizeps femoris lässt sich gut im Stehen, Knien oder in BL (Partnerübung) trainieren.

Unter dem gezeigten Muskel liegt noch ein tiefer Anteil mit dem gleichen Verlauf auf dem Oberschenkelknochen (M. intermedius). Ihr trainiert mit DehnKraft2go® oder mit dem MyoBoard2go® beide Muskeln gleichzeitig.

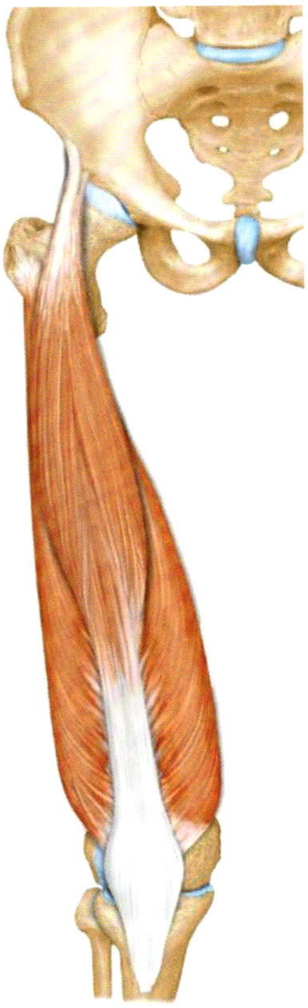

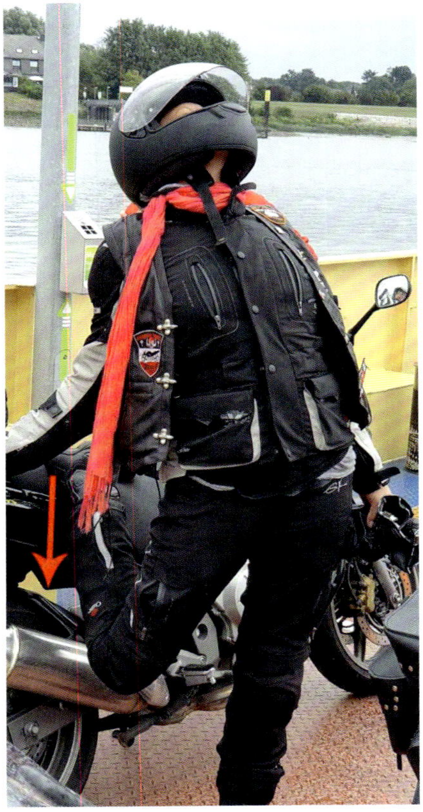

Hier kann man das DehnKraft2go® Training auch mit einem oder im Knien mit beiden Oberschenkeln gleichzeitig die Muskeln auf lange Kraft trainieren. Mit den Jahren immer weiter den Oberkörper zum Boden trainieren.

Dies lohnt sich bei Schmerzen in der Leistengegend oder unter der Kniescheibe. Letzterer Schmerz wird als Patellaspitzen-Syndrom bezeichnet. Wenn sich der Knochen an dieser Stelle verändert, heißt das Krankheits-bild: Morbus Osgood Schlatter[371].

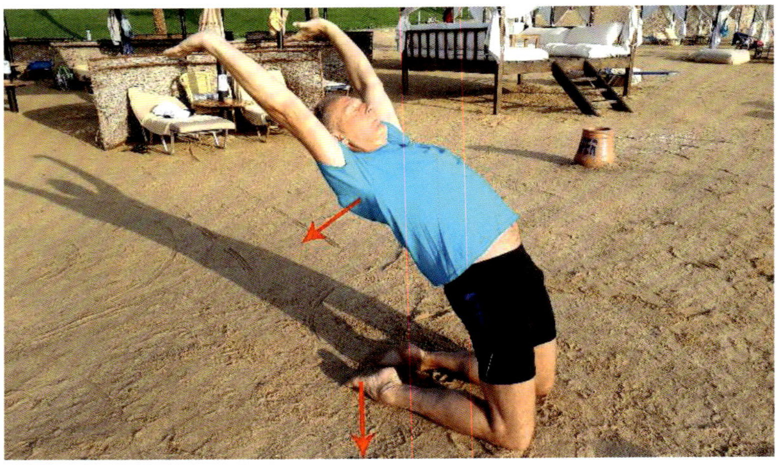

[371] https://flexikon.doccheck.com/de/Morbus_Osgood-Schlatter?utm_source=www.doccheck.flexikon&utm_medium=web&utm_campaign=DC%2BSearch
Unter dem Begriff **Morbus Osgood-Schlatter** subsumiert man eine aseptische Osteochondrose der knorpeligen Tibia (Schienbein) die zu einer Ossifikationsstörung oder zur Ablösung von freien Knochenfragmenten führen kann. Zuletzt besucht am 25.07.21 um 13.49 Uhr.

Dann das Training bitte sanft starten und in Absprache mit Therapeuten.

Auch bei Bewegungseinschränkungen ohne Krankheitsbilder lässt sich das Knie oft nicht richtig weit beugen (Flexion). Dieser Muskel ist der Richtige, um ihn zu lösen. Dadurch wird die Bewegung in die Beugung wieder freier.
Auch bei diesen DehnKraft2go® Übungen immer beide Beine trainieren.

Dieser Muskel (m. sartorius) ist wieder ein gutes Beispiel dafür, dass wir einen Knieschmerz innen (Innenmeniskus ähnlicher Schmerz) in der Praxis oft auch oben am Becken behandeln müssen, bevor dieser ver-schwindet.

Die DehnKraft2go® dafür geht gut im Liegen. Das Bein vom Sofa oder Bett hängen lassen. Dann den Fuß gegen den Boden nach innen drücken.

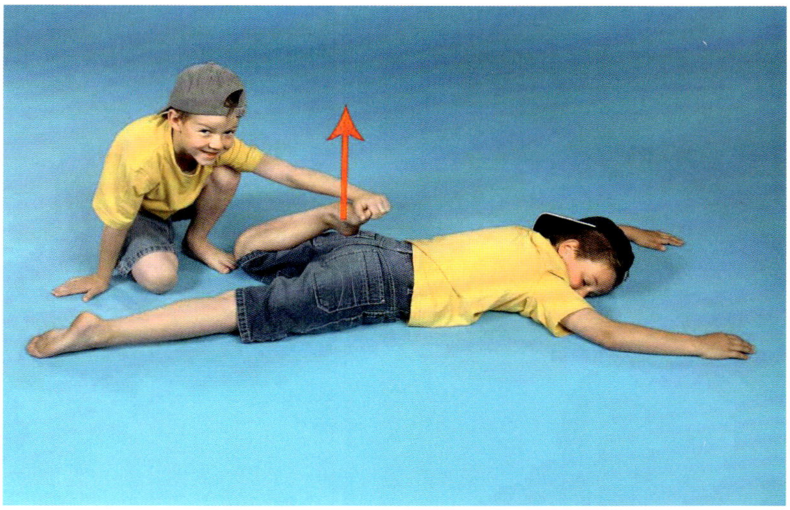

M. sartorius

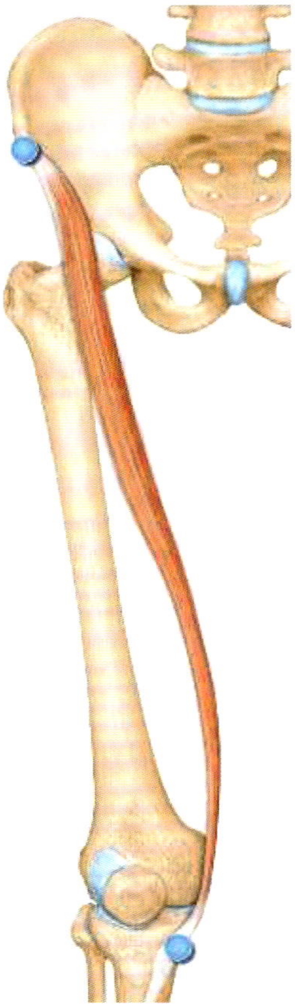

Oberschenkel Rückseite

Diese drei Muskeln an der Rückseite des Oberschenkels (M. biceps femoris, m. semimembranosus, m. semitendinosus) strecken die Hüfte mit und helfen das Knie zu beugen.

Man kann DehnKraft2go® im Stehen, im Sitzen oder in RL (Partnerübung) trainieren. Siehe Beispiele rechts.

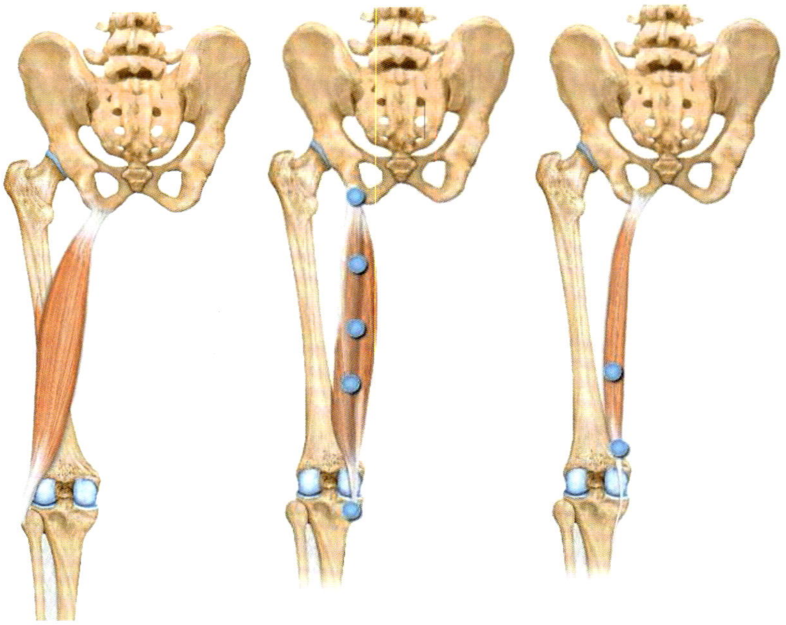

m. bizeps femoris, m. semimembranosus, m. semitendinosus

So kann man das DehnKraft2go® Programm wunderbar in den Alltag integrieren, zum Lösen der Muskelverspannungen und kräftigen. Videos als Anregung findet Ihr auf der Website[372].

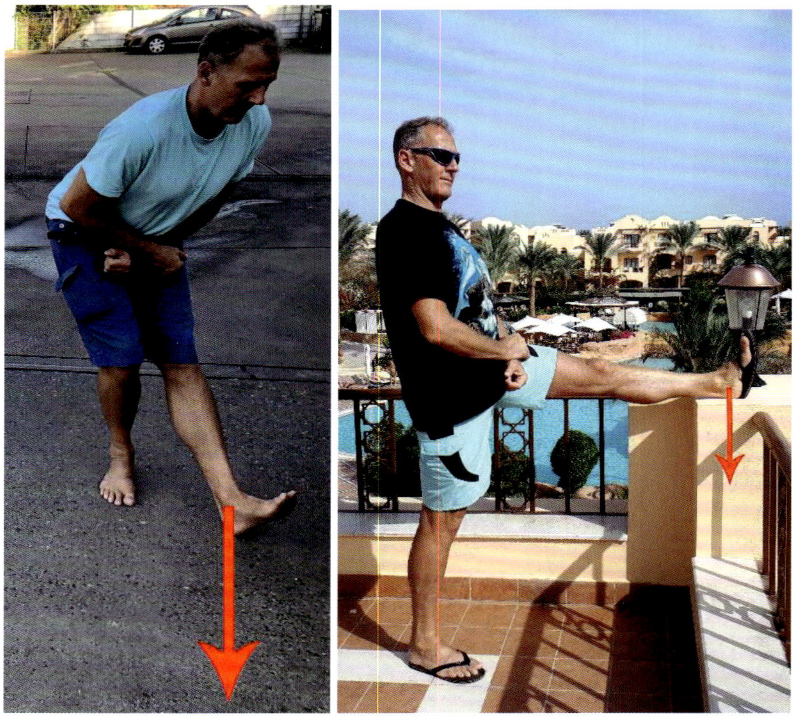

DehnKraft2go® im Stehen. Bei Unsicherheit bitte irgendwo festhalten, damit Ihr nicht umfallen könnt.

Der Muskel m. semimembranosus und der m. semitendinosus ziehen zur Mitte ans Knie - innen. Also immer wenn Ihr innen Knieschmerzen habt, was oft als Meniskus-Problem diagnostiziert wird, lohnt es sich, auch am hinteren Oberschenkel die Muskel-Anspannungen zu lösen. Speziell dafür, dreht Ihr den Oberschenkel etwas nach innen, um diese Muskeln auf Spannung zu bekommen.

[372] https://muskel-gesundheit.de/videos/

Im Knien oder in Rückenlage trainieren….

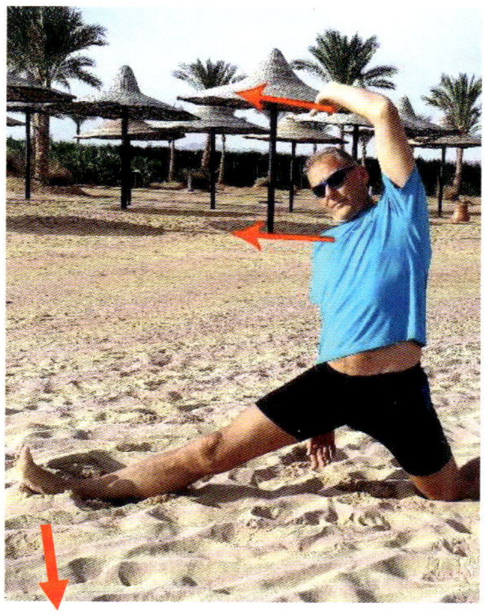

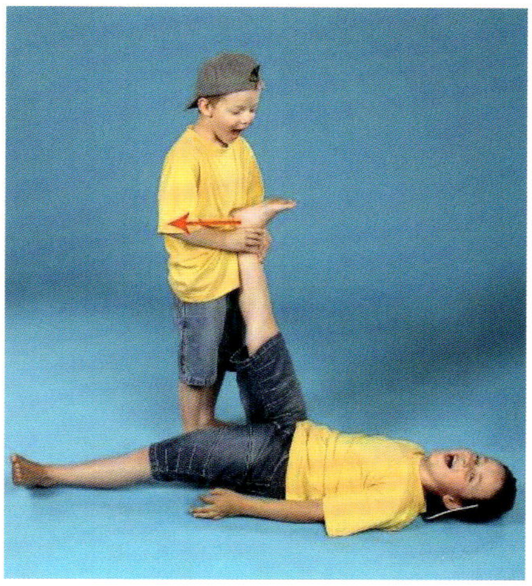

Dieser Muskel verursacht oft ein krampfhaftes Gefühl beim Training. Nicht entmutigen lassen. Wenn Ihr dranbleibt, werden die Muskeln immer länger und kräftiger.

Im Sitzen trainieren….

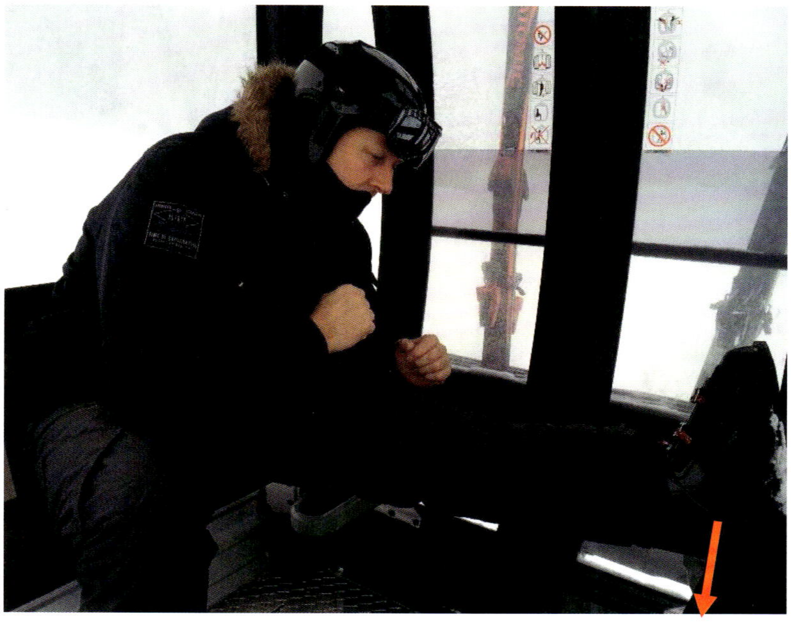

Und wer auf Profiniveau trainieren möchte….

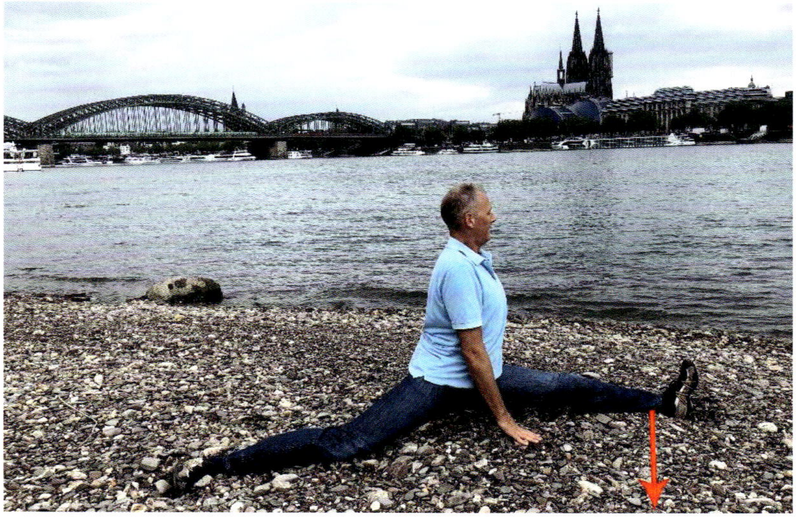

Wer Schmerzen in der Kniekehle hat, kann in der Tiefe der Muskulatur auf den M. popliteus treffen. Allerdings Vorsicht, wenn z.B. eine Baker-Zyste[373] in der Kniekehle bekannt ist: dann nicht direkt dort die Reize setzen, ansonsten kann es schlimmer werden. In so einem Fall solltet Ihr auf jeden Fall therapeutische Hilfe suchen.	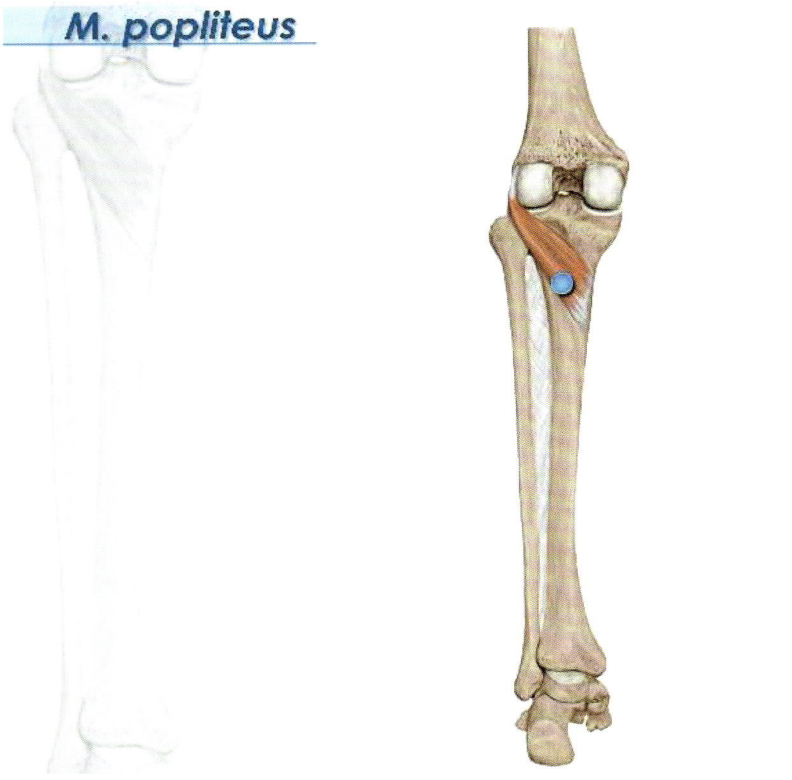
Speziell bei Knieschmerz trainieren 1. vorne Wenn der Knieschmerz (z.B. Patellaspitzen-Syndrom) so nicht verschwindet, dann lohnt es sich, die Muskelpunkte mit dem MyoBoard2go® hoch über die Bauchmuskeln und bis zum Kiefer (vordere Muskelkette oder Magenmeridian) zu lösen. 2. innen	<u>DehnKraft2go® Übungen:</u> Trainieren der Muskel-Punkte am Bein, wie oben in der Tabelle gezeigt. Vorsicht bei Krampfadern! Eventuell Rücksprache mit Arzt/Ärztin halten. Den vorderen Oberschenkel im Stehen oder in Bauchlage mit angezogenen Beinen, gegen Widerstand, in die Streckung drücken. Wie oben gezeigt (bei Oberschenkel Vorderseite). Oben, unterhalb des Beckenknochens (= SIAI, Spina iliaca anterior superior) beginnt der Muskel und zieht nach unten bis zur Kniescheibe. Deshalb die Hüfte im Stehen und Knien nach vorne schieben. Knieschmerz **innen** zeigt sich oft wie Meniskus-Schmerz. Zuerst muss geklärt werden, ob der Meniskus selbst keinen strukturellen Schaden wie z.B. einen Riss hat. Falls dies der

[373] https://flexikon.doccheck.com/de/Baker-Zyste?utm_source=www.doccheck.flexikon&utm_medium=web&utm_campaign=DC%2BSearch : Unter einer Baker-Zyste versteht man eine Zyste im Bereich der Kniekehle, die z.B. im Rahmen einer degenerativen Meniskusläsion oder im Rahmen einer chronischen Polyarthritis auftreten kann.

Wenn der Knieschmerz nicht verschwindet, dann die Bahnen weiter in den seitlichen Brustkorb (seitliche oder laterale Muskelkette bzw. Lebermeridian + Milz-Pankreas-Meridian) trainieren.

3. außen

Die Muskel-Bahnen ziehen bis hoch zu dem Knochen am Ende des Beckenkamms vorne/außen (SIAS, spina iliaca anterior superior).
Wenn das nicht reicht, dann wieder die Bahnen seitlich in den Brustkorb verfolgen und die Kiefermuskeln (Gallen-blasen Meridian) mittrainieren.

4. Hinten

Wenn das nicht reicht, dann die Zehengrundgelenke unter dem Fuß mit lösen. Bis dahin zieht die Sehnenplatte, die die Kraft überträgt, die bis zum Knie hoch wirkt.

Fall ist, bitte in Absprache mit Therapeuten/-innen abklären, wie behandelt werden soll.
Mit dem DehnKraft2go® Übungen auf jeden Fall die inneren Muskeln am Oberschenkel trainieren (siehe oben, m. sartorius). Das Bein muss im Knie gebeugt und nach hinten gestellt werden. Dies geht gut auf einem Stuhl sitzend. Dabei ist auch nicht so viel Belastung auf dem Knie und man kann den Druck gegen den Boden mit dem Fuß gut dosieren.

Bei Knieschmerz **außen** wird mit den DehnKraft2go® Übungen die Oberschenkelmuskulatur außen am Bein trainiert. In Seitlage liegend, das Bein fixieren und nach oben drücken.

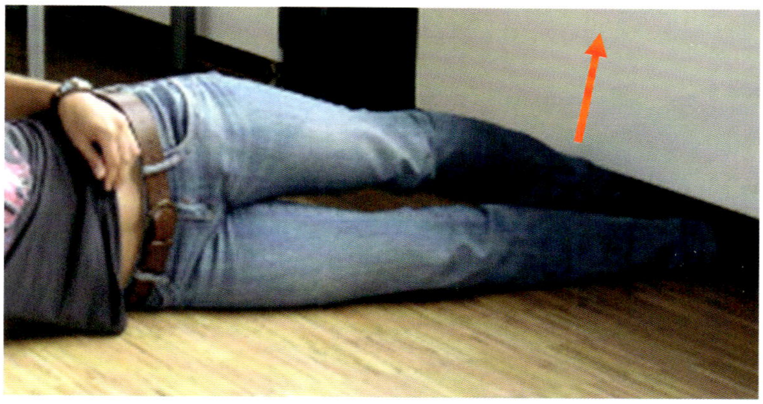

Bei Knieschmerzen **hinten** wird mit den DehnKraft2go® Übungen der Oberschenkel vom Sitzbein nach unten zum Knie gelöst (siehe oben, Oberschenkel Rückseite).

Dann die Wadenmuskulatur in die Länge trainieren, da diese vom Fuß in die Kniekehle zieht.

Unterschenkel außen

Im Alltag und Sport gibt es sehr oft eine Verletzung: das akute Umknicken (Supinationstrauma mit oder ohne Bänderriss) mit dem Sprunggelenk nach außen. Viel seltener geschieht dies nach innen.

Am anatomischen Verlauf dieses Muskels sehen wir schön, wie er ums Sprunggelenk läuft, aber auch bis zum Knie an der Außenseite (lateral). Durch das längere Trainieren der Muskeln im Verlauf bis zum Knie, lassen sich oft bei akutem Trauma die längerfristigen Probleme verändern.

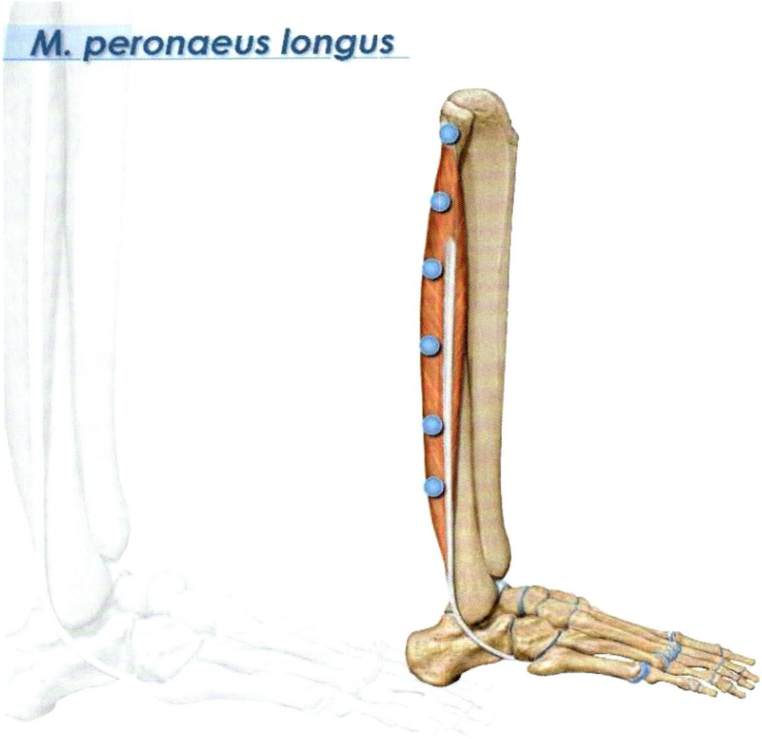

Ihr könnt die DehnKraft2go® Übungen wieder im Stehen, Liegen oder Sitzen für die Außenseite der Unterschenkel trainieren. Allein oder als Partnerübung.

Wichtig: nicht bei einer akuten Verletzung mit diesem Training beginnen. Dann eher erst mit dem MyoBoard2go®am Unterschenkel seitlich (Gallen-blasen Meridian) arbeiten, bis die Bandheilung abgeschlossen ist. Erst dann das Training langsam aufbauen.

Die Übung ist für beide Muskeln (m. peroneus long. Und brevis) die Gleiche.

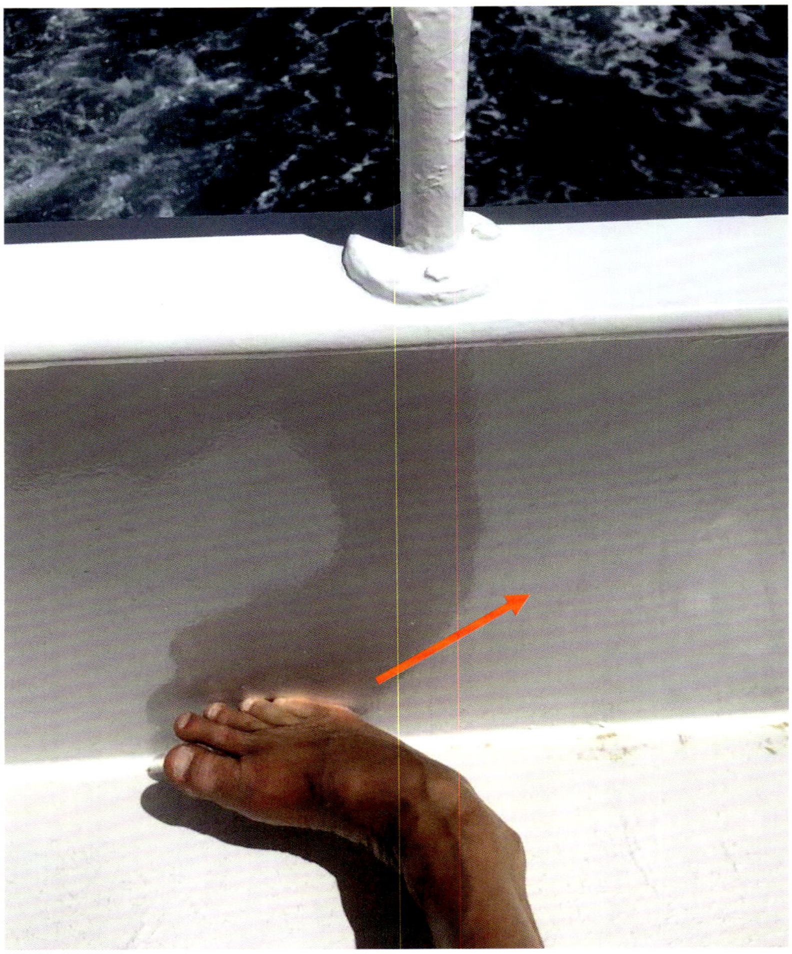

Der kürzere der beiden Muskeln (M. peroneus brevis) zieht außen an den Fuß. Genau an der Ansatzstelle beschreiben viele Menschen in der Praxis Schmerzen, ohne dass behandelnde Ärzte/-innen an dieser Stelle eine Ursache ausmachen können. Wenn Ihr diese Muskeln konsequent länger trainiert, verschwinden diese Schmerzen oft.

Falls das nicht ausreicht, verfolgt die Muskelkette weiter nach oben zur Hüfte außen (siehe M. tensor fascie late).

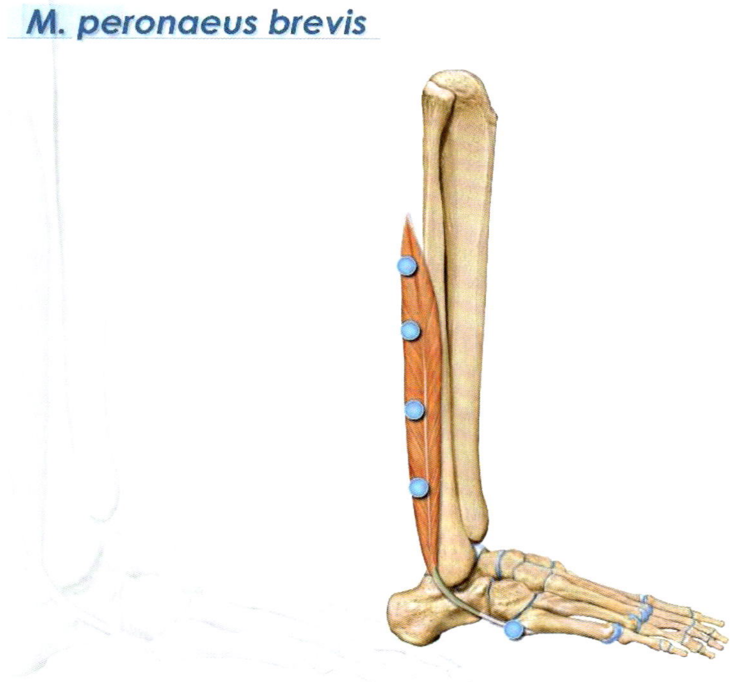

Der M. trizeps sure (Wade) besteht aus drei Anteilen. Der m. soleus (links) liegt unter dem von außen sichtbaren Wadenmuskel gastrocnemius (rechts).

Auch hier wieder: beim Training tief in den Bauch atmen, bis das Ziehen in der Dehnung nachlässt.

Da viele Menschen Situationen erleben, die zum Davonlaufen sind, sie aber nicht weglaufen können, sind diese Muskeln oft schon unter sehr hoher Ruhe-spannung. Durch jeden Schritt werden diese Muskeln im Alltag schon gut auf Kraft in die Verkürzung trainiert.

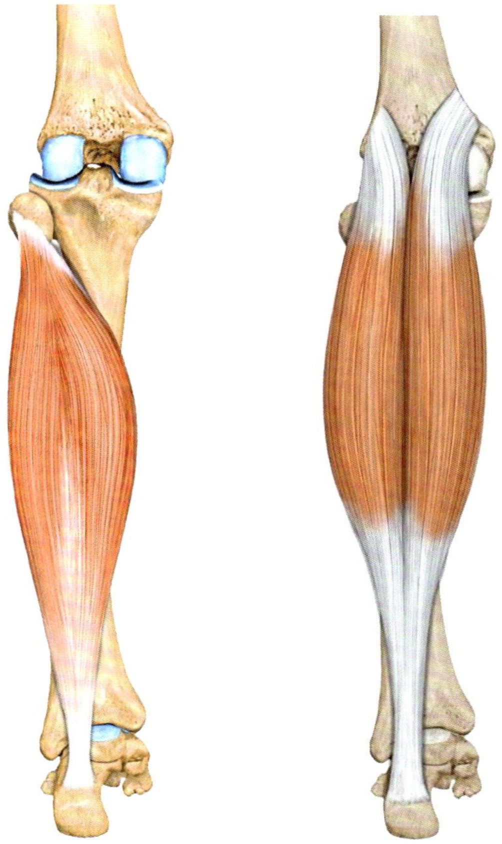

Viele Muskeltrainings möchten gezielt eine Stärkung der Wadenmuskulatur erreichen, durch ein ständiges Training in die Verkürzung des Muskels, z.B. an einer Treppenstufe auf und ab bewegen.

Dadurch steigt wieder die Ruhespannung (Tonus) des Muskels, dadurch neigt er wieder zu Krämpfen. Bei der DehnKraft bleibt die Ferse unten und Ihr haltet Euch mit den Zehen an der Treppenstufe fest!

Diese Übung kann man sowohl im Stehen als auch im Sitzen trainieren. Man kann es mit einem (ist im Stehen anstrengender) oder beiden Beinen gleichzeitig als Übung ausführen.

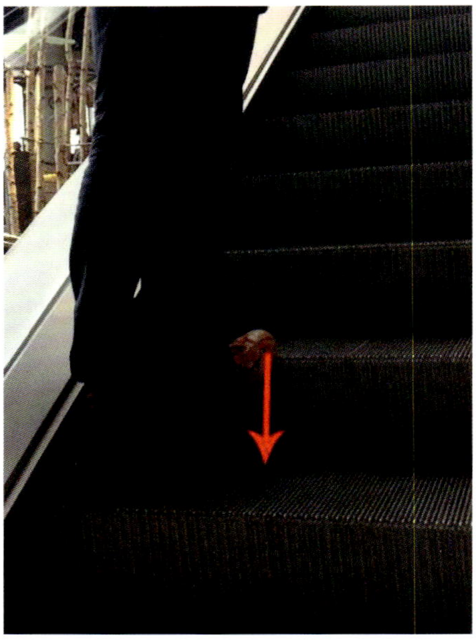

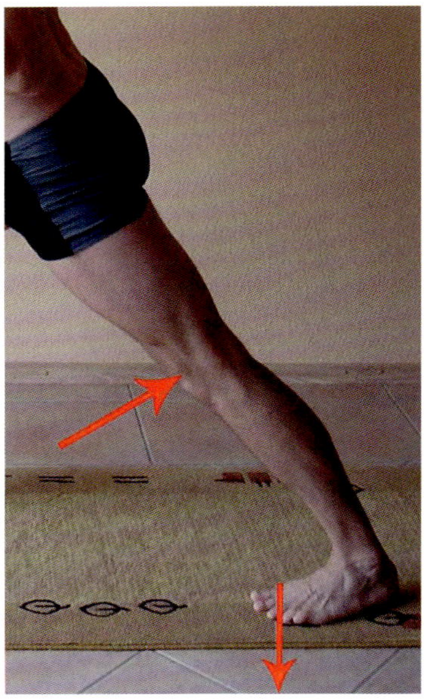

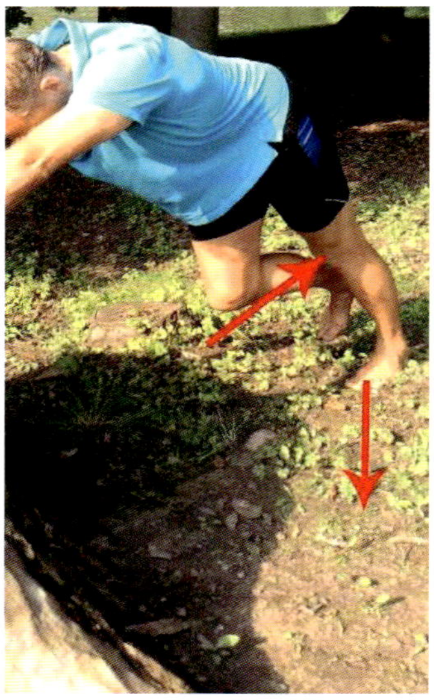

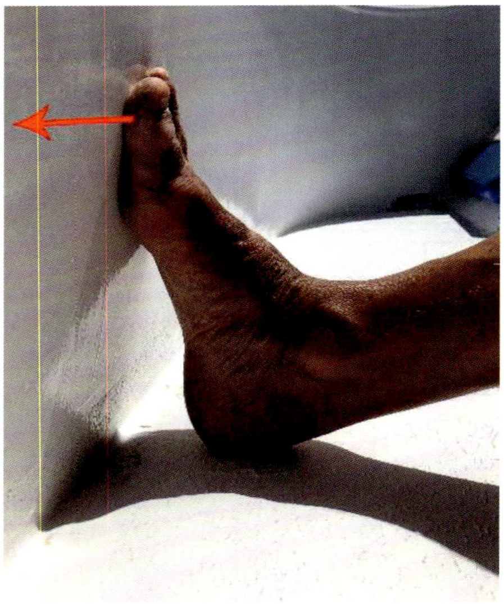

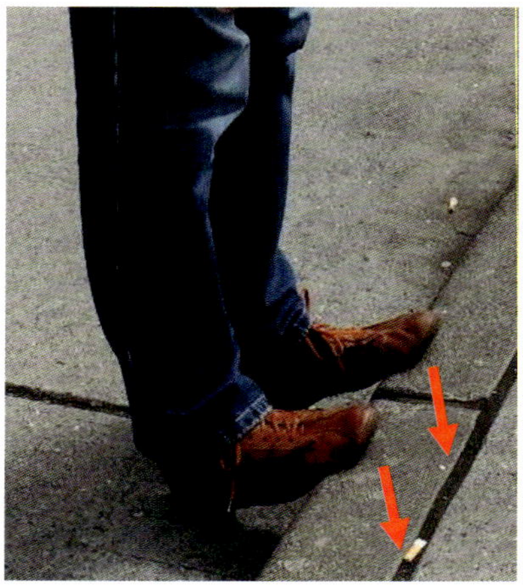

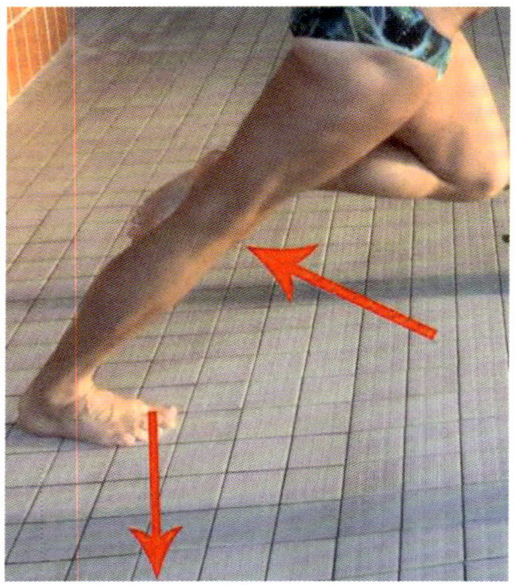

Schienbein

Der M. tibialis anterior liegt vorne am Schienbein. Er ist sehr häufig verspannt und kann zu Schmerzen führen, die dann oft als Knochenhautentzündung diagnostiziert werden.

Vor allem bei Läufern müssen wir in der Praxis dieses Symptom oft behandeln.

Für Körner: die DehnKraft2go® Übung auf den Knien und den Oberkörper langsam zurückbewegen.

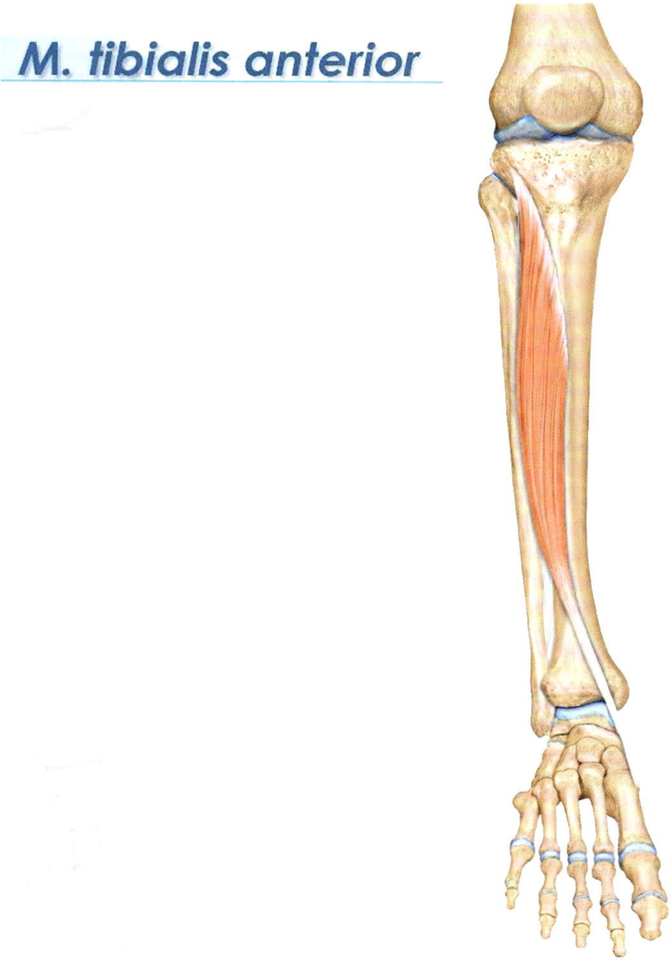

Profis machen die Rückneige-Übung auf den Knien sehr weit zurück.

Diese Übungen könnt Ihr Euch nochmal auf der Website oder bei YouTube[374] ansehen.

Wie immer: Passt die Übungen Eurer Trainings-Stufe an, um Verletzungen zu vermeiden. Trainiert Euch langsam die Muskeln auf.

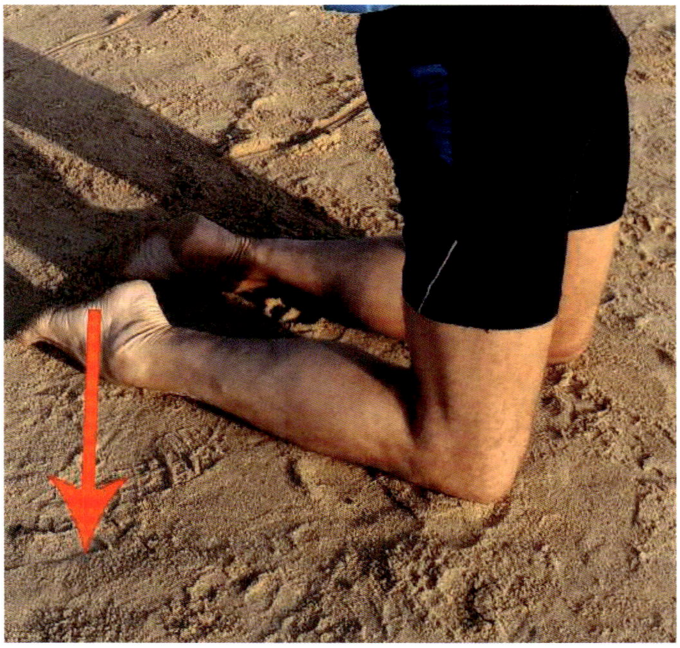

[374] https://www.youtube.com/watch?v=4TlDbvV69fI oder https://www.youtube.com/watch?v=hePhhsScv2I

Man kann das Ganze auch auf einem Stuhl sitzend trainieren. Dazu stellt Ihr das Bein nach hinten unter den Stuhl mit den Zehennägeln auf dem Boden. Dann die Zehen gegen den Boden drücken.

Oder im Stehen ein Bein nach vorne stellen. Das andere im Knie beugen und gegen die Wade des vorderen Beins drücken. Dann die Zehen wieder gegen den Boden drücken.

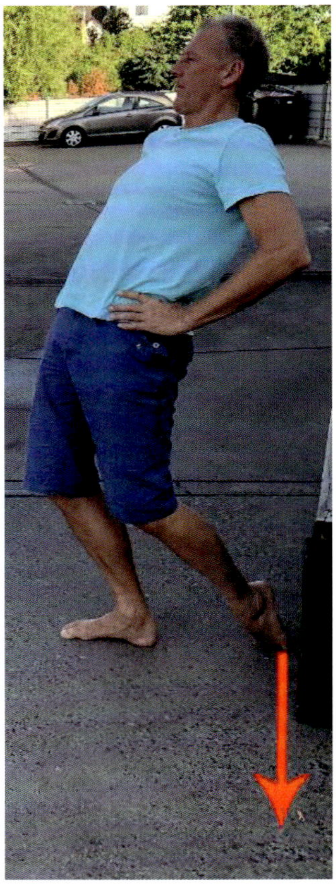

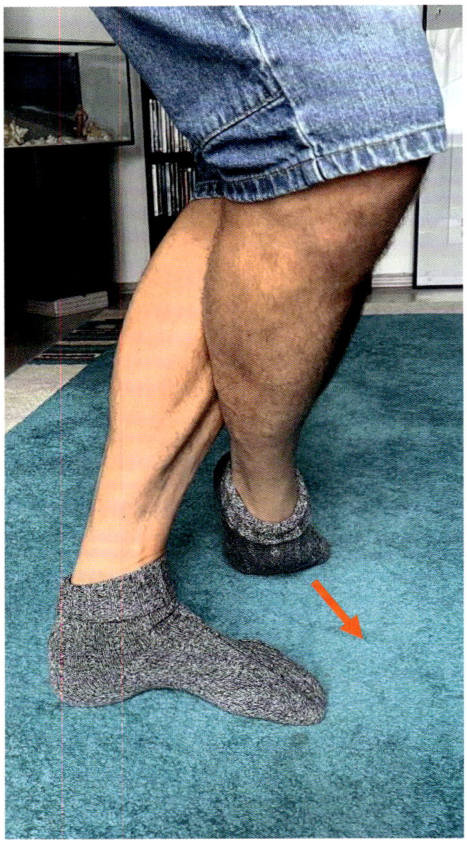

Der M. extensor digitorum longus liegt etwas weiter seitlich des M. tibilais anterior.

Um diesen Muskel speziell zu lösen, den Fuß für die DehnKraft2go® etwas weiter nach innen (medial) drehen. Ansonsten gilt das Gleiche wie beim M. tibialis anterior oben.

Diese beiden Muskeln sind auch bei Problemen an den Fuß- Innenseiten oder den Zehen zu lösen, da sie anatomisch zu den Sehnen ziehen.

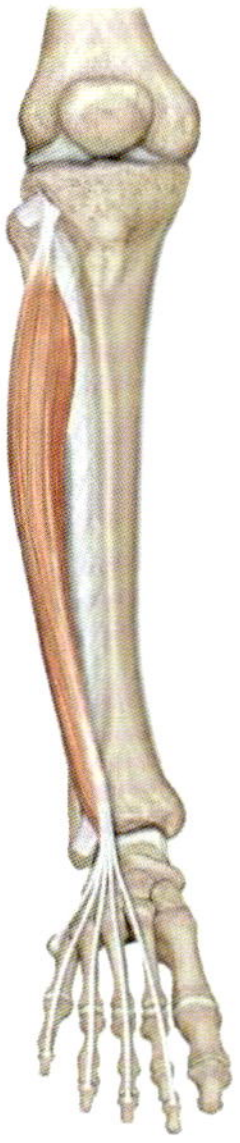

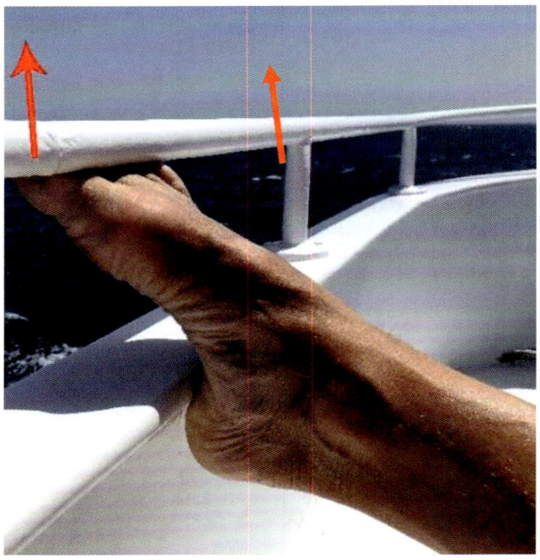

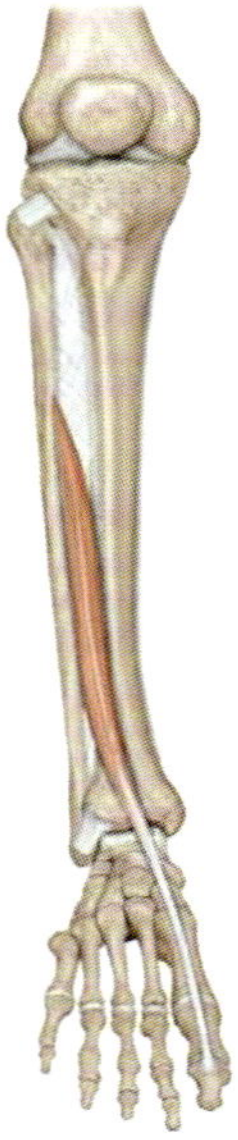

Die hier gezeigten Muskeln:
m. extensor digitorum longus (li)
m. extensor hallucis longus (re)
am Schienbein außen, können mit der gezeigten DehnKraft2go®-Übung trainiert werden.

Beim M. flexor digitorum longus wird es etwas schwieriger. In einer Behandlung in der Praxis kann man sich mit den Fingern um die Schienbeinkante herum in die Wade vorarbeiten, um die Muskeln zu lösen.

Mit den DehnKraft2go® Übungen ist dies nicht so gut zu schaffen. Mit der Zeit und wenn die oberen Muskeln lockerer werden, kann es gelingen.

Man kann diesen Muskel über die Fußsohle an den Sehnenpunkten trainieren. Dazu die Zehen in der Überstreckung einkrallen, ohne zu bewegen.

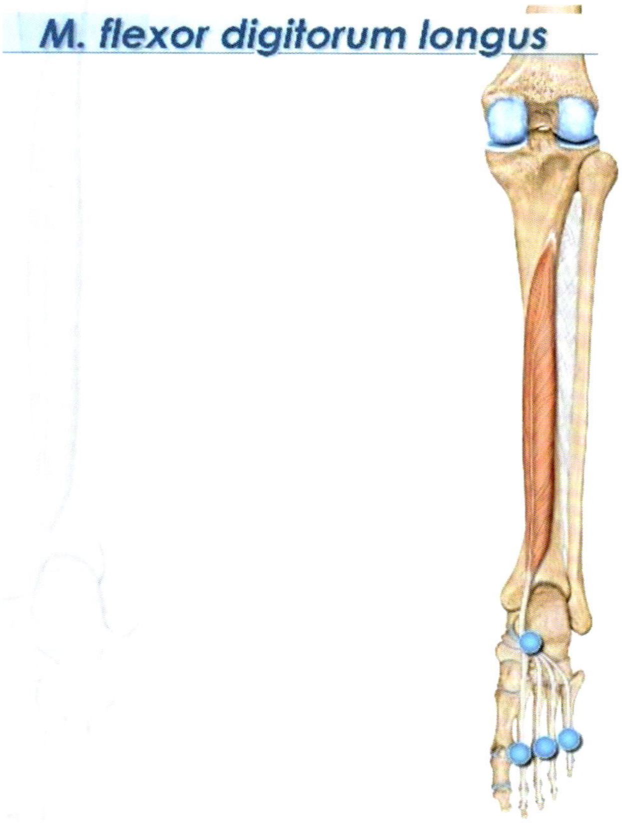

Beim M. flexor hallucis longus gilt das Gleiche wie oben beim M. flexor digitorum longus.

Da auch dieser Muskel in der Tiefe der Wade am Knochen des Wadenbeins (fibula) liegt, müsst Ihr Euch Zeit geben. Die darüber liegenden Muskeln müssen sich erst langsam lösen.

Besonders bei einem „Hallux valgus“ lohnt es sich, dieser Muskel zu trainieren, da er sonst den Zeh immer weiter verändert.

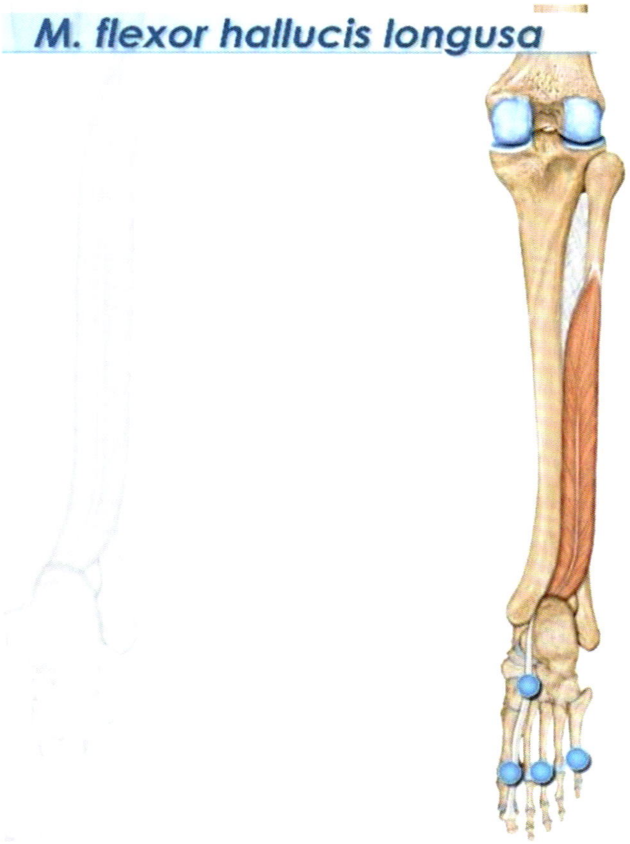

Auch dieser Muskel, der M. tibialis posterior, kann über die Fußsohle mit trainiert werden. Dazu muss der Fuß für die DehnKraft2go® etwas weiter nach außen (lateral) gedreht werden.

Da dieser Muskel in der Tiefe der Wade am Knochen des Wadenbeins (fibula) liegt, müsst Ihr Euch auch hier wieder Zeit geben. Die darüber liegenden Muskeln müssen sich mit verlängern.

Ansonsten gilt auch hier das Gleiche wie bei den oberen. Es lohnt sich, diesen Muskel bei Problemen an den Zehen zu trainieren, da auch er anatomisch zu den Zehen zieht und diese bewegt.

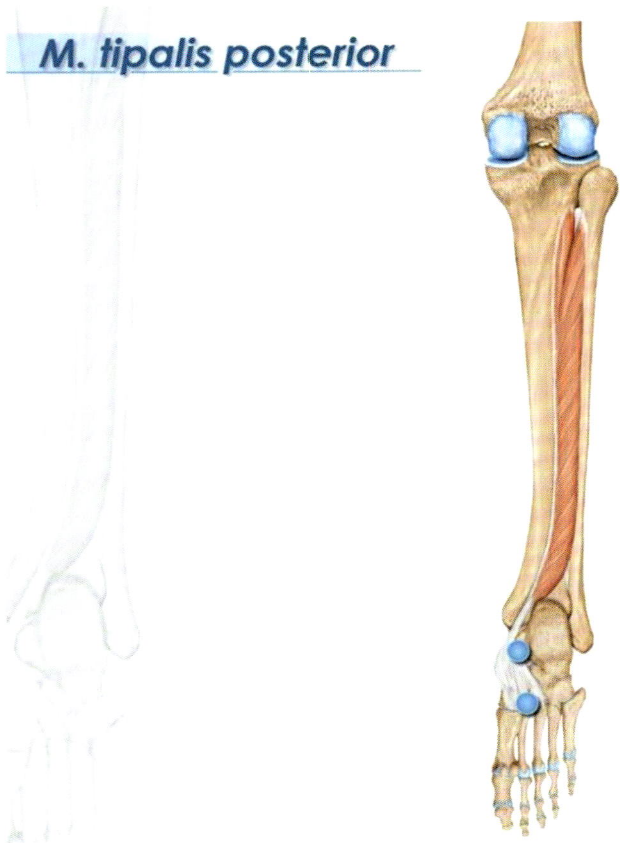

Fußsohle

Beginnen kann man mit dem Lösen der Fußsohle gut im Sitzen auf dem Sofa oder einem Stuhl. Der Fuß wird einfach unter den Stuhl nach hinten gestellt, bis die Zehen aufgestellt sind.

Dann mit DehnKraft2go® die Zehen in den Boden drücken. Später kann man das Ganze mit einem Fuß im Stehen anfangen und später dann mit beiden Füßen gleichzeitig, wenn man sich irgendwo festhalten kann.

Dies kann eine gute Vorbereitung sein zum Barfußlaufen, wofür unsere Füße seit Jahrmillionen entwickelt sind.

Auch bei Problemen in der tiefen Wadenmuskulatur lohnt es sich, die verspannten Muskeln in der Fußsohle zu lösen. Hier werden quasi auch die Punkte aus der **Fußreflexzonen-Therapie** mit behandelt.

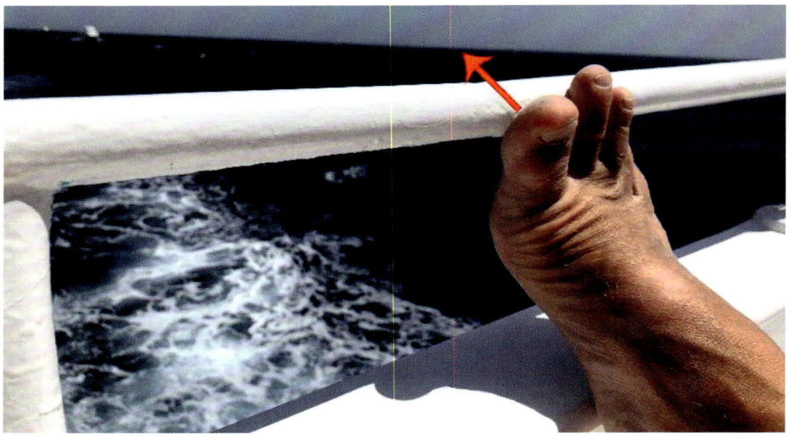

Barfußlaufen üben:

1. Anfänger über Sand oder Wiese. **Achtung:** Bienen-/Wespenallergie

   oder Glasscherben beachten.
2. Fortgeschrittene gehen über Naturböden wie Rindenmulch oder Waldböden.
3. Beherrscher gehen über Steine.
4. Meister auch über scharfkantigen Schotter oder ähnliche Untergründe.
5. Varianten: Feuerlauf oder über Glasscherben gehen.
6. Alternativ mit Barfußschuhen, die es heute in den verschiedensten Varianten zu kaufen gibt.

Durch das Barfußlaufen geht man achtsamer, da man genau hinschaut, wohin man seine Füße setzt. Ansonsten gibt es inzwischen viele Barfußlaufschuhe.

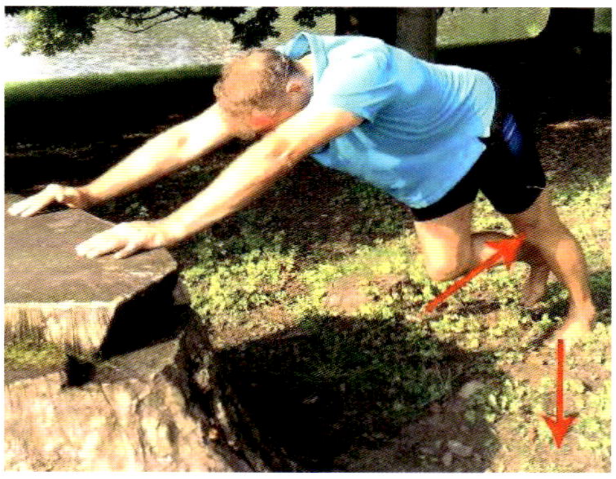

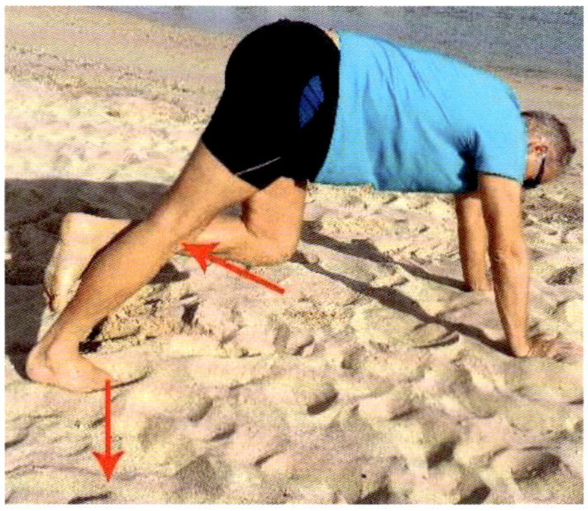

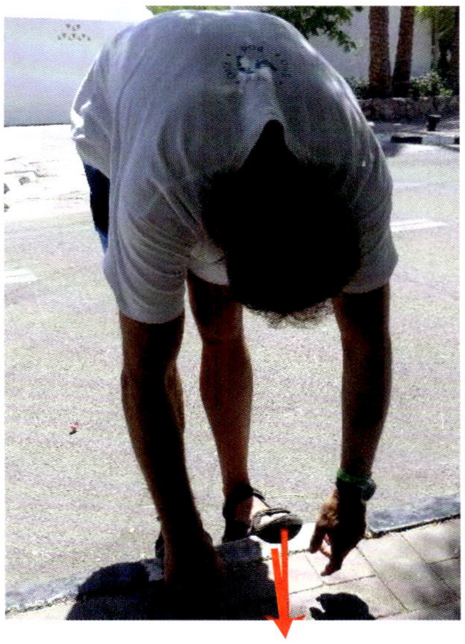

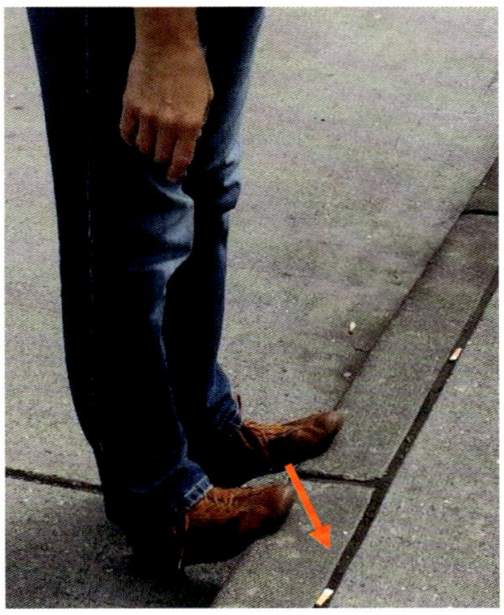

Fußschmerzen und Zehen behandeln

DehnKraft2go® Übungen:

Fußsohle

Die Fußsohle lässt sich gut trainieren, wenn die Ferse zur Übung mit DehnKraft2go® auf dem Boden steht. Dann ist der Reiz schon massiv. Anfangs könnte es sein, dass Ihr die Fersen nicht ganz auf den Boden absenken könnt.

Es sollte möglich sein, die Muskeln im Stehen zu trainieren. Vielleicht erst mit einem Fuß und später mit beiden gleichzeitig.

Da auch an den Zehen gilt: „Form folgt Funktion“, sollten diese Fußübungen dort regelmäßig angewendet werden, um Verformungen wie „Hallux valgus“ zu vermeiden.

Wenn Schmerzen am Fuß oder den Zehen auftreten, kann man sich auch dort gut erst einmal selbst helfen. Die Muskeln und Sehnen sind unter der Fußsohle verteilt, von der Ferse bis zu den Zehen.

Am Fuß gibt es einen Nerv[375], der auch durch die Muskeln läuft. Über das Lösen der Verspannungen am Fuß könnt Ihr diesen entlasten.

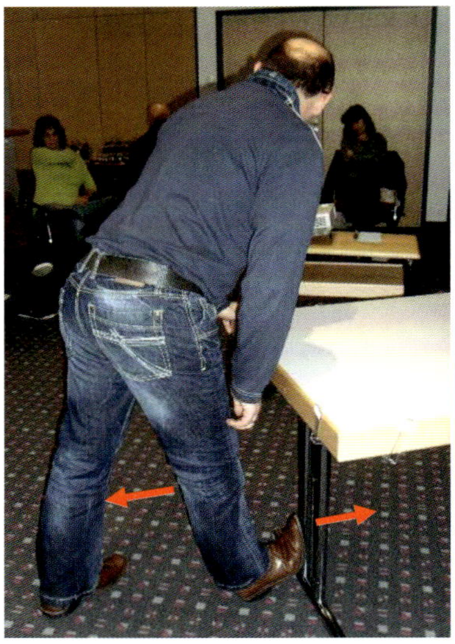

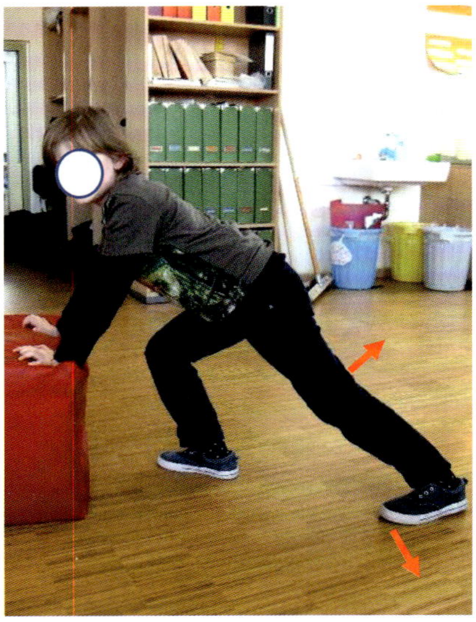

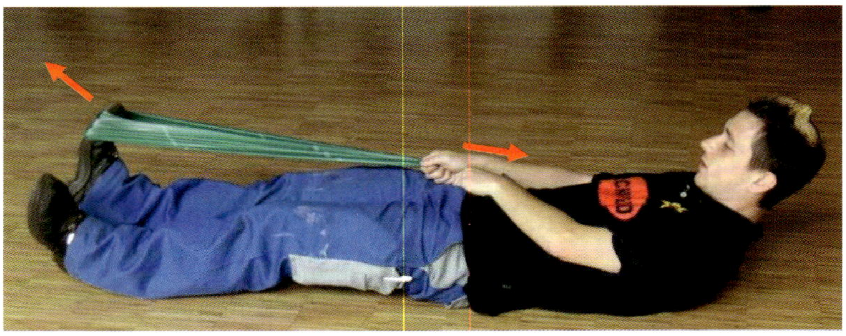

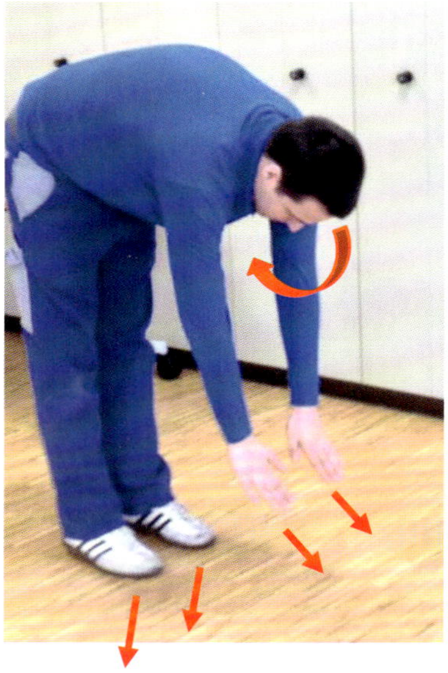

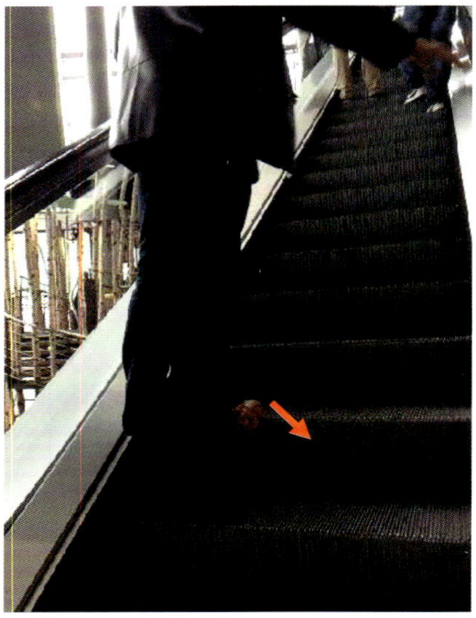

[375] https://flexikon.doccheck.com/de/Tarsaltunnelsyndrom zuletzt besucht 08.08.21, 7.46 Uhr. Das Tarsaltunnelsyndrom (TTS) ist ein Engpasssyndrom mit kompressionsbedingter Funktionseinschränkung des Nervus tibialis. Häufig wird dies als das hintere oder mediale TTS bezeichnet. Hingegen besteht bei einer Kompression des Nervus fibularis profundus das vordere TTS. Ein TTS tritt häufig nach traumatischen Schädigungen im oberen Sprunggelenk auf. Es gibt idiopathische Formen, denen keine Ursache zugeordnet werden kann. Schmerzen und Gefühlsstörungen im Versorgungsgebiet des Nervs kommen vor, d.h. am medialen Fußrand und der Fußsohle.

Das Gleiche gilt auch für den Fußrücken

Man kann diese DehnKraft2go® Übung auch gut in Yoga-Übungen auf den Knien oder auf dem Bauch liegend (Cobra, Sattel, Kamel) einbauen. Dabei werden dann die Zehen in den Boden aktiviert.

Man kann es langsam steigernd trainieren, bis man auf dem Fußrücken stehen kann.

Trainieren des m. extensor hallucis longus mit DehKraft2go®. Z.B. gegen Hallux valgus der großen Zehe.

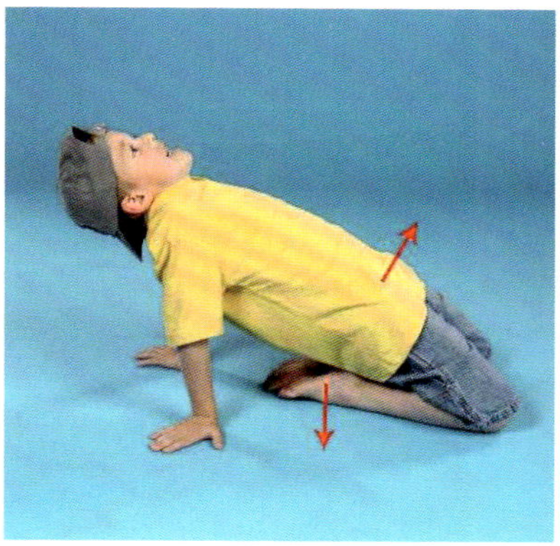

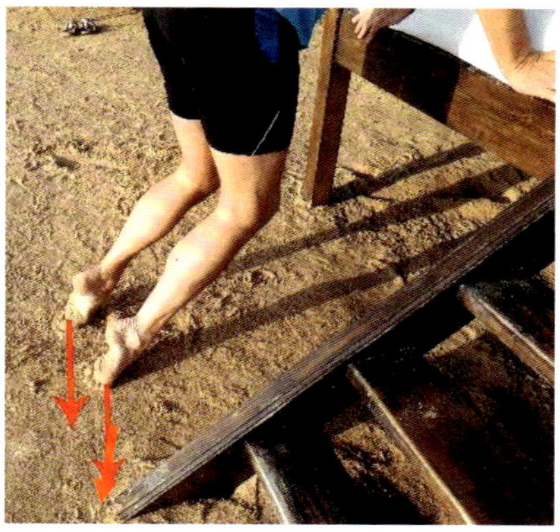

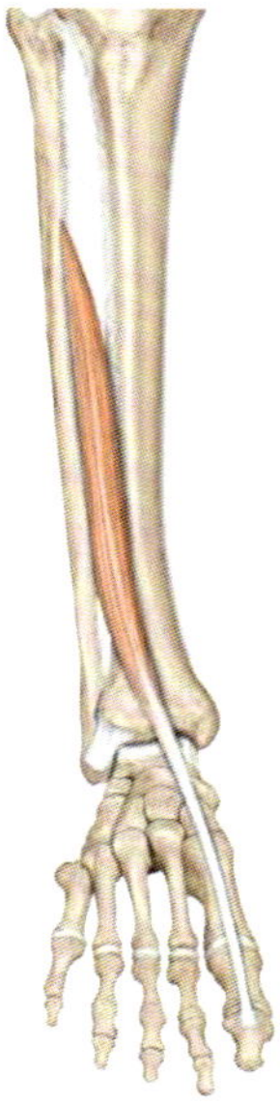

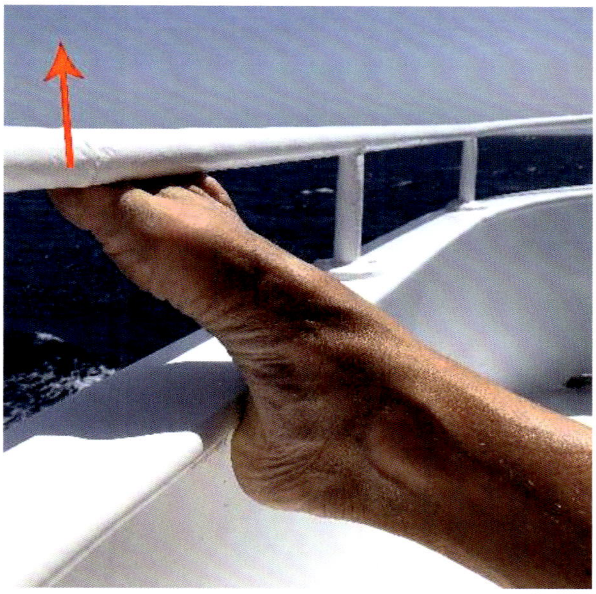

Alle Grafiken: mit freundlicher Genehmigung Dr. Dr. Damir del Monte, Patrick Bohr, Encephalon (KA), grafische Gestaltung: Patrick Bohr.
Fotos: Markus Rachl 2022©

Für weitere Beschwerdebilder Für Muskelketten und dazugehörige Behandlungsbahnen: siehe Tabelle Angewandte Physiologie[376] oder in Akupunkturbüchern mit den Meridianen[377].	<u>Zusätzlich zu den DehnKraft2go® Übungen:</u> Lösen der Muskel-Punkte mit dem MyoBoard2go® oder bei Bedarf in einer Behandlung. Fast alle in den Büchern beschriebenen Verspannungen der Muskeln (-ketten) und zugehörigen Punkte (Muskelansätze, Sehnenansätze, Tender Points, Myogelosen, Trigger, Atemi etc.) können selbst gelöst werden. Auf Plakaten oder Bildern der Muskulatur sind es meistens die weiß gezeigten Stellen, die Sehnenansätze der Muskeln an den Knochen. Auf Plakaten zur Akupunktur sind die Punkte meist in schwarz gezeigt.

[376] van den Berg 2005, Angewandt Physiologie, S. 371-372.
[377] Kampik 1998, Propädeutik der Akupunktur.

Wichtig	Zu den DehnKraft2go® Übungen gehört auch die regelmäßige Nutzung des MyoBoard2go® oder bei Bedarf auch mal eine Myo-Behandlung (Myohydro oder Myoreflex), um den Erfolg langfristig zu sichern und schmerzfrei bzw. OP-frei zu bleiben. <u>Motto:</u> Für unsere langfristige Gesundheit so viel Physik und so wenig chemische Mittel wie möglich einsetzen.

Übungen in allen Lebenslagen, je nach Umfeld[378] in dem man sich befindet

Speziell für diese nächste Tabelle gilt mein Dank allen mitwirkenden Modells. Durch das Zusenden der Bilder und die Zustimmung zur Veröffentlichung, wurde diese Arbeit in ihrer Vielfalt möglich. Mithilfe der Bilder aus den unterschiedlichsten Arbeits-, Alltags-, Urlaubs- und Sportsituationen war es erst möglich, so viele unterschiedliche Umwelt Situationen für Euch als Leser/-innen darzustellen.

Hierbei geht es nach dem **Prinzip**:

Eine Übung, zwei Effekte - in 1000 Situationen anwenden.

Die dargestellte Reihenfolge der Anwendungsbereiche entspricht keiner Wertigkeit. Leider war es bis zur Drucklegung dieses Buches nicht möglich, alle Bilder mit den Pfeilen als Richtungsangabe für die Kraftentwicklung zu bestücken. Aber auch hier gilt: immer erst den Muskel, die Faszien und Muskelketten aufdehnen und dann mit leichter bis starker Kraft gegen die Partner oder Gegenstände drücken (als Krafttraining).

[378] Die Lehrvideos dazu unter www.muskel-gesundheit.de/videos/

Umwelt	Übungen	Übungen	Übungen	Übungen	Übungen
Kinder- zimmer	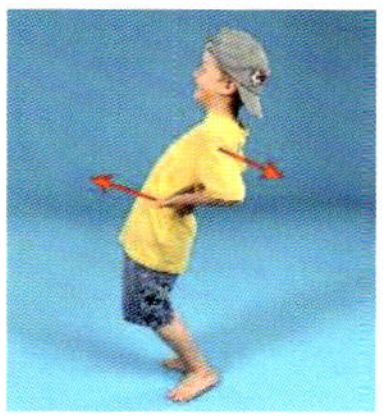	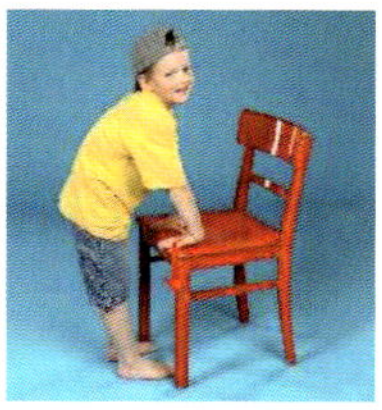	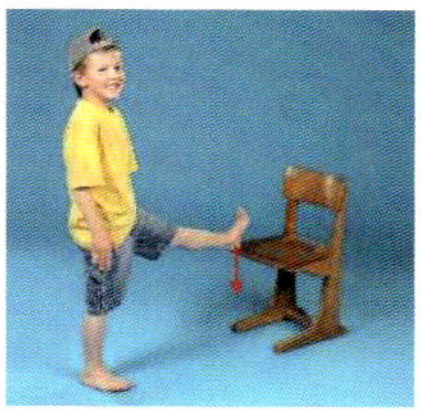	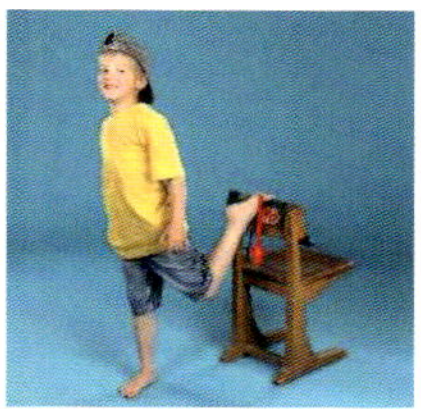	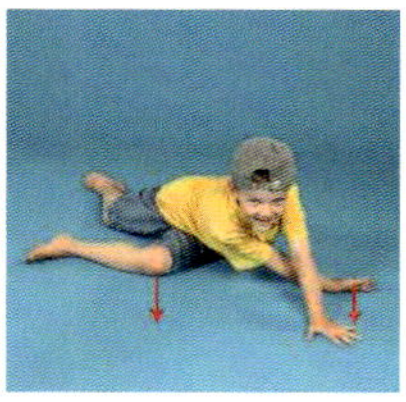
Tank- stelle	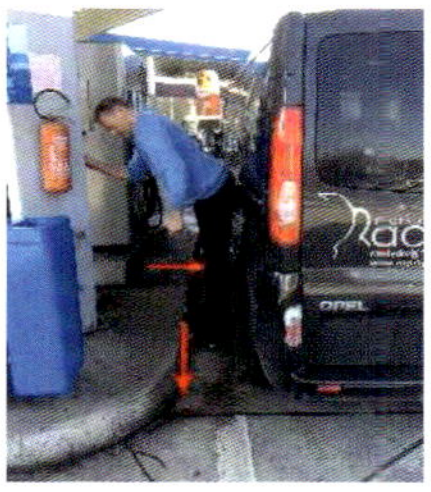	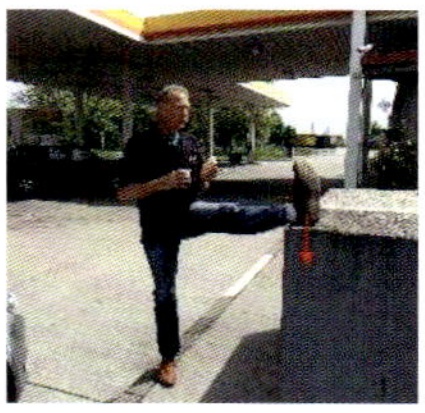	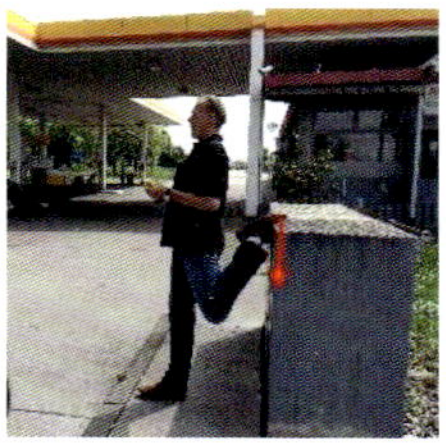	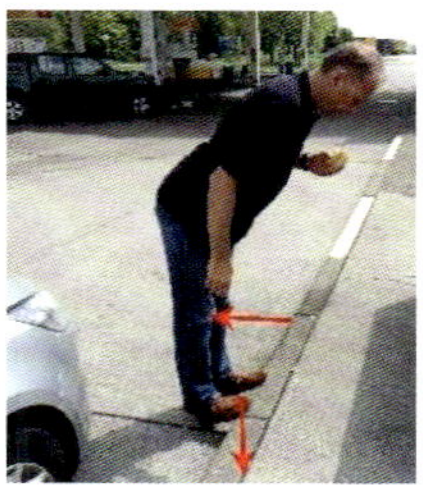	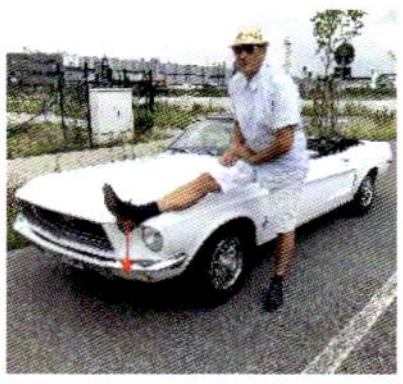
Bade- zimmer	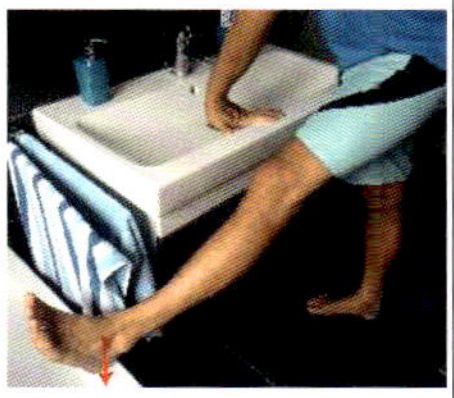	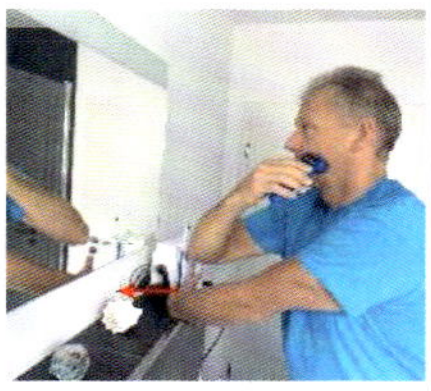	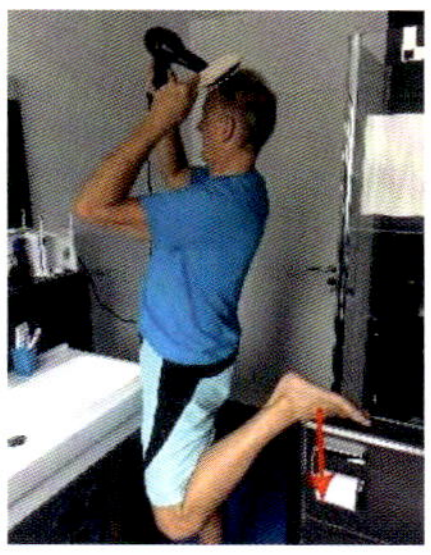	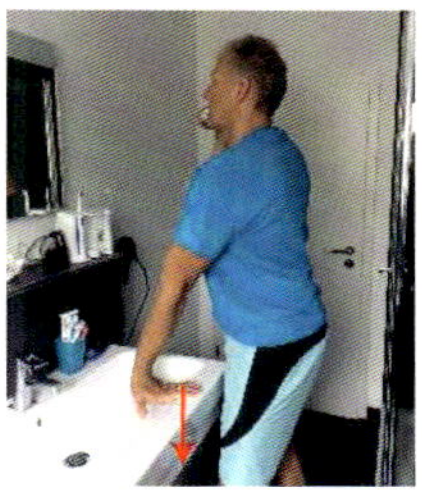	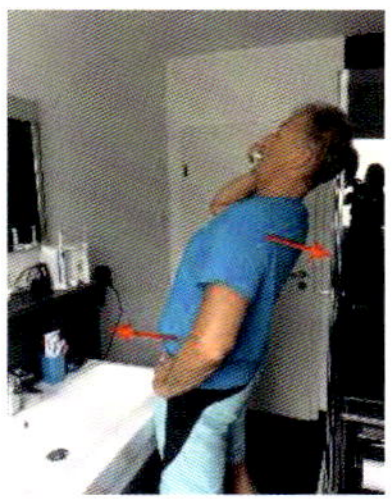
Küche	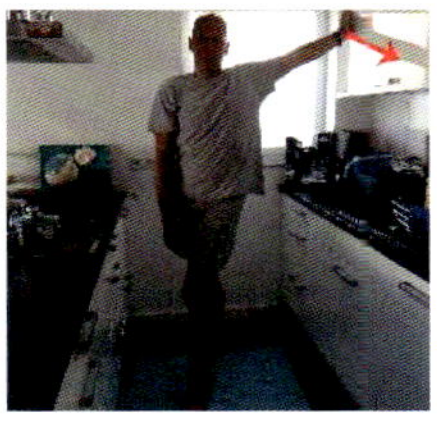	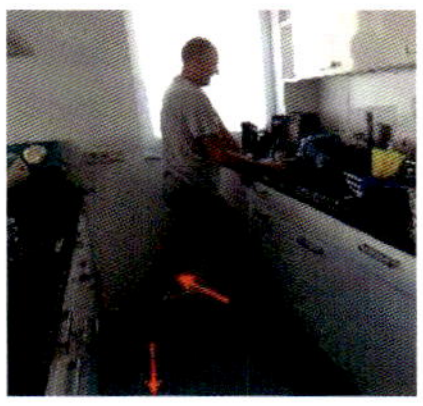	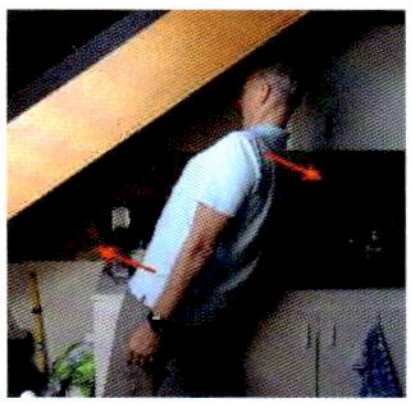	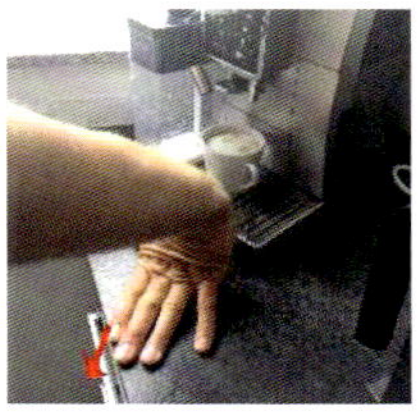	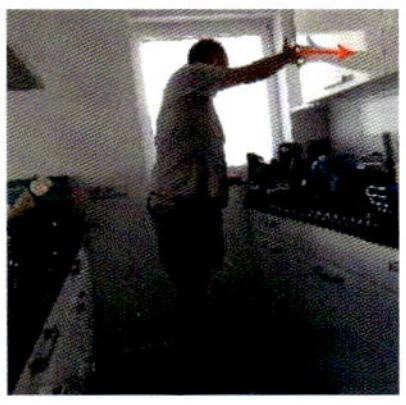
Wohn- zimmer	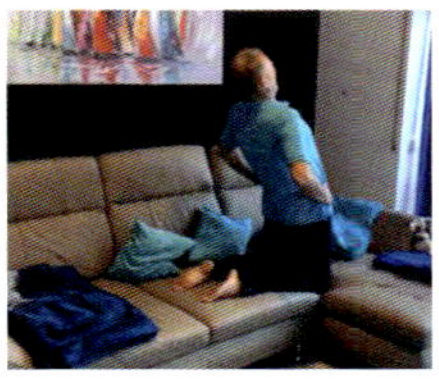	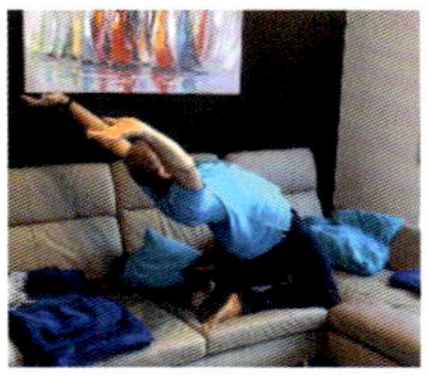	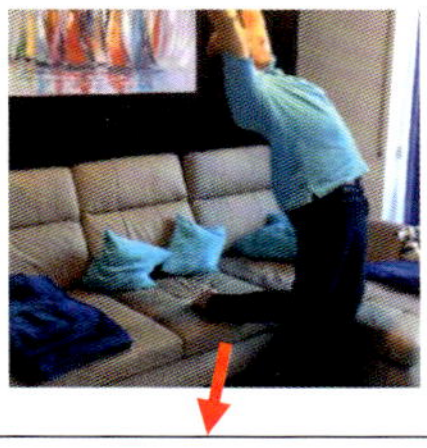	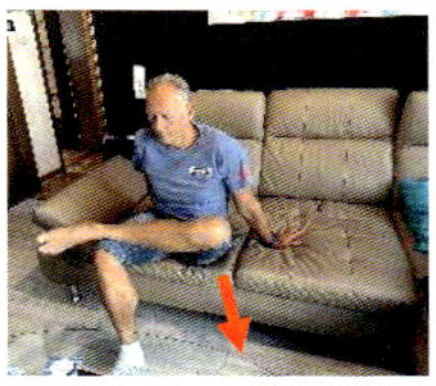	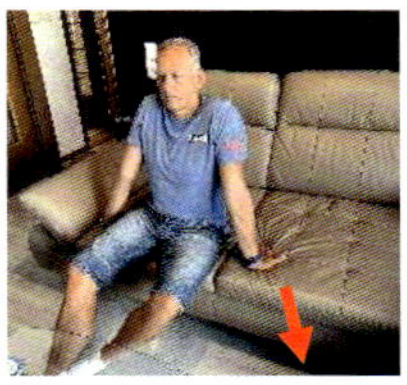
Terrasse	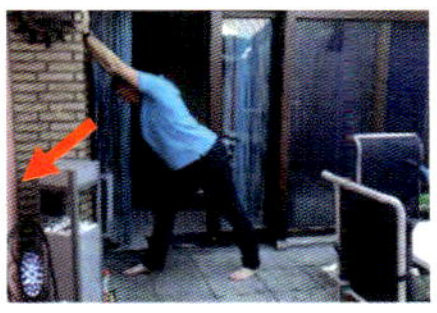	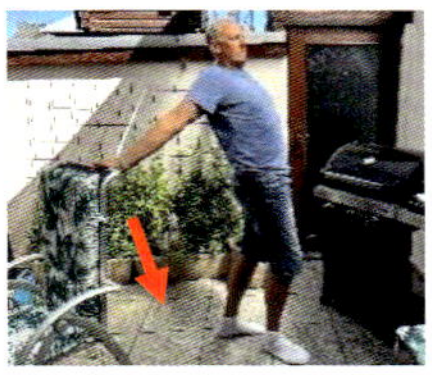	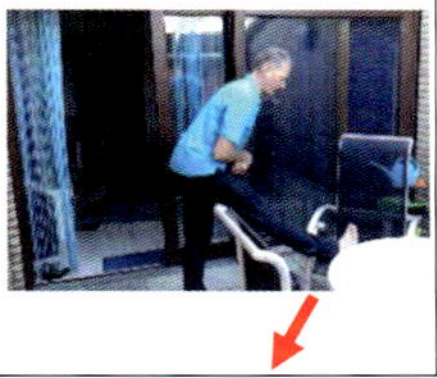	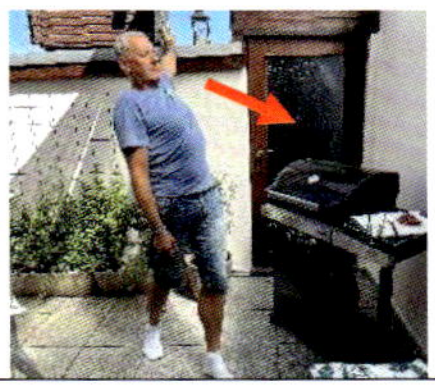	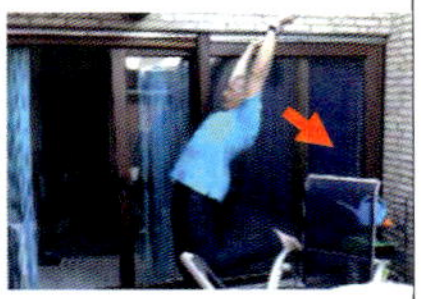

Joggen	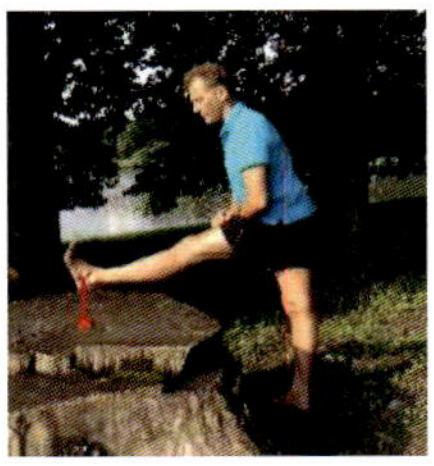	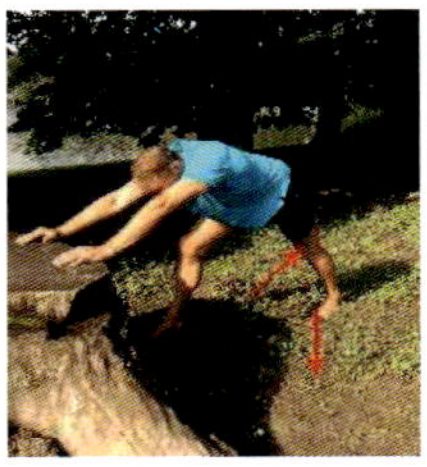	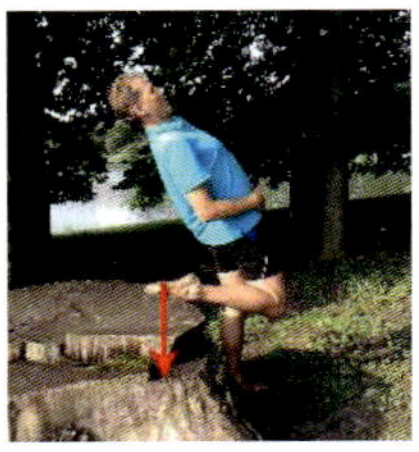	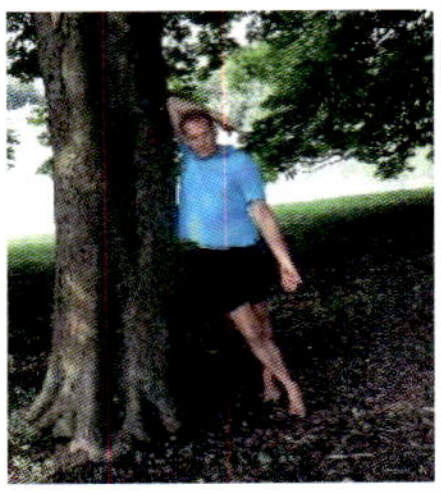	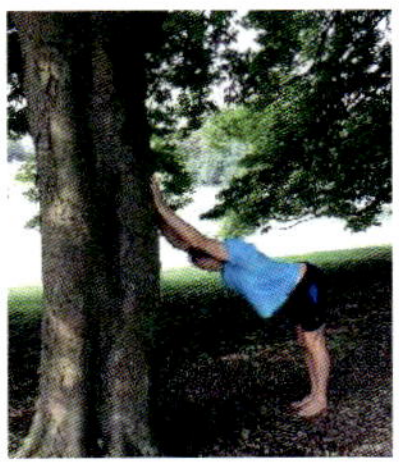
Fußball- platz	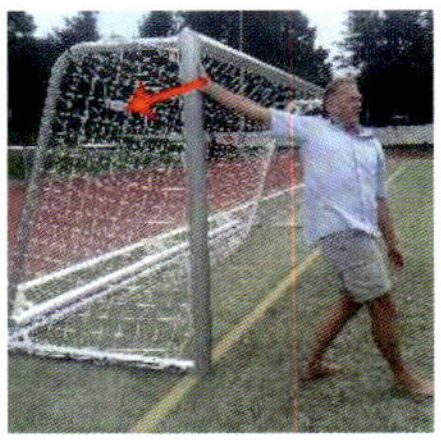	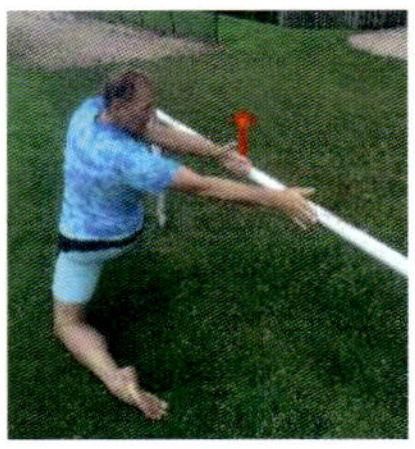	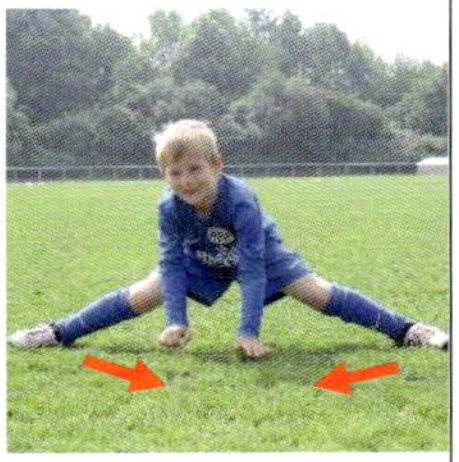	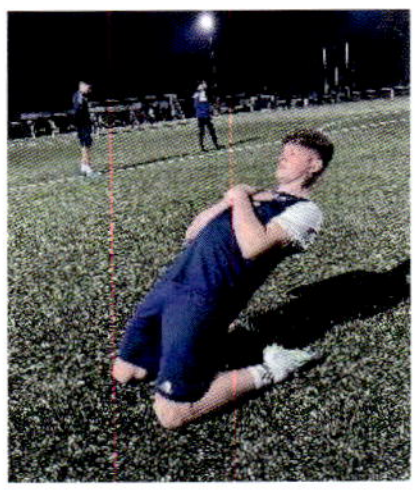	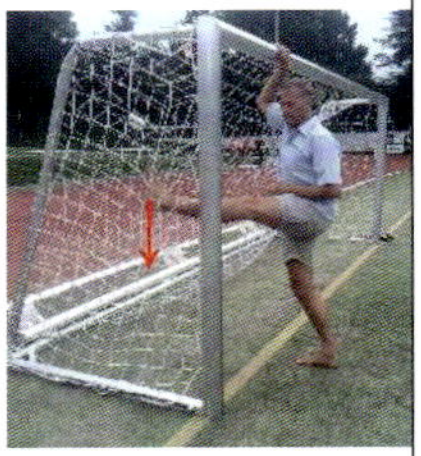
Bogen- schießen	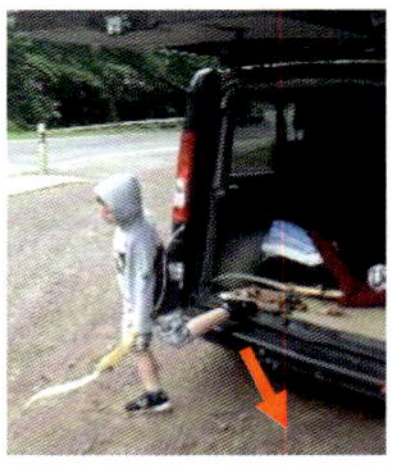	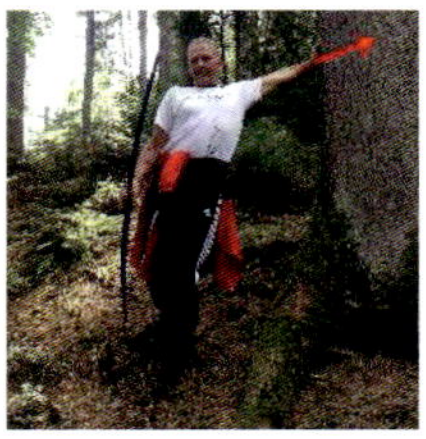	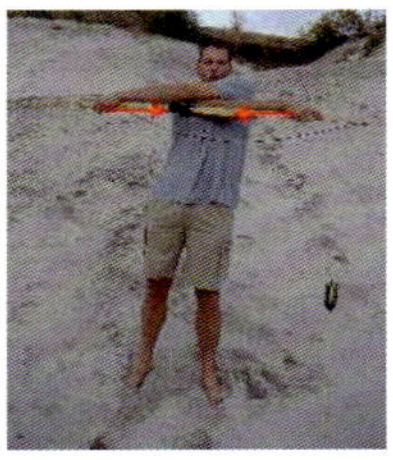	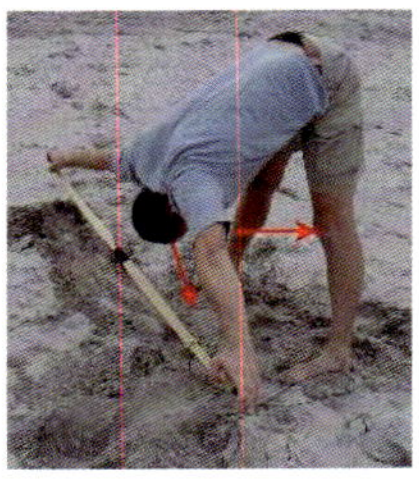	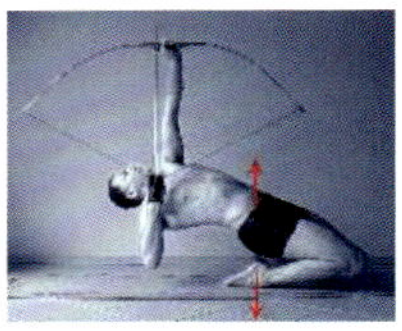
Bowling	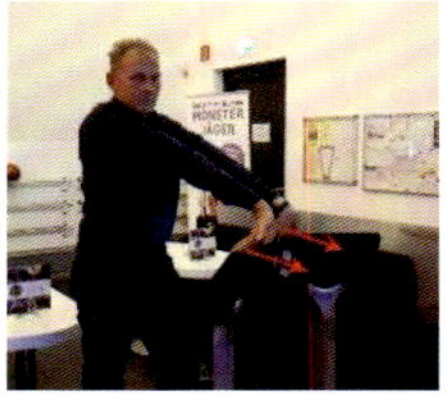	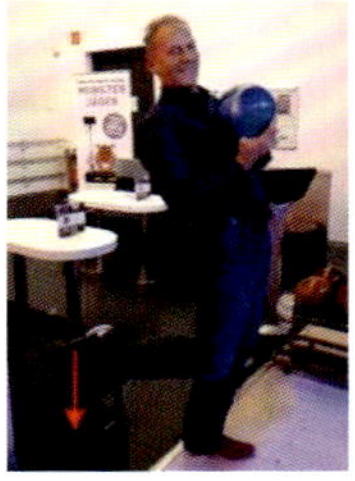	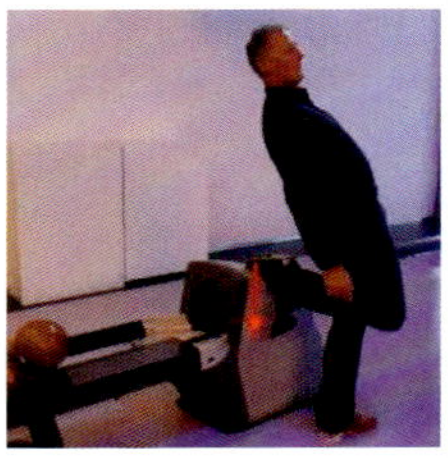	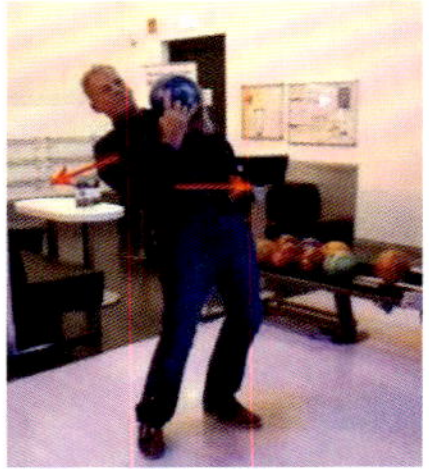	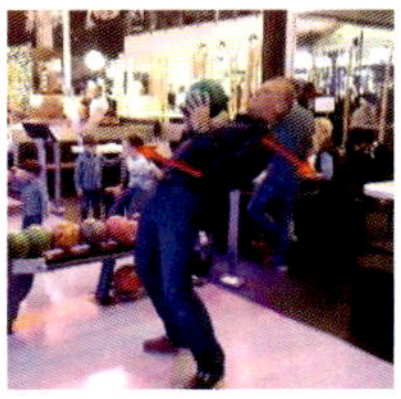
Boots- ausflug	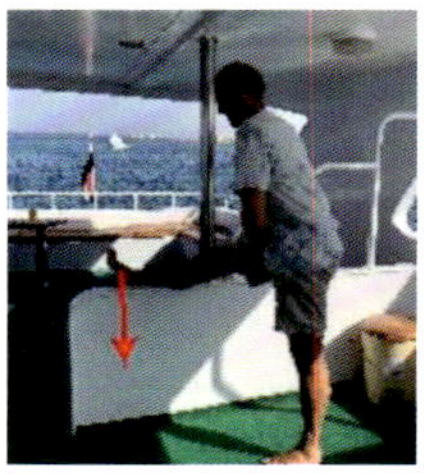	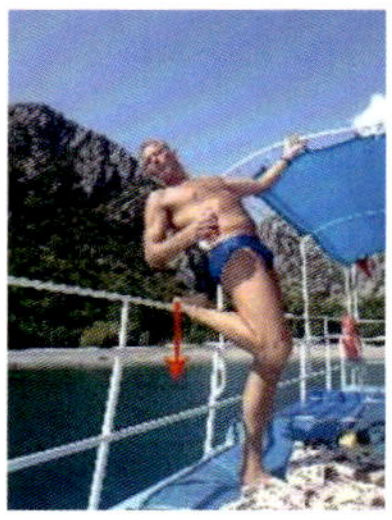	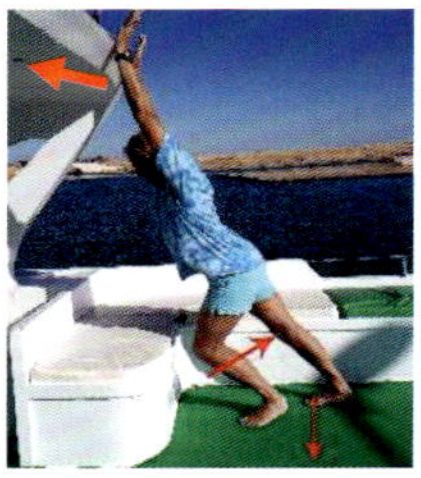	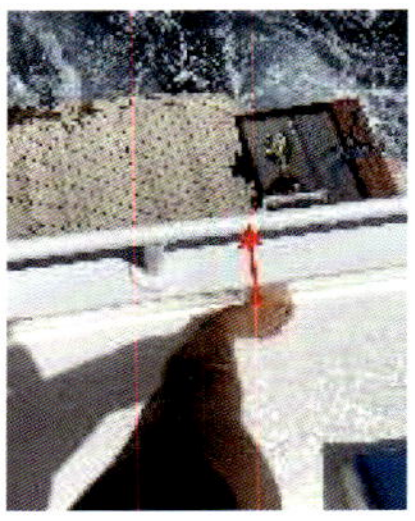	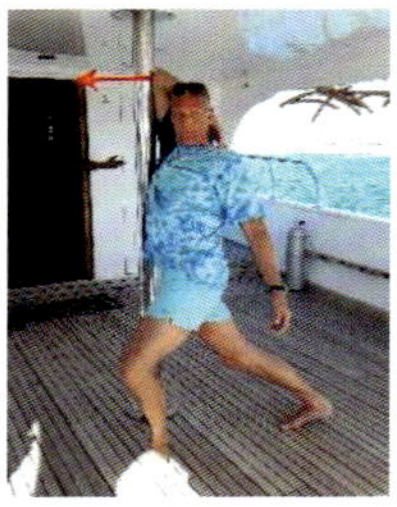
Motor- rad tour	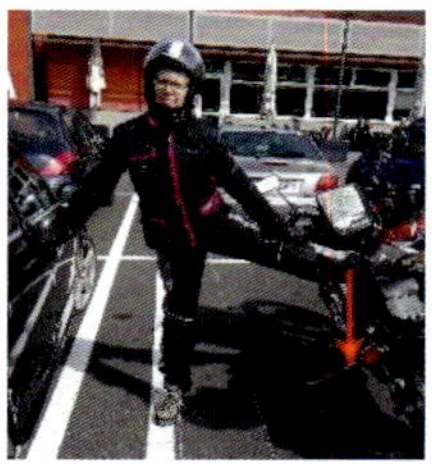	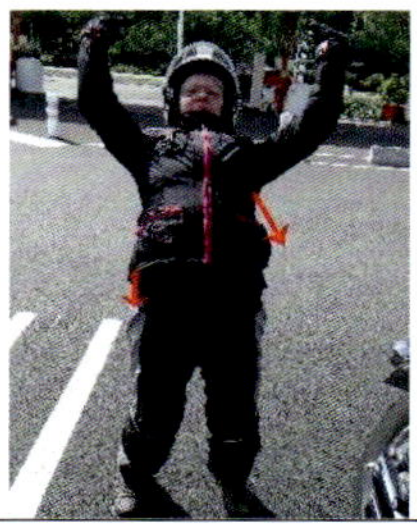	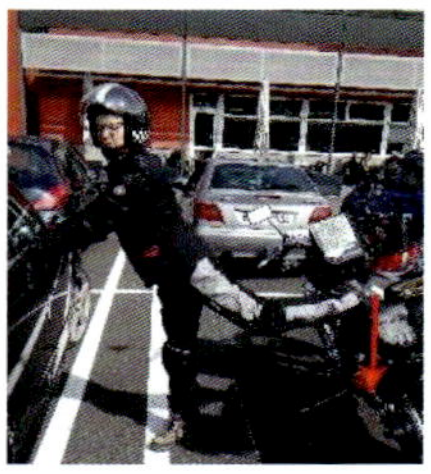	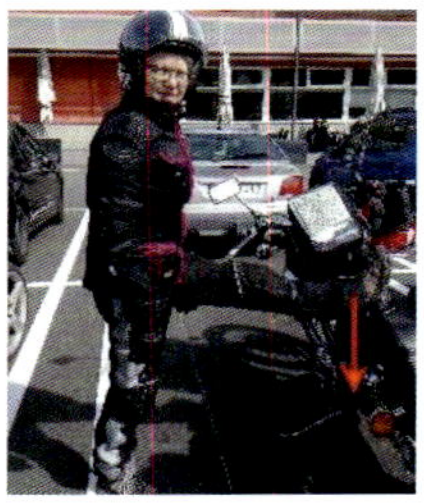	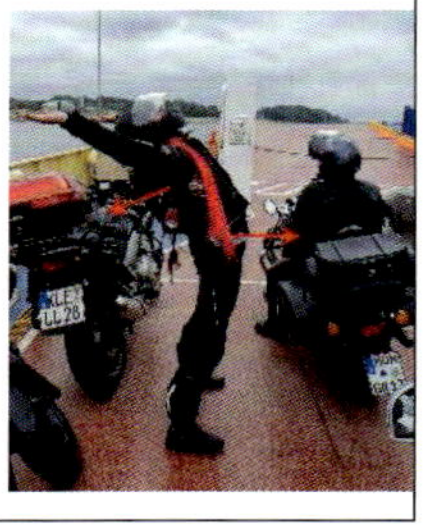

Tape- zieren	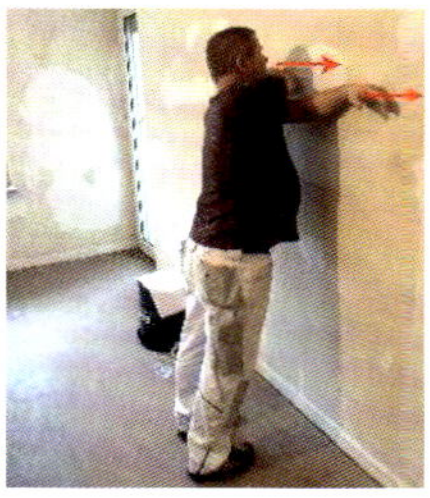	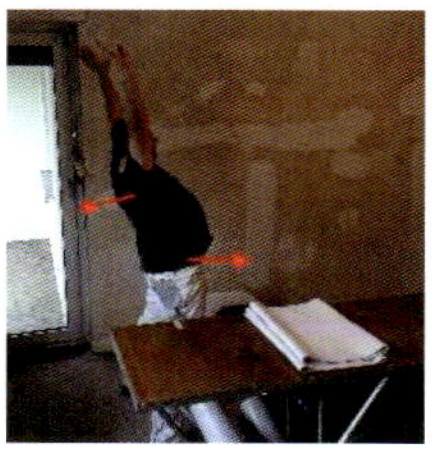	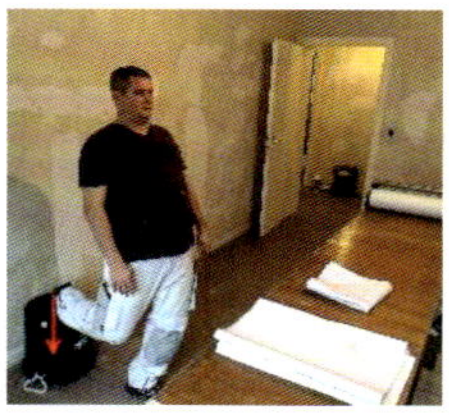	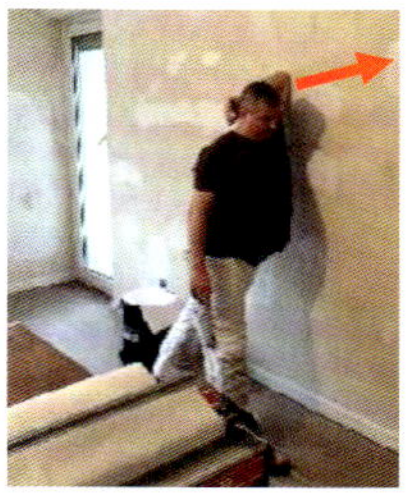	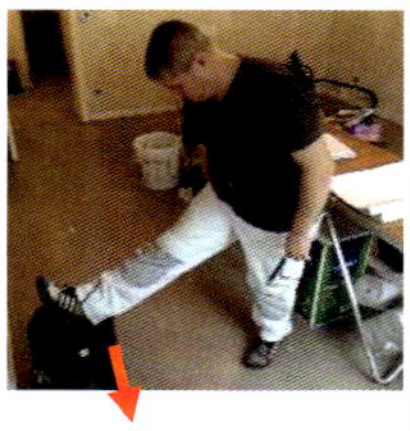
Boden- legen	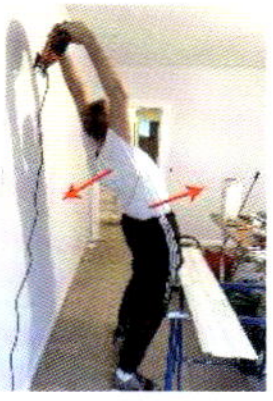	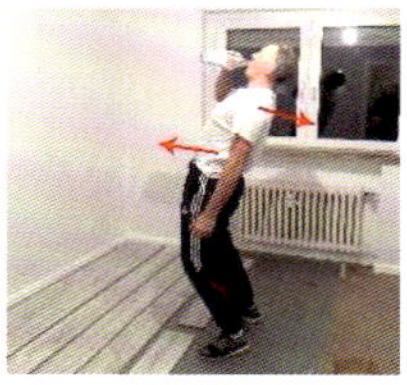	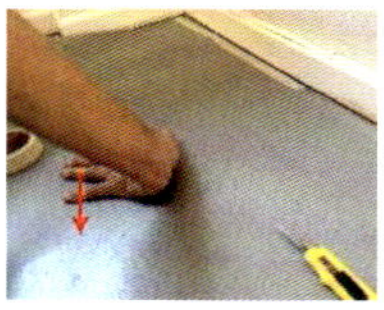	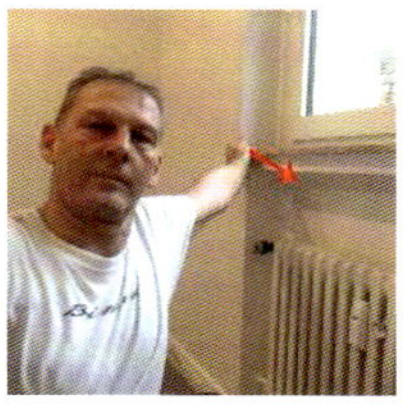	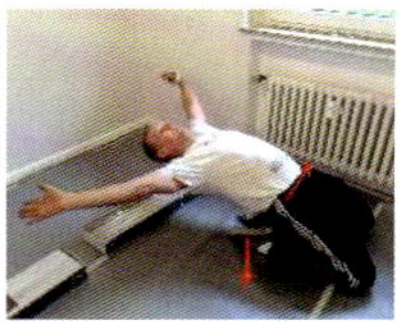
Warte- halle	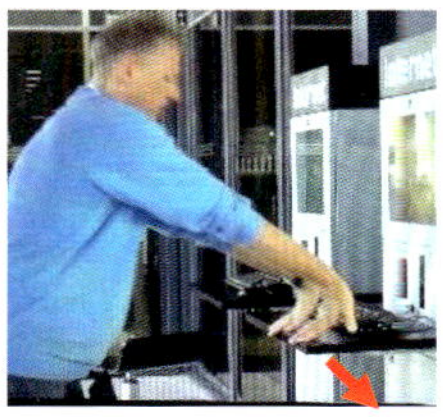	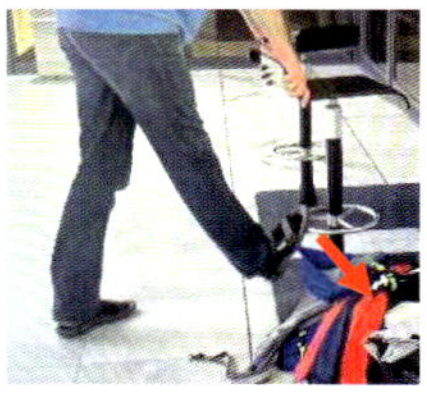	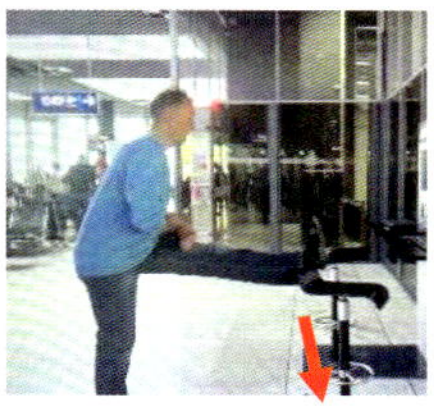	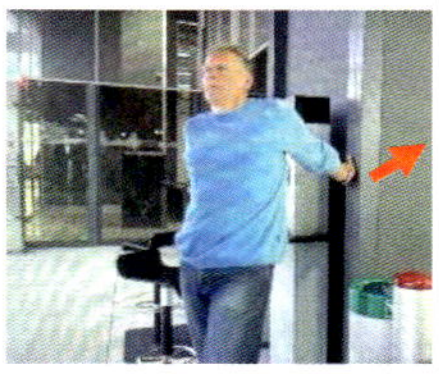	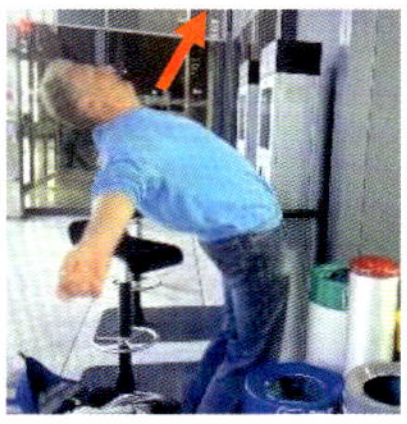
Flug	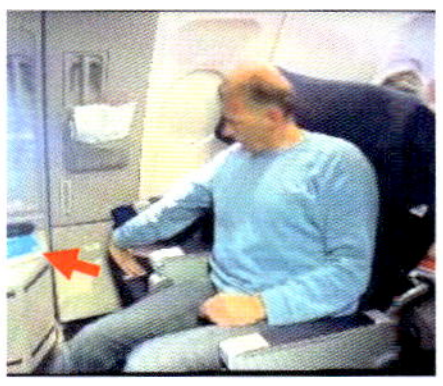	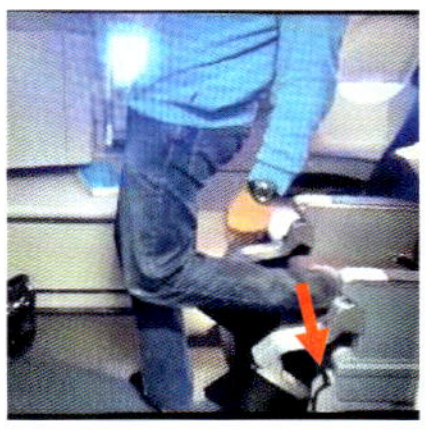	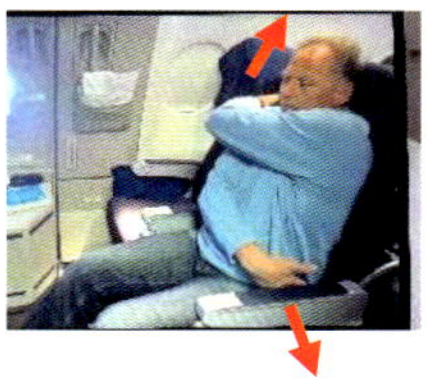	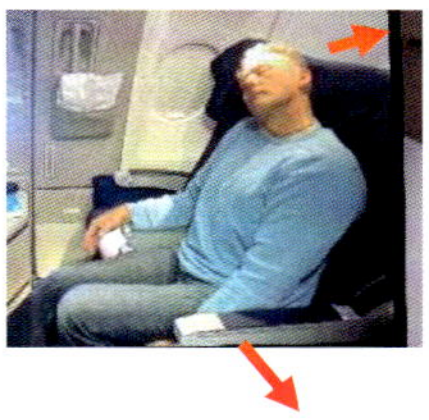	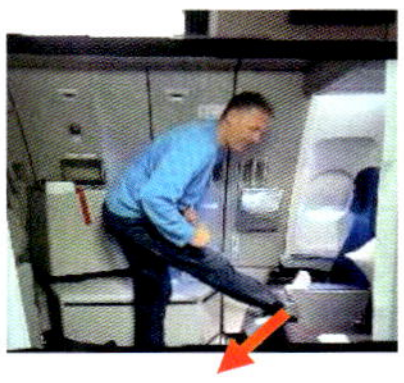
Auto - im Stau, an Ampeln, bei Pausen	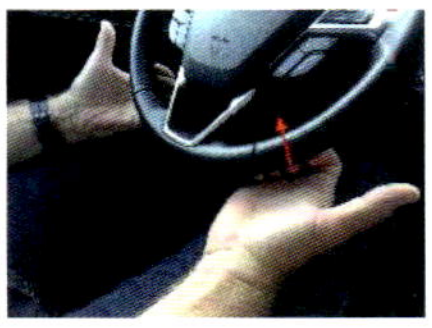	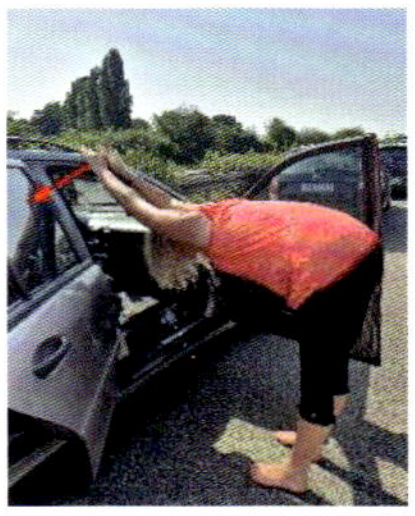	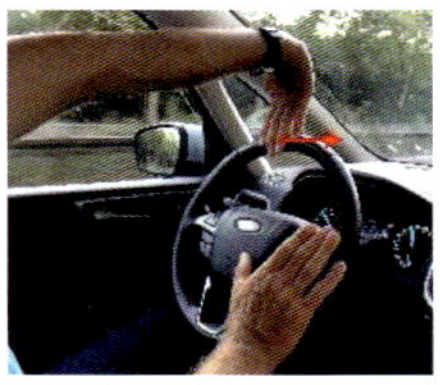	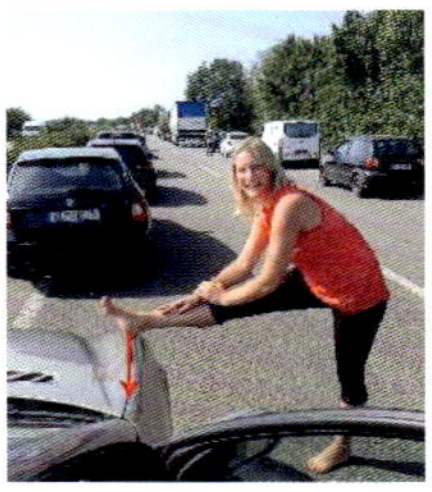	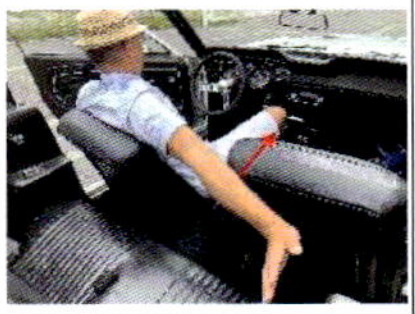
Fahrrad- fahren	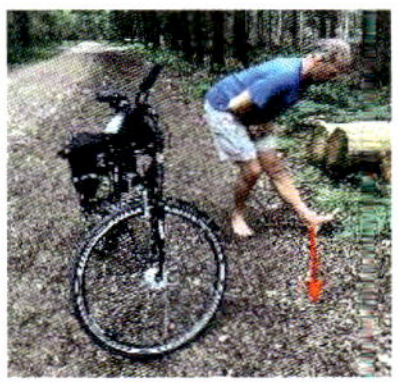	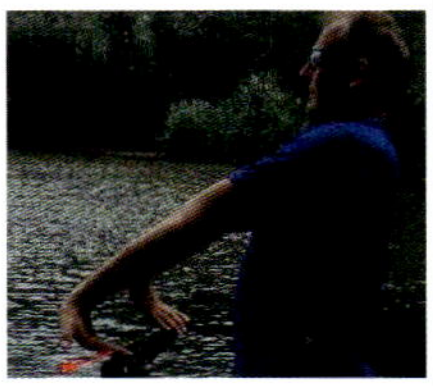	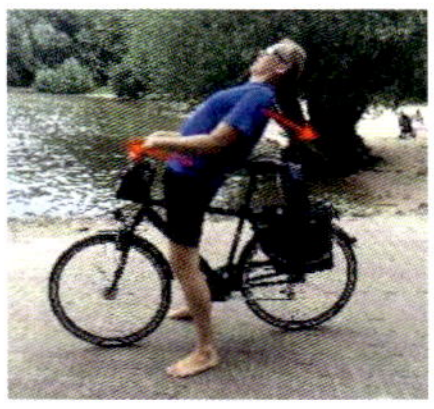	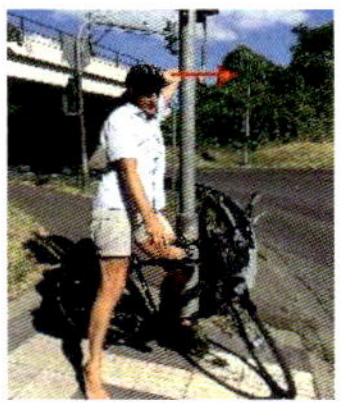	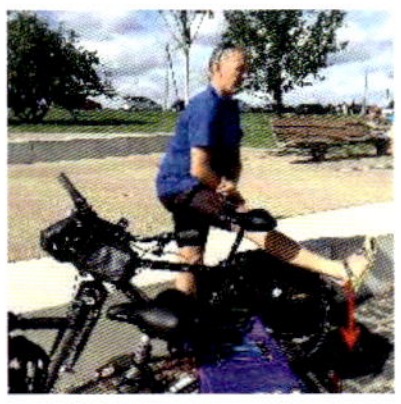

Büro	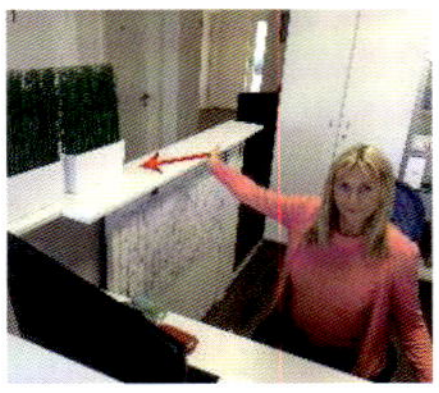	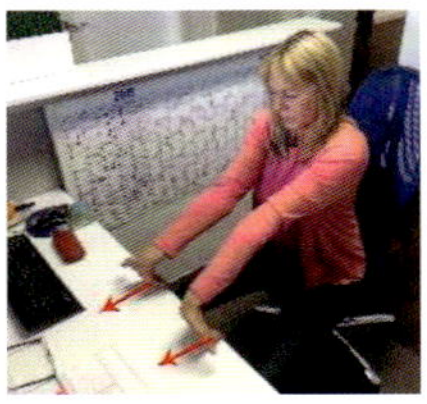	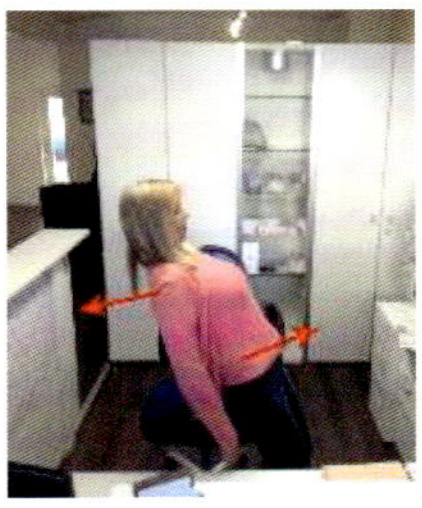	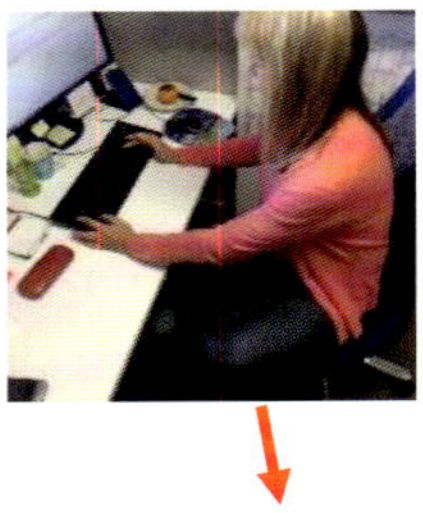	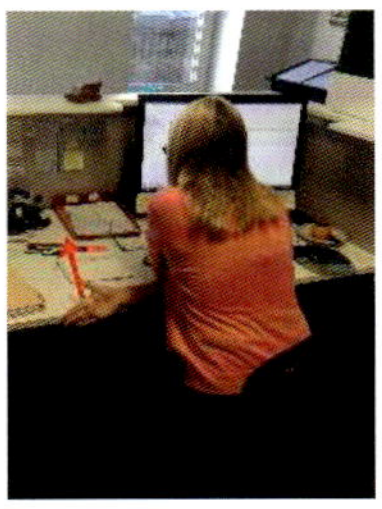
Fitness-studio	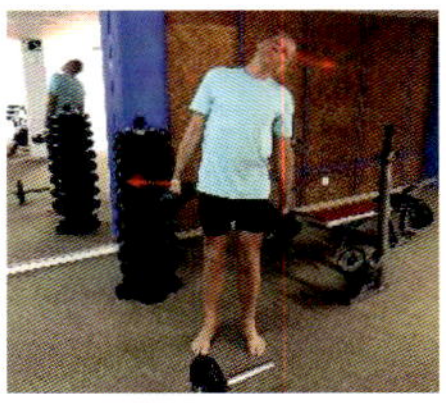	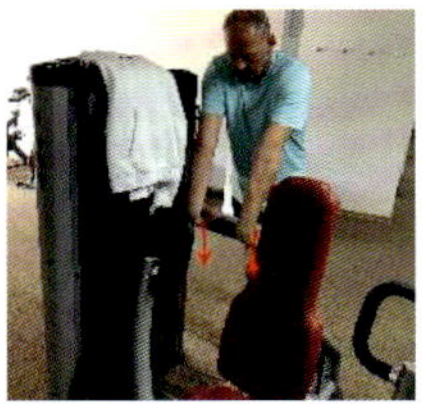	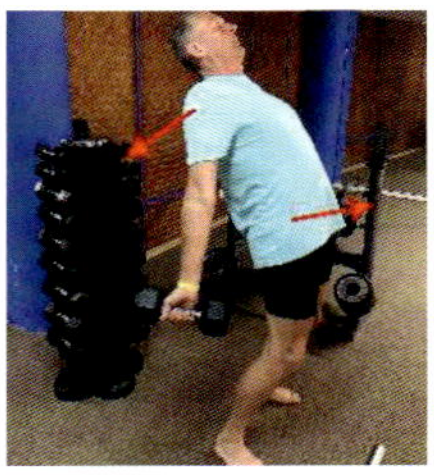	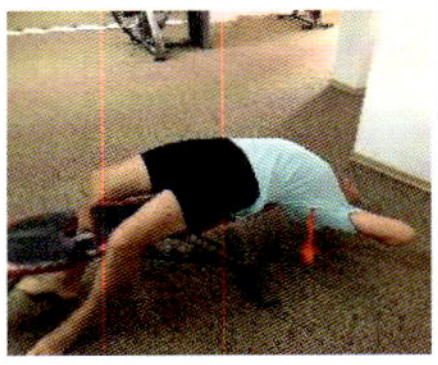	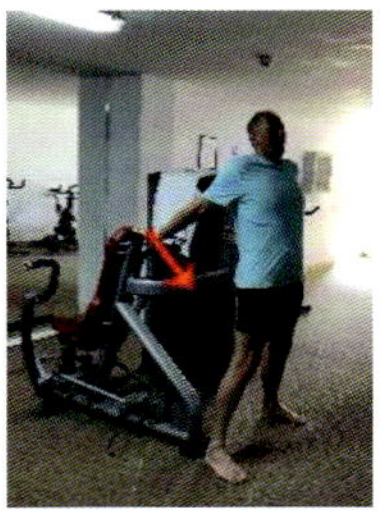
Spazier-gang	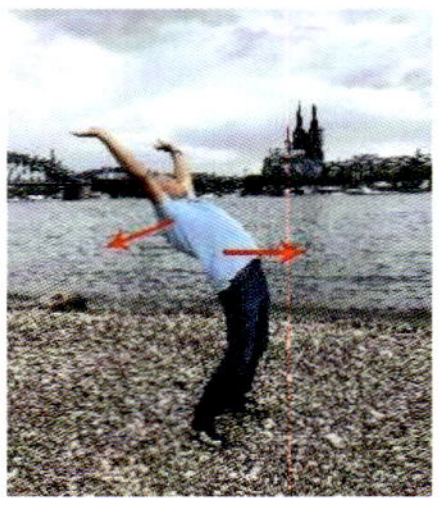	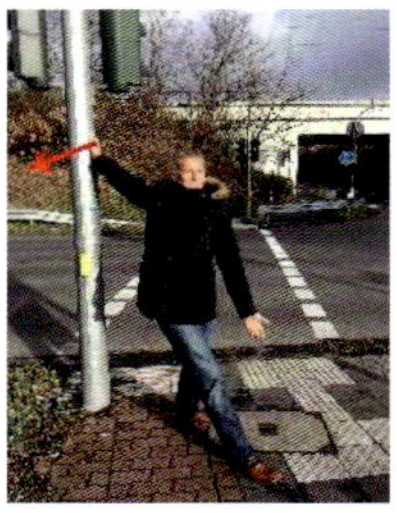	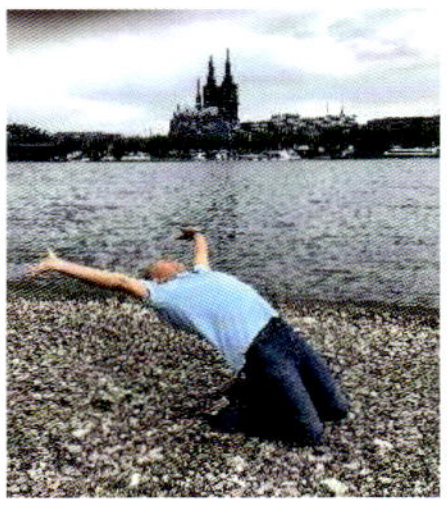	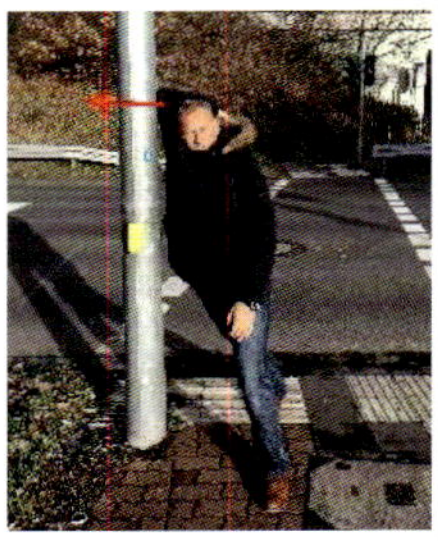	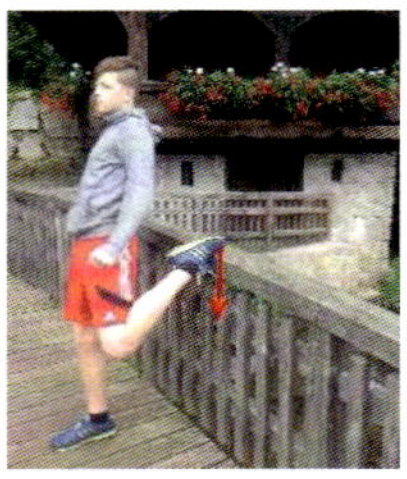
Schwim-men	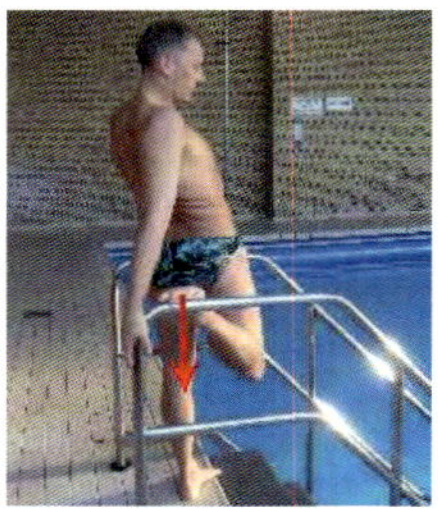	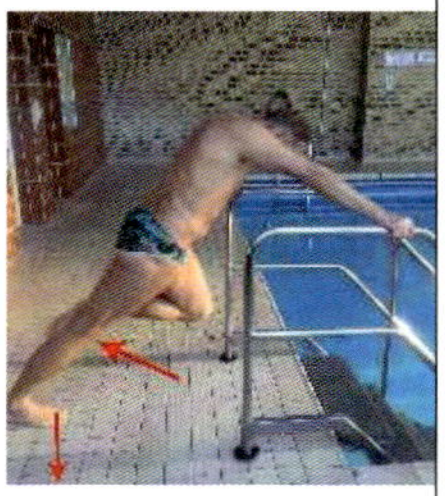	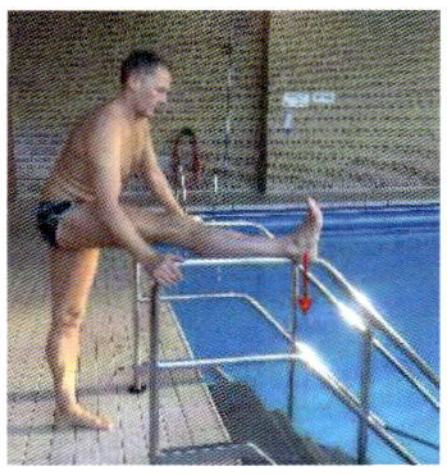	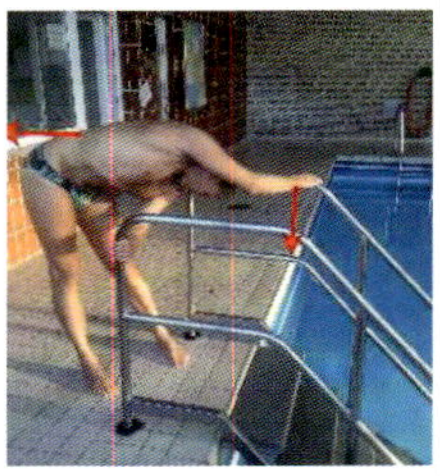	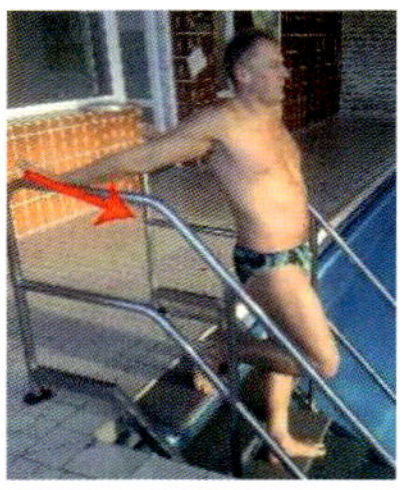
Geräte-tauchen	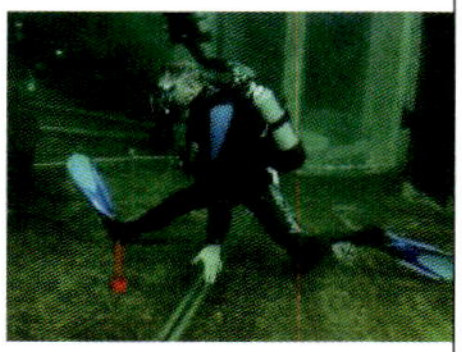		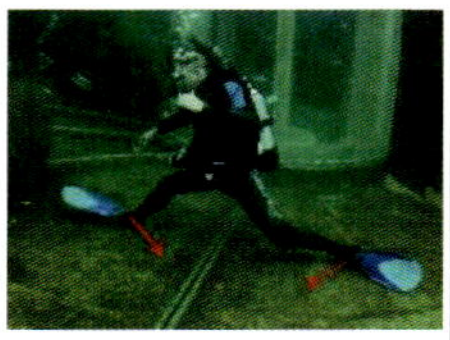		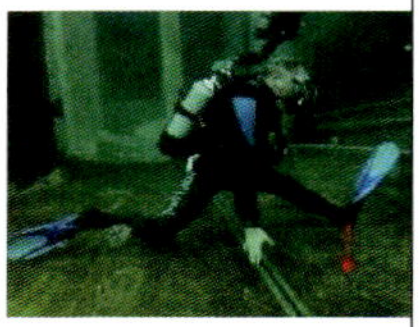
Apnoe-tauchen	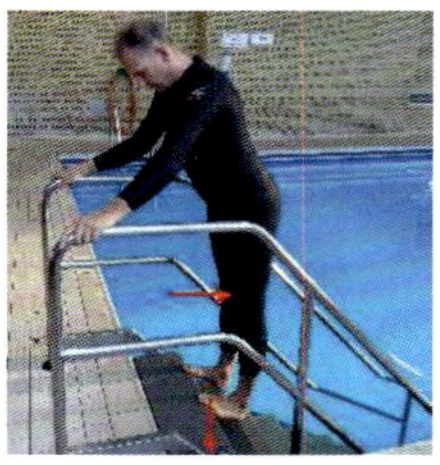	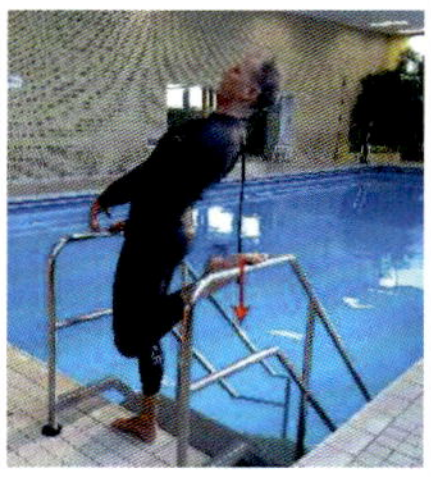	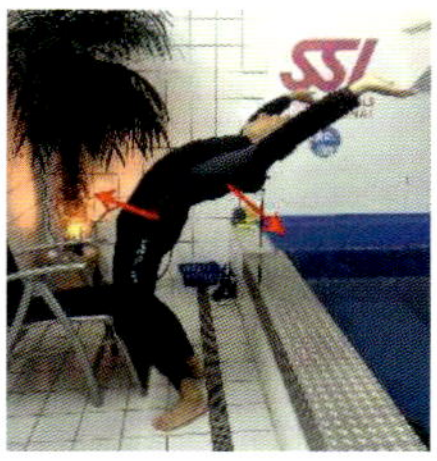	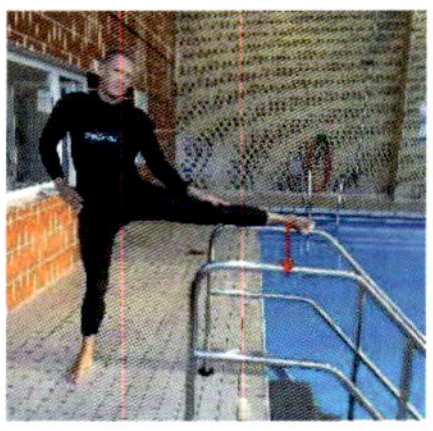	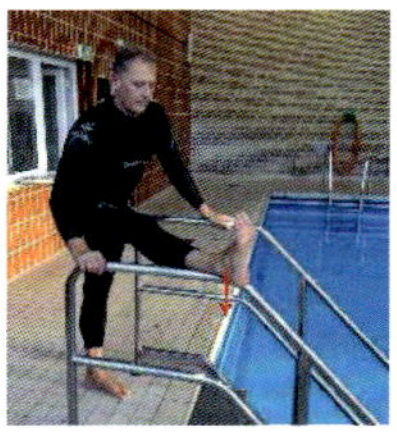

Unter Wasser	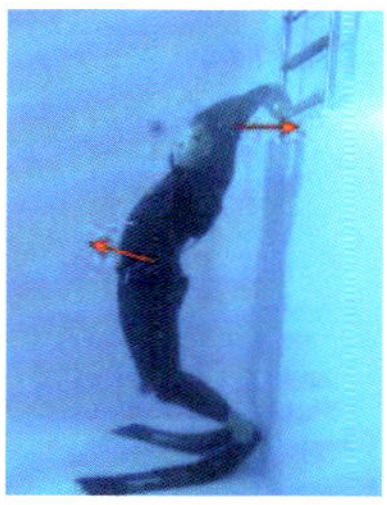	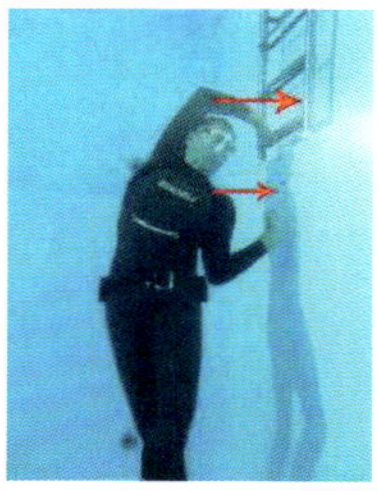	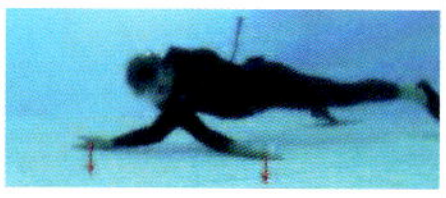 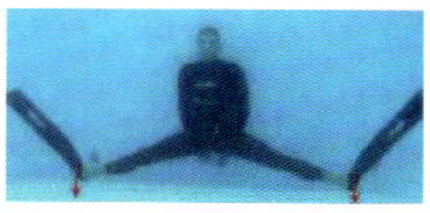	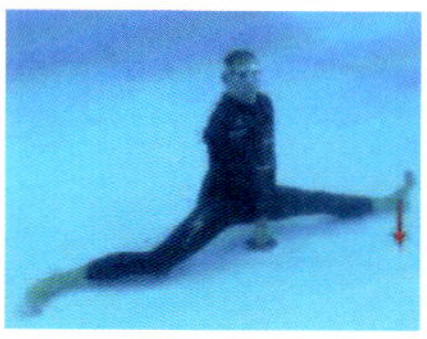	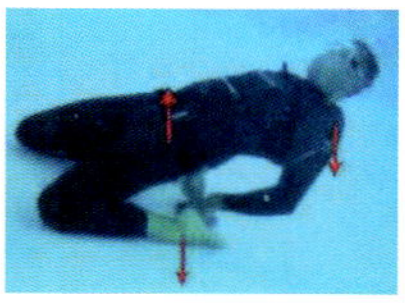
Computerspiele	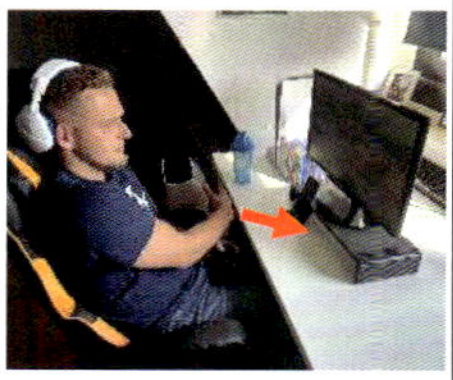	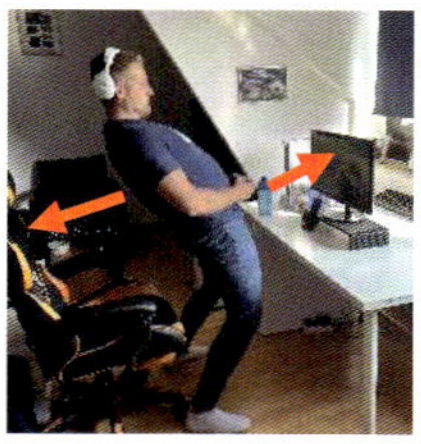	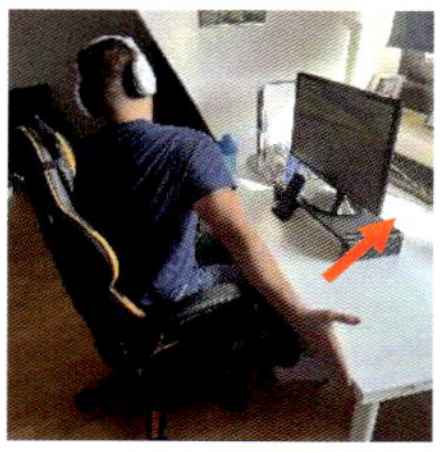	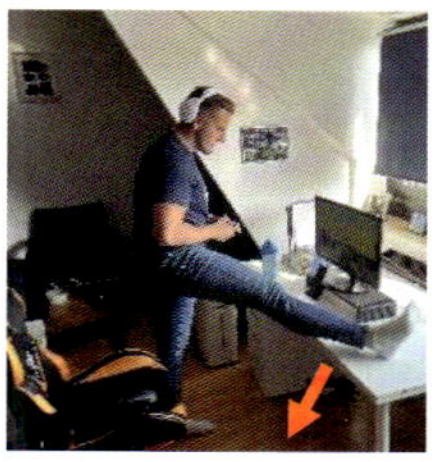	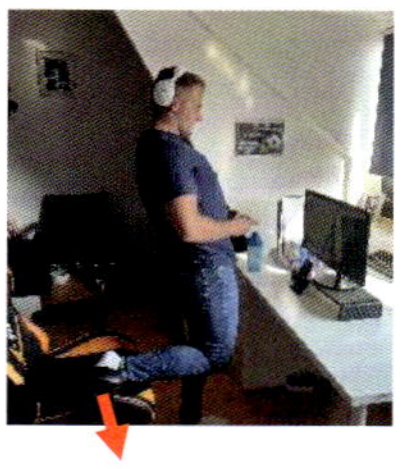
Auf der Liege	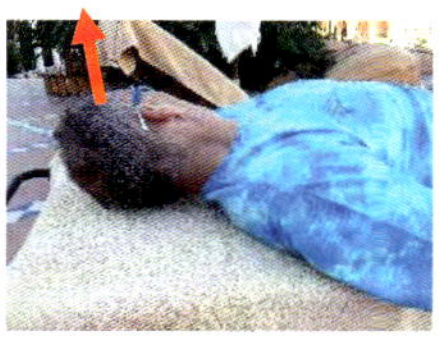	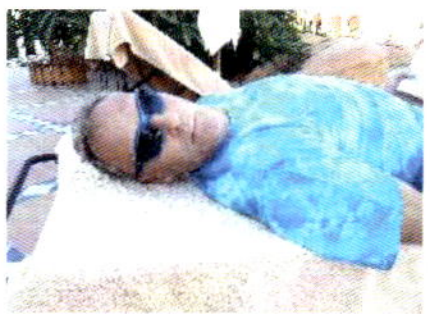	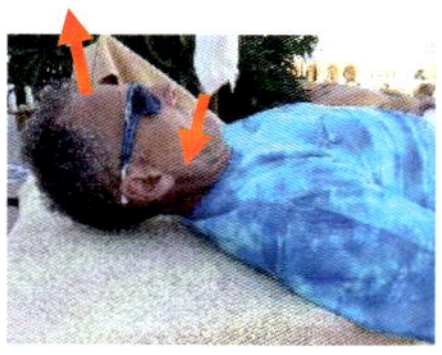	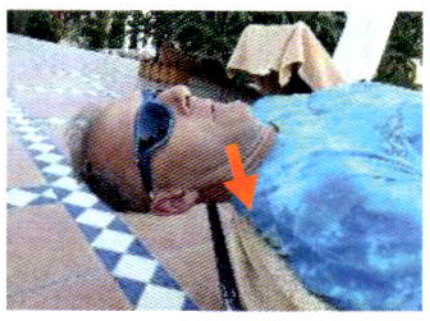	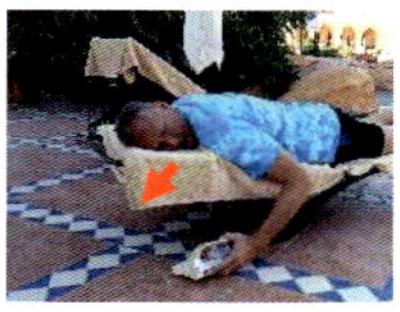
Essen gehen	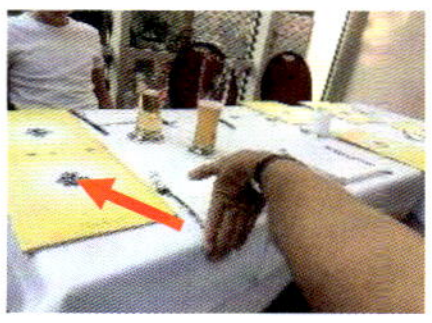	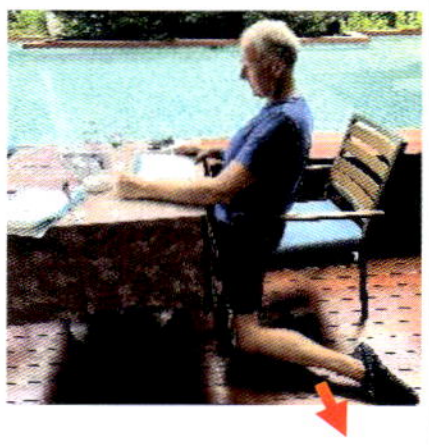	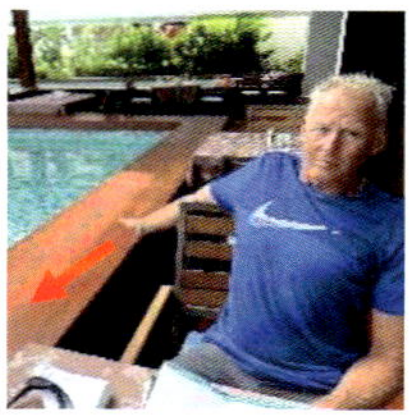	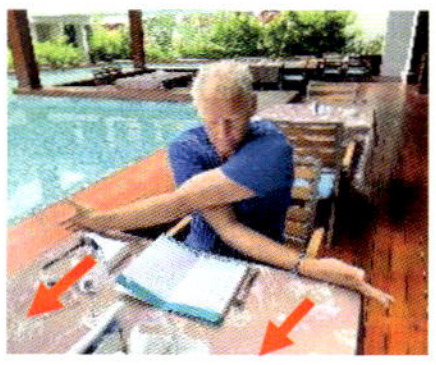	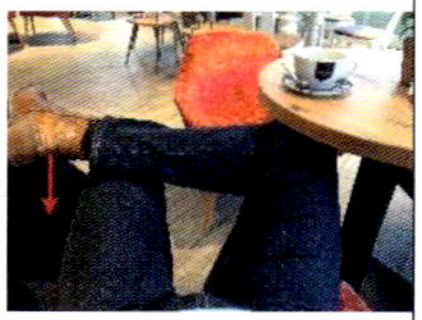
Behandeln	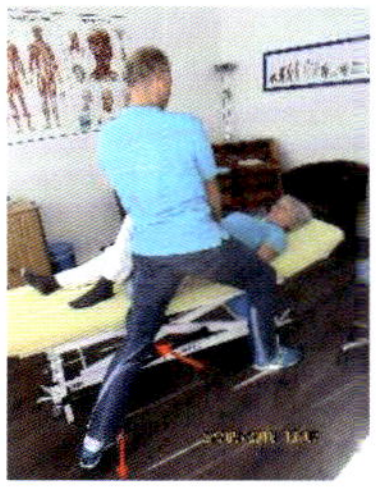	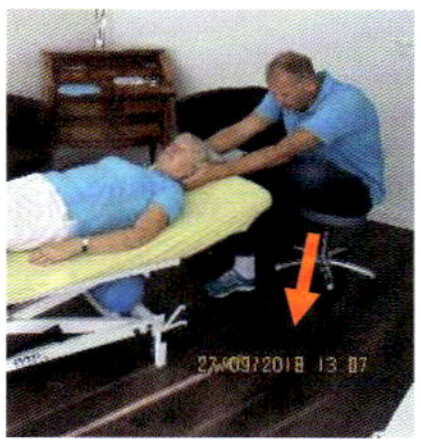	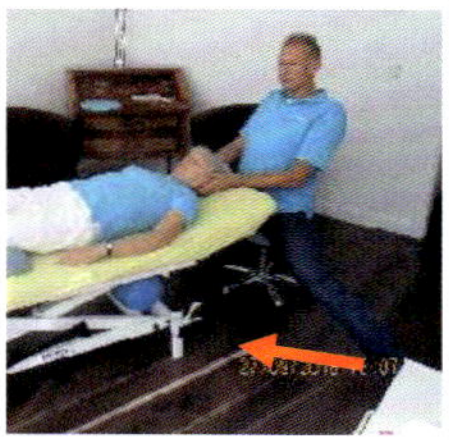	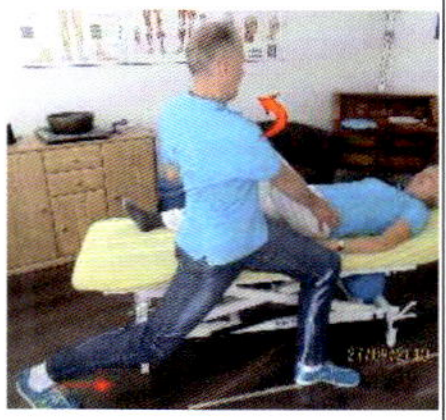	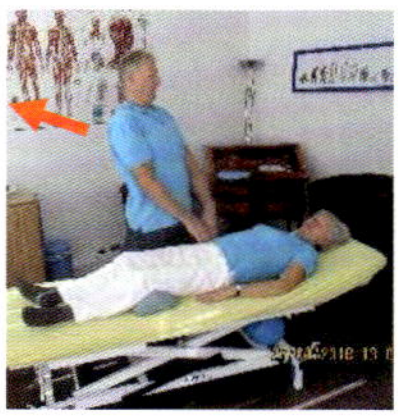
Umzug	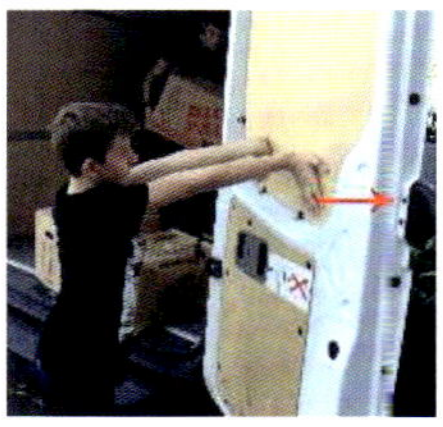	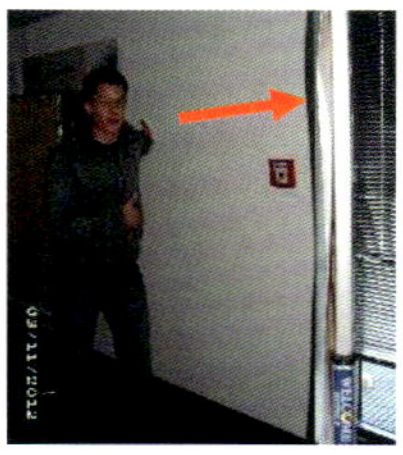	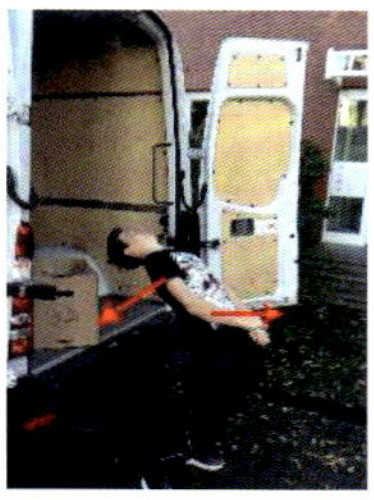	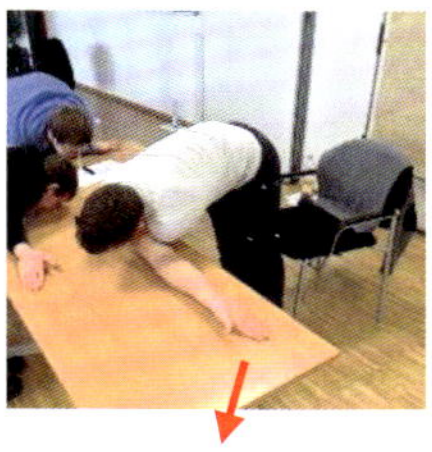	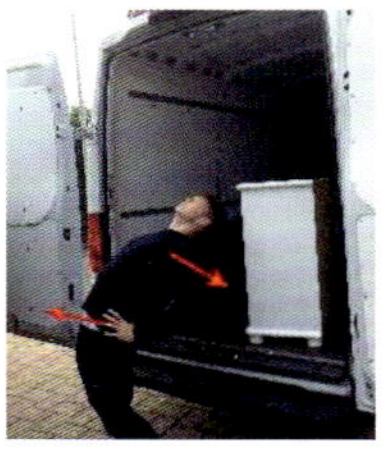

Kampf-sport	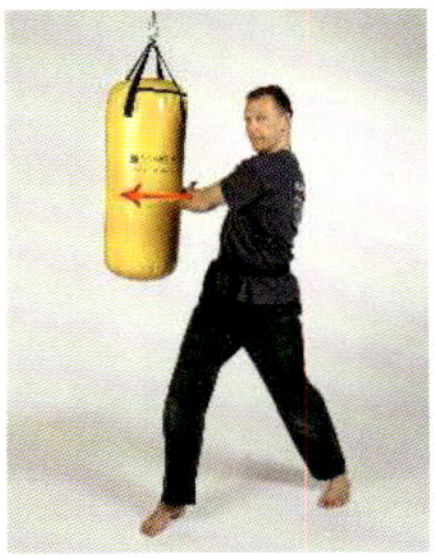	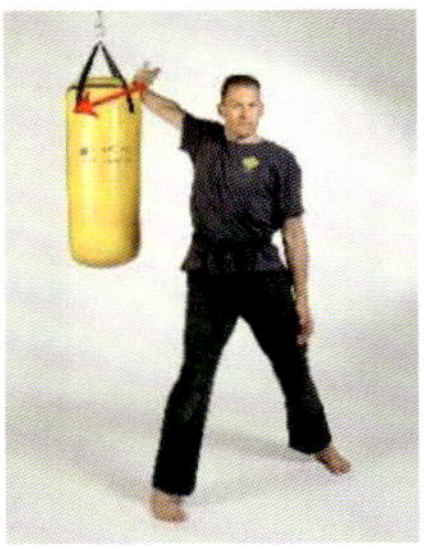	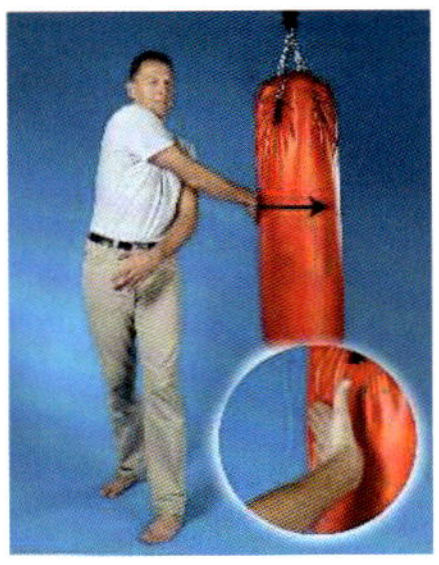	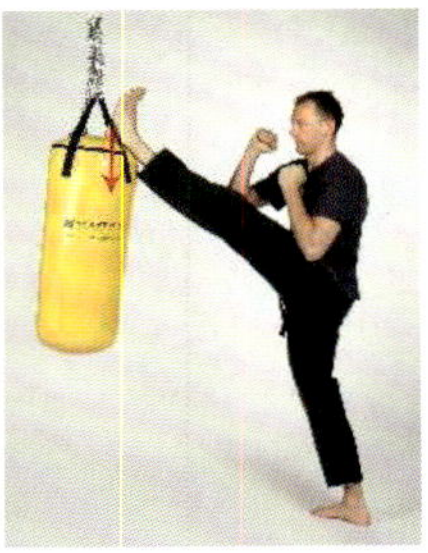	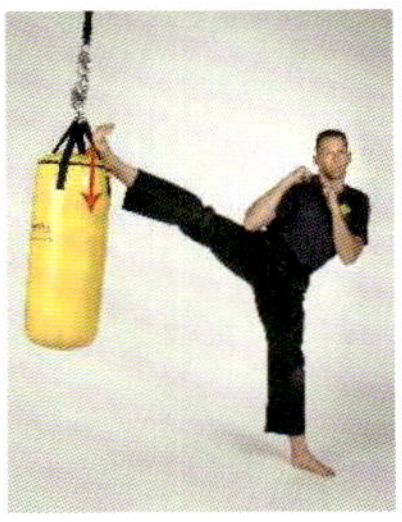
Seminar-raum	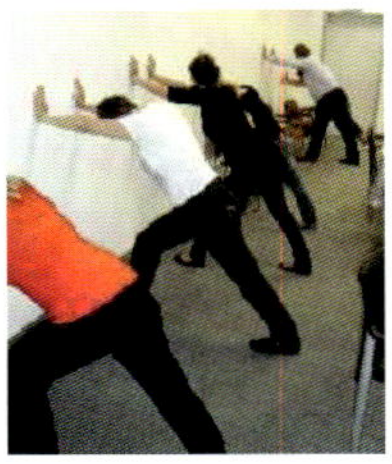	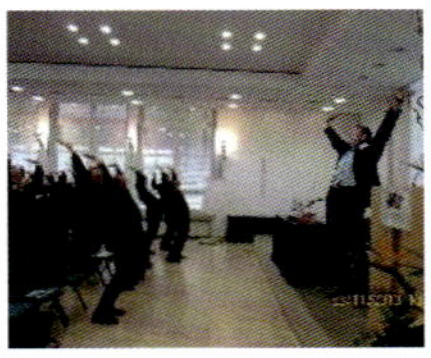	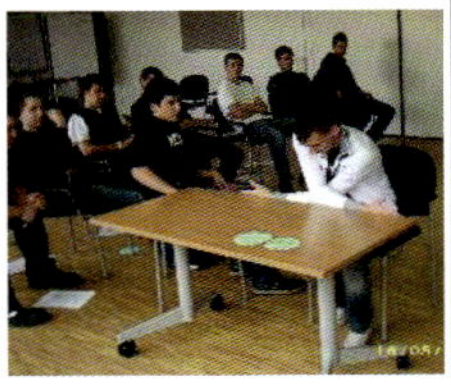	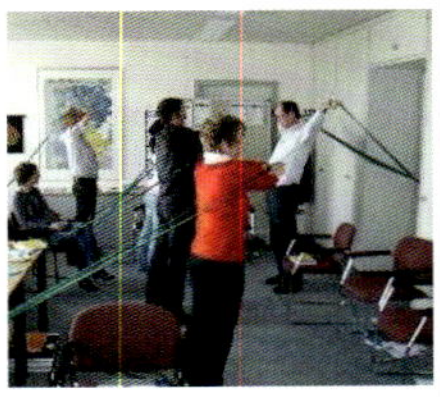	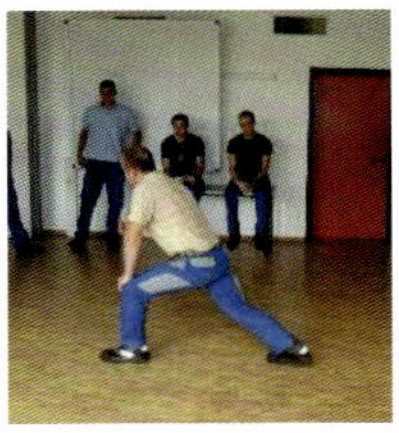
Reifen-wechsel	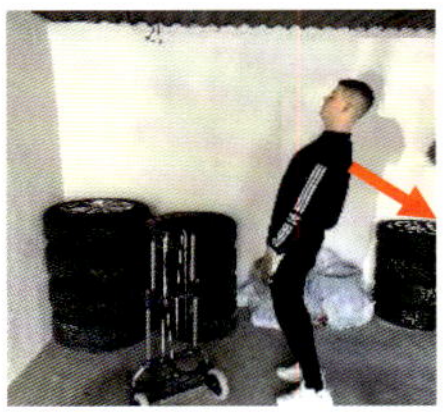	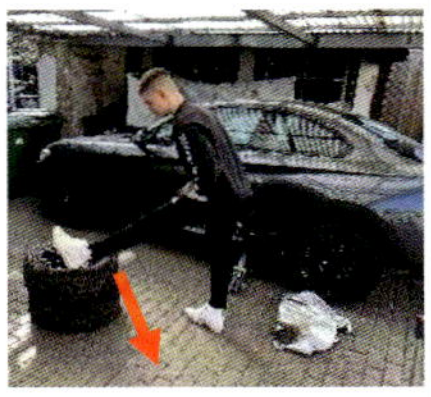	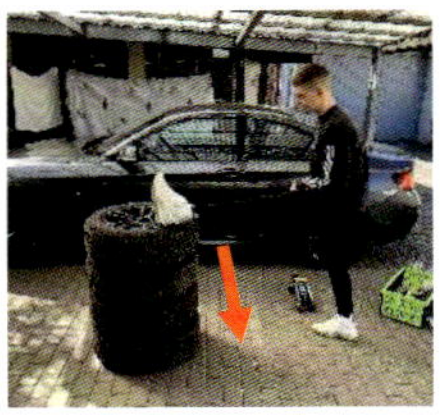	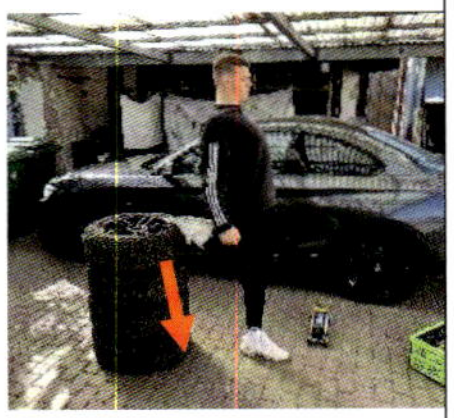	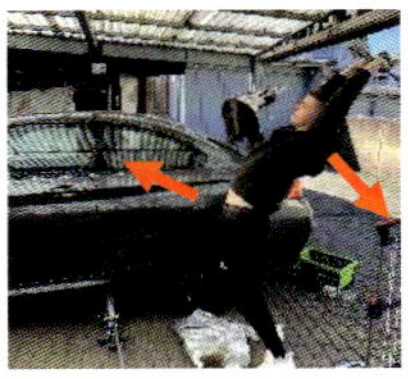
Strand	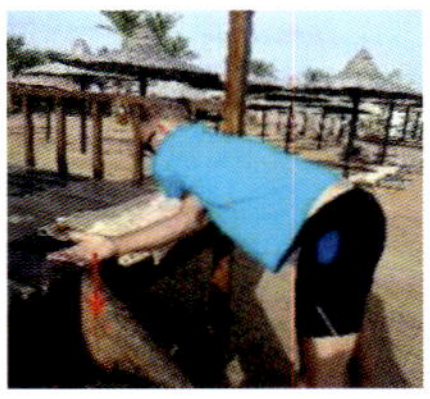	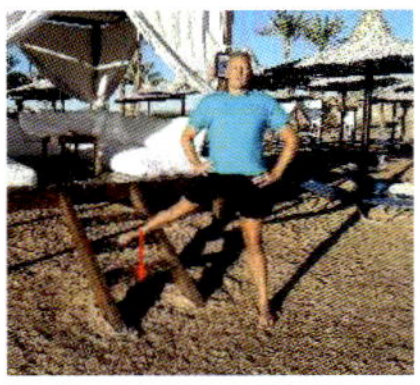	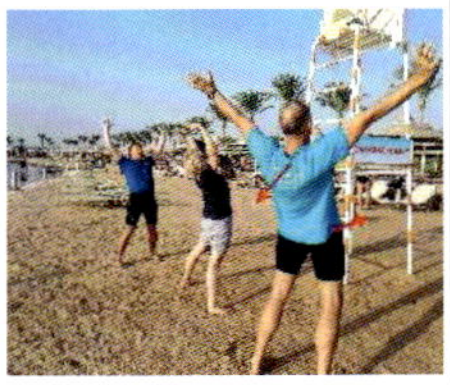	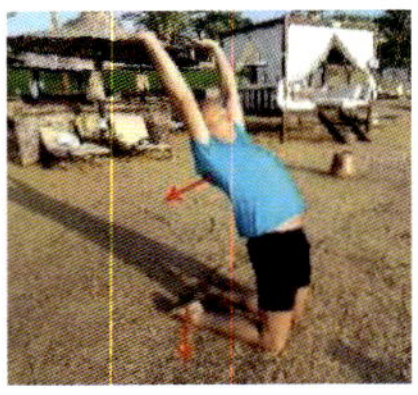	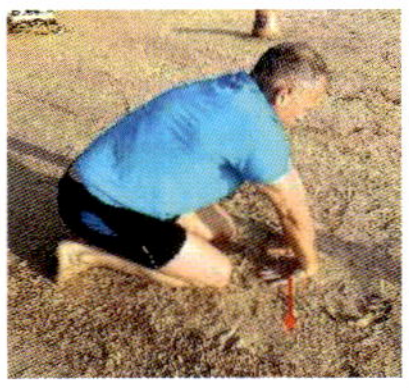
Ausfahrt mit Auto	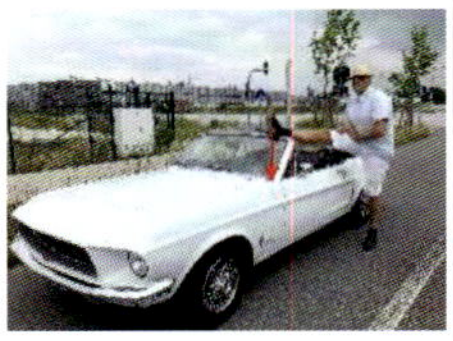	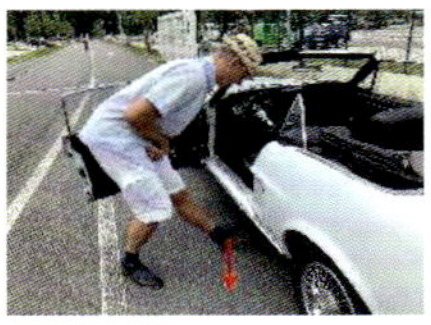	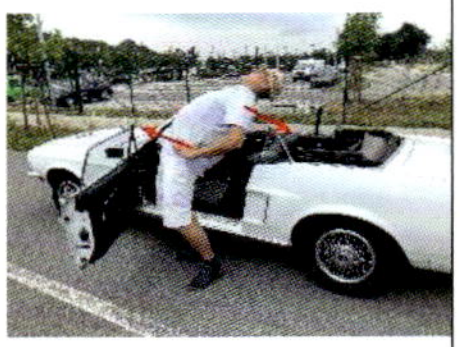	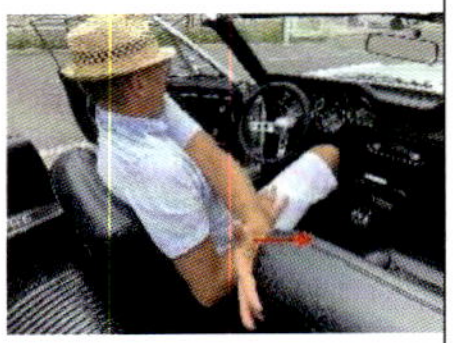	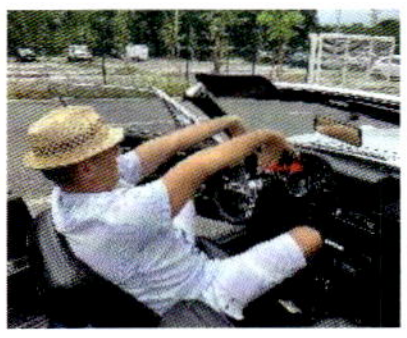
Wasch-anlage	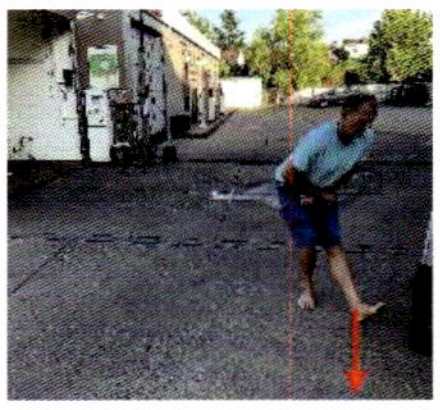	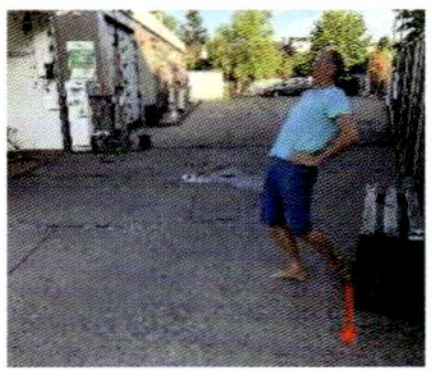	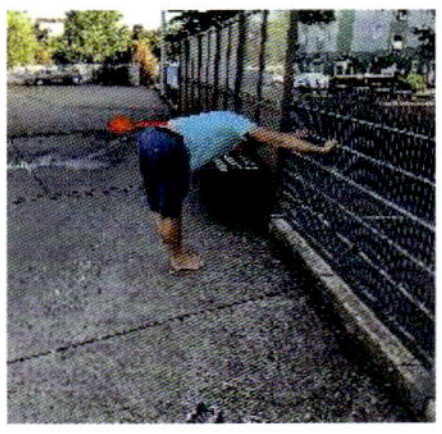	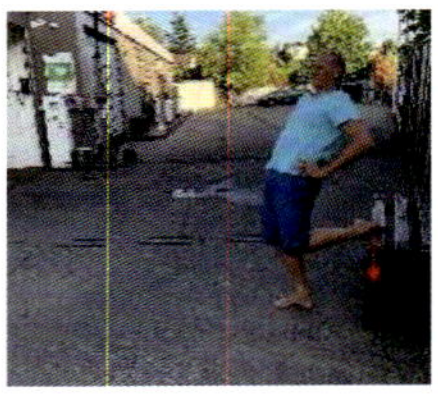	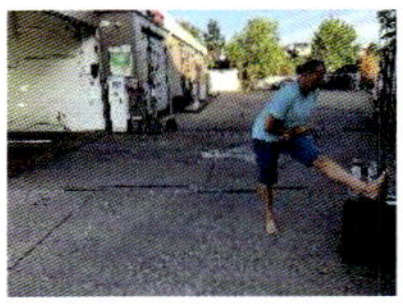

Nordic Walking	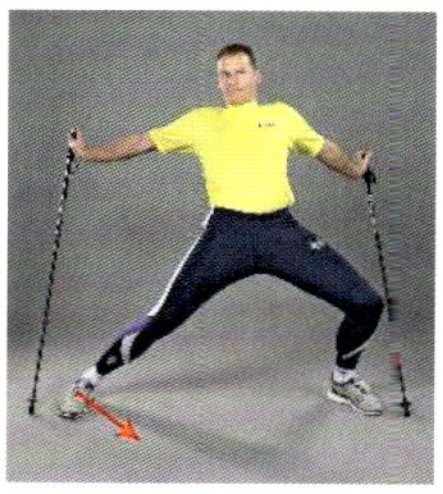	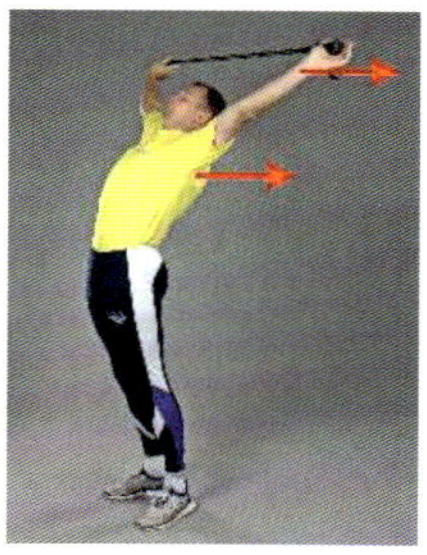	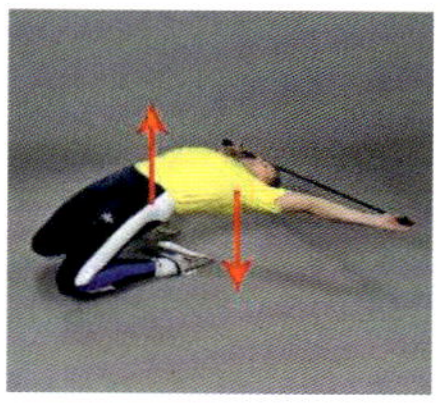	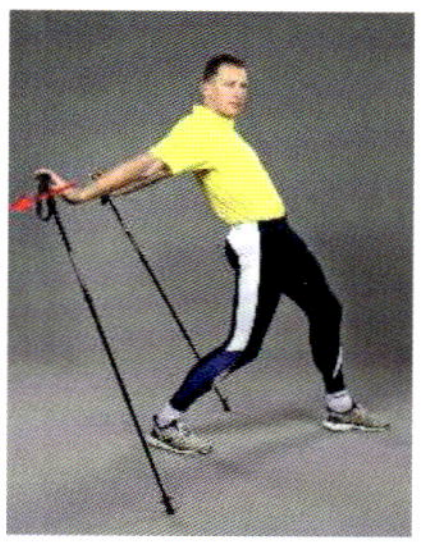	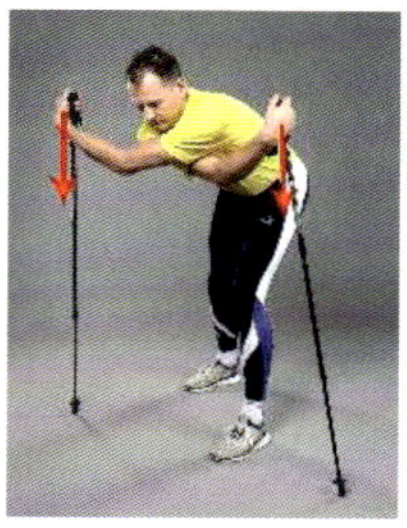
Auf der Wiese	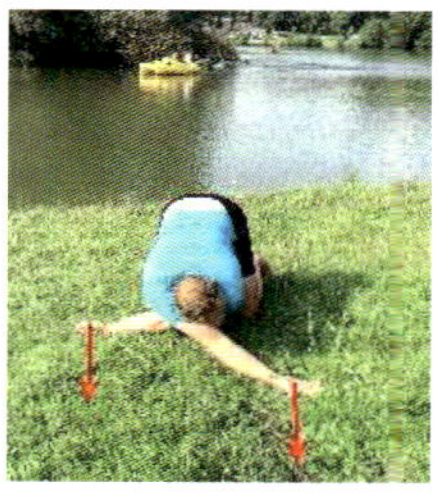	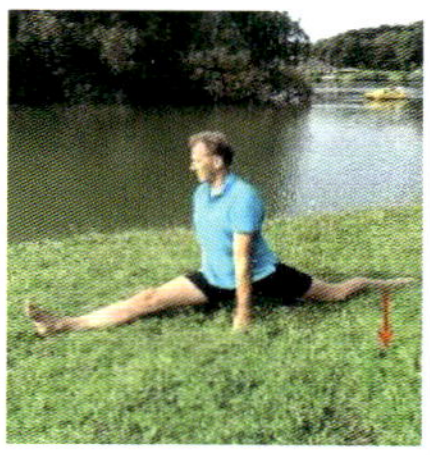	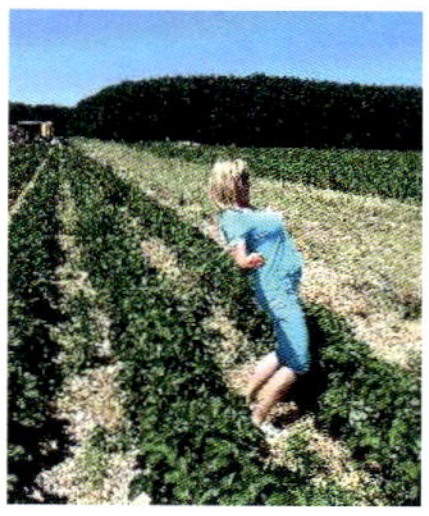	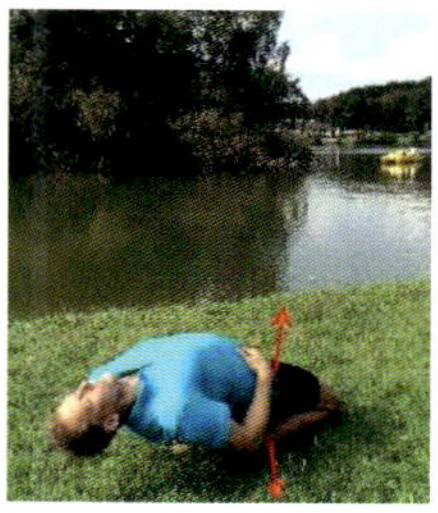	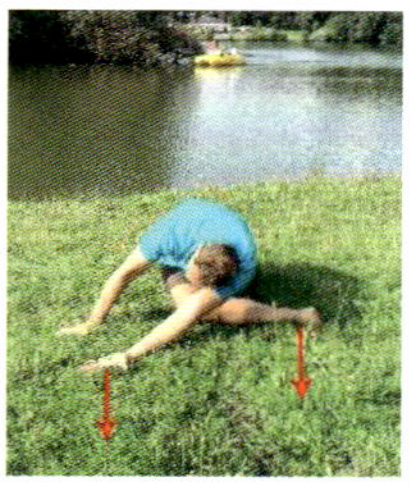
Paddeln	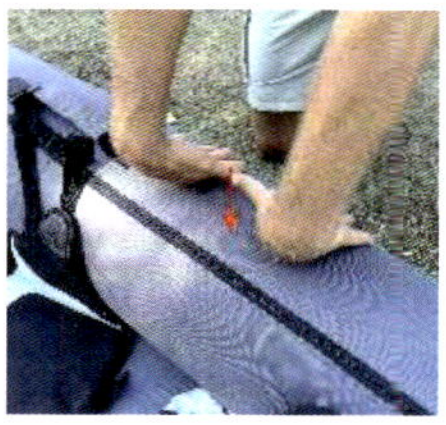	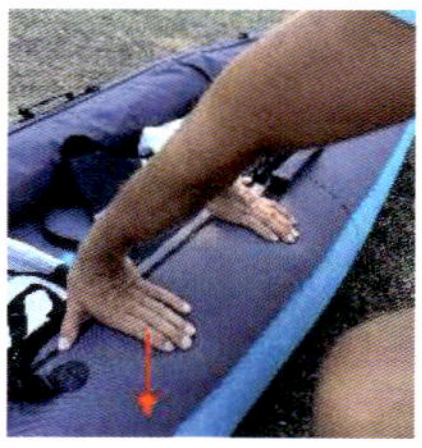	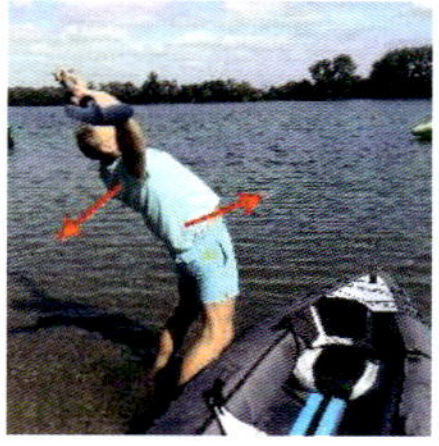	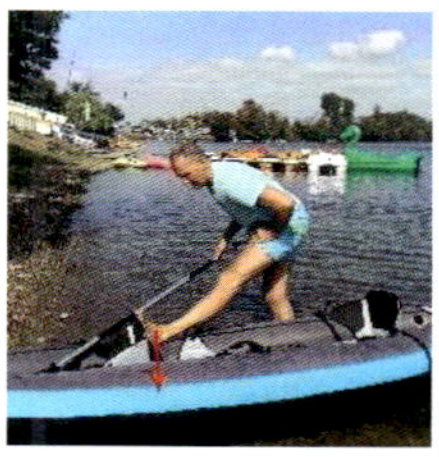	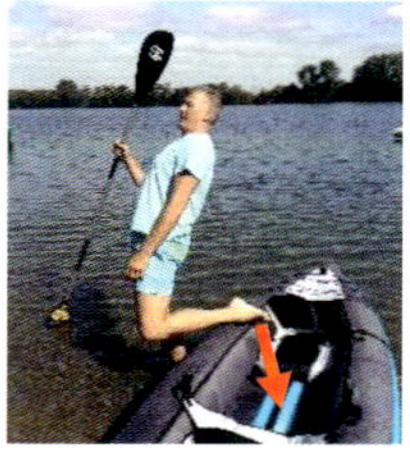
Als Friseurin	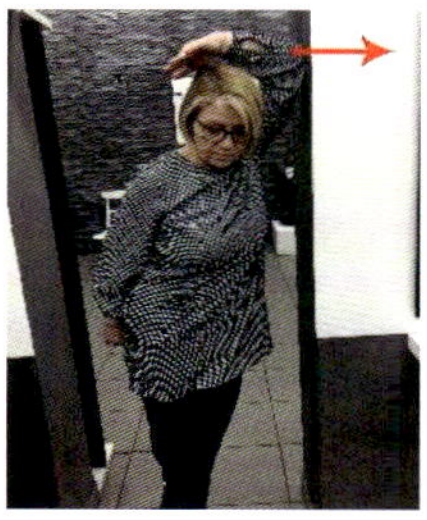	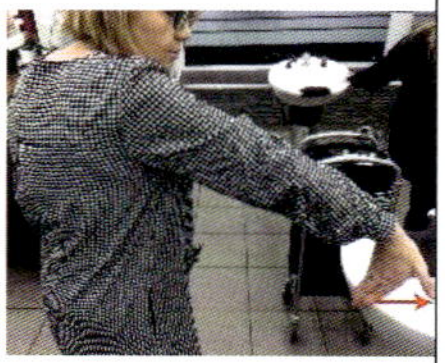	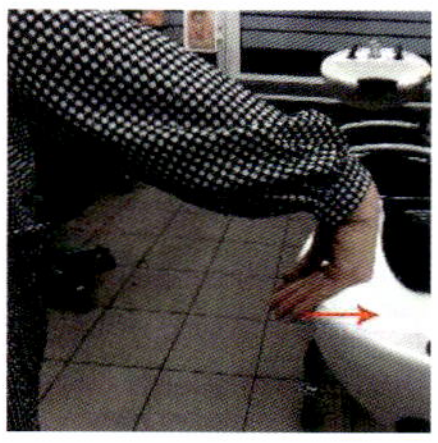	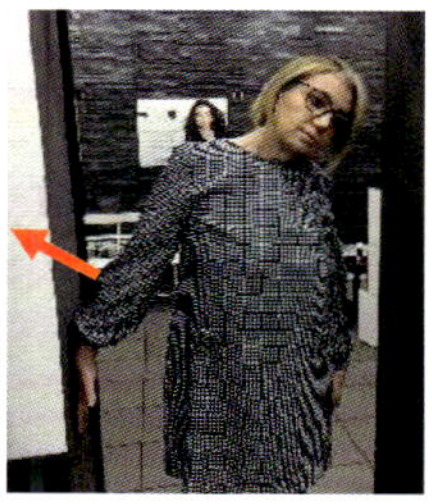	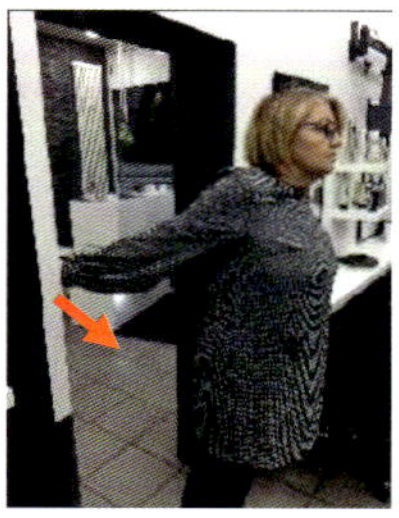
beim Esel-wandern	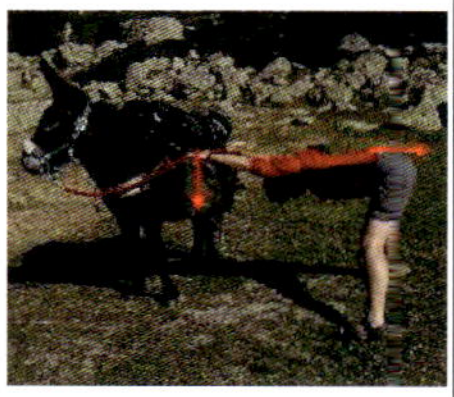		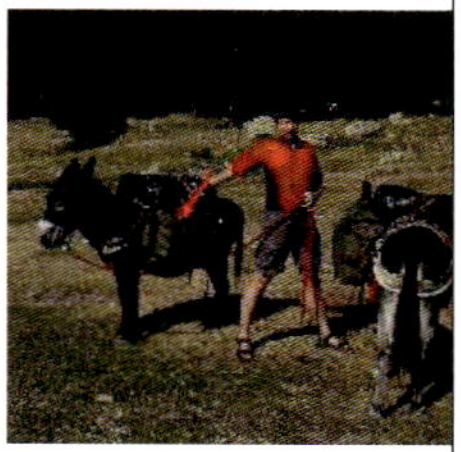		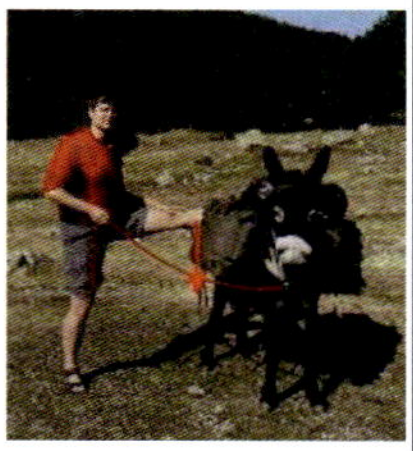
Zahn-behand-lung	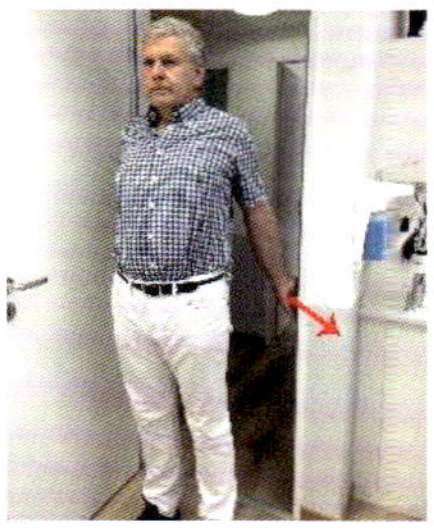	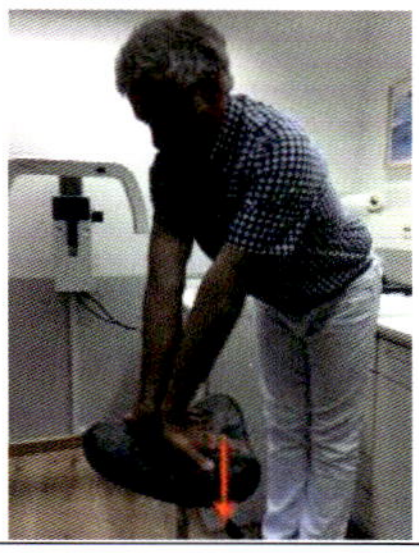	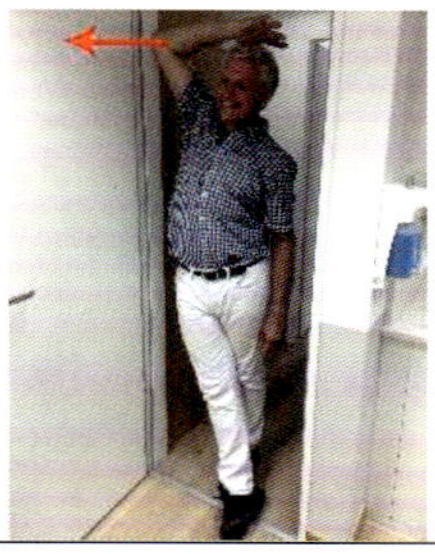	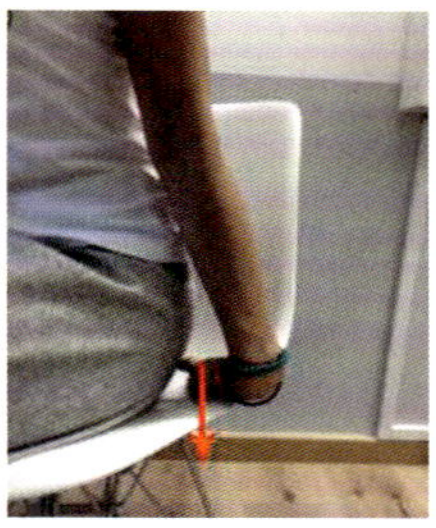	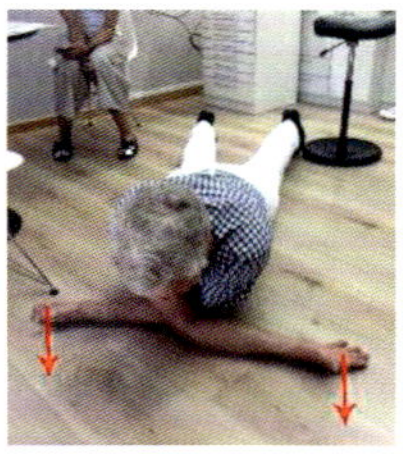

TRX Band	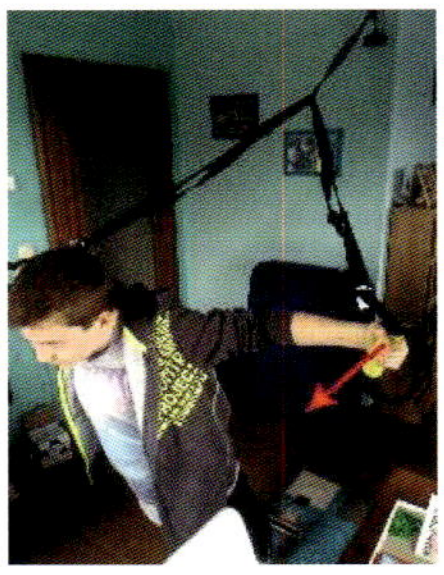	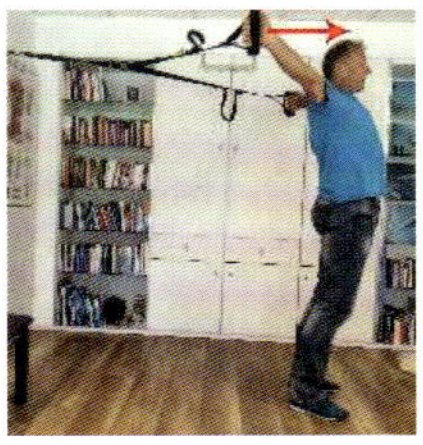	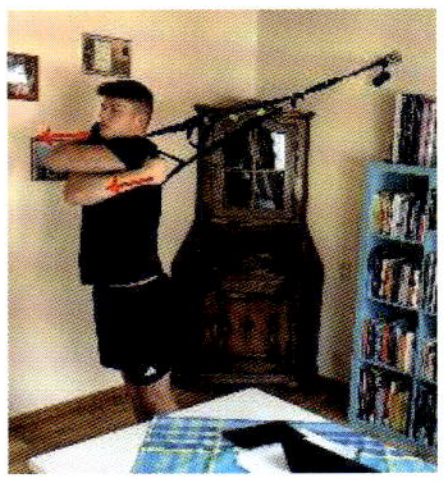	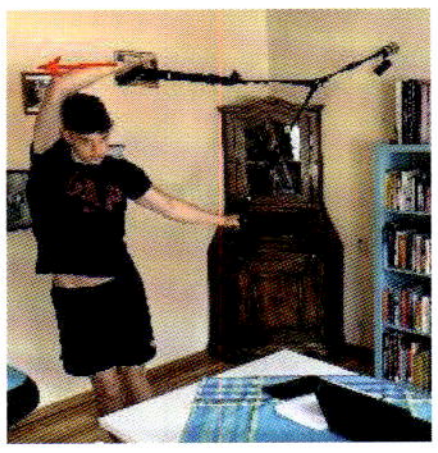	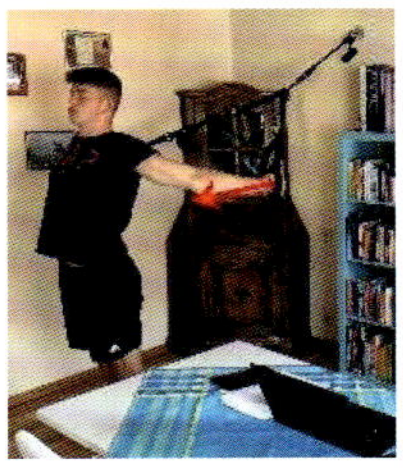
Thera-band	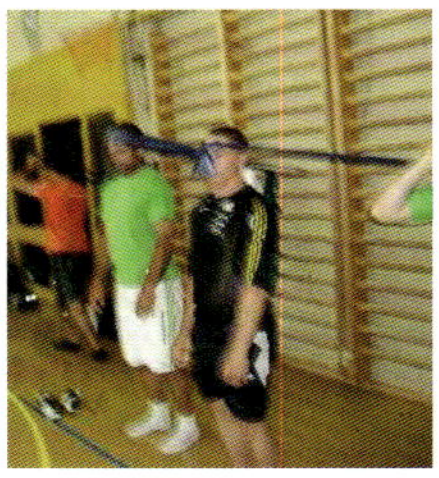	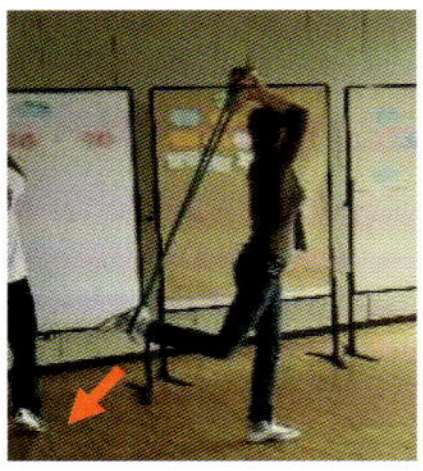	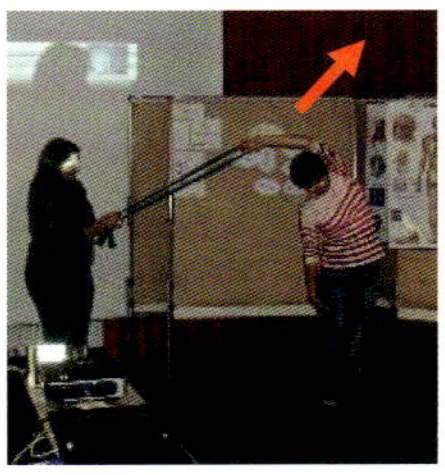	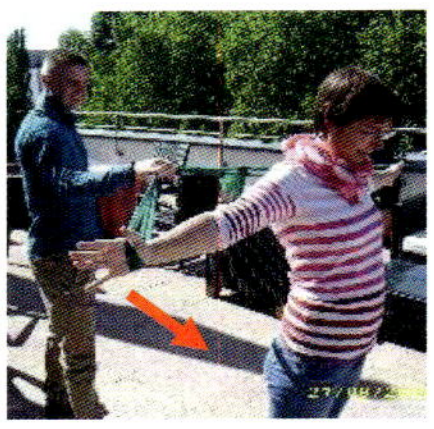	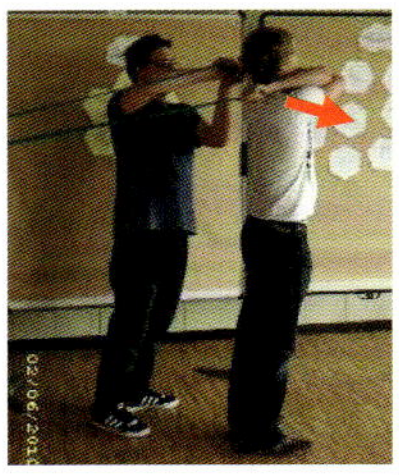
Partner-übungen	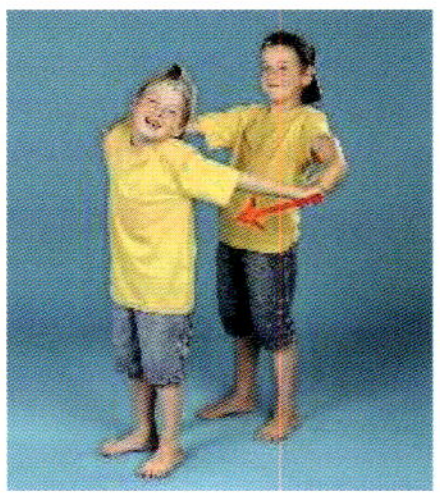	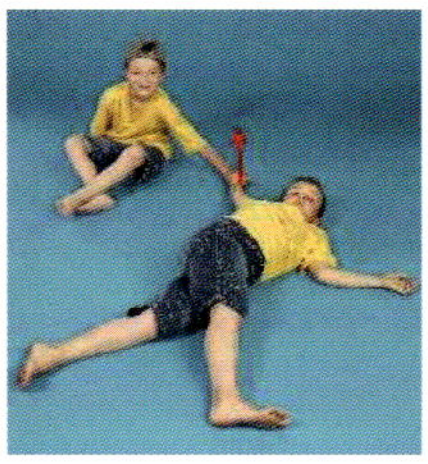	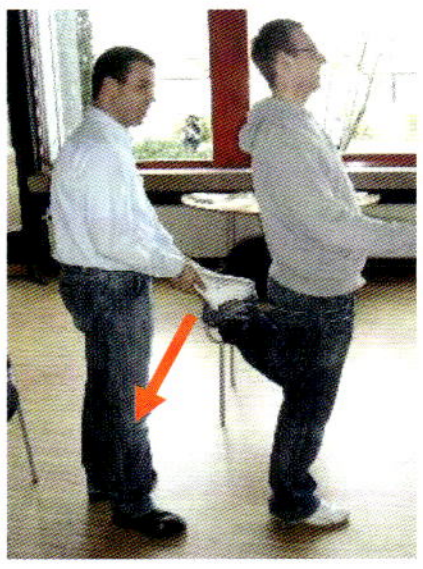	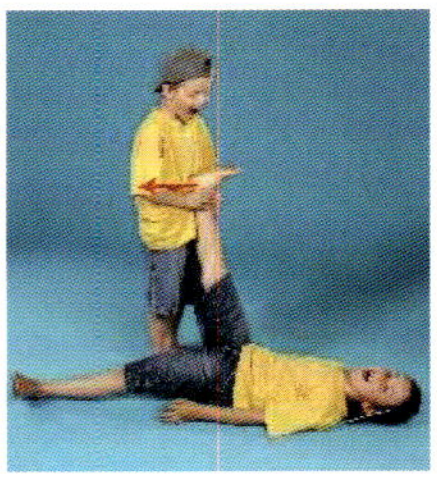	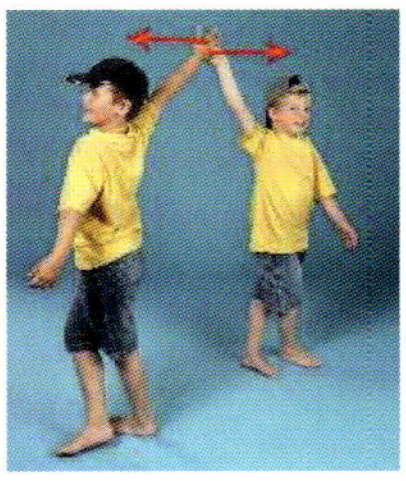
im Wohn-mobil	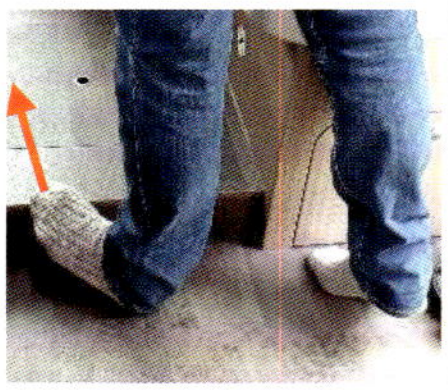	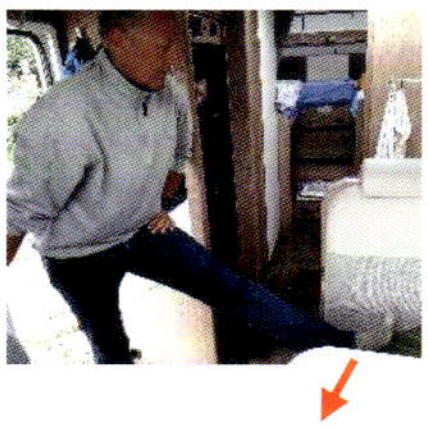	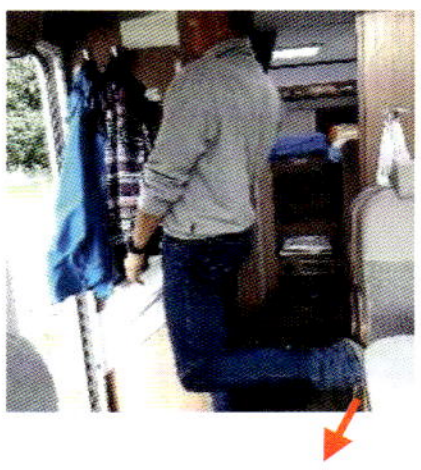	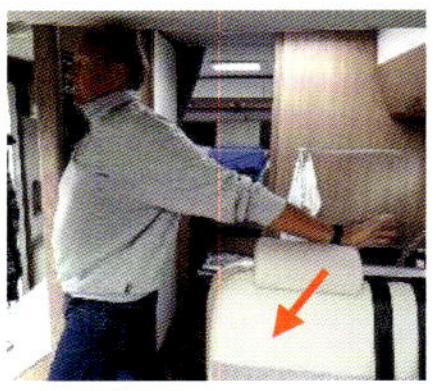	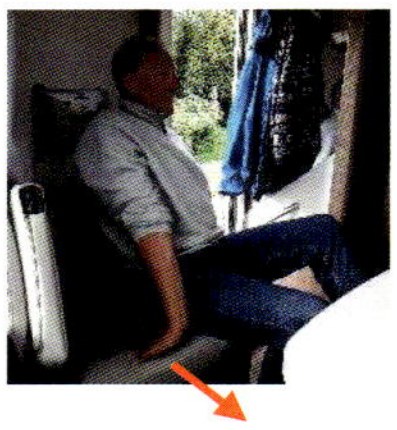
am Wohn-mobil	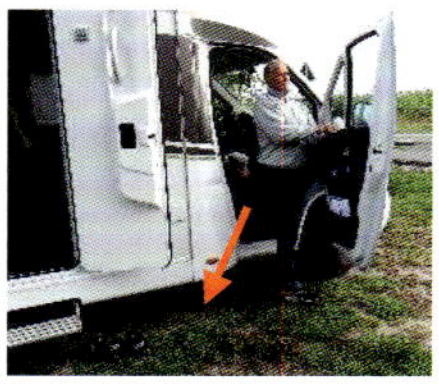	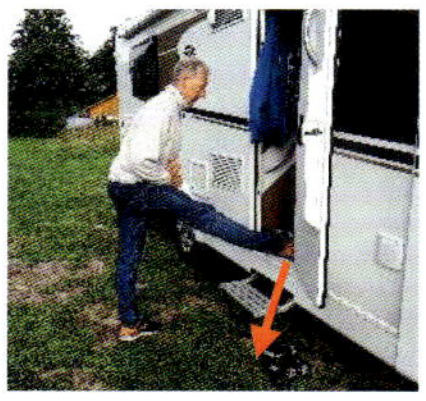	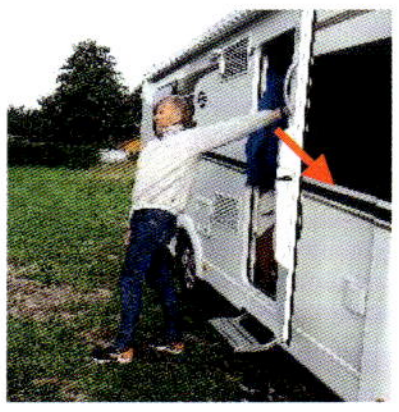	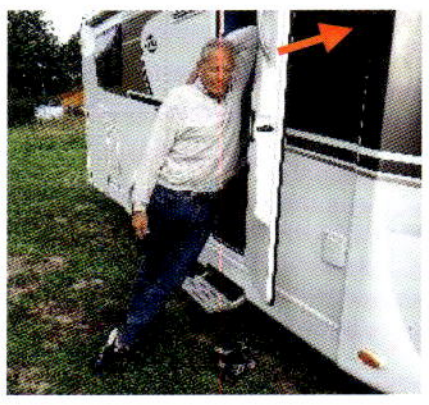	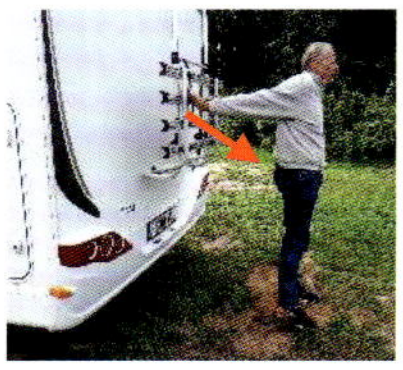
Skifahren	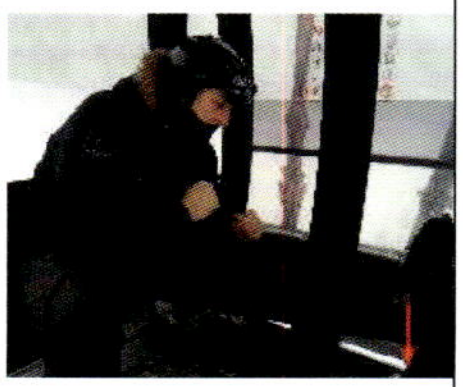	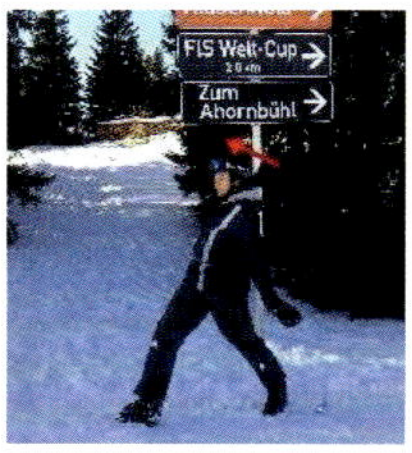	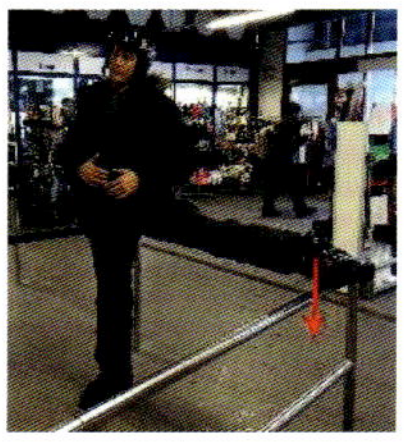	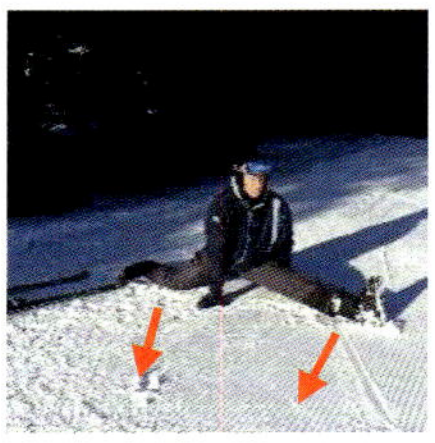	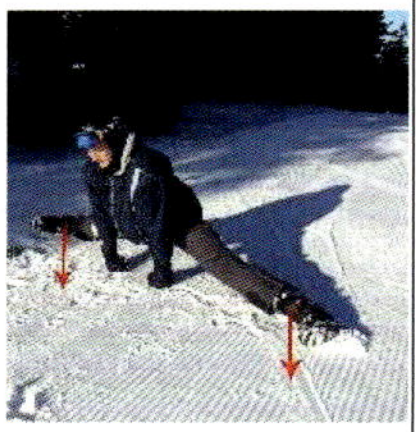

Roll- treppe	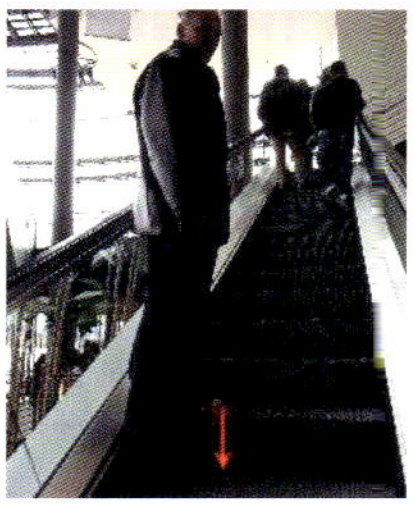	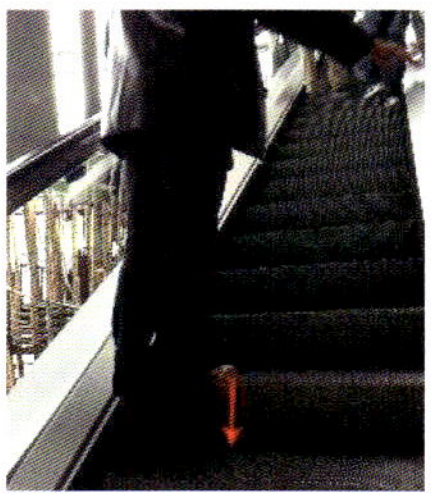	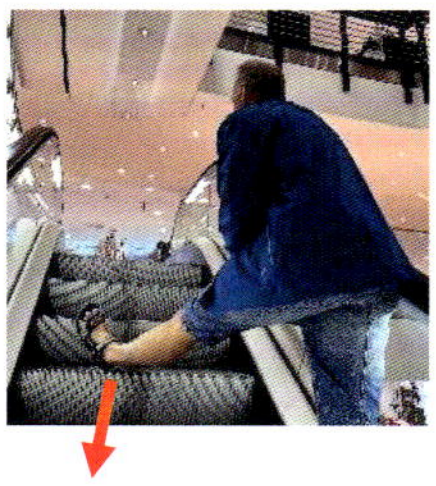	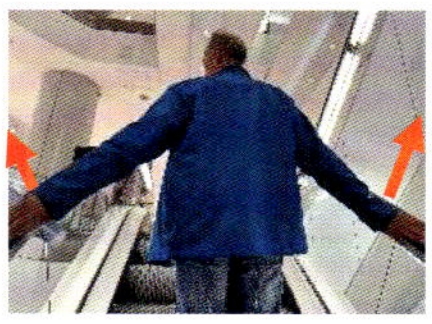	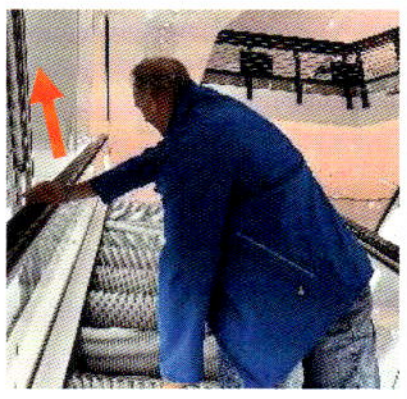
Im Wald	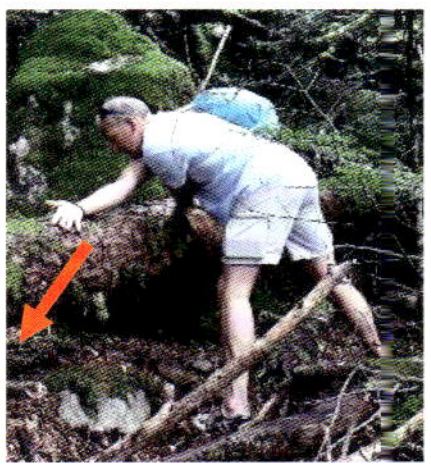	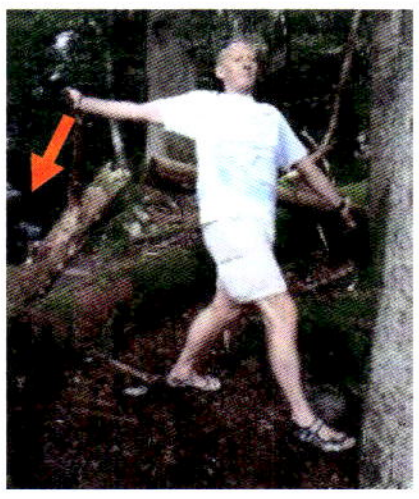	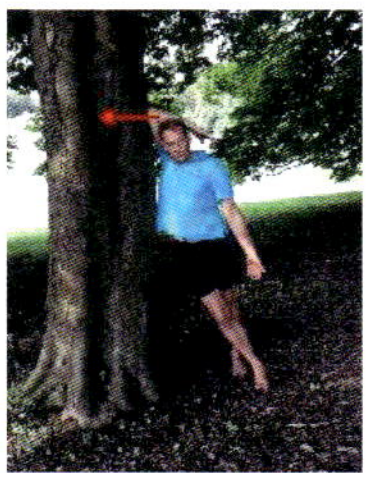	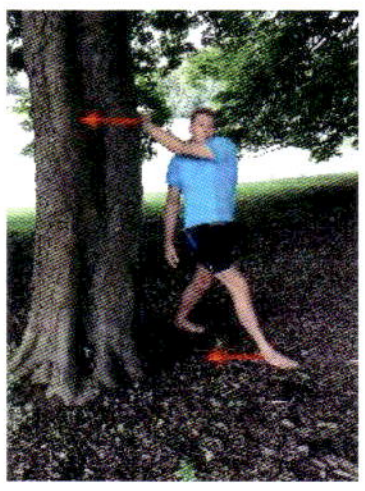	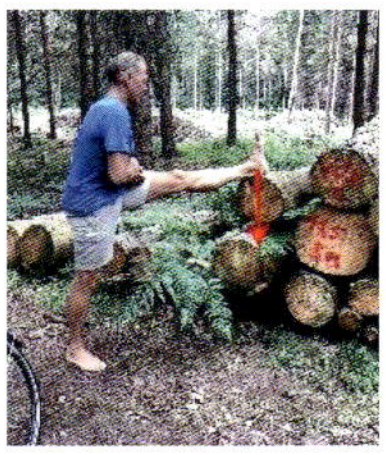
Golfplatz	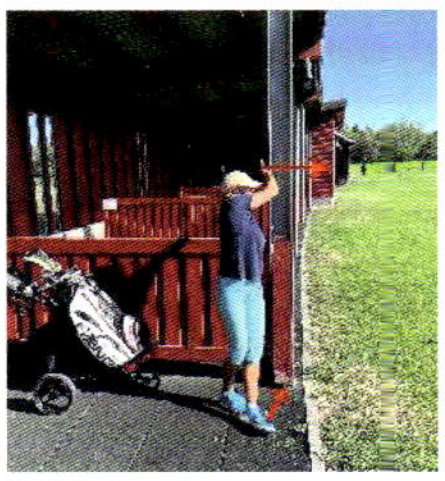	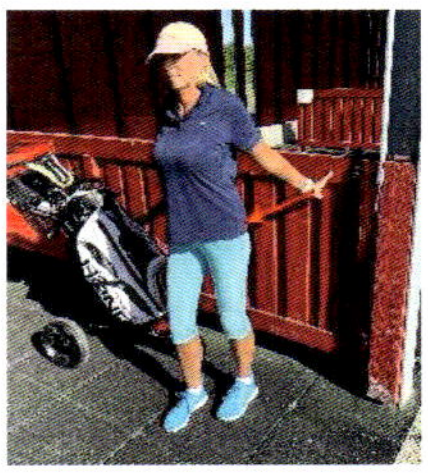	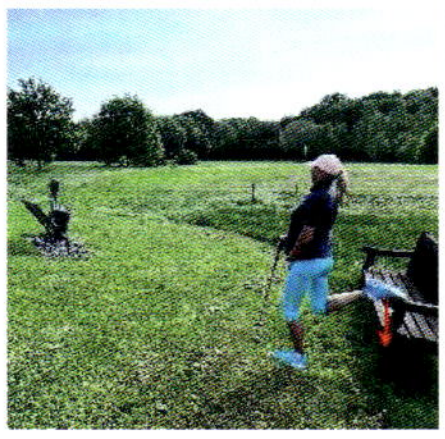	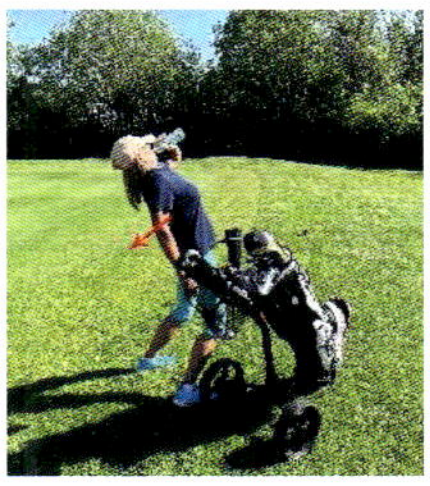	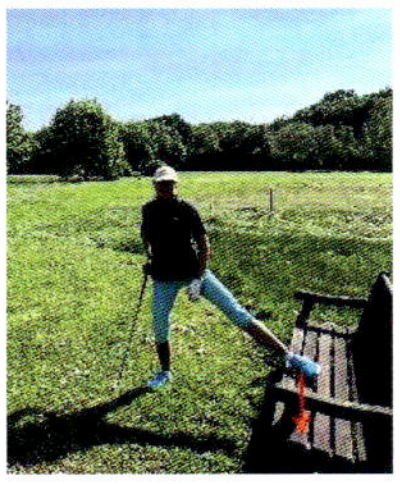
Zugfahrt Busfahrt	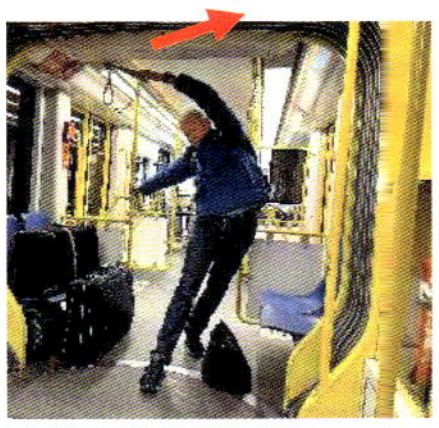	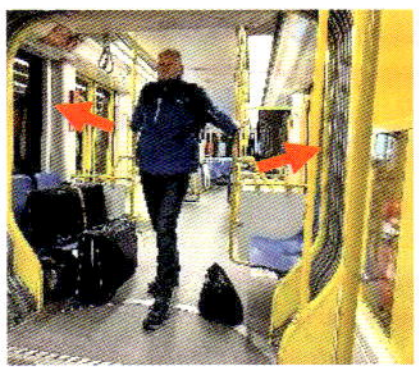	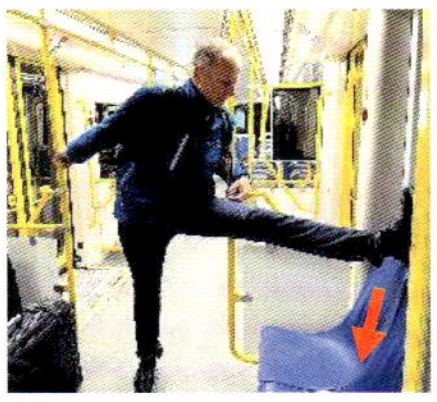	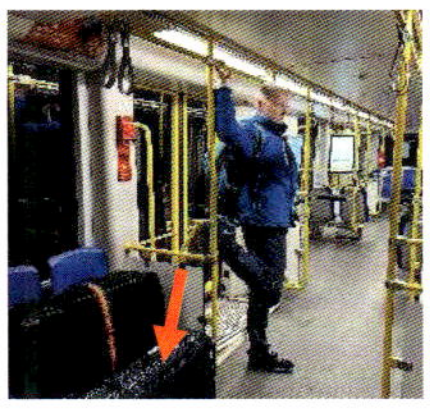	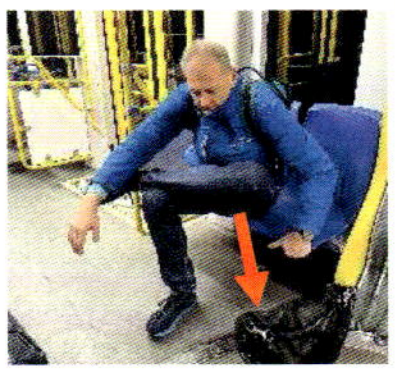
Tennis	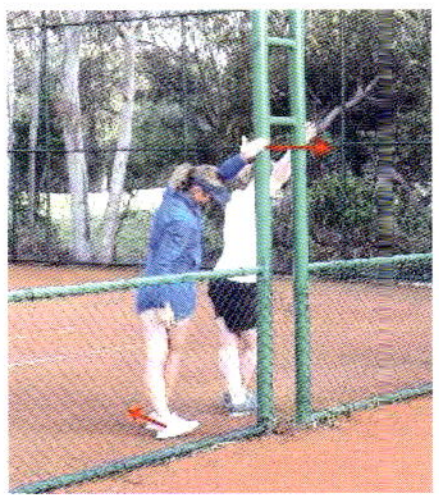	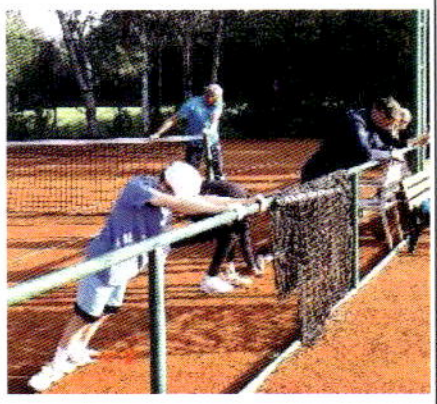	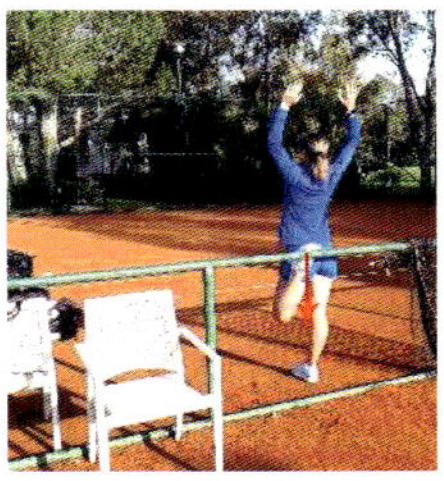	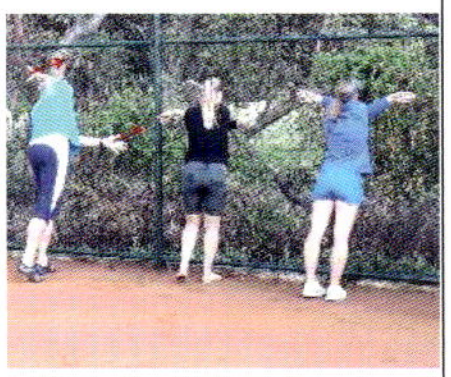	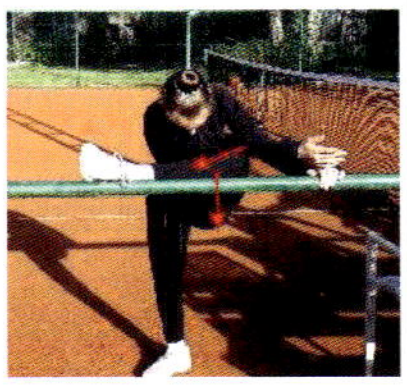
Wasch- maschine	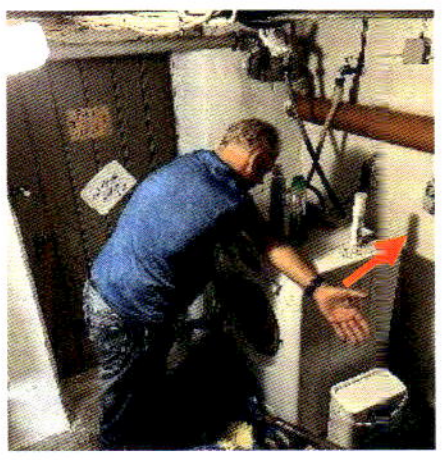	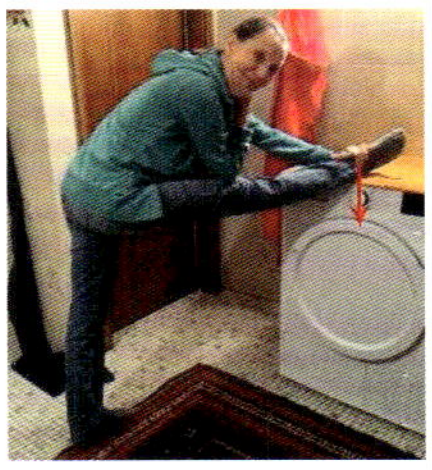	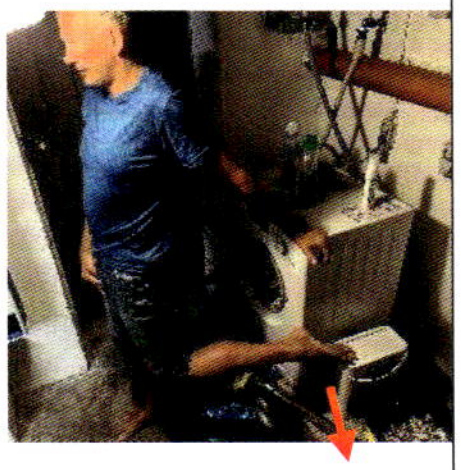	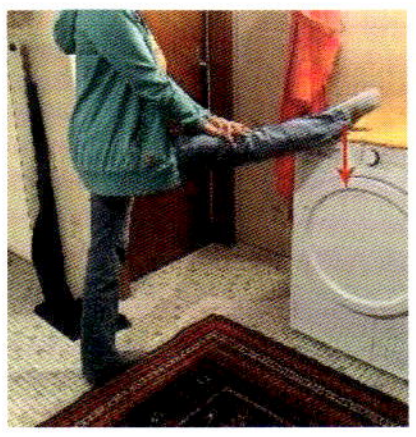	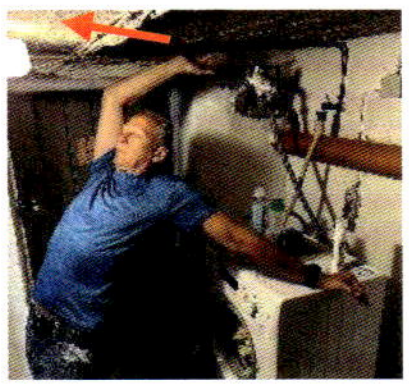

Im Pool	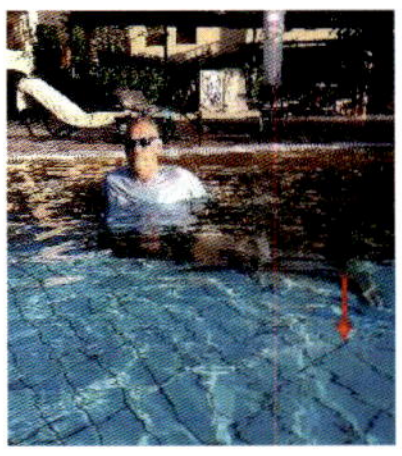	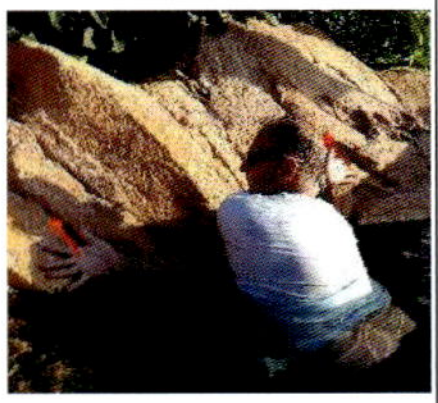	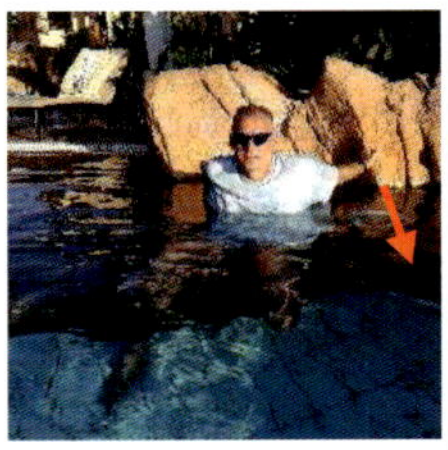	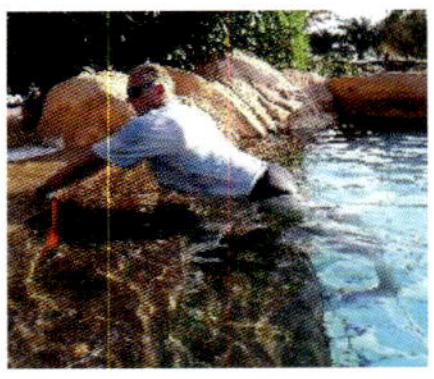	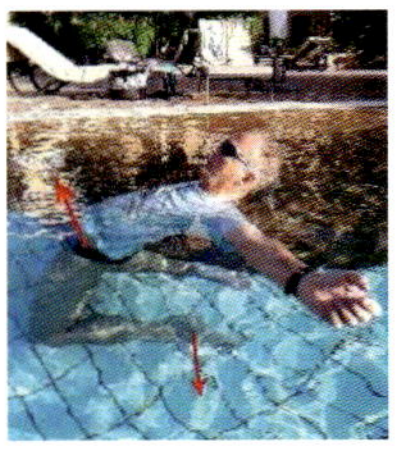
Spielplatz	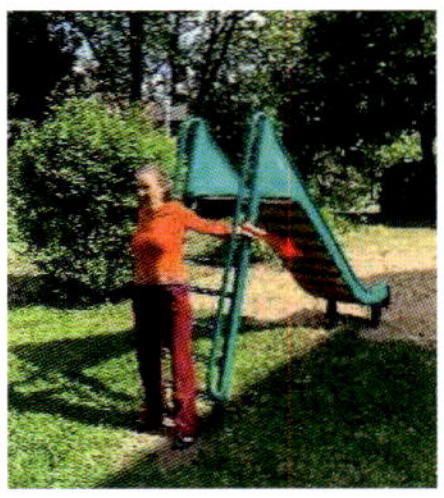	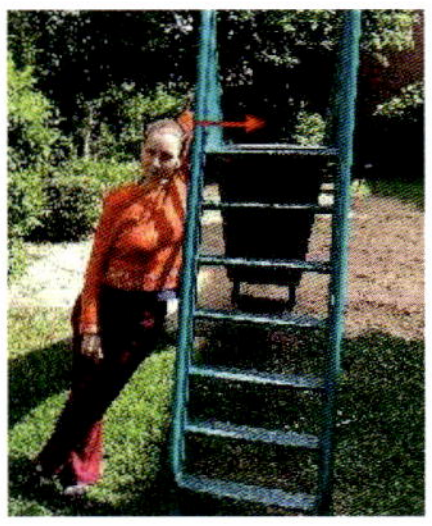	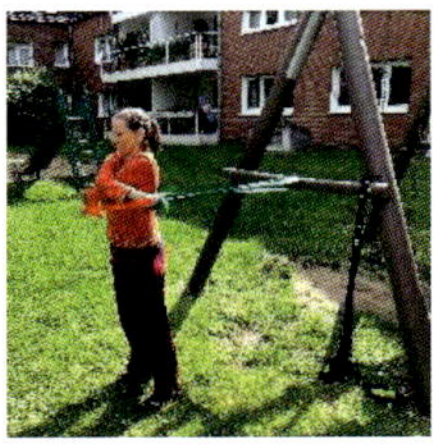	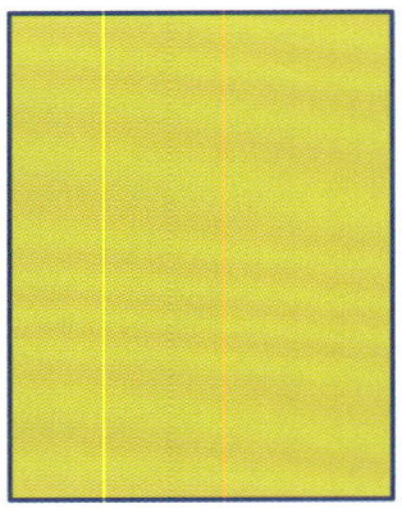	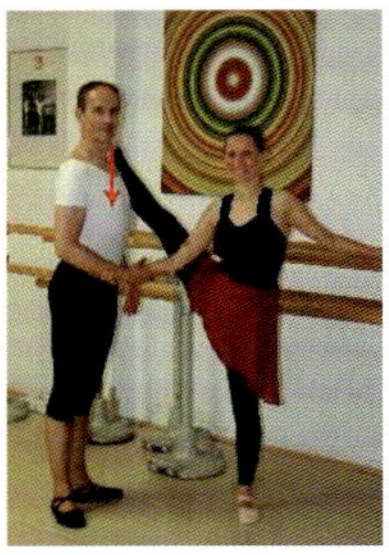
Schule: Klassen-zimmer	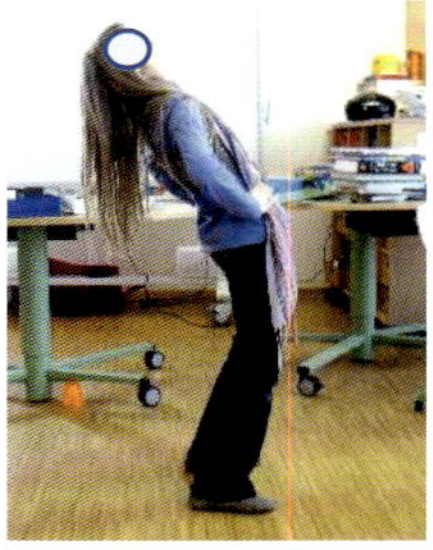	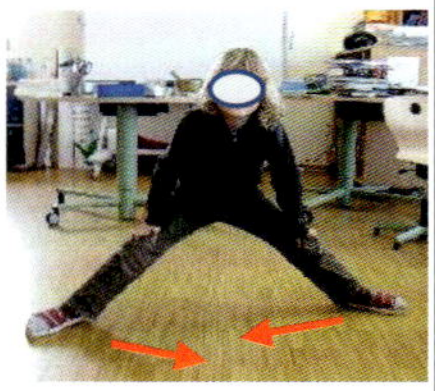	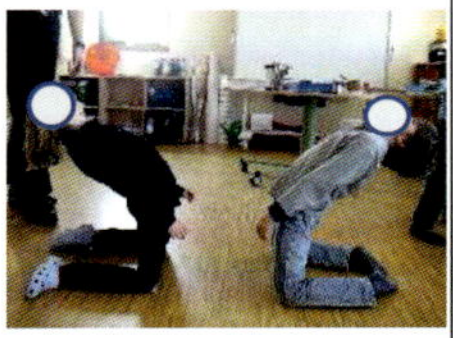	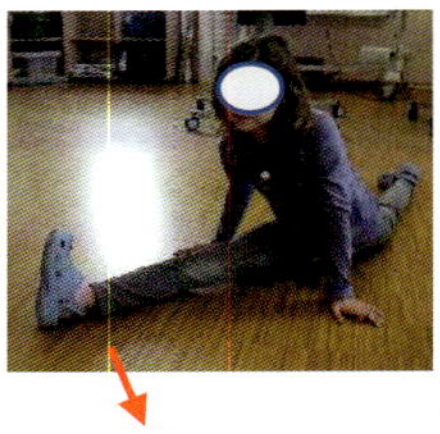	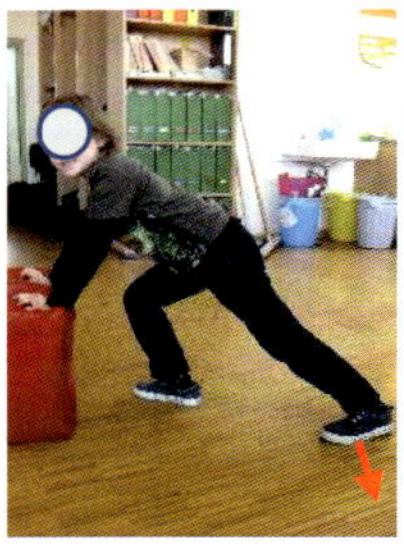
Sport-halle	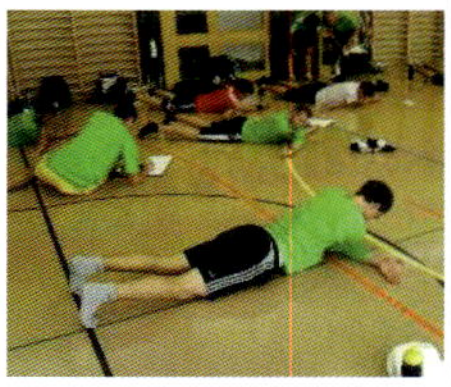	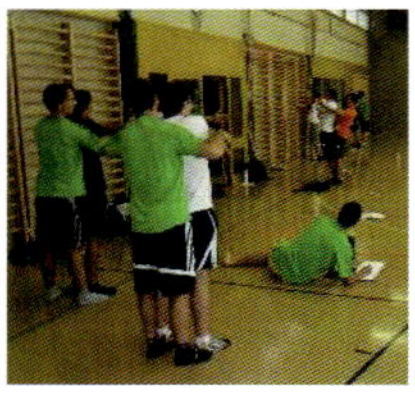	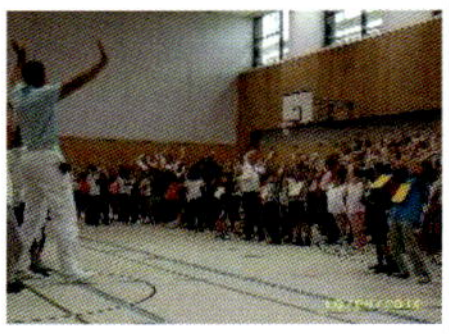	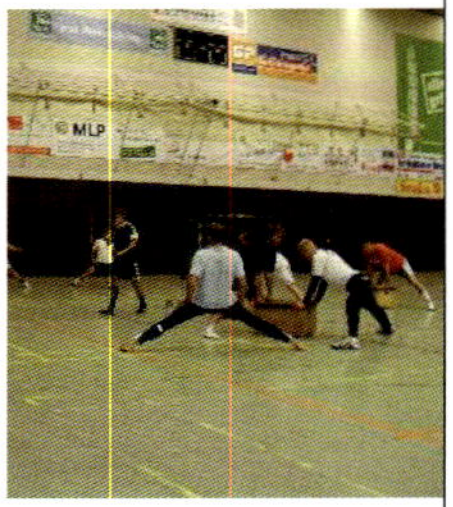	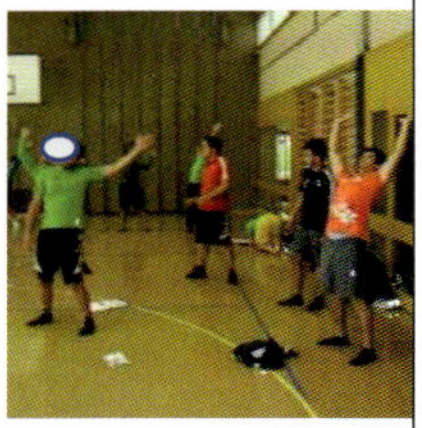
Garten-arbeit	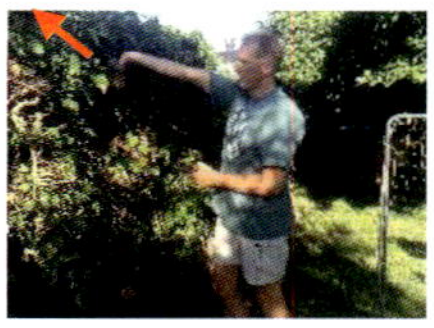	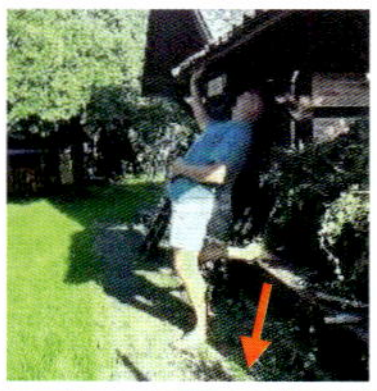	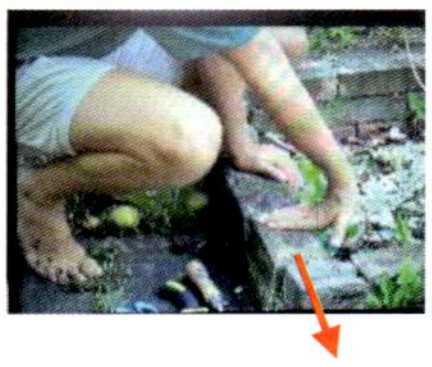	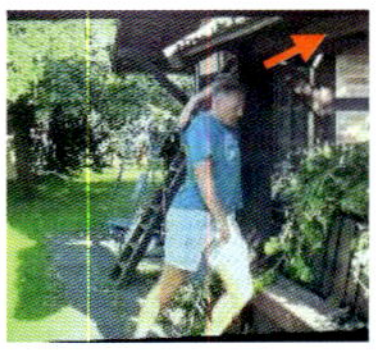	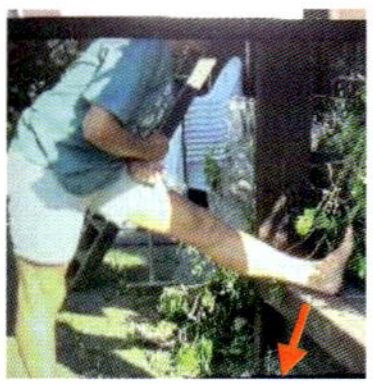
Hausflur	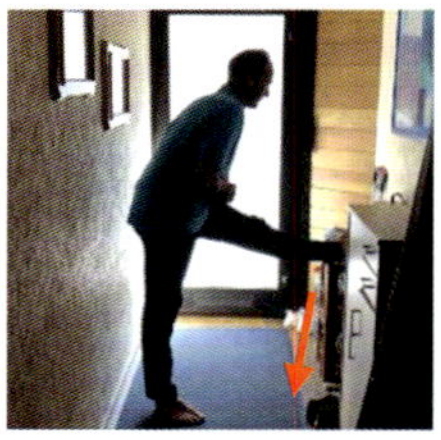	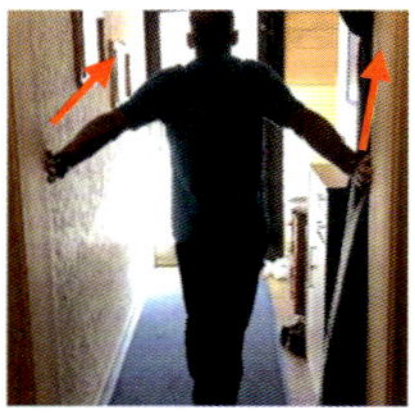	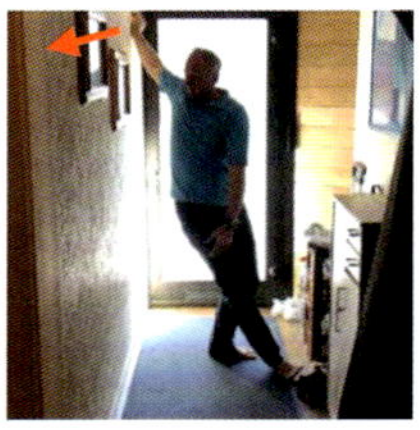	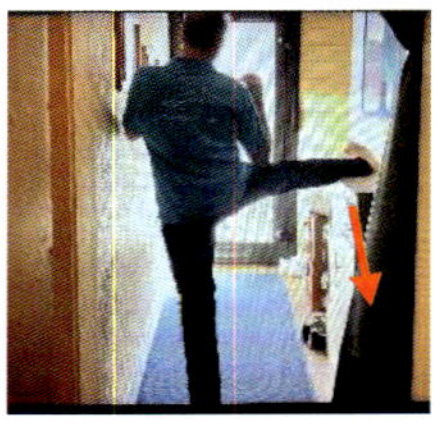	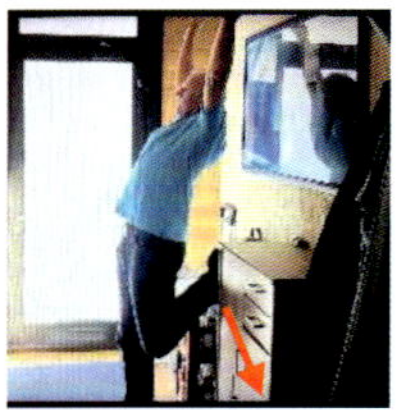

Putzen	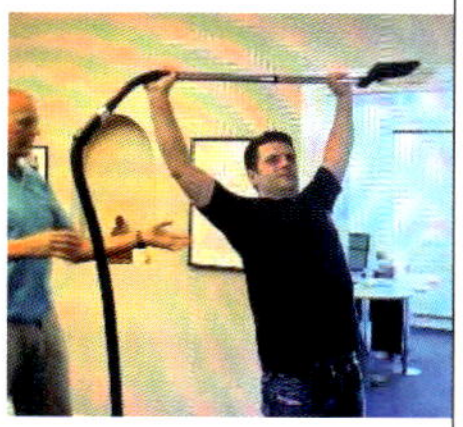	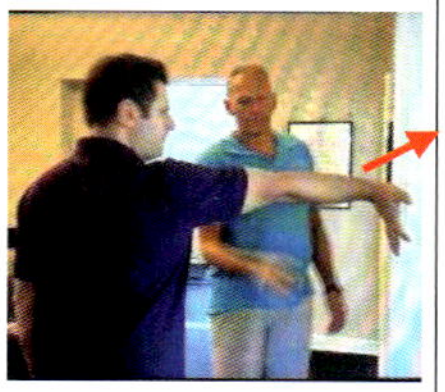	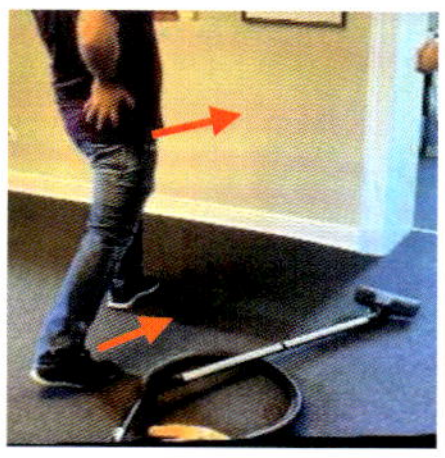	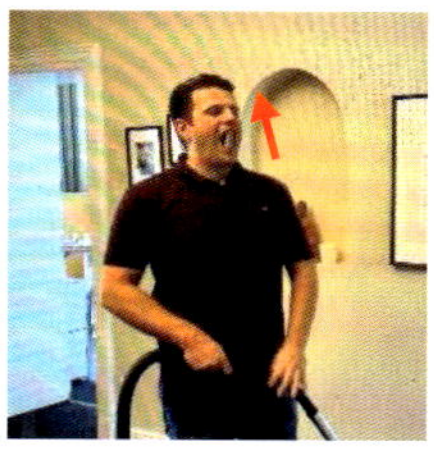	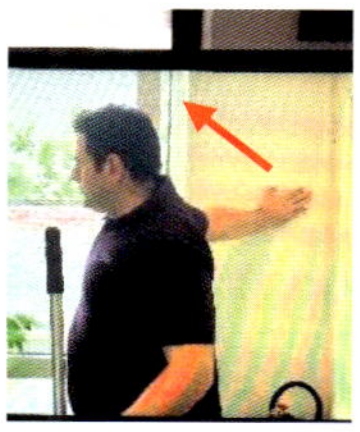

Nun sollte die Idee des DehnKraft2go®-Trainings klar geworden sein. Es geht nicht mehr um ein wildes, ständig wieder neu aufgewärmtes Muskeltraining in ständig neuen, funktionelleren und moderneren Variationen. Sondern um ein sich über die Jahre steigerndes und konsequentes Anwenden der immer gleichen Übungen, auf Kraft und Länge der Muskulatur gleichzeitig. Da viele die Bewegungsrichtungen aus dem Stretching oder Yoga schon kennen, braucht man sich nicht viele neue Übungen merken. Viel Erfolg damit.

Tabellen zur 5-Stufen Eigenbehandlung für zuhause und unterwegs

Hier habt Ihr die Möglichkeit, Euch selbst einen angepassten Behandlungsplan für zuhause mithilfe der „Top 10 Listen" Tabellen zu erstellen. Die Tage Nummer 1 - 10 auf den DehnKraft2go® Übungsplan abstreichen, wenn Ihr sie gemacht habt. Ihr braucht im Durchschnitt 66 Tage Disziplin[379], dann ist es eine Angewohnheit geworden. Viel Erfolg dabei.

Entweder könnt Ihr diese Listen auf den nächsten Seiten aus diesem Buch kopieren oder sie stehen Euch zum Download auf der Website bereit[380].

Es erspart Euch viel Zeit, wenn man sich nicht jede Übung immer wieder neu überlegen muss. Allerdings kann es sein, dass Ihr mit der Zeit die Steigerungen suchen müsst, wenn sich die Muskeln an die Trainingsstufe gewöhnt haben.

---

[379] Keller, 2020, THE ONE THING, S.66 oder https://benjaminseuss.de/the-one-thing-zusammenfassung/ : Beim Antrainieren von Gewohnheiten sollte man nicht zu schnell aufgaben, es dauert zwischen 16 und 250 Tagen, bis eine Tätigkeit zur Gewohnheit wird. Je öfter man eine Tätigkeit macht, desto leichter fällt es einem und desto weniger Disziplin muss man aufwenden, um damit anzufangen. Kernpunkte:
Man muss kein disziplinierter Mensch sein, um erfolgreich zu sein. Entwickle mit selektiver Disziplin gute Gewohnheiten.
Nur auf eine Gewohnheit konzentrieren. → Disziplin eine neue Gewohnheit, aber nicht mehrere!
Erfolgreiche Menschen sind keine Übermenschen, sie haben nur Disziplin geübt, um einige entscheidende Gewohnheiten herauszufinden.
Gewohnheiten brauchen Zeit! Übe Disziplin, bis es zur Gewohnheit wird. Nach 66 Tagen im Durchschnitt, kannst du weiter aufbauen oder dir die nächste positive Gewohnheit aneignen.
Leistung ist bei einer Gewohnheit keine Anstrengung, sondern eine bestimmte Tätigkeit, die schon zum Leben gehört, die keine Kraft mehr für Disziplin braucht.

[380] Auf der Website www.muskel-gesundheit.de, in den einzelnen Podcast Episoden in der Transkription zu finden.

Top 10 Liste (+1), Anfänger-Übungen

	DehnKraft2go®-Übungen für Anfänger	Beschreibung: 2-3 Atemzüge	Tag 1	Tag 2	Tag 3	Tag 4	Tag 5	Tag 6	Tag 7	Tag 8	Tag 9	Tag 10
1	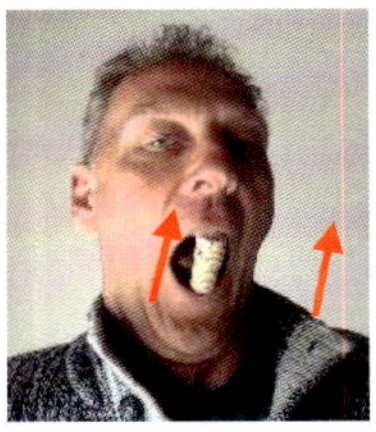	Leicht zubeißen										
2	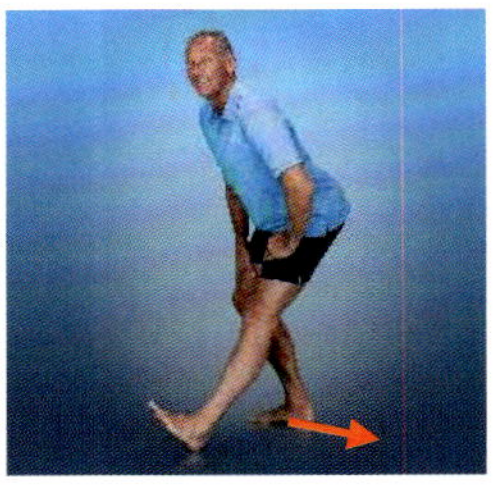	Bein nach hinten und unten drücken, ohne zu bewegen!										
3	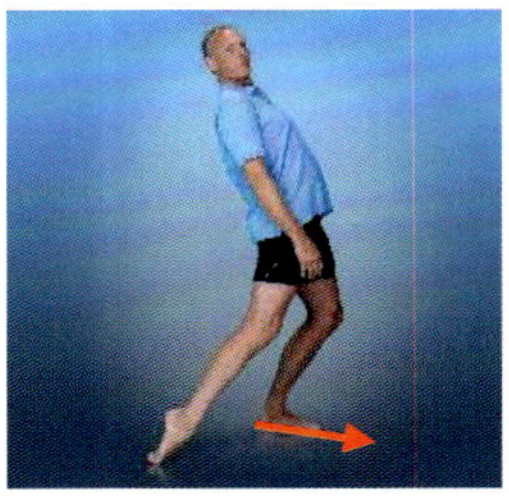	Bein nach vorne und unten drücken, ohne zu bewegen!										
4	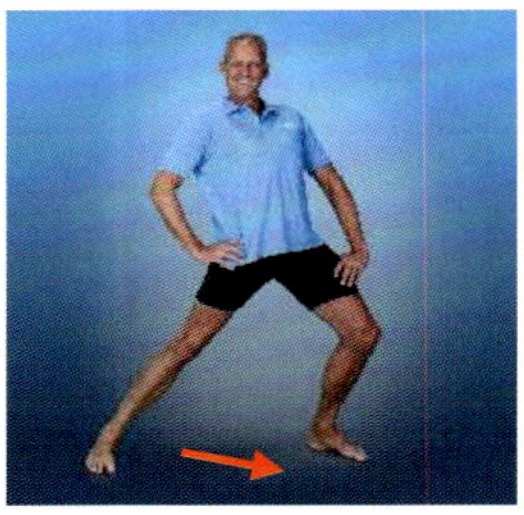	Bein nach innen und unten drücken, ohne zu bewegen!										
5	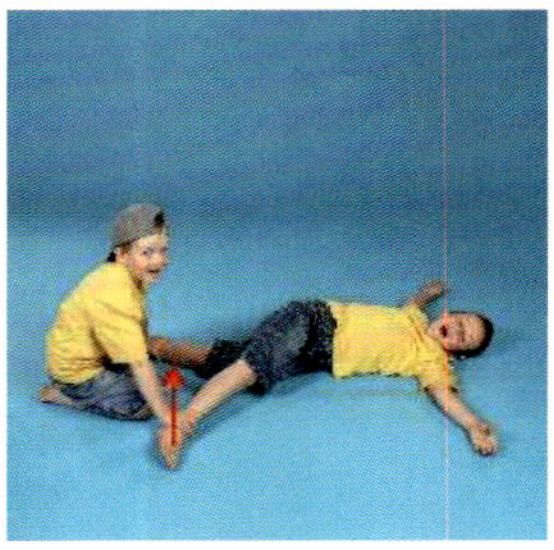	Bein nach oben drücken, ohne zu bewegen!										

6	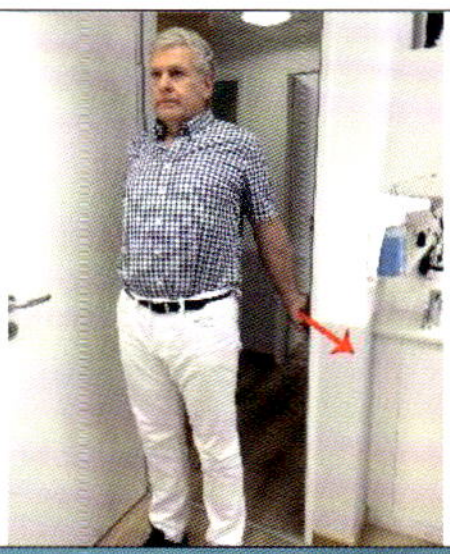	Arme nach vorne drücken, ohne zu bewegen!										
7	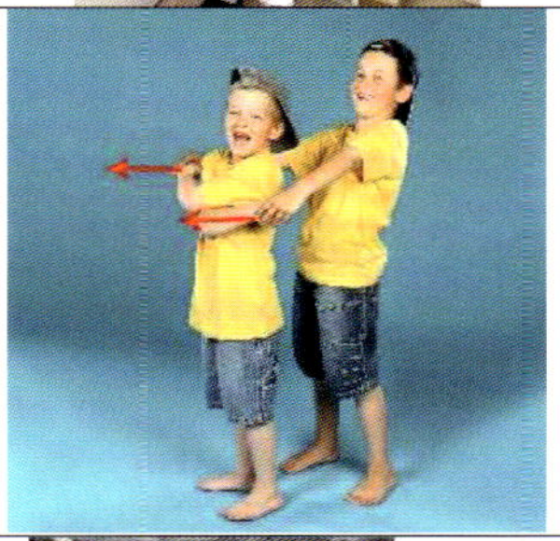	Arme nach vorne drücken, ohne zu bewegen!										
8	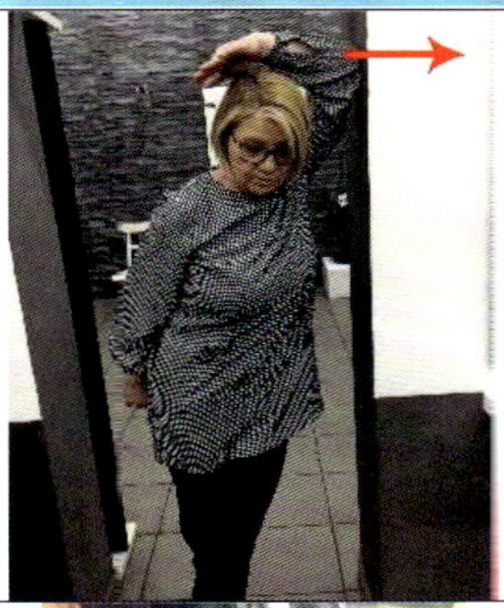	Arm nach außen drücken, ohne zu bewegen!										
9	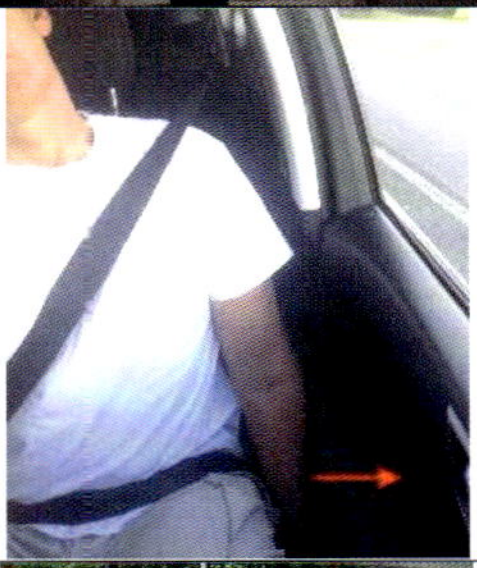	Arm nach außen drücken, ohne zu bewegen!										
10	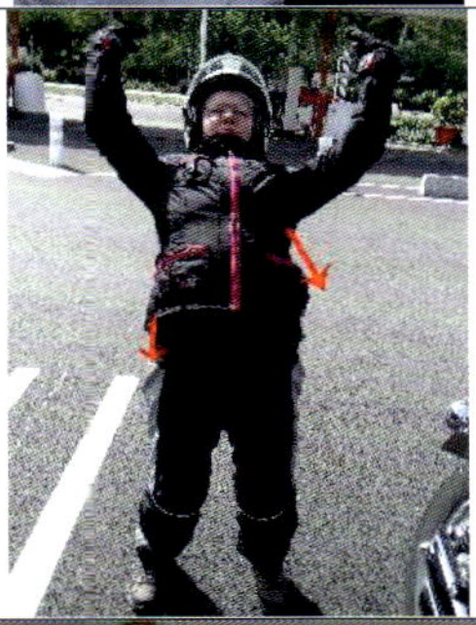	Oberkörper leicht zurücklegen. 2-3 Atemzüge halten.										
11	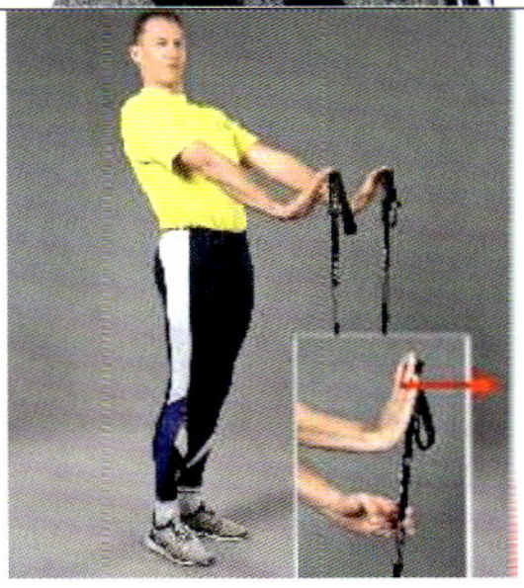	Finger nach vorne drücken, ohne zu bewegen!										

Top 10 Liste (+1), Fortgeschrittene-Übungen

	DehnKraft2go®-Übungen für Fortgeschrittene	Beschreibung: 2-3 Atemzüge	Tag 1	Tag 2	Tag 3	Tag 4	Tag 5	Tag 6	Tag 7	Tag 8	Tag 9	Tag 10
1	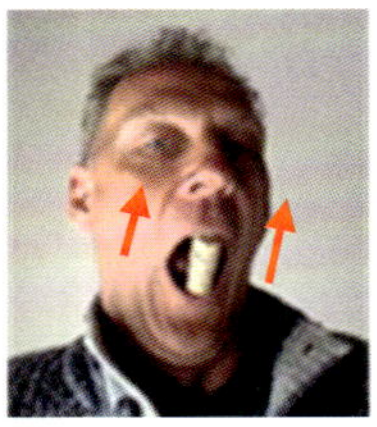	Etwas kräftiger zubeißen										
2	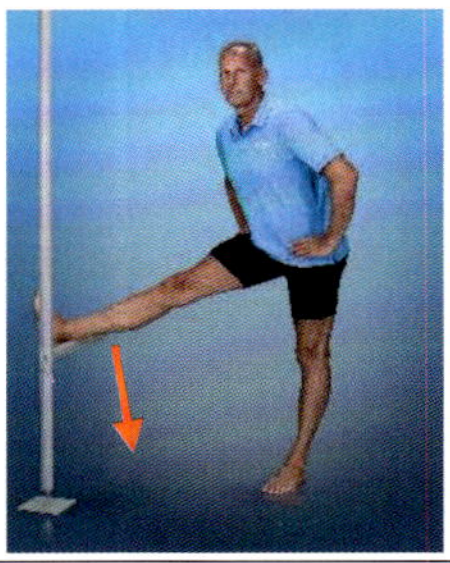	Bein nach hinten und unten drücken, ohne zu bewegen!										
3	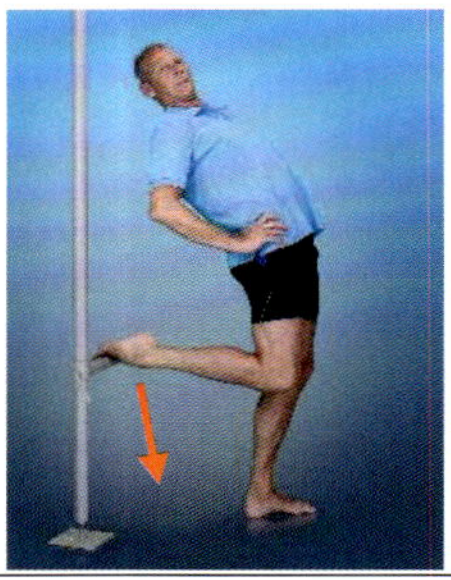	Bein nach vorne und unten drücken, ohne zu bewegen!										
4	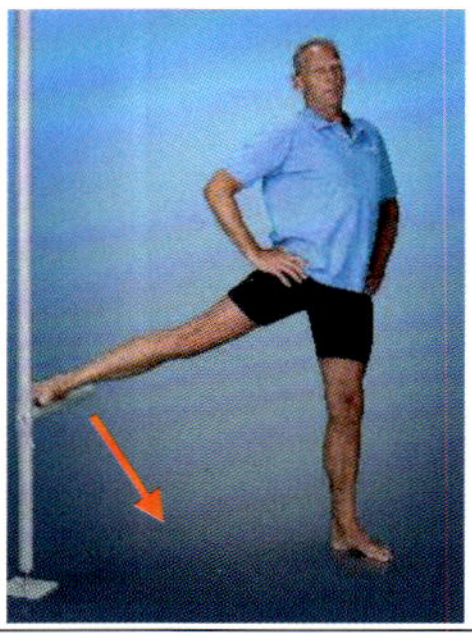	Bein nach innen und unten drücken, ohne zu bewegen!										
5	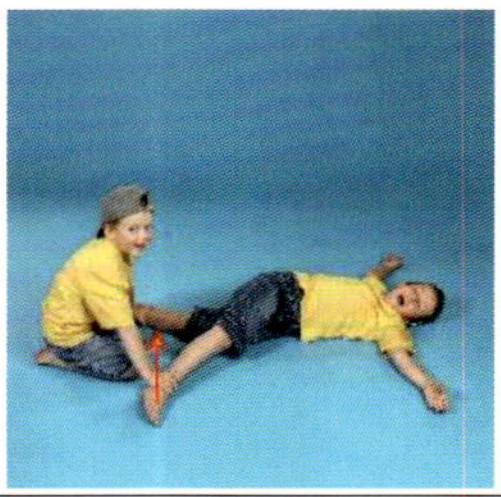	Bein nach oben drücken, ohne zu bewegen!										

6	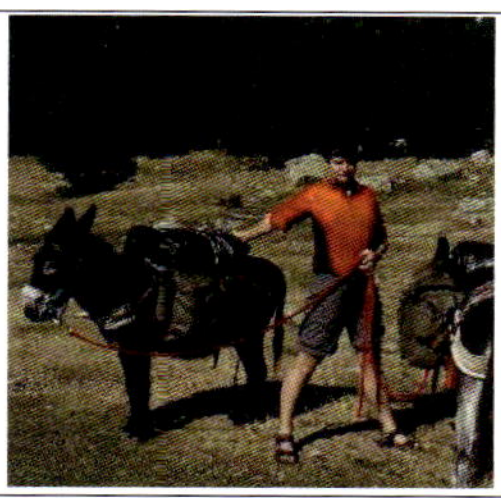	Arm nach vorne drücken, ohne zu bewegen!										
7	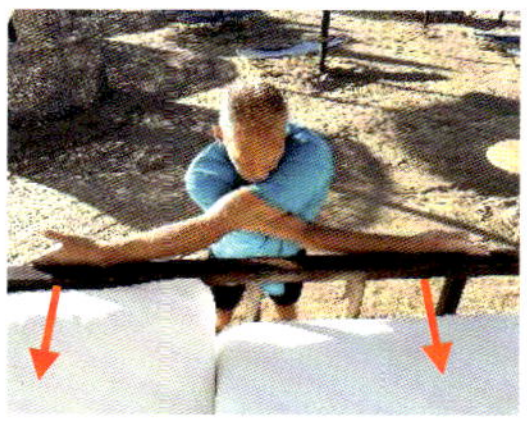	Arme nach vorne drücken, ohne zu bewegen!										
8	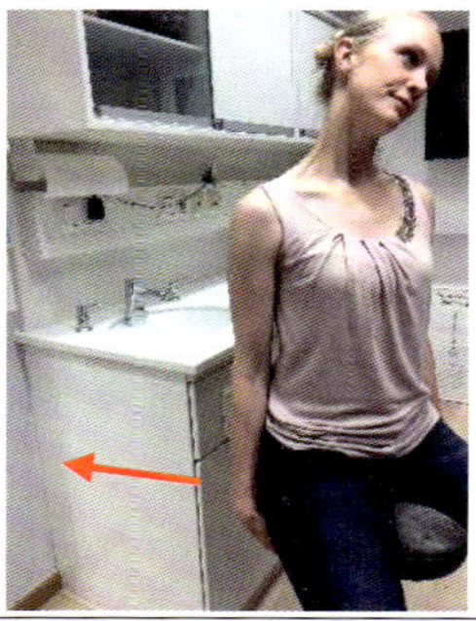	Arm nach außen drücken und oben ziehen ohne zu bewegen!										
9	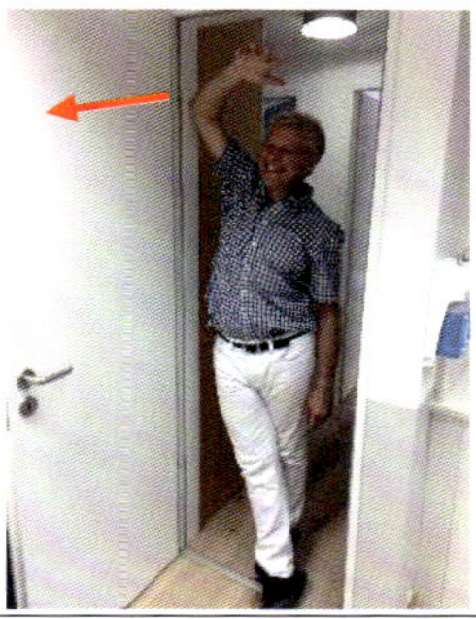	Arm nach außen drücken, ohne zu bewegen!										
10	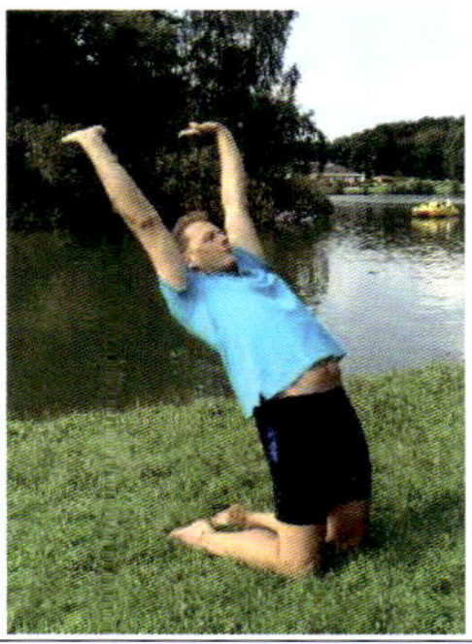	Oberkörper leicht zurücklegen. 2-3 Atemzüge halten.										
11	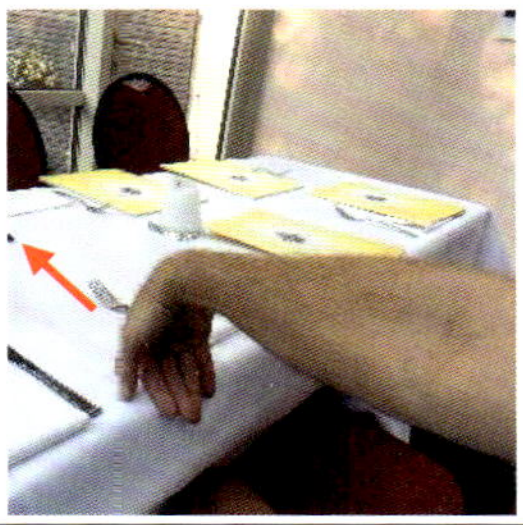	Finger nach vorne drücken, ohne zu bewegen!										

Top 10 Liste (+1), Könner/-in-Übungen

	***DehnKraft2go®*-** Übungen für Könner/-innen	Beschreibung: 2-3 Atemzüge	Tag 1	Tag 2	Tag 3	Tag 4	Tag 5	Tag 6	Tag 7	Tag 8	Tag 9	Tag 10
1	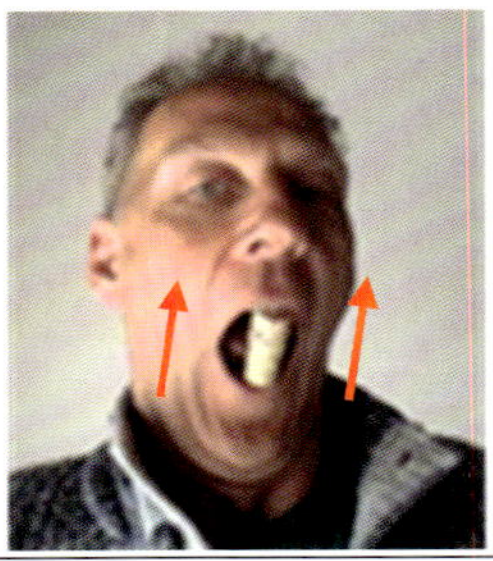	Fest zubeißen										
2	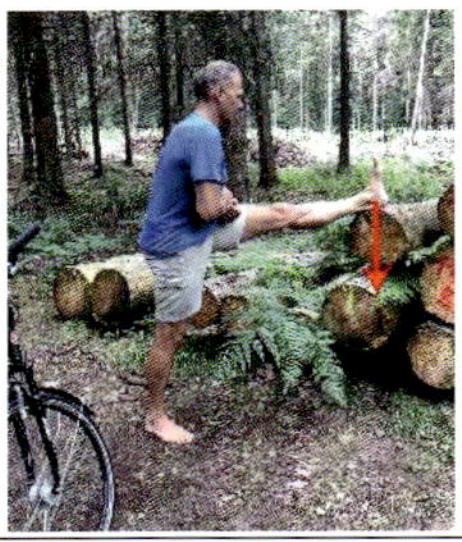	Bein nach unten drücken, ohne zu bewegen!										
3	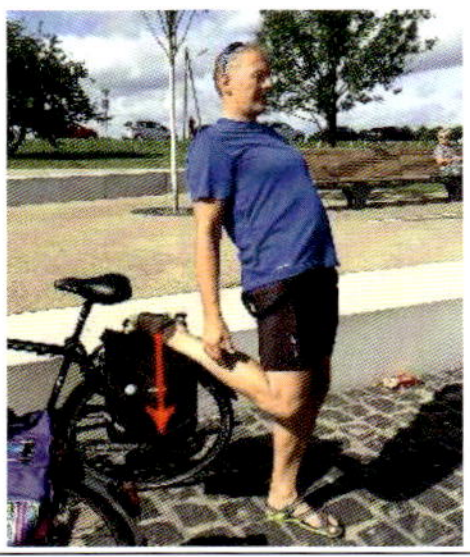	Bein nach vorne und unten drücken, ohne zu bewegen!										
4	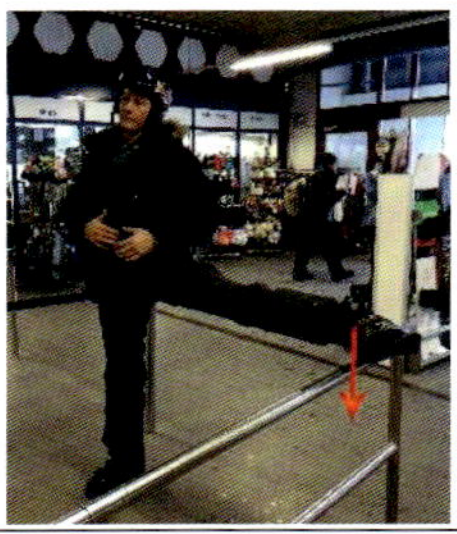	Bein nach innen und unten drücken, ohne zu bewegen!										
5	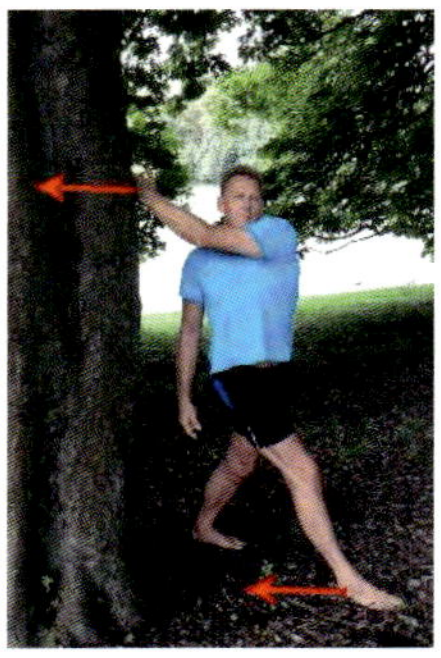	Bein nach außen drücken, ohne zu bewegen!										

6	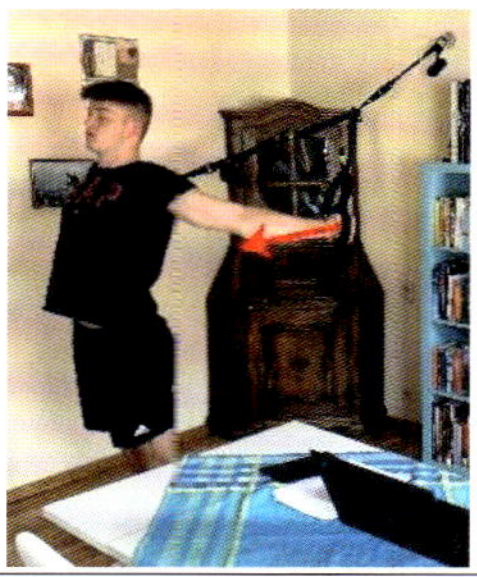	Arme nach vorne drücken, ohne zu bewegen!										
7	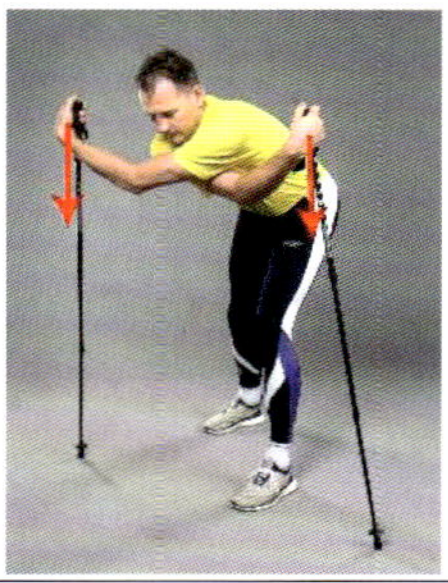	Arme nach vorne drücken, ohne zu bewegen!										
8	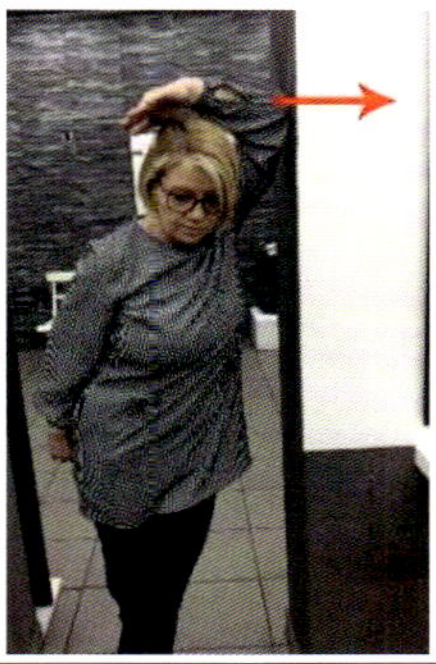	Arm nach außen drücken, ohne zu bewegen!										
9	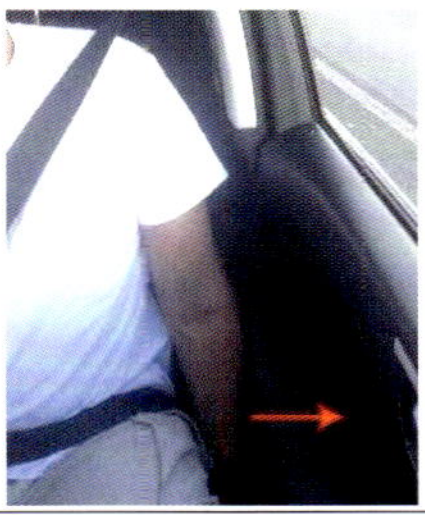	Arm nach außen drücken, ohne zu bewegen!										
10	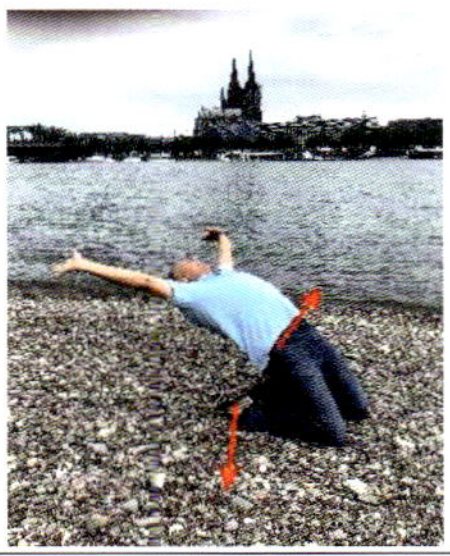	Oberkörper zurücklegen										
11	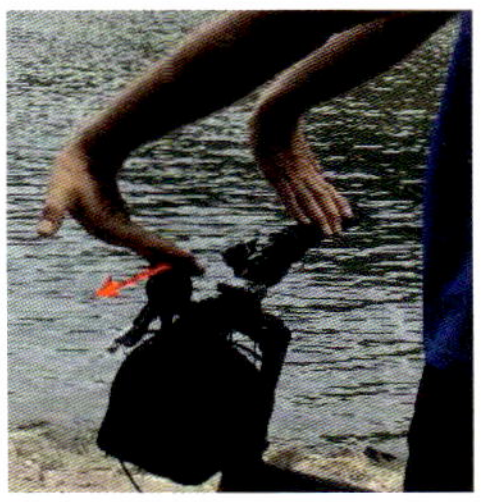	Finger nach vorne drücken										

Top 10 Liste (+2), Profi-Übungen

	DehnKraft2go®-Übungen für Profiniveau	Beschreibung: 2-3 Atemzüge	Tag 1	Tag 2	Tag 3	Tag 4	Tag 5	Tag 6	Tag 7	Tag 8	Tag 9	Tag 10
1	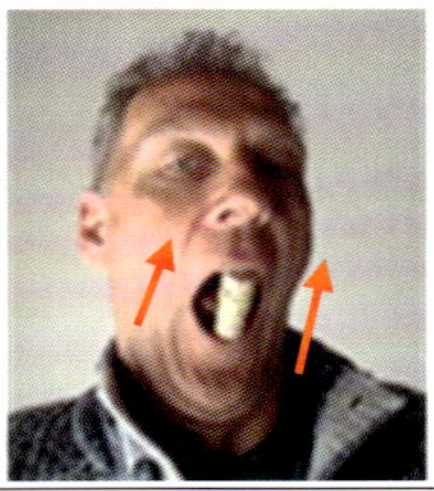	Fest zubeißen										
2	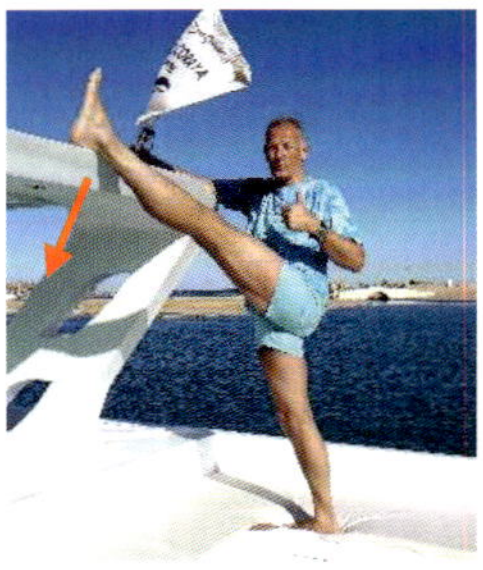	Bein nach unten drücken, ohne zu bewegen!										
3	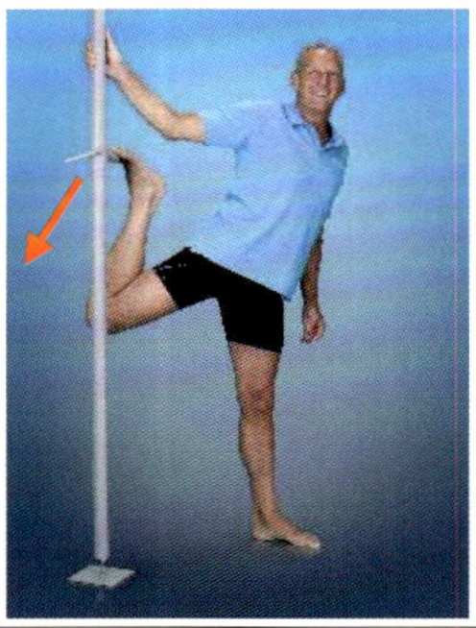	Bein nach unten drücken, ohne zu bewegen!										
4	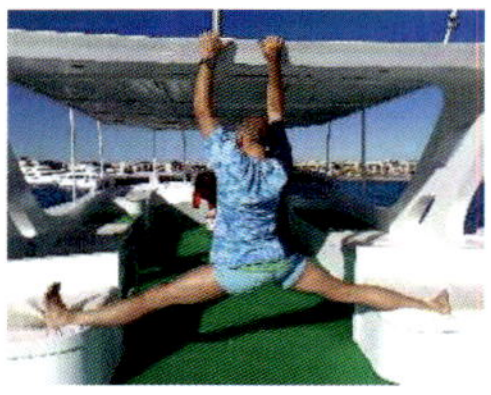	Beine nach unten drücken, ohne zu bewegen!										
5	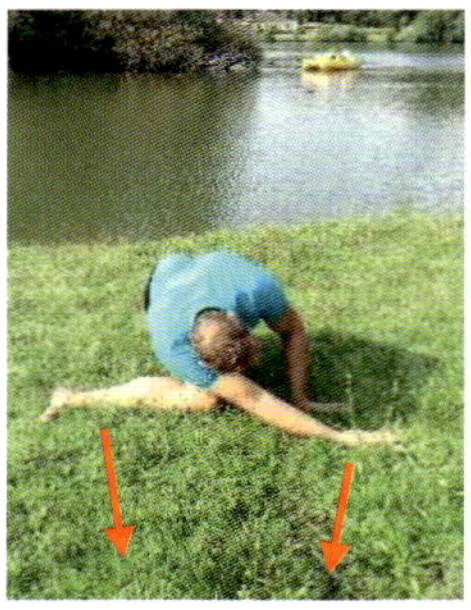	Knie und Hand nach unten drücken, ohne zu bewegen!										

6	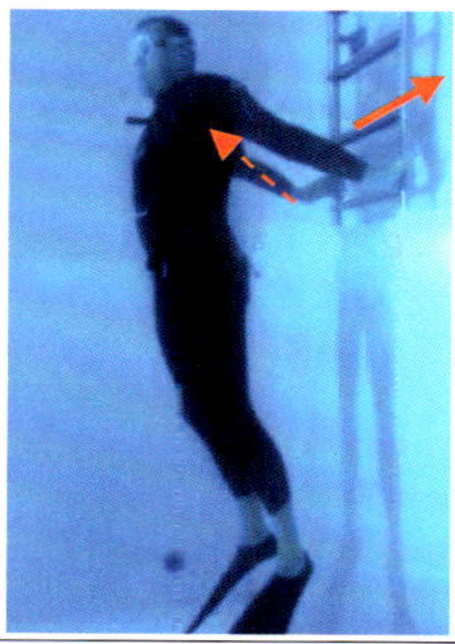	Arme nach vorne drücken, ohne zu bewegen!										
7	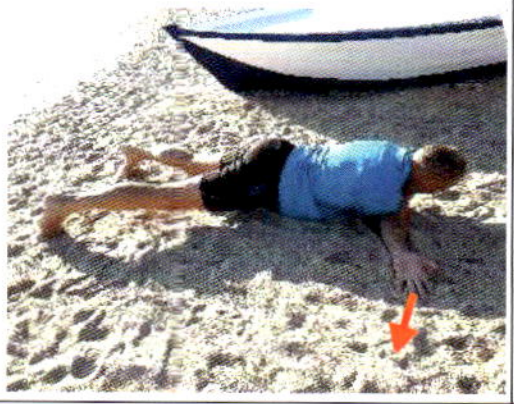	Arme nach vorne drücken, ohne zu bewegen!										
8	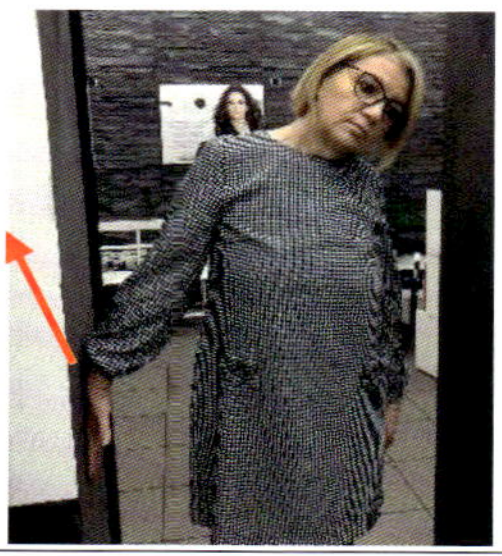	Arm nach außen drücken, ohne zu bewegen!										
9	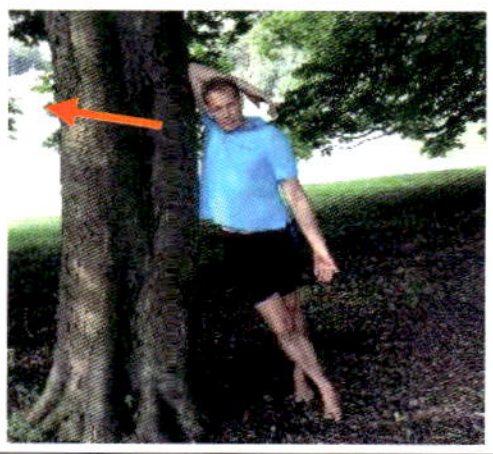	Arm nach außen drücken, ohne zu bewegen!										
10	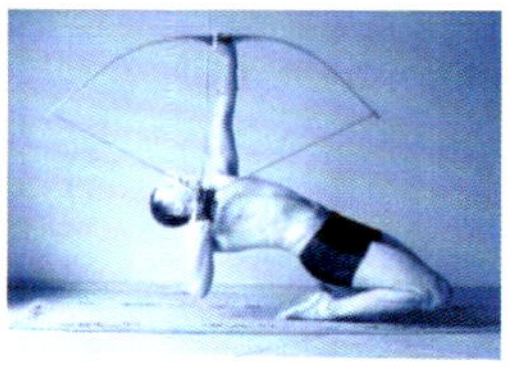	Oberkörper weit zurücklegen. 2-3 Atemzüge halten.										
11	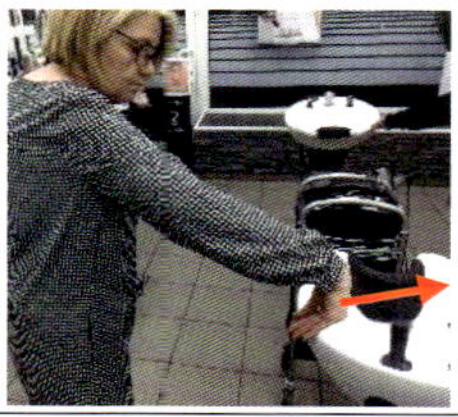	Finger nach vorne drücken, ohne zu bewegen!										
12	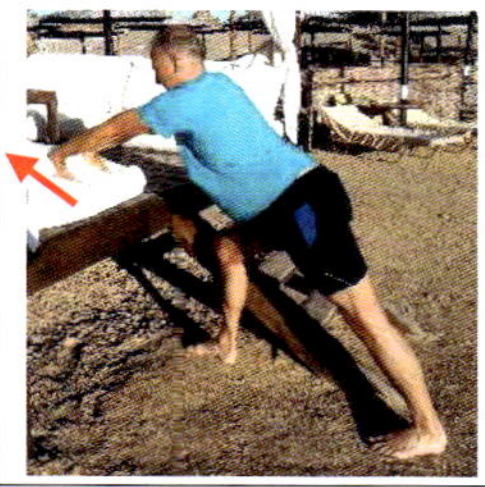	Finger nach vorne drücken, ohne zu bewegen!										

2.6.7 Atemtechnik für das DehnKraft2go® Training

Die Kontrolle der Atmung hilft beim Training der DehnKraft2go®, um ein Ziehen im Muskel oder den Schmerz zu verarbeiten!
Wenn sich jemand an einem Gegenstand stößt, holen wir automatisch tief Luft. Die Bewegungen der Atemmuskeln und Atemhilfsmuskeln[381] lindern die Schmerzen. Allerdings geschieht dies unbewusst, wir müssen darüber nicht nachdenken.

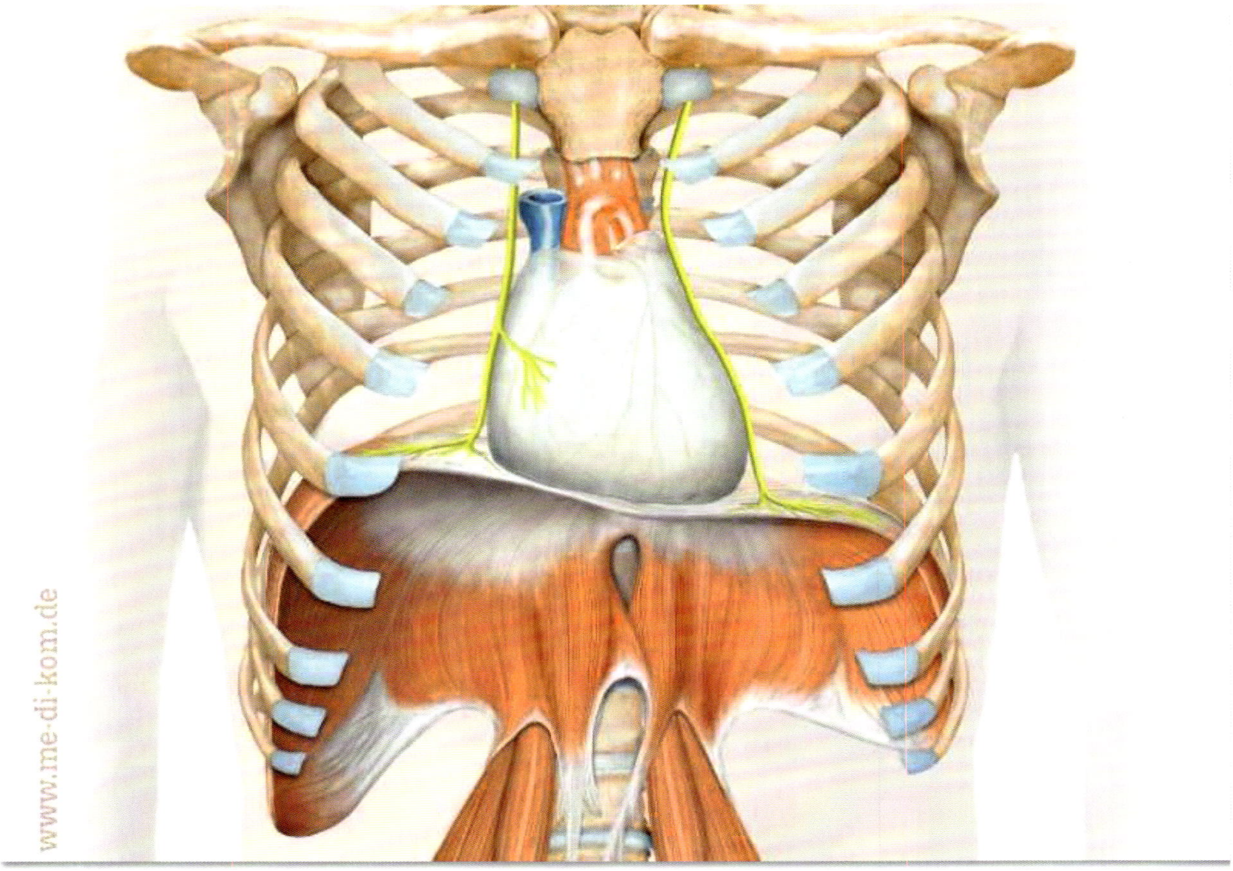

Bild: Haupt-Atemmuskel Zwerchfell: Blick von vorne in den Bauch.
Mit freundlicher Genehmigung: Dr. Dr. Damir del Monte, Encephalon Karlsruhe.

Das Zwerchfell liegt kuppelförmig quer in unserem Bauchraum (siehe Bild oben). Es hat mehrere Durchtrittsstellen für Gefäße. Es ist unser Atemmuskel Nummer eins. Direkt auf dem Zwerchfell ist das Herz fixiert. Das ist einer der Gründe, wieso tiefe Bauchatmung den Herzschlag beruhigen kann. Das Herz wird beim Einatmen mechanisch entlastet durch das Senken des Zwerchfells. Beim langen Ausatmen sinkt die Herzfrequenz ebenfalls ab.

---

[381] Prometheus 2005, Lernatlas der Anatomie, S.133 + 135.

In Ägypten traf ich 2013 meinen ersten Apnoe- oder Freediving[382]- (Tauchen ohne Tauchgerät) Tauchlehrer. Als ich in Sharm El Sheikh ankam, zeigte mir Marco Nones von der Tauchschule „Only One[383]" eine kurze Demonstration seiner Atemtechnik mit Pulsmesser am Finger. Er verblüffte mich sehr, da ich viel über Anatomie der Atmung und deren Physiologie gelernt hatte, praktisch so etwas aber noch nicht erlebt hatte. Der Pulsmesser zeigte einen Ruhepuls von 68 Herzschlägen pro Minute an. Nachdem er zweimal tief ein- und ausgeatmet hatte, sprang der Pulsmesser auf 48 Herzschläge pro Minute um.

»Leben mit Hirn«: Die eigenen Erzählungen: Wie wir unser Hirn verzaubern[384]

„In **Stress-Situationen** reagiert unser Gehirn mit einer von **drei Überlebens-strategien**: Angriff, Flucht oder Starre. Die Bereiche, die im Hirn für voraus-schauendes Denken, Impulskontrolle, aber auch für Empathie und Mitgefühl zu-ständig sind, werden »blockiert«. Wir verlieren unseren klaren Kopf. Was können wir tun, um in schwierigen Situationen trotzdem Zugang zu unseren höheren kognitiven Fähigkeiten zu behalten?" (...) Wenn die äußeren Impulse fehlen, haben wir wirksame Möglichkeiten, unseren inneren Zustand schnell und nachhaltig zu verändern. (...) Man kann die unmittelbaren Verbesserungen sogar neuronal messen. Der Philosoph und Neurowissenschaftler Anthony Jack (Case Western Reserve University, Cleveland) (...) hat 2012 eindrucksvoll gezeigt, wie sehr unsere Gedanken unsere neuronalen Aktivitätsmuster beeinflussen." (...)

Der aktivste linke PFC (präfrontale Cortex), den man wissenschaftlich jemals erfasst

hat, war von Matthieu Ricard, einem engen Vertrauten des Dalai Lama. Dieser Mönch hat viel Zeit seines Lebens eine besondere Form der Meditation praktiziert, die zu diesen bemerkenswerten Veränderungen in seinem Hirn geführt haben. (...) Einen recht aktiven ventromedialen PFC. Dieser Teil des Hirns ist bedeutsam für die Erzeugung eines sogenannten »safety signal«, eines Gefühls sozial-emotionaler Sicherheit. In weiteren Untersuchungen wäre auch sichtbar, dass Ihr para-sympathisches Nervensystem hochgefahren ist. Das ist der Teil des peripheren Nervensystems, der aktiv wird, wenn nach einer Anstrengung der Ruhezustand eintritt. Es verlangsamt Herzschlag und Atmung, erweitert die Blutgefäße und bringt die Verdauung in Gang." (...)

---

382 Quelle: https://free-diving.de/was-ist-freediving/, zuletzt besucht am 24.05.21. 16.05 Uhr. Freitauchen, auch Apnoetauchen genannt, ist die ursprünglichste Form des Tauchens: Schon die Menschen in der Steinzeit sammelten auf diese Weise Muscheln, Steine, Perlen und Schwämme. Oder sie erlegten bei der Speerjagd Fische. Mit der Zeit hat sich das Freitauchen weiterentwickelt, ist jedoch in Hinsicht auf die Forschung ein sehr junger Sport und das Wissen dazu wächst dementsprechend jeden Tag. Das heißt natürlich auch, dass man nie aufhört, Neues zu lernen. Im Wesentlichen beschäftigt sich das Freitauchen also damit, den Atem, der ja eigentlich ein natürlicher Reflex ist, zu kontrollieren und die Luft anzuhalten. Das ist ein Vorgang, der nach Anstrengung und viel Konzentration klingt, jedoch Entspannung und Freiheit mit sich bringt. Die Luft länger anzuhalten als im Alltag üblich und somit die Atempausen zu verlängern ist nur ein Teil von dem, was das Apnoetauchen an sich ausmacht.

383 https://www.onlyoneapneacenter.com/

384 https://www.spektrum.de/leseprobe/leseprobe-leben-mit-hirn-wie-wir-unser-hirn-verzaubern/1932958?utm_source=pocket-newtab-global-de-DE, 8.10.21, 17.05 Uhr.

(…) Er kann innerer Bilder entstehen zu lassen. »Welche Herausforderungen erleben Sie derzeit? Was könnte in Ihrem Leben aktuell schwierig werden? Welche Ängste beschäftigen Sie?« (…) Wenn sie sich mit diesen Fragen beschäftigen, (…) kann Jack völlig andere Aktivitätsmuster in Ihrem Gehirn feststellen. Es werden neuronale Netzwerke aktiv, die mit dem sympathischen Nervensystem verbunden sind. (…) Wenn es aktiv ist, steigert es Blutdruck und Herzfrequenz, während es die Sekretion von Verdauungssäften reduziert. Es bereitet unseren Körper auf **Flucht** oder **Kampf** vor. Während Sie sich weiterhin mit den problemorientierten Fragen des Wissenschaftlers beschäftigen, zeigen die Hirnscans, dass die Aktivität in Ihrem linken PFC gesunken und dafür im rechten PFC gestiegen ist. Dieser Bereich ist eher mit unangenehmen Gefühlen assoziiert." (…) Der linke PFC fuhr hoch und das sympathische Nervensystem fuhr herunter. Mein Hirn beruhigte sich.

Die Auswirkungen unserer Gedanken auf uns sind (…) auch langfristig messbar. (…) Auch der Glaube, eine Bestimmung im Leben zu haben, einen messbaren Einfluss auf Gesundheit, Leben und Tod. Der Kardiologe Randy Cohen (Mount Sinai Medical Center, New York) hat zehn Studien analysiert, die sich mit dem „Gefühl der Lebensbestimmung" beschäftigen. (…) In einer Studie: »Purpose in Life and its Relationship to All-Cause Mortality and Cardiovascular Events: A Meta-Analysis«. (…) haben 137 000 Menschen, die untersucht und befragt wurden (…) angegeben, eine Bestimmung oder einen Sinn in ihrem Leben zu haben. (…) Die Wahrscheinlichkeit, dass sie an einer Herzerkrankung litten, ist um 19 Prozent gesunken. (…) Die Langzeitstudien zeigten, dass die Sterblichkeitsrate von Menschen, die ein sinnerfülltes Leben führen, um ganze 23 Prozent niedriger liegt als die der übrigen.

Was mir später erst bewusst wurde: Hier liegt **ein Schlüssel** für Entspannung und für ein Leben mit mehr Gelassenheit in vielen Lebenssituationen und zur Leistungssteigerung im Sport oder eben bei der mehr oder weniger schmerzhaften Nutzung des DehnKraft2go®.
In der Praxis bei den Behandlungen zeigte sich, dass bei uns in Deutschland viele Menschen keine bewusste und tiefe Bauchatmung trainieren. Es gibt auf diesem Gebiet noch viel zu tun, wobei aus dem Yoga die Techniken des Pranajama[385] sehr viel Bewusstsein darüber schaffen können. Bei Madhuha (Roland Brünjes) lernte ich, wie bereits erzählt, im Schwarzwald Yoga und intuitives Bogenschießen als interessante Kombination kennen. Auch beim Bogenschießen lassen sich bessere Ergebnisse erzielen, wenn sich die Atemtechnik verbessert und wir uns mental besser zu fokussieren lernen.

2.6.8 Bauchatmung zur Kontrolle unserer Emotionen

Emotionen können von uns kontrolliert werden oder uns unkontrollierbar[386] überfluten - vor allem, wenn Situationen entstehen, die uns stressen. Dann werden die Emotionen oft unkontrollierbar[387]. Dies äußert sich in Schwitzen, Kurzatmigkeit, kaum zügelbarer Aggression und Herumschreien etc.

[385] Brünjes, 1993, Leben mit Yoga, S. 125.
[386] Kast, 2007, Wie der Bauch dem Kopf beim Denken hilft, S. 51ff.
[387] Fischer, Eichenberg, Mosetter, 2007, Stress im Beruf? S.22 ff.

Über die Jahre hat sich gezeigt, dass solches Verhalten vielen Menschen schadet, sie aber keine Möglichkeiten haben, ihm zu entkommen (vor allem, wenn die Angst politisch oder wirtschaftlich bewusst geschürt wird, um Geschäfte zu machen[388]). Kluge Entscheidungen kann man in solchen Situationen nicht mehr treffen. Die Kontrolle entfällt, wenn Cortisol, Noradrenalin und Adrenalin unser Gehirn fluten. Dies ist wichtig, wenn es um Kampf oder Flucht geht. Falls Ihr von einem Löwen angegriffen werdet, könnte es hilfreich sein. Meistens kommen aber keine Löwen auf uns zu, sondern wir stehen Menschen gegenüber, die unser Leben nicht direkt bedrohen. Dann geht es einem meist besser, wenn man ruhig bleiben kann, um nachzudenken.[389]

Eine einfache Möglichkeit für Euch kann in Zukunft die tiefe Bauchatmung beim DehnKraft2go® Training sein. Diese tiefe Bauchatmung gilt es erst einmal zu erlernen[390].

Eine ehemalige Journalistin und heute als Meditationslehrerin tätige Frau schreibt dazu:

„Fühlen beginnt mit dem Atmen. Wenn wir unsere Aufmerksamkeit von der Außenwelt und den Gedanken an die Außenwelt ab- und uns selbst zuwenden, bemerken wir als erstes unseren Atem. Das allein ist eine Wohltat: (...), mit dem
Atem die Aufmerksamkeit in den Körper zu lenken und sich im Körper zu fühlen. Nun verschmilzt die Aufmerksamkeit mit dem Atem und durchdringt den Körper. Das ist der Moment, in dem wir beginnen zu fühlen.“[391]

Safi Nidiaye

Musiker/-innen oder Sänger-/innen kennen und können die tiefe Bauchatmung oft schon sehr gut, da sie sie zum Musizieren/ Singen brauchen. Der Nachteil dieser Art zu atmen ist, dass sich der Bauch nach außen wölbt. Die meisten Menschen ziehen ihren Bauch lieber ein, nicht weil dies gut für uns ist, sondern weil sie gut aussehen möchten. Dies wiederum bedeutet allerdings, dass es wichtiger ist, was andere von einem denken als wie es uns selbst dabei geht. Früher haben wir krampfhaft versucht, allen beizubringen, wie sie die Bauchmuskeln straff trainieren können. Als „physikalische Nebenwirkung“ wandern die Schultern mit nach oben Richtung Ohren. Später wird mit viel Therapie versucht, diese wieder nach unten zu korrigieren. Heute müssen wir unseren Patienten/-innen beibringen, den Bauch als „revers Bauchmuskeltraining“ wieder nach außen zu trainieren (Froschbauch wie bei kleinen Kindern) und locker zu lassen, damit sie tief einatmen können.

---

[388] https://www.youtube.com/watch?v=Rmb70cDiUGM , Gespräch zwischen Dr. med. Paul Brandenburg (Facharzt für Allgemein- und Notfallmedizin) und Psychologin Dr. Valeria Prtkova, ab Minute 27:40.
[389] Siehe und höre Podcast Muskel, Gesundheit und Leistung - 47
https://muskel-gesundheit.de/interview-mit-psychologe-michael-kopper-aus-koeln-folge-057/
[390] Pelizzari und Tovaglieri, 2004, Freediving, S.95ff.
[391] Nidiaye, 2008, Wieder fühlen lernen, S. 118.

- Es ist hier egal, ob Ihr durch die Nase oder den Mund atmet. Beim Yoga eher durch die Nase, beim Apnoetauchen (Maske auf) eher durch den Mund (wird trocken). Bei der Wim Hof Atmung[392] erst durch die Nase, dann durch den Mund.
- Legt Eure Hände oder ein schweres Buch (Bleigurt) auf den Bauch nahe am Schambein.
- Atmet so ein, dass sich die Hände oder das Buch (Bleigurt) langsam anheben.
- Wenn der Bauch aussieht wie eine Halbkugel, habt Ihr es richtig gemacht. Allerdings nicht einfach den Bauch rausstrecken. Das wäre geschummelt.
- Dann erst wird die Luft in den Brustkorb gesaugt. Bei maximaler Einatmung merkt man erst, wie viel Arbeit die tiefe Einatmung mit dem Brustkorb für unsere Halsmuskeln bedeutet.
- Im Umkehrschluss zeigt uns diese Übung, wieso bei vielen Menschen die Halsmuskeln ständig verspannt sind und Massagen oder Wärme diese Situation nicht verändern können. Ohne Bauchatmung kann die Halsmuskulatur nicht auf Dauer entspannen.
- Atmet dann wieder langsam und lange aus und drückt die Luft aktiv mit dem Bauchmuskel durch die leicht aufeinanderliegenden Lippen heraus, bis die Lungen leer sind. Dann spürt Ihr, wie sehr der Bauchmuskel anspannen muss. Also bedeutet im Umkehrschluss viel Bauchmuskeltraining in die Verkürzung (Ziel: Waschbrettbauch) auch, dass wir starkes Ausatmen trainieren. Ihr könnt überlegen, wie sinnvoll oder gesund das auf Dauer ist, immer mit einem angespannten Bauchmuskel leben zu müssen.
- Atmet danach wieder langsam und tief in den Bauch ein, dann erst im 2. Schritt oben in den Brustkorb (obere Lungenteile werden gefüllt).

Ziel sollte sein, immer länger einatmen und ausatmen zu lernen. Dies soll später in den Alltag übertragen werden können. So kann man sich immer wieder **zentrieren**, d.h. **man ist bei sich** (seiner „Selbst-bewusst“ => Selbstbewusstsein hat etwas mit der Atmung zu tun) und nicht ständig außer sich – bei anderen Menschen und dem, was diese von uns möchten oder denken. Das ist praktische Entstressung. Der Herzschlag lässt sich immer wieder senken und man kann auch im Stress und Schmerz immer noch nachdenken und kluge Entscheidungen treffen.

Bei einer Fußballmannschaft trainieren wir das aktuell aktiv. Seither fällt sogar Zuschauern auf, dass unsere Spieler auf dem Platz viel weniger „meckern“. Und wir kassieren auch weniger Strafen vom Schiedsrichter (gelbe oder rote Karte) als die Spieler anderer Mannschaften. Auch hier ist die Bauchatmung zwar ungewöhnlich, aber alltagstauglich. Die Spiele werden besser, da immer wieder andere Dinge trainiert werden als nur die gewohnte Taktik oder Torschussübungen. Wenn heute in der Praxis oder beim Sport Menschen um Hilfe bitten, kommen sie bei uns um Atemübungen nicht herum. Für sehr viele unserer Patienten/-innen ist es das erste Mal, dass sie sich aktiv mit der Bauchatmung beschäftigen.

Um die Wichtigkeit, auf diese Art Luft zu holen, zu verdeutlichen, stelle ich Euch hier verschiedene Fragen:

a) Wie lange könnt Ihr ohne zu essen überleben?

[392] Wim Hof (2021), Nie wieder krank, S. 70-75.

Jan Osterkamp schreibt in einem Artikel „Offiziell ist damit eine Messlatte (ausschließlich ohne Essen - Anmerkung des Verfassers) von zumindest drei Monaten gelegt, an die andere berühmte Fälle nicht herankommen[393]".

b) Wie lange könnt Ihr ohne zu trinken überleben?

Ohne Wasser trocknet jeder Mensch innerhalb von wenigen Tagen aus, bis der Kreislauf kollabiert und man stirbt. Wie lange dies genau dauert, hängt vom Allgemeinzustand und der Umgebung ab. Wenn jemand nicht mehr künstlich am Leben erhalten werden soll, dann vergehen nach dem Abschalten der Geräte oft etwa **10 bis 14 Tage bis zu seinem Tod**.

Wie lange man mit Wasser, aber ohne Nahrung aushält, hängt dann von einigen weiteren Faktoren ab. Als Sportler/-in wichtig: 1% zu wenig Flüssigkeit bedeutet 10% weniger Leistung. Die Gefahr eines Herzinfarkts hat auch dafür gesorgt, dass Mediziner heute selbst völlig Gesunden dringend von den vor Jahrzehnten noch beliebten Nulldiäten abraten[394].

c) Wie lange könnt Ihr überleben, ohne zu atmen?

- Was ist der Weltrekord im Luftanhalten (Apnoe)?

Apnoetauchen wird in drei verschiedene Kategorien aufgeteilt. Der offizielle Weltrekord[395] liegt bei **11:35 Minuten** und ist von Stephane Mifsud aufgestellt worden.

Neuer Weltrekord 2021: Der kroatische Apnoetaucher Budimir Sobat hat seine eigene Bestmarke im Luftanhalten verbessert. **24 Minuten und 33 Sekunden** blieb der 54-Jährige mit dem Kopf unter Wasser, mit der Hilfe von reinem Sauerstoff, den er vor dem Apnoetauchgang atmete[396].

- Wie lange kann der trainierte Mensch die Luft anhalten?

Der amerikanische Aktionskünstler David Blaine hat den Weltrekord im Luftanhalten gebrochen. Der 35-Jährige kletterte in der Talkshow von Oprah-Winfrey in eine riesige Wasserkugel - und hielt es dort über 17 Minuten ohne Sauerstoff aus. Sein Geheimnis: Intensives Denken an eine bestimmte Person[397].

Der längste Tauchgang des trainierten Apnoetauchers Branco Petrovic (Kroate) bisher war **12:03 Minuten**. Er steht mit dieser Zeit im **Guinness Buch** der Rekorde. In Bewegung schaffen die meisten Apnoetaucher 2-3 Minuten unter Wasser zu bleiben.[398]

---

[393] Ostermann, 2015, https://www.spektrum.de/frage/wie-lange-kann-ein-mensch-ohne-zu-essen-ueberleben/1372304, zuletzt besucht 24.05.21, 19.31 Uhr.

[394] https://www.spektrum.de/frage/wie-lange-kann-ein-mensch-ohne-zu-essen-ueberleben/, zuletzt besucht: 7.11.20, Um 10.30 Uhr.

[395] https://en.wikipedia.org/wiki/AIDA_International, , zuletzt besucht 5.6.21, 13.18 Uhr.

[396] https://www.google.com/search?client=firefox-b-d&q=weltrekord+apnoetauchen+2022

[397] https://www.spiegel.de/panorama/17-minuten-unter-wasser-aktionskuenstler-bricht-rekord-im-luftanhalten-a-550896.html

[398] Quelle zuletzt besucht am: 7.11.20, 11.00 Uhr https://www.freitauchen-lernen.com/rekord-luft-anhalten/#:~:text=Wie%20lange%20kann%20der%20Mensch,Guinness%20Buch%20der%20Rekorde%20eingezogen.

Was bedeuten diese drei Fragen nun für unsere Patienten/-innen?

Was die meisten Menschen in ihrem Alltag tun, ist zu viel zu essen, zu wenig Wasser zu trinken und unbewusst mit den Atemhilfsmuskeln (Halsmuskeln - scaleni) in den Brustkorb zu atmen. Als Folge dieser Lebensweise und des Verhaltens entstehen die unterschiedlichsten Folgeerkrankungen. Unbewusstes Atmen führt zu Verspannungen der Halswirbelsäule, Sauerstoffmangel mit Müdigkeit, Verdauungsstörungen (zu wenig Bewegung des Magen-Darm-Trakts), Gefühl des Gehetztseins und Verspannungen im Bauchraum.

Wenn wir mit Argumenten erreichen können, dass unsere Patienten/-innen **wenig essen**, **viel Wasser** (auch als Tee) trinken und bewusst tief in den **Bauch atmen,** können sie fast ohne Aufwand gesünder älter werden bei weniger finanziellen Kosten. Die entscheidende Frage ist: Was möchtest Du persönlich? Ca. 80% der Bevölkerung machen es laut Prof. Spitz von der Akademie für menschliche Medizin genau falsch herum.[399]

„Und bitte vergessen Sie nicht zu atmen in einer Zeit, in der die Welt den Atem anhält, denn Atmen ist Leben…“[400]

2.6.9 Bauchatmung zur Leistungssteigerung

Wie können wir unsere Atmung zur Leistungssteigerung nutzen?
Viele Sportler/-innen, die ich im Laufe meines Trainer- und Therapeutenlebens bisher beobachten und begleiten konnte, atmen mit den Atemhilfsmuskeln der HWS deutlich öfter und häufiger als mit dem Hauptatemmuskel: dem Zwerchfell. Wenn Sportler/-innen lernen, bei Anstrengung auch tief in den Bauch zu atmen, können sie deutlich mehr Luft in die Lunge saugen. Dies wiederum bedeutet, dass im Gegenzug mehr CO^2 abgeatmet werden kann. Dies ist besonders dann wichtig, wenn man nicht viel Zeit hat, Luft zu holen, wie beim Apnoetauchen oder Zirkeltraining. In den kurzen Erholungsphasen zwischen den Trainingseinheiten braucht es eine effiziente Atemtechnik.

In Sportarten wie z.B. Fußball liegt oft ein hohes Aggressionspotential bei Spielern, Trainern und Zuschauern. Wenn wir es schaffen, unseren Spielern die tiefe Bauchatmung beizubringen, können sie diese im Spiel umsetzen. Damit haben sie eine schöne Möglichkeit, ihre Emotionen in Form der **Aggressionen** immer wieder **herunterzufahren**, wenn nötig mit gezielter und forcierter Ausatmung aber auch Aggression aufzubauen (falls es lebensbedrohlich wird). Diese zweite Variante habe ich in all den Jahren als Papa am Spielfeldrand oder Betreuer noch nie benötigt. Da es kein Kriegsgebiet ist, sondern „nur“ ein Fußballspiel. Bei der DehnKraft2go® kann man dieses tiefe und langsame sowie lange Atmen jetzt auch wunderbar üben. Gleichzeitig können die Muskeln durch die Druckpunkte die Anspannung lösen. Für Trainer/-innen bedeutet dieses Runterkühlen des erhitzten Gemütes mittels Bauchatmung, dass sie noch differenzierter schauen können, was gut und was nicht gut läuft im Training oder bei einem Wettkampf.

---

399 Vortrag Prof. Dr. med. Jörg Spitz, 18.10.2019, Ernährung für unsere Gesundheit Teil 1+2, https://www.youtube.com/watch?v=ERBAE4BGT7o&t=520s
400 Van Helsing, Wagner, 2021, WENN DAS DIE PATIENTN WÜSSTEN, S.454

Ohne Atemtechnik habe ich in den letzten Jahrzehnten viele destruktive Spiele gesehen und Ansprachen gehört. Ein Trainer sagte mir einmal: „Ich bin bei der Pausenansprache dann wie in einem Film. Ich weiß das, komme aber da nicht raus.“ Seit er die Bauchatmung kennt und trainiert, schafft er es viel besser, gelassener zu bleiben und mehr auch das Positive zu sehen. Das sind für mich persönlich die schönsten Erfahrungen in der Zusammenarbeit. Gelassene Trainer, wenig verletzte, dafür sehr flexible Spieler, die Spiele gewinnen bei der bestmöglichen Gesundheit (auch langfristig).

4. Mit richtiger Atmung den Stress reduzieren

Das einfachste „Werkzeug“, um Stress zu reduzieren, ist unsere Atmung. Jederzeit und an jedem Ort können Sie schon mit wenigen, bewusst tiefen Atemzügen ungute Gefühle auflösen. Es gibt verschiedene Möglichkeiten, den Atem bewusster wahrzunehmen. Der einfachste Weg ist für die meisten Menschen die Bauchatmung: Sie versorgt den Körper besonders intensiv mit Sauerstoff. Dass wir sie nicht automatisch praktizieren, liegt am Stress: Unter Druck spannt sich ein wichtiges Kontrollzentrum des Nervensystems im Bauch, der Solarplexus, an. So kann sich das Zwerchfell nicht auf natürliche Weise bewegen. Zum anderen führen der Wunsch nach einer schlanken Taille und das anerzogene „Bauch rein, Brust raus“ dazu, dass viele Menschen den Bauch ständig unbewusst anspannen. Die gute Nachricht: Sie können die Bauchatmung am Schreibtisch, am Arbeitsplatz oder beim Warten auf den Bus praktizieren, ohne Aufsehen zu erregen. Der Atem lässt sich einfach regulieren – und auf diese Weise können wir Stress reduzieren und Verspannungen vorbeugen.

© Robert Kneschke – Fotolia.com 24 Rücken[401]
Wie Sie sich am Arbeitsplatz richtig bewegen und gesund bleiben. Versuchen Sie bewusst, tief in den Bauch hin einzuatmen. Damit verlängern Sie den Atemzug und der Körper wird besser mit Sauerstoff versorgt. Dies wirkt sich auch auf den beruhigenden Teil des vegetativen Nervensystems aus und der Körper kann entspannen und sich aus dem Stresszustand lösen.

2.6.10 Was hat das DehnKraft2go®-Training mit Meditation und Achtsamkeit zu tun?

Bei der Meditation geht es um eine Schau nach Innen. In einem Buch schreiben ein Hirnforscher und ein Molekularbiologe (er wurde buddhistischer Mönch) über die Beziehung zwischen Hirnforschung und Bewusstseinstraining - welche mentalen Zustände mit meditativen Praktiken herbeigeführt werden sollen, welche neuronalen Vorgänge diesen zugrunde liegen und ob regelmäßiges Meditieren zu nachweisbaren Veränderungen von Hirnfunktionen[402] führt. Dies wird heute in verschiedenen anderen Büchern bestätigt, z.B. die „Krieger-Meditation[403]“. Es geht heute viel um den Austausch zwischen Naturwissenschaften und den kontemplativen Wissenschaften.

---

[401] Rücken, (2018) media for work, S.24.
[402] Singer, Ricard, 2008, Meditation und Hirnforschung.
[403] Hight, Thiele, Carter, 2020, Die Krieger-Meditation.

Ein Thema, das in der Diskussion zentral behandelt wird, sind die Methoden, mit denen der Geist und menschliche Werte trainiert werden können, zum Beispiel Aufmerksamkeit, Altruismus, emotionale Ausgeglichenheit und Glück. Darüber hinaus sprechen Singer und Ricard über die Langzeitwirkungen solcher Trainings. Meditation verbessert die Fähigkeit zur Selbstbeobachtung, was eine ganz-heitlichere, geerdete Lebensperspektive ermöglicht (siehe Krieger-Meditation).

Ein anderes schönes Buch, in dem die mentalen Fähigkeiten beschrieben werden, heißt „Stealing Fire“. Auch hier werden übergreifende Forschungsergebnisse aus dem mentalen Bereich aufgearbeitet. Was in diesem Buch mit Selbsterforschung[404] beschrieben wird, bezieht sich auf den mentalen Bereich. Was Ihr bei den DehnKraft2go® Übungen macht, ist die körperliche Selbsterforschung und Bewusstwerdung der Muskelanspannungen in Ruhe.

Auch mit unserem DehnKraft2go® Training kann **der Blick nach Innen** regelmäßig geschult werden. Dazu ist kein stundenlanges Training nötig. Kurze, aber regelmäßige Übungen helfen schon weiter. Zwei bis drei Mal am Tag üben helfen Euch, den Blick auf die angespannten Muskeln in der Ruhe zu lenken. Da die Muskeln im Alltag nicht wehtun, sondern Schmerz erst bei zu hoher Daueranspannung als Schutzfunktion auftritt, kann das DehnKraft2go®-Training die dauernde Anspannung ins Bewusstsein bringen. Der wahrgenommene Schmerz zeigt keine Entzündung oder gar Schädigung der Muskeln auf. Wenn die Anspannung sich löst, verschwindet der Schmerz wieder aus unserem Bewusstsein. Andersherum ruft unser Körper mit schmerzhaften Verspannungen von allein nach den Übungseinheiten. Er erinnert uns an den Ausgleich der Einseitigkeiten.

Wie sehr suchen doch die meisten Menschen „im Außen“ nach der Ursache für Schmerzen. Die Matratzen sind schuld am Rückenschmerz, das Kopfkissen an Nackenschmerzen, der Luftzug an Verrenkungen oder die falsche Bewegung (was ist eigentlich eine falsche Bewegung?). Wir zeigen wiederholt, dass wir den Druck auf dem Punkt halten und nicht spürbar den Druck verringern. Erst wenn der Muskel sich dann löst, nehmen viele Patienten/-innen wahr, dass **ihr eigener Körper loslässt** und nicht wir, das Gegenüber. Wir spiegeln in der Behandlung also schmerzhaft die Muskelanspannung in Ruhe. Da dieses Nachlassen der Muskelanspannung in Ruhe oft als so sehr angenehm empfunden wird, kommen viele Menschen regelmäßig in unsere Myo-Praxen, auch bevor sich Schmerzen entwickeln.

Der entstehende Schmerz in der Behandlung wird gerne in Kauf genommen, da er mit dem erlösenden Nachlassen der Muskelspannung gekoppelt ist und alle Behandelten selbst bestimmen können, wieviel Druck bzw. Schmerz sie brauchen. Nicht alle Menschen können sich gut abgrenzen und „Stopp“ sagen, wenn der Druck-Schmerz zu viel wird. Dies ist aber eine gute Übung, die man später dann vielleicht auch in den Beruf oder das familiäre Umfeld übertragen kann, bevor es einem zu viel wird. Hier hilft das DehnKraft2go® Training, da Ihr selbstbestimmt die Dehnung der Muskeln und die Kraft selbst steuern könnt. Aber bitte niemandem etwas beweisen wollen, sondern auf den Körper hören, wo Schluss ist.

---

404 Kottler, Wheal, 2020, Stealing Fire, S.8.

Es entstehen manchmal Schmerzen bei der forcierten Anwendung der DehnKraft2go® Übungen. Man kann das Training mit den Atemübungen aus den vorherigen Kapiteln kombiniert durchführen. So können die Menschen lernen, dass Schmerzen nicht per se schlecht sind. Man kann lernen, produktive Schmerzen von destruktiven Schmerzen zu unterscheiden.

Frauen, die Kinder bekommen (so habe ich es bei meinen eigenen Kindern erfahren), berichten, dass sie über das Atmen lernten, den Geburtsschmerz weg zu atmen. Dieser gilt auch als produktiver Schmerz, da man danach ein schönes Ergebnis in den Armen hält und es einen im besten Fal anlächelt.

Beim stufenweisen Steigern der DehnKraft2go® Übungen, lässt der Dehnschmerz mit der Zeit nach und verschwindet. Dies wird als produktiv wahrgenommen. Rückmeldungen von Anwendern-/innen dazu waren: „Man merkt, mit dem Schmerz geht auch die Spannung." Also immer schön tief in den **Bauch atmen**, wenn Ihr die DehnKraft2go® trainiert.

Ein Einsatzgebiet, mit dem sich das DehnKraft2go® Training gut verbinden lässt, ist das Apnoetauchen oder Freed ving. Bei dieser Sportart müssen unsere Taucher/-innen den Blick schon im Training nach Innen richten und nach angespannten Stellen suchen, die es loszulassen gilt. Viele machen Yoga-Übungen zum Aufwärmen und zur Leistungssteigerung. Wir machen mit der DehnKraft2go® praktisch das westliche „Yoga 2.0", konsequent auf Dehnung und Kraft mit allen Positionen in den Übungen.

2.7 MyoBoard2go® Training nach Markus Rachl

2.7.1 Buch und Filme

Diese Art des Trainings wird im Buch zum MyoBoard2go® von Markus Rachl beschrieben. Es ist auf der Website www.myoboardtogo.de veröffentlicht und dort erhältlich. Die Grundlage für unsere Trainings und Übungen ist auch hierbei die Lockerung der Muskulatur des Menschen. Filme zum MyoBoard2go® findet Ihr im YouTube-Kanal unter Markus Rachl (nicht der Markus Rachl mit den Katzenvideos!!). Ebenso ist auf der Website www.myoboardtogo.de ein Mitgliederbereich eingerichtet, in dem ständig neue Produktionen zu diesem Thema veröffentlicht werden.

2.7.2 Übungen und Training MyoBoard2go® auch in fünf Stufen trainieren!

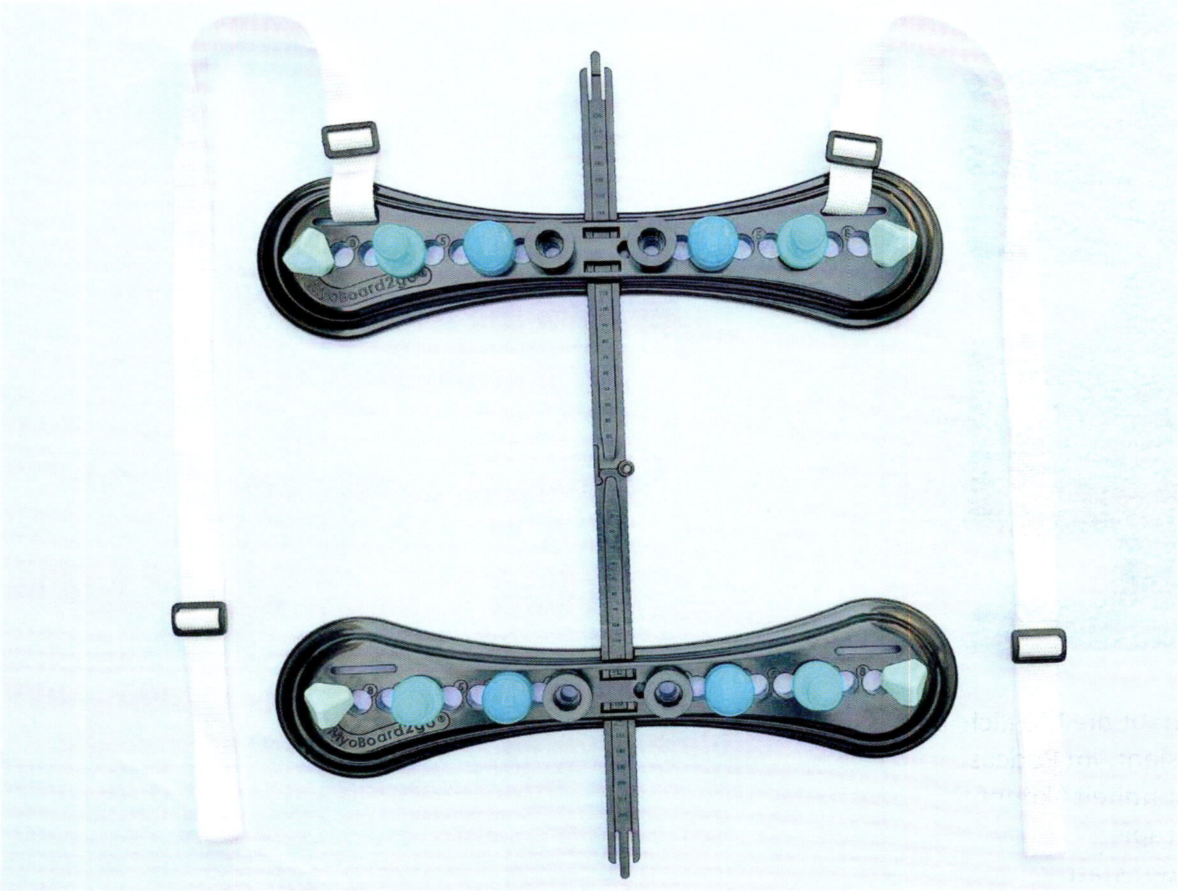

Das Bild zeigt die Möglichkeiten der Steckkombinationen im Komplett-Set. für **viele Jahre** des konsequenten Trainings mit Steigerungsmöglichkeiten und Variationen! Hier gilt mein Dank Udo Bodmer von SolutionB in Hausach. Er stand mir sofort mit Rat und Tat zur Seite, um die Idee umzusetzen, da er auch schon unsere Behandlungen aus der Praxis kannte. Unermüdlich in unseren Besprechungen und mit den perfekten Ideen und technischen Möglichkeiten, um diese Ideen gesetzeskonform, patentrechtlich, umwelt- und regelgerecht umzusetzen[405].

---

[405] Höre dazu Podcast, Episode 65.

2.8 Myohydro-Therapie® nach Markus Rachl

Diese Behandlung wird ***im Fachbuch*** Myohydro-Therapie® im Wasser, nach Markus Rachl, *beschrieben. Es wird nach der Fertigstellung*[406] *auf der Website www.myoboardtogo.de erhältlich sein.* Bis dahin ist auf meiner Praxiswebsite[407] etwas darüber zu lesen oder es gibt im Podcast[408] dazu Episoden. Die Grundlage für unsere Behandlungen in der Wasser-Praxis ist auch die Muskulatur des Menschen. Hervorgegangen ist diese Therapie aus der Myoreflextherapie, dem Apnoetauchen und den „herkömmlichen" Delfintherapien. Behandelt werden unsere Patienten/-innen im Idealfall im Wasser eines Pools oder im Meer zur Entspannung der Muskulatur.[409]

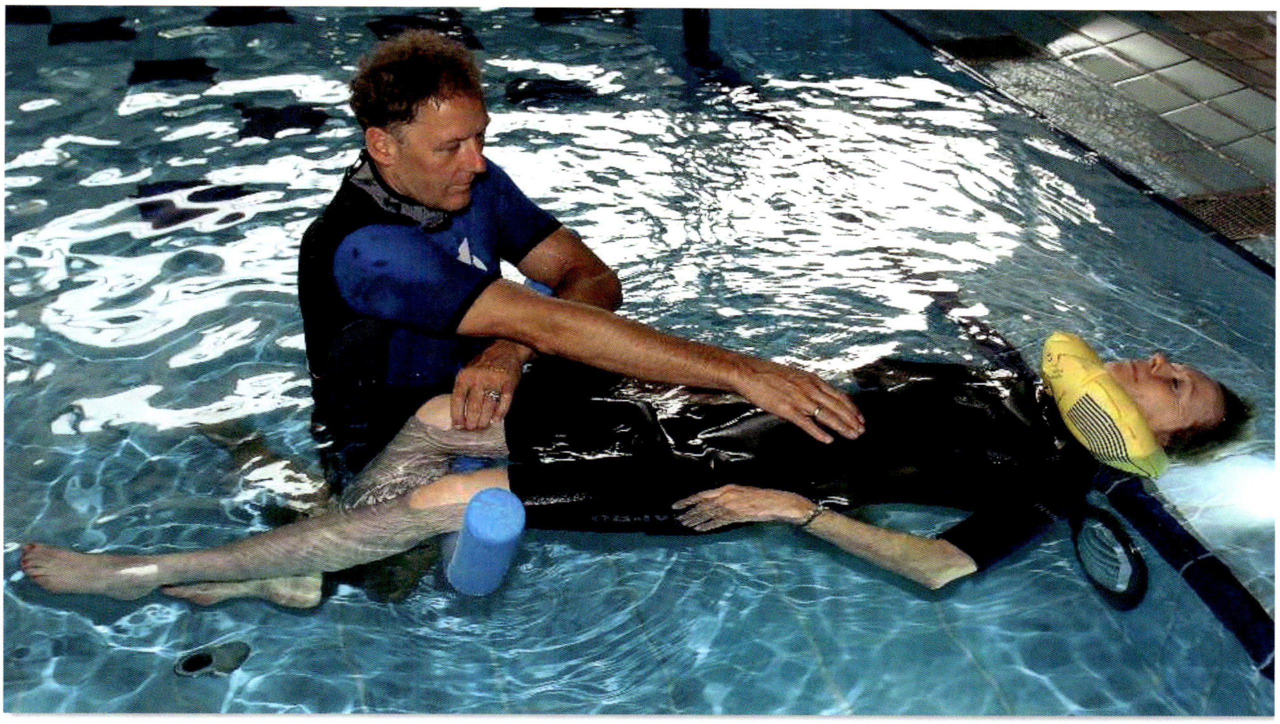

Ihr habt die Möglichkeit, zu sehen und zu spüren, wie die Druckpunktbehandlung im Wasser aussieht. Im Podcast „Muskel-Leistung und Gesundheit" könnt Ihr Euch einen Erfahrungsbericht von Teilnehmer/-innen einer Myohydro-Therapie® auf der Ägypten-Reise im November 2019 anhören.[410] Ab 2023 finden diese Reisen wieder statt.

---

406 Voraussichtliches Erscheinungsdatum, 2024.

407 https://muskel-gesundheit.de/behandlung/myohydro-apnoe/

408 https://app.podigee.com/podcasts/8461-muskel-gesundheit-und-leistung/episodes/, https://muskel-gesundheit.de/category/podcast/

409 Zum Anhören und mit Transkription/ Bildern als Podcast Episode Nr. 39 auf der Website: https://muskel-gesundheit.de/myohydro-therapie-die-therapie-im-wasser-nach-markus-rachl/ oder bei Podigee, Rectac, Spotify.

410 Dieser ist mit Transkription/Bildern in der Episode Nr. 38. auf der Website: www.muskel-gesundheit.de oder bei Podigee, Rectac, Spotify, unter https://muskel-gesundheit.de/wasser-therapie-myohydro-therapie-nach-m-rachl-eine-neue-therapie-fuer-schmerzpatienten-folge-038/ oder auf YouTube zu finden.

Kapitel 3

Anhang

3.1 Ausblick zur Gesundheit

Wenn wir uns in Zukunft Gedanken machen, wie wir die Kosten, die das Gesundheitssystem im Moment verursacht (2021: 415 Mrd. €) senken können, braucht es unterschiedlichste Vorgehensweisen. Wir brauchen weiterhin mutige Journalisten/-innen, die Missstände aufdecken und öffentlich machen. Des Weiteren brauchen wir gute Ärzte/-innen und Therapeuten/-innen, die zum Wohle der betroffenen Menschen arbeiten, nicht aus Profitgier.

Wir brauchen eine Gesellschaft, die **Verantwortung** für die **eigene Gesundheit**[411] übernimmt. Eine Haltung wie: „Ich kann machen, was ich möchte und irgendjemand wird sich dann schon darum kümmern, dass ich wieder gesund werde", hat sich nicht bewährt. Diese ist teuer und ineffektiv und oft mit viel Leid, Schmerz, Geld und Zeitaufwand verbunden. Öfter höre ich in der Praxis „Das will ich gar nicht so genau wissen." Ich schon! Klar, es ist einfacher, wenn man alles glaubt, was alle anderen machen oder sagen. Es ist auch nicht so anstrengend und ich muss die Verantwortung für mein Handeln und die Konsequenzen nicht tragen. Wenn es schief geht, waren es ja die anderen.

Der Mediziner Dr. Wayne Jones[412] beschreibt

- dass nur 20 Prozent der Heilerfolge von dem „Therapie-Agens" herrühren (...), egal ob es sich um eine Operation, Medikamente, Akupunktur, Kräuter und Nahrungsergänzungsmittel, eine Diät oder sonstiges Äußerliches handelt.
- dass geschlagene 80 Prozent der Heilerfolge auf der Aktivierung einer einzigartigen, sinnstiftenden oder eine Bedeutung ergebenden inneren Behandlungsreaktion beruhen (...)
- dass (...) Ihr Euren eigenen natürlichen Heilungsprozess aktivieren und Euren Arzt (...) mit an Bord nehmen könnt, um Euren Weg in die Heilung zu beschleunigen (...) und ihn für Euch effektiver, sicherer und kostengünstiger zu gestalten. Und diese Prozesse wirken vermutlich auch vorbeugend gegen die meisten chronischen Krankheiten.

„So können Sie vielen **Alterskrankheiten vorbeugen** und Ihre **Abhängigkeit von der Medizinbranche radikal senken**."

Nun ist hoffentlich eine Zeit gekommen, die die Eigenverantwortung jedes einzelnen Menschen mehr in den Vordergrund rückt. Dies wiederum bedeutet, dass wir schon früh anfangen müssen, Kinder darin zu unterrichten, was im Leben krank machen kann und was langfristig gesund hält. Nicht welche pharmazeutischen Mittel Symptome kurzfristig „wegmachen", damit ich weiter „Schindluder" mit mir, meinem Seelenleben und meinem Körper treiben kann, weil es ja so bequem ist. Hier müssen wir aus meiner Sicht vor allem ein Bewusstsein schaffen, wie wichtig die maximale Beweglichkeit des Körpers (Physik) bis ins hohe Alter ist. Vor allem, wenn die Muskeln und Gelenke langfristig gesund, leistungsfähig und ohne Operationen bleiben sollen. Dazu kann auch das **DehnKraft2go®**-Trainings Programm seinen Beitrag leisten, wenn die Menschen es nutzen. Zusammen mit dem MyoBoard2go® Programm zur Selbstbehandlung hat so jeder Mensch unabhängig von Therapeuten eine Chance, sich selbst mit Hilfe der Physik um lockere Muskeln und einen weitgehend schmerzfreien Körper zu kümmern. Dies generiert auch wieder Wohlbefinden.

---

[411] Mosetter, Cavelius, Papa, 2012, Selbstheilung.
[412] Jones, 2019, Heilung geschieht von selbst S. 9, 10.

Es würde der Gesellschaft viele bewegliche Menschen in hohem Lebensalter schaffen und deutlich die heute enormen Kosten unseres Gesundheitssystems senken. Letztendlich würde es dann auch unsere Beiträge als Angestellte oder Arbeitgeber/-innen in die Krankenkassen senken. In meiner Rolle als Arbeitgeber würde ich mich über so wenig wie nötige krankheitsbedingte Ausfälle von Mitarbeitern/-innen freuen.

Eine Möglichkeit, das Leben gut und unangestrengt zu verbringen, kennen heute viele Menschen: Sie gehen einen scheinbar erst mal bequemen Weg. Das ist aber eher ein Weg mit vielen Medikamenten und Chemie und am Ende oft mit einer oder mehreren Operationen. Gute und profitgierige Kaufleute tun alles dafür, um diese chemischen Mittel mit allen bekannten Wirkungen und Nebenwirkungen in ständig wachsender Menge unters Volk zu bringen.[413]

---

[413] https://de.statista.com/statistik/daten/studie/152841/umfrage/arzneimittelausgaben-der-gesetzlichen-krankenversicherung-seit-1999/

Es klingt unwirklich, surreal, geradezu unfassbar, ist aber Fakt: Rund **1.300 Tabletten** schluckt jeder **Durchschnittsdeutsche** pro **Jahr**. Allein diese Zahl darf man sich gerne mal in den Ohren zergehen lassen. Die Zahl beeindruckt Sie noch nicht wirklich? Kein Problem, machen wir's gerne noch ein wenig plakativer: Im Jahr 2015 betrug die durchschnittliche Lebenserwartung der Menschen in Deutschland 81,09 Jahre.

26. Juli 2022. WIESBADEN – Die durchschnittliche Lebenserwartung betrug im Jahr 2021 für neugeborene Mädchen 83,2 Jahre und für neugeborene Jungen 78,2 Jahre. https://www.google.com/search?client=firefox-b-d&q=lebenserwartung +der +menschen +in+ Deutschland+2021 , besucht am 15.08.2022, 20.23 Uhr.

Selten, dass ein simpler Taschenrechner zum Objekt des Staunens wird. Hier schon. Einfach mal die Lebenserwartung mit der Anzahl der Tabletten multiplizieren – um bei dem Resultat nicht völlig die Fassung zu verlieren, sollten Sie sich erst mal einigermaßen entspannt hinsetzen. Durchschnitt multipliziert mit Durchschnitt bedeutet in diesem Fall: Im Laufe des **Lebens** nimmt **jeder Bundes-bürger 105.417** Tabletten ein. Da beschleicht einen schon ein bedrückendes Gefühl, Medikamente entwickeln sich beinahe unbemerkt zum **Grundnahrungs-mittel**. Wohlgemerkt, das ist keineswegs eine unangenehme Vision aus dem Science-Fiction Genre. Das ist pure aktuelle Realität, dass die bundesdeutsche Gesellschaft in den nächsten Jahren beträchtlich altern wird. Schon im Jahr 2060 sollen die Männer bereits 88,8 Jahre alt werden – durchschnittlich (!). Je älter der Mensch, umso höher wird üblicherweise die Menge der notwendigen Medikamente.

Was hilft, die Gesundheit und Lebensqualität der Menschen zu steigern, kann nicht verkehrt sein. Nur steht bei der Vielzahl der Präparate ein immenses Risiko im Raum, nämlich das der Fehlmedikation. Trotz aller Verantwortlichkeit der verordnenden Ärzte gehen jährlich ca. 30.000 Todesfälle auf das Konto falsch verabreichter Medikamente. Das Bundesinstitut für Arzneimittel und Medizinprodukte schätzt die durch medikamentöse Wechselwirkungen bedingten stationären Krankenhausaufenthalte auf rund 300.000 Fälle pro Jahr. Ein interdisziplinärer Fehler im System, auf den Mediziner, Forschung und Krankenkassen versuchen, durch zeitgemäße Informationsübermittlung und Informationsbereitstellung die passenden Auswege und Antworten zu finden.

Quelle: https://mediring.de/fehlmedikation/?v=3a52f3c22ed6

Wenn Schmerzen auftreten, geht Ihr zum Arzt oder Therapeuten, der dann diese Schmerzen wieder kurieren soll. Über die Jahrzehnte verbringt Ihr viele Stunden in Wartezimmern, bei Behandlungen in Praxen, in Kliniken bei Operationen mit weiter steigender Tendenz in den letzten Jahren (heute ca. 800 000 Rückenoperationen pro Jahr in Deutschland, je nach Quelle etwas unterschiedliche Zahlen). Anschließend verbringt Ihr dann viele Wochen in Reha-Kliniken, was oft auch noch mit viel Schmerzen und Leid verbunden ist. Immer wieder haben wir in den unterschiedlichsten Praxen Patienten/-innen erlebt, die bis in die Frührente therapiert wurden. In der Literaturliste findet Ihr mehr dazu.

Wenn jeder Mensch schon von Kindesbeinen an die dort vorhandene Beweglichkeit weiter auf maximale Beweglichkeit bei guter Kraft trainieren würde, bräuchte es täglich nicht viel Einsatz. Man muss erst mal die kindliche Beweglichkeit mit Übungen so weit wie möglich erhalten. Über die Tage, Wochen, Monate, Jahre und Jahrzehnte entstehen so viele Minuten und Stunden auf unserem Beweglichkeitsübungen-Zeitkonto.

Dieses Zeitkonto können wir auch mit der regelmäßigen Nutzung der DehnKraft2go®-Übungen und des MyoBoard2go® weiter füllen. Es hält uns bis ins hohe Alter beweglich und kräftig. Durch die variable Steigerung des Muskeltrainings und der Stecker-Kombinationen bleiben die Übungen und Fortschritte interessant und werden nicht langweilig.

Aus alten Kulturkreisen im Osten können wir uns Beispiele anschauen, wie sich lebensältere Menschen in Parks langsam mit Übungen (Yi Gong, Tai-Chi) beweglich und geschmeidig halten. Dies hat nichts mit unserer westlichen Idee von maximaler Kraft zu tun. Die Idee mit diesen ganzen Kraftübungen entsteht eher aus einer Angst heraus, zu schwach zu sein, denn aus einer Notwendigkeit, ständig so stark wie möglich zu sein.

3.2 Danke an alle Helfenden

An dieser Stelle ein herzliches Dankeschön an alle Menschen, die es ermöglicht haben, dass dieses Buch zustande gekommen ist.

Im Besonderen danke ich meinen Söhnen Mike, Yves und Mirco. Sie verzichteten, ohne zu klagen, oft auf gemeinsame Zeit mit ihrem Vater. Bei gemeinsamen Sportveranstaltungen und Trainings haben sie mir gezeigt, wieviel Spaß Bewegung und auch Fußballspielen machen kann.

Besonders Yves macht es durch seinen Einsatz möglich, in Zukunft neben den Behandlungen auch einen Podcast und viele Lehrfilme für unabhängigere Patienten/-innen oder Sportler/-innen mit weniger Schmerzen in die sozialen Medien zu bekommen. Ohne seine Hilfe könnte ich neben den vielen Stunden in der Praxis diese Erfahrungen und das Wissen nicht digital umsetzen. Yves schneidet und bearbeitet seit Jahren unermüdlich die unzähligen Videos und Bilder, die sich in den letzten 20 Jahren zu dem Thema „lockere Muskeln bis ins hohe Alter" angesammelt haben.

Mike unterstützt den Vertrieb des MyoBoard2go®. Da ich Behandler bin, braucht es die Erfahrung und das Wissen eines in Vertriebsverfahren ausgebildeten Fachmannes, um das Projekt erfolgreich wachsen zu lassen.

Mirco unterstützt den Produktvertrieb und erledigt als Lagermanager klaglos die stundenlangen monotonen Arbeiten, um das MyoBoard2go® versandfertig zu machen.

Weiter gilt ein besonderer Dank meiner lieben Traudel. Sie hat alle Zeiten, die ich abends und nachts am Computer und mit Treffen oder Telefonaten mit verschiedensten Helfern verbrachte, ertragen. Sie hat mich immer unterstützt, unermüdlich Korrekturlesungen vorgenommen und war mir stets eine gute und liebevolle Kritikerin. Außerdem sorgte sie liebevoll dafür, dass ich auch schöne Dinge wie gemeinsames Essen, Reisen und Schwimmen im See nicht ganz vernachlässigt habe.

Mein Dank gilt auch Sabine Rachl, die mir immer wieder mit Rat und Tat zur Seite stand. Stundenlang hat sie sich diesem Buch gewidmet, wenn es darum ging, die Schriftform zu verbessern und Korrekturen an den Texten vorzunehmen. Und nicht zuletzt Dirk Kälber, der stundenlang allein oder mit mir gemeinsam vor dem Rechner verbracht hat, um das Buch zu lektorieren und Zusammenhänge in die richtige Reihenfolge und Form zu bringen. So muss ich mir keine Sorgen machen, falls meine ehemaligen Deutschlehrer/-innen ein Exemplar in die Hände bekommen sollten.

Ein herzlicher Dank gilt auch allen meinen Lehrmeistern und Trainern aus dem Sport und der Medizin. Jede/-r Einzelne hat auf ihre/seine spezielle Art und Weise mit dazu beigetragen, dass sich mein Wissen und Handeln in die Richtung bewegen konnte, wo ich heute bin und für was ich heute stehe. Einige sind im Buch erwähnt, andere nicht. Dies hat nichts mit der Qualität des erlernten Wissens und den Fähigkeiten zu tun, sondern nur damit, dass es im Text gerade passend war. In den nächsten Büchern findet sich sicher die Möglichkeit, diese auch zu erwähnen und angemessen zu würdigen.

Einen Dank spreche ich auch Marc Kevin Göllner aus, der sich trotz seiner vielen Arbeit und Familie noch die Zeit genommen hat, ein so positives Vorwort zu diesem Buch zu schreiben. Ebenso bedanke ich mich bei Michael Kopper, Diplom-Psychologe (Köln), Heilpraktiker für Psychotherapie mit Zusatzausbildung in Traumatherapie. Wir arbeiten seit vielen Jahren konstruktiv zusammen, um den hilfesuchenden Menschen bestmöglich zu helfen. Er hat dieses Buch durch seinen Gastbeitrag bereichert und die Zusammenhänge von Geist und Körper in seiner eigenen Art schön beschrieben.

Meine Mitarbeiterinnen in der Praxis in Köln haben mir den Rücken freigehalten. Der Fels in der Brandung war jederzeit Mirko Thielen. Mit Frau Dobler zusammen haben sie unsere Kunden vertröstet und vertretungsweise behandelt, wenn ich mal wieder keine Zeit für Behandlungen hatte und nicht in der Praxis sein konnte.

Jede/-r Patient/-in hat in den letzten fast 30 Jahren durch seine/ihre Schmerzen und Probleme Anteil an der Entwicklung meiner Fähigkeiten und des heutigen Wissens. Vielen Dank für das Vertrauen und die Offenheit mir gegenüber, dass ich sie behandeln durfte, sie oft meinen, aus meiner Sicht richtigen, Ratschlägen gefolgt sind und oft deutliche Verbesserungen erzielen konnten. Danke für die tausenden Geschichten, die sie mir in den letzten 30 Jahren erzählten und das Fachwissen so vieler Menschen. Dieses ganze Wissen könnte man sich allein durch Lesen nicht aneignen.

Beim Team „Encephalon" bedanke ich mich von Herzen für die vielen Stunden im Filmstudio. Dr. Dr. Damir del Monte (geb. Lovric) und das Team mit „Paddy" (Patrick Bohr) und Edmund Nudarzzi haben sich geduldig meiner Ideen angenommen, gecoacht und sie dann in Lehrfilmen, den Bildern für dieses Buch und zukünftige Fortbildungsveranstaltungen umgesetzt. Auch, dass ich durch Damir Teil eines Netzwerks sein kann, dass sich weltweit um Hirnforschung auf höchstem Niveau bewegt.

Einen Dank schenke ich allen Autorinnen und Autoren, deren Bücher ich in den letzten Jahrzehnten lesen konnte. Ohne deren Vorarbeit und Recherche wäre dieses Buch nicht möglich gewesen.

Ich hoffe, dass durch unser aller gemeinsames Handeln und Arbeiten vielen Menschen Übungen an die Hand gegeben werden können, damit sie gut, schmerzfrei und locker ihr Leben bestreiten und geschmeidig in ihren Lebensabend starten können.

Ich bin gespannt, was in den nächsten Jahren noch alles möglich sein wird, wenn viele engagierte und motivierte Menschen und speziell die Therapeuten/-innen zusammenarbeiten. Vor allem, wenn wir immer das langfristige Wohl unserer Patienten/-innen im Blick behalten, sollte es möglich sein, dass auch weiterhin gute Projekte entstehen.

3.3 Über die Autoren

Markus Rachl

- geboren 1968 in Bad-Tölz, 3 Söhne
- 1986 Industrieschreiner Fa. Hund Büromöbel Biberach/Bad. + Oberwolfach, mit klassischer Rückenschmerz-Karriere
- Zivildienst in der Psychosomatischen Klinik Ortenau in Zell a.H. (heute Celenus Klinik)
- Praktikum in der Klinik St. Martin, Gengenbach, innere Medizin
- 1993-95 Physiotherapie-Ausbildung bei der DAA in Lahr/Schw.
- 1995-97 Physiotherapeut im Klinikum Konstanz
- 2001-2003 wissenschaftlich orientierte Heilpraktiker-Ausbildung ('me-di-kom' – Privatinstitut für medizinische & psychologische Bildung) in Karlsruhe bei Dr. Dr. Damir del Monte (geb. Lovric)
- 2003 Prüfung zum staatlich anerkannten Heilpraktiker am Gesundheitsamt Freiburg
- Seit 2005 regelmäßige Fortbildungen in den Bereichen Kommunikation, Psychosomatik, Stress-Management und Komplementärmedizin bei Dr. Dr. Damir del Monte, Karlsruhe
- 1995-2011 Myoreflextherapie Kursleiter/Instruktor unter Dr. med. Kurt Mosetter in Konstanz und der Schweiz. Aufbauarbeit in der Myo-Praxis in Konstanz. Myoreflextherapie Praxen geleitet in Gutach, Hamburg und Köln aufgebaut bis 2011.
- 2002-2011 regelmäßige Fortbildungen im Bereich Psychologie/Psychotraumatologie bei Prof. Dr. Gottfried Fischer an der Uni Köln
- 2013 Abschluss der 3-jährigen Ausbildung in Tiefenimagination bei Prof. Dr. Eligio Stephen Gallegos, dem Begründer dieser Therapie
- 2011-2017 Gründung des Vereins Dolphin Island in Köln, 2. Vorsitzender
- 2011 Eröffnung der Praxis für Myo-Therapien in Köln-Lindenthal
- 2012 Anmeldung eines eigenen Therapieverfahrens beim europäischen Marken- und Patentamt: **Myohydro®-Therapie**
- 2014 Tauchlehrer für Apnoetauchen nach IAC unter Werner Giove (Bundestrainer + Freedive Academy, Groß Gerau)
- Als Kampfsport-Experte und Rettungsschwimmer: Durchführung von Seminaren, Trainings und Lehrgängen für Athleten und Sport-Vereine
- Seit 2003 Seminare an zahlreichen Institutionen und Unternehmen, Schulen und Kindergärten (Gesundheitserziehung). Referenzen: RWE, Bayer AG, int. Friedensschule Köln, Sparkasse Köln-Bonn, SWISS-Ski, U19 Softball Wesseling, SSV Bornheim, u.v.a.
- 2016 YouTube Kanal „Markus Rachl" startet mit dem 1. Video
- 2017 Master Instruktor Apnoetauchen i.a.c.
- 2019 Eröffnung der Praxis für Myo-Therapien in Haslach i.K. (Schwarzwald)
- 2019 Podcast: Muskel, Gesundheit und Leistung wird veröffentlicht
- 2019 Anmeldung eines eigenen Trainingskonzeptes beim europäischen Marken- und Patentamt: **DehnKraft2go®**
- 2021 Gründung der Rachl & Rachl GbR, Markus & Mike Rachl
- 2021 Anmeldung Trainingsgerät – zur Entspannung der Muskeln zuhause und im Urlaub – beim europäischen Marken- und Patentamt: **MyoBoard2go®.** Markteinführung und Vertrieb, Buch und Filme zum Produkt erstellt.
- 2022 Applied-Neuroscience-Practitioner-Abschluss bei Dr. Dr. Damir del Monte, Mitgliedschaft im Applied Neuroscience-Network,
- 2023 Expert of Applied Neuroscience" (zertifizierter Experte in angewandter Neurowissenschaft) lehrt tiefes und praxisbezogenes Verständnis neurofunktioneller Zusammenhänge und lehrt neurowissenschaftliche Kompetenz.

- bis heute als Autor mehrere Bücher zu den Themen Muskel und Gesundheit geschrieben und Artikel in unterschiedlichen Zeitschriften (03/22 + 05/22 in AKOM, Heilpraktiker 04/2023) veröffentlicht

Sport:
- Leistungsturner in Haslach i.K.
- Rettungsschwimmer in Haslach i.K. und Teilnehmer an mehreren Landesmeisterschaften
- 1 x Deutsche Meisterschaft sowie 6 x an der inoffiziellen WM in Warendorf (Ländervergleichswettkampf)
- Deutsche Strandmeisterschaften im Rettungsschwimmen in Warnemünde
- 2 x Teilnehmer bei Weltrekordversuchen: über 100km Flossenschwimmen in Zell a.H. + Apnoe Flusstauchen in der Ruhr
- Trainer im Jiu-Jitsu (Schwarzgurt) und Ju-Jutsu (Braungurt). Aktiver Teilnehmer an der Deutschen Meisterschaft in Berlin und danach als Betreuer
- Intuitives Bogenschießen
- Joggen (auch barfuß auf Wiesen)
- Schwimmen
- Apnoetauchen/Freediving, Gerätetauchen
- Mountainbike
- Diverse Sportarten ohne Leistungstraining
- Paddeln
- Heute betreue ich den SSV Bornheim-Fußball medizinisch und mit DehnKraft2go® am Platz. Meine drei Jungs spielen dort seit über zehn Jahren aktiv in unterschiedlichen Mannschaften mit und ließen mich dankenswerter Weise oft auf dem „Bolzplatz" mitspielen.

Yves Rachl

- geboren 2001 in Offenburg
- Abitur 2019
- Cotrainer DehnKraft im SSV Bornheim von der C-Jugend bis zu den Herren I
- Büroarbeit und digitale Bildbearbeitung der DehnKraft2go® Videos und Bilder
- bearbeiten und schneiden von Podcast und Pflege der digitalen Plattformen und der Website
- Network Marketing und Trading

Sport:

- Fußball
- Fitnesstraining
- Bogenschießen
- Gerätetauchen
- Karate, Wing Tsung
- Aufnahmetest Sporthochschule Köln bestanden 2020

3.4 Literaturliste

3.4.1 Literaturliste Medizin

Rachl Markus, (2023), Schmerzbehandlung mit dem MyoBoard2go®, Anwendung zuhause und in der Therapie. Der Heilpraktiker, Fachzeitschrift für Natur- und Erfahrungsheilkunde, April 2023, 90. Jahrgang. S. 58-61, mgo Fachverlage GmbH & Co. KG, Kulmbach.

Gehirn & Geist, Psychologie-Hirnforschung-Medizin, Ausgabe 2/2023 S.54-57, Spektrum der Wissenschaft Verlagsgesellschaft mbH. Heidelberg.

Rachl Markus, Rachl Mike, (2022), MyoBaord2go®, Die Individualisierung der Faszienrolle, Rachl & Rachl Vertriebs GbR, Bornheim (Rhl.).

Rachl, Markus (2022) Myohydrotherapie®, Wie kommt der Behandlungspunkt ins Gehirn? (Teil 1, S. 14-18), Ihr Fachmagazin für angewandte Komplementärmedizin, Ausgabe 03/22, Verlag AKOM.media GmbH, Hofheim am Taunus.

Rachl, Markus (2022) Stress der unter die Haut kriecht und Myohydrotherapie®, Sport und Regeneration I Die Behandlung im Wasser (Teil 2, S.56-59), Ihr Fachmagazin für angewandte Komplementärmedizin, Ausgabe 05/22, Verlag AKOM.media GmbH, Hofheim am Taunus.

Mosetter, Reiner, Rachl, Markus, Mosetter, Kurt (2001): Myoreflextherapie. Gesundheitstraining und neuromuskuläre Selbstregulation in Prävention und Rehabilitation bei psychischen Belastungen und zur Leistungssteigerung, Vesalius Verlag Konstanz.

Rachl, Markus & Mosetter, Kurt (2006): Anspannen zur Entspannung. Bogenschießen als aktive Therapie. GFT-Verlag Schenkenzell.

Rachl Markus, Kopper Michael (2008): Antistress Training am Boxsack, GFT-Verlag Schenkenzell.

Rachl, Markus & v. Kunhardt, Sandra (2. Auflage 2019): ATHOS & Die Knorpelbande, ATP Verlag Köln.
(Erste Auflage als „Arthrosis & die Knorpelfresser – Kinderbuch“, Vesalius Verlag, Konstanz, 2006)

Mediaforwork, Rücken - Wie Sie sich am Arbeitsplatz richtig bewegen und gesund bleiben, 2018 VNR Verlag für die Deutsche Wirtschaft AG Theodor-Heuss-Str. 2–4, 53095 Bonn.

Bergsmann, Otto und Bergsmann, Roswitha (1997): Projektionssymptome, Facultas Verlag Wien, 4.Edition.

Del Monte Damir & Reinert Andresa (2013): 5 Bände Anatomie „UNI-MED-HP“, Physiologie, Pathologie, Klinik. Lehrwissen in Rastern, MedMedia Verlag - Sabine Haupt in Bugewitz.

Fischer G., Eichenberg C., Mosetter K., Mosetter R. (2006): Stress im Beruf. Asanger Verlag, Heidelberg.

Fischer, Gottfried u.a. (2007): Stress im Beruf? Wenn schon, dann aber richtig! Ansanger Verlag Kröning.

Hagemayer, Pablo (2020): Gestatten, ich bin ein Arschloch, 5. Auflage, Verlag der EDEL Germany GmbH, Hamburg.

Kampik, Georg (1998): Propädeutik der Akupunktur (Deutsch), 4. Edition, Hippokrates Verlag, Stuttgart.

Katzmarzik, Heike (2012): Große Heiler der Welt - Wie energetische und spirituelle Medizin Wunder wirken. Auf den Seiten 271-275 stellt Markus Rachl sein Gesundheitskonzept für Schulen vor. Trinity Verlag, Berlin-München.

Kilk, Dorothee (2005): Myoreflextherapie als Trauma Komplementär Therapie. Merkmale, Verlauf, Ergebnis und Wirkungsprofil. Dissertation. Philosophische Fakultät der Universität zu Köln. https://kups.ub.uni-koeln.de/1608/

Mosetter, Kurt & Mosetter, Reiner (2000, 2006): Myoreflextherapie, Band 1: Einführung in Muskelfunktion und Schmerz. (2. Auflage). Vesalius Verlag, Konstanz.

Mosetter Kurt & Mosetter, Reiner (2003): Kraft in der Dehnung. Ein Praxisbuch bei Stress, Dauerbelastung und Trauma. Walter-Verlag, Düsseldorf.

Mosetter Kurt (2004): Dynamik des Muskelsystems im Hinblick auf Unfallverhütung im Sport. In: Brügger, O. (Hrsg.) (2004): Sport. Mit Sicherheit mehr Spaß. (3. Dreiländerkongress: Schweiz, Deutschland, Österreich, Magglingen, Schweiz). bfu – Verlag, Bern, S. 90-93.

Mosetter K. & Mosetter R. (2007): Myoreflextherapie, Band 2: Spezielle Myoreflextherapie und Aspekte des menschlichen Lebens. Vesalius Verlag, Konstanz.

Mosetter K. & Mosetter R. (2007): Dynamik in Erleben, Körper und Gehirn. Momente einer Medizin des Menschseins. Vesalius Verlag, Konstanz.

Mulder, Theo (2007): Das adaptive Gehirn, Georg Thieme Verlag, Stuttgart – New York.

Johnson-Laird, Philip (1996): Der Computer im Kopf, DTV, München.

Muth, Katharina (2006): Trauma und Schmerz. Evaluation einer multimodalen Therapie bei Patienten mit Posttraumatischer Belastungsstörung. Diplomarbeit. Universität Koblenz-Landau, Campus Verlag Landau. Lehrstuhl für Klinische Psychologie.

Myers, Thomas W., Kathmann, Wiebke et al (2014): Anatomy Trains: Myofasziale Leitbahnen, Urban und Fischer Verlag, Elsevier.

Netter, Frank (1987): Farbatlanten der Medizin, Band 5, Nervensystem 1, Thieme Verlag, Stuttgart.

Schleip, Roland (2012): Lehrbuch Faszien: Grundlagen, Forschung, Behandlung, Urban und Fischer Verlag, Elsevier.

Spitzer, Manfred (2009): Lernen. Spektrum Akademischer Verlag, Heidelberg.

Spork, Peter (2009): Der zweite Code: Epigenetik - oder Wie wir unser Erbgut steuern können. Rohwolt Verlag, Hamburg.

Tittel, Kurt (2016): Beschreibende und Funktionelle Anatomie, 16. Auflage, KIENER Verlag, München.

Prof. Dr. Peter Nawroth, (2016), Die Gesundheitsdiktatur, Weshalb uns Medizin und Industrie einen Lebensstil empfehlen, der nicht hält, was er verspricht. 2. Auflage, Plassen Verlag Kulmbach.

Travell, G- und Simons, David G. (2000): Handbuch der Muskel-Triggerpunkte, Untere Extremität und Becken, Urban und Fischer Verlag, München - Jena.

Travell, G- und Simons, David G. (2002): Handbuch der Muskel-Triggerpunkte, Obere Extremität, Kopf und Rumpf, Urban und Fischer Verlag, München - Jena.

Van den Berg, Frans (2005): Angewandte Physiologie, Komplementäre Therapien verstehen und integrieren, Georg Thieme Verlag, Stuttgart.

Schünke Michael, Schulte Erik, Schumacher Udo (2005): Prometheus, Lernatlas der Anatomie, Georg Thieme Verlag, Stuttgart.

Mosetter, Kurt, Mosetter, Reiner (2005): Die neue ADHS-Therapie, Den Körper entstressen, Ein Übungsbuch, Patmos Verlag GmbH & Co KG, Düsseldorf.

Mosetter, Kurt, Mosetter, Reiner (2008): Schmerzen heilen mit der KiD-Methode, Patmos Verlag GmbH & Co KG, Düsseldorf.

Bahr, Frank R. und Litscher, Gerhard (2015): Laserakupunktur und innovative Lasermedizin, 1. Auflage, Elsevier GmbH München - Urban & Fischer.

Boisserée, Wolfgang und Schupp, Werner (2012): Kraniomandibuläres und Muskuloskelettales System: Funktionelle Konzepte in der Zahnmedizin, Kieferorthopädie und Manualmedizin, Quintessenz Verlags-GmbH, Berlin.

Fassbender, Jochen (2014) Klangkunst und die Kunst des Hörens, Flensburger Hefte Verlag.

Jörg, Eberhard, Kensok, Peter, (2014) Das Myoreflex Konzept, Schmerzfrei mit aktiven Muskeln, 1. Auflage, Systemed Verlag Lünen.

KKH Die Kaufmännische (2008): Weißbuch Prävention 2007/2008, Beweglich? Muskel-Skelett-Erkrankungen – Ursachen, Risikofaktoren und präventive Ansätze, Springer Medizin Verlag, Heidelberg.

Mosetter, Kurt, Cavelius, Anna, Pape, Detlef (3. Auflage 2013): Die 4 Kräfte der Selbstheilung, Gräfe und Unzer Verlag GmbH, München.

Mosetter, Kurt, Mosetter, Reiner (2015): Wie der Rücken die Seele und die Seele den Rücken heilt: Die Psychologie der Muskeln - Mit hochwirksamen Faszien-Dehnungs-Übungen, Arkana Verlag, München.

Fischer, Gottfried (2007): Kausale Psychotherapie, Asanger Verlag GmbH Kröning

Damasio, Antonio R. (2003): Ich fühle, also bin ich, Die Entschlüsselung des Bewusstseins, 4. Auflage, List Verlag, Berlin.

Yamamoto, Toshikatsu (2013): Yamamoto Neue Schädelakupunktur, 2. Auflage, Verlag Systemische Medizin AG, Bad Kötzting und München.

Kast, Bas (2007): 3. Auflage, Wie der Bauch dem Kopf beim Denken hilft: Die Kraft der Intuition, S. Fischer Verlag GmbH, Frankfurt am Main.

DR. MED. KURT MOSETTER I THORSTEN PROBST I DR. WOLFGANG A. SIMON I ANNA CAVELIUS, ZUCKER DER HEIMLICHE KILLER (2013): GRÄFE UND UNZER VERLAG GmbH, München.

Platzer, Werner (1999): Taschenatlas der Anatomie, 1 Bewegungsapparat, 7. Auflage, Georg Thieme Verlag Stuttgart. New York.

Nidiaye, Safi (2008): Wieder fühlen lernen; Wie wir uns selbst und die Welt heilen können, 2. Auflage, Integral Verlag, München.

Spork, Peter (2009): Gesundheit ist kein Zufall, Wie das Leben unsere Gene prägt, Die neuesten Erkenntnisse der Epigenetik, Deutsche Verlags-Anstalt GmbH, München.

Kottler, Steven & Wheal, Jamie (2020), Stealing Fire, 3. Auflage, Plassen Verlag, Börsen Medien Kulmbach.

Dr. Karina Reiss, Dr. Sucharit Bhakdi, (2021), Corona Unmasked, Neue Zahlen, Daten, Hintergründe. Goldegg Verlag GmbH Berlin.

WIM HOF, KOEN DE JONG (2021), NIE WIEDER KRANK: Gesund, stark und leistungsfähig durch die Kraft der Kälte, 8. Auflage, Riva Verlag München.

Spork, Peter (2021), DIE VERMESSUNG DER GESUNDHEIT, Wie wir mit Systembiologie erstmals unseren Körper ganzheitlich begreifen – und Krankheiten verhindern, bevor sie entstehen, 1. Auflage, Deutsche Verlags-Anstalt München.

Gehirn und Geist, Psychologie-Hirnforschung-Medizin, Ausgabe 05/2022, Spektrum der Wissenschaft.

3.4.2 Literaturliste medizinkritisch

Dr. med. Aytaç, Sâra, (2022), AUSGE**BLUTED**, Die Ärztin im Schockraum unseres modernen Gesundheitssystems, Bastei Lübbe AG, Köln.

Wittig, Frank (2021), Hightech-Schamanen. Wie Ärzte uns mit wirkungslosen Operationen abkassieren, RIVA Verlag, München.

JAN VAN HELSING, VERA WAGNER (2021) WENN DAS DIE PATIENTEN WÜSSTEN, WAHRE URSACHEN WIRSAME THERAPIEN, Amadeus Verlag GMBH & Co.KG, Fichtenau.

Dr. med. Friedrich Pürner, (2021), Diagnose Pan(ik)demie, Das kranke Gesundheitssystem. Langen Müller Verlag GmbH, München.

Harris, Ian (2020): Schnippeln für den Profit. Ein Chirurg deckt auf, warum zu häufig operiert wird und viele Operationen überflüssig sind, Riva Verlag München.

Wayne, Jonas (2019): Heilung geschieht von selbst, Knaur Verlag, München.

Reuther, Gerd (2019): Der betrogene Patient. Ein Arzt deckt auf, warum Ihr Leben in Gefahr ist, wenn Sie sich medizinisch behandeln lassen, Riva Verlag, München.

Wittig, Frank (2018): Krank durch Früherkennung. Warum Vorsorgeuntersuchungen unserer Gesundheit oft mehr schaden als nutzen, RIVA Verlag, München.

Langbein, Kurt und Martin, H.P. (2017): Bittere Pillen 2015-2017. Nutzen und Risiken der Arzneimittel, Kiepenheuer & Witsch GmbH & Co. KG, Köln.

Prof. Dr. Peter Nawroth, (2016), Die Gesundheits-DIKTATUR, 2. Auflage Plassen Verlag.

Gøtzsche, Peter C., (2016), Tödliche Psychopharmaka und organisiertes Leugnen: Wie Ärzte und Pharmaindustrie die Gesundheit der Patienten vorsätzlich aufs Spiel setzen, RIVA Verlag, München.

Wittig, Frank (2015): Die weiße Mafia. Wie Ärzte und die Pharmaindustrie unsere Gesundheit aufs Spiel setzen (Deutsch), RIVA Verlag, München.

Boch-Jacobsen, Mikkel und Reuter, Helmut (2015): Big Pharma. Wie profitgierige Unternehmen unsere Gesundheit aufs Spiel setzen, PIPER Verlag, München.

Frank, Gunter (2013): Sch echte Medizin: Ein Wutbuch, btb Verlag, München.

Gøtzsche, Peter, C. (2014): Tödliche Medizin und organisierte Kriminalität: Wie die Pharmaindustrie das Gesundheitswesen korrumpiert. RIVA Verlag, München.

Pollmer, Udo, Frank, Gunter, Warmuth, Susanne (2007): Lexikon der Fitness-Irrtümer: Missverständnisse, Fehlinterpretationen und Halbwahrheiten von Aerobic bis Zerrung (Deutsch), 3. Auflage, Piper Verlag, München.

Mc Taggert, Lynn und Pearl, Klaus (1998): Was Ärzte Ihnen nicht erzählen, SENSEI Verlag, Kernen.

H. Gilbert Welch (2013): Die Diagnosefalle. Wie Gesunde zu Kranken erklärt werden, RIVA Verlag, München.

3.4.3 Literaturliste andere

Brünjes, Reinhold alias Madhuha (1993): Leben mit Yoga. Co-operativa di CHEGGIO, Viganella.

Crudelli, Chriss (2008): Die Kunst des Kampfes, Kindersley Dorling Verlag London.

Hight, L., Thiele, Patrick, Carter, Francie (2020): Die Krieger-Meditation: Das bestgehütete Geheimnis für Selbstoptimierung, kognitive Verbesserung und Stressabbau, Gelehrt von einem Meister in vier Samurai-Künsten (Deutsch), Selbsthilfe/Mediation, Herausgegeben von Shinkaikan Body, Mind, Spirit LLC (ohne weitere Angaben). ISBN: 9781532333934.

Kirschner, Josef (1992): Hilf Dir selbst, sonst hilft Dir keiner. Die Kunst, glücklich zu leben, in neun Lektionen. Knaur Verlag, München.

Lind, Werner (2001): Das Lexikon der Kampfküste, einmalige Sonderausgabe, Econ Ulstein List Verlag GmbH & Co.Kg., München.

Pelizzari, Umberto und Tovaglieri, Stefano (2004): Manual of Freediving, Idelson Gnochi Ltd., Naples - Italy.

Singer, Wolf, Ricard, Matthieu (2008): Hirnforschung und Meditation: ein Dialog (Deutsch), Suhrkamp Verlag, Berlin.

Dieter Meschede (2002): Gerthsen Physik, 21. Auflage, Springer Verlag, Berlin-Heidelberg-New York.

Frederic Vester (1998): Denken, Lernen, Vergessen: Was geht in unserem Kopf vor, wie lernt das Gehirn, und wann lässt es uns im Stich? Taschenbuch, DTV Wissen, München.

Gary Keller mit Jay Papasan (2020): The One Thing, 6. Auflage, Redline Verlag, München.

Reuther, Gerd (2018): Die Kunst, möglichst lange zu leben: Ein Arzt verrät, worauf es wirklich ankommt, Riva Verlag, München.

Moestl, Berhanrd (2008): Shaolin, Du musst nicht kämpfen, um zu siegen, Knauer Ratgeber Verlag, München.

Kuchem, Anke, Giove, Werner (2016): Freediver **, 1. Auflage, International Aquanautic Club GmbH & Co. KG, Essen.

Kuchem, Anke, Giove, Werner (2017): Equalization, 1. Auflage, International Aquanautic Club GmbH & Co. KG, Essen.

Franklin, Eric (2003): Locker sein macht stark: Wie wir durch Vorstellungskraft beweglich werden, 5. Auflage, Kösel Verlag GmbH & Co, München.

Fritz-Schubert, Ernst (2011): Schulfach Glück, 6. Auflage, Herder Verlag.

Kaiser, Mike (2012): Die Aktivierung des Weltinnenraums, Was Sie in sich selbst bewegen, bewegen Sie in der Welt, 1.Auflage, Verlag Via Nova, Petersburg.

Andres-Brünner, Dagmar (2014): Apnoetauchen: Grundlagen, Trainingstipps, 5. überarbeitete Auflage, Verlag Naglschmid Stuttgart.

Frantzis, Bruce (2008): Die Kraft der inneren Kampfkünste und des Chi, Kampf und Energietechniken im Ba Gua, Tai-Chi und Hsing-I, 1. Auflage, Windpferd Verlagsgesellschaft mbh, Aitrang.

Heim, W., Gresch, F. J. (1990): Ju-Jutsu 1, Grundtechniken. Moderne Selbstverteidigung, Falken Verlag GmbH & Co Kg, München.

Heim, W., Gresch, F. J. (1977/1985): Ju-Jutsu 2, Für Fortgeschrittene und Meister, Falken Verlag GmbH & Co Kg, München.

Heim, W., Gresch, F. J. (1988): Ju-Jutsu 3, Spezial-, Gegen- und Weiterführungs-Techniken. Stockkampf, Falken Verlag GmbH & Co Kg, München.

Brand, Rolf (1990): Aikido, Lehren und Techniken des harmonischen Weges, Falken Verlag GmbH & Co Kg, München.

Grimm, Hans-Ulrich (2020): Food War: Wie Nahrungsmittelkonzerne und Pharmariesen unsere Gesundheit für ihre Profite aufs Spiel setzen, Droemer Verlag, München.

Suppan, Wolfgang (1983): Blasmusik in Baden. Geschichte und Gegenwart einer traditionsreichen Blasmusiklandschaft, Musikverlag Fritz Schulz, Freiburg.

Einstein, Charles (2013), ÖKONOMIE DER VERBUNDENHEIT, WIE DAS GELD DIE Welt AN DEN ABGRUND FÜHRT – UND SIE DENNOCH JETZT RETTEN KANN, Scorpio Verlag GmbH & Co. KG, Berlin – München.

Karsten, Brensing, (2015): Persönlichkeitsrechte für Tiere, die nächste Stufe der Evolution. Verlag Herder GmbH, Freiburg im Breisgau, 2. Auflage.

Müller, Albrecht (2019): Glaube wenig, hinterfrage alles, denke selbst: Wie man Manipulationen durchschaut. Westend Verlag.

Ralf, Otte (2021), MASCHINEN bewusstsein, Die neue Stufe der KI – wie weit wollen wir gehen?, Campus Verlag GmbH Frankfurt am Main.

3.4.4 Literaturliste Übungs- und Fitnessbücher

Ingo, Froböse, (2019), Das MUSKEL_WORKOUT, Über 100 hocheffiziente Übungen ohne Geräte, 9. Auflage, Gräfe und Unzer Verlag GmbH München.

Marc, Lauren, Joshua, Clark, (2021), FIT IN NEUN MINUTEN - OHNE GERÄTE, SUPER EFFEKTIVES TRAINING MIT DEM EIGENEN KÖRPERGEWICHT, 1. Auflage, Südwest Verlag München.

Mark, Lauren, Julian, Galinski, (2021) FIT OHNE GERÄTE, Die 90-Tage Challenge für Frauen, Originalausgabe, 4. Auflage, RIVA Verlag München.

Oliver, Bertram, (2021) Men`s Health, Funktional Bodyweight-Training. Die effektivsten Übungen für Deine Muskeln, Faszien und Gelenke, 1. Auflage, Verlag pietsch Stuttgart.

3.5 Links

- www.myoboardtogo.de
  MyoBoard2go® Informationen, Filme und Bestellung

- www.muskel-gesundheit.de
  Meine eigene Website. Infos zu Therapie in der Praxis und im Wasser (Myohydro-Therapie®), DehnKraft2go® Videos und mein Podcast: Muskel-Gesundheit und Leistung

- https://www.damirdelmonte.de/
  Institut für Kommunikation und Lernen von Dr. Dr. Damir del Monte und Team

- www.myoreflex.de
  Offizielle Seite der Myoreflextherapie von Dr. med. Kurt Mosetter

- www.therapie-nrw.de
  Michael Kopper (Psychologe, Trauma Spezialist, Heilpraktiker Psychotherapie)

- www.optologisches-zentrum.de
  Wilma und Jochen Dürselen - funktionale Optometristen

- www.gunterfrank.de/med-zweitmeinung
  Medizinportal zur Einholung einer Zweiten Meinung vor einer Operation

- www.destatis.de/DE/Home/_inhalt.html
  Startseite des statistischen Bundesamtes

- www.lecturio.de/medizin/heilpraktiker-ausbildung
  Interview mit Markus Rachl und Lecturio zum Thema fundierte Heilpraktiker-Ausbildung

- www.pschyrembel.de
  Onlinelexikon zur Medizin

- www.flexikon.doccheck.com
  Onlinelexikon zur Medizin

- www.freedive-academy.rocks
  Freediving/Apnoetauchen Werner Giove

- www.iqwig.de
  Unabhängiges Institut für Qualität und Wirtschaftlichkeit im Gesundheitswesen (IQWiG)

3.6 Podcast: Muskel-Gesundheit und Leistung

In diesem Podcast werden Themen im Zusammenhang von Muskeln und Schmerzen, Myoreflextherapie®, Myohydrotherapie® im Wasser, MyoBoard2go®, DehnKraft2go® und vieles Weitere besprochen.

Auf Kanälen wie Spotify, Podigee, Rectac unter Markus Rachl oder www.muskel-gesundheit.de zu hören.

3.7 Videos

1. Auf YouTube der Kanal „Markus Rachl" (Es gibt 2 Markus Rachl, der hier gemeinte ist der mit den Muskelübungen, nicht der mit den Katzenvideos!)
   www.youtube.com und dann Markus Rachl eingeben.
2. Sortiert nach Themen sind viele DehnKraft2go®-Videos zu sehen, die gemeinsam mit der Anwendung des MyoBoard2go® anzuwenden sind.
   www.muskel-gesundheit.de
3. Spezieller Mitgliederbereich mit Informationen und Videos zum MyoBaord2go®
   www.myoboardtogo.de

3.8 Kontakte Praxen

Köln	**Haslach**
Heilpraktiker Praxis Markus Rachl Dürener Str. 346, D-50935 Köln Telefon: +49 221 16896105 Mail: praxis@muskel-gesundheit.de	Heilpraktiker Praxis Markus Rachl Pfarrgasse 11, D-77716 Haslach Telefon: +49 152 38557533 Mail: haslach@muskel-gesundheit.de

3.9 Webseiten

1. www.myoboardtogo.de
2. www.muskel-gesundheit.de

Hilfe zur Selbsthilfe

Markus Rachl hat in den letzten 40 Jahren viele Erfahrungen als aktiver Leistungssportler, Trainer und Schmerztherapeut sammeln können. Aus den eigenen Verletzungen und den Lebensgeschichten von Patient/-innen hat er einen eigenen Weg gefunden, Menschen eine Hilfe zur Selbsthilfe an die Hand zu geben.

Mit dem MyoBoard2go® als „Muskelbürste" und dem DehnKraft2go®-Training kann sich jeder selbst zuhause und unterwegs die verspannten Muskeln lösen. Beides zielt in die gleiche Richtung: das Absenken der oft viel zu hohen Ruhespannung (Verspannungen) in den Muskeln. Da die entspannten Muskeln auf Dauer oft zu weniger Schmerzen, Gelenkverschleiß und daraus resultierendem psychischem Leid führen, ist dieser Weg mit so wenig wie nötig chemischen Mitteln (Medikamenten) sehr erfolgreich. Wenn das nicht ausreicht, Schmerzen selbst zu lösen, dann gibt es noch die Möglichkeit einer Behandlung zur Senkung der Muskelspannungen in der Praxis (Myoreflex-Therapie nach Dr. Mosetter) oder im Wasser (Myohydro-Therapie® nach Markus Rachl).

Die Ziele sind immer die gleichen: so locker wie möglich und so angespannt wie nötig den Alltag und Sport leben können. So wenig Operationen und Medikamente wie möglich und nur so viel wie unbedingt nötig, um gesund zu sein.

Aus der Erfahrung der Shaolin Mönche:
„Das höchste Ziel im Leben ist die Geschmeidigkeit des Körpers zu erhalten, denn das Harte und Dürre bricht, das Weiche und Biegsame überlebt."

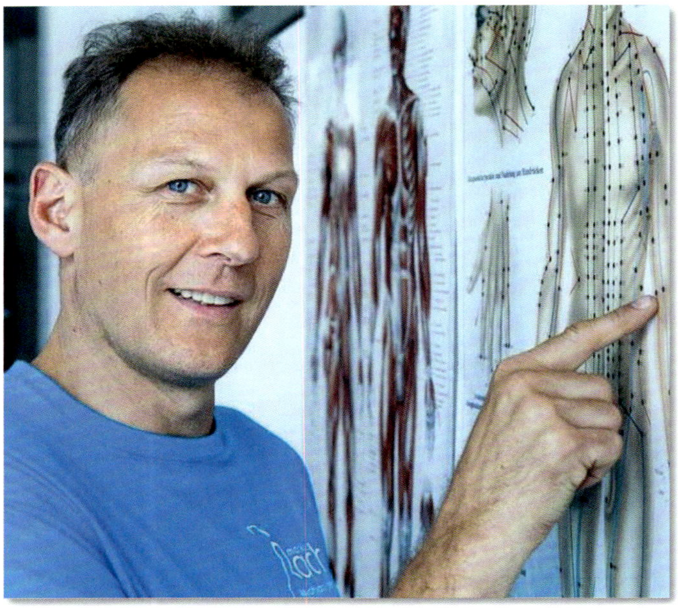

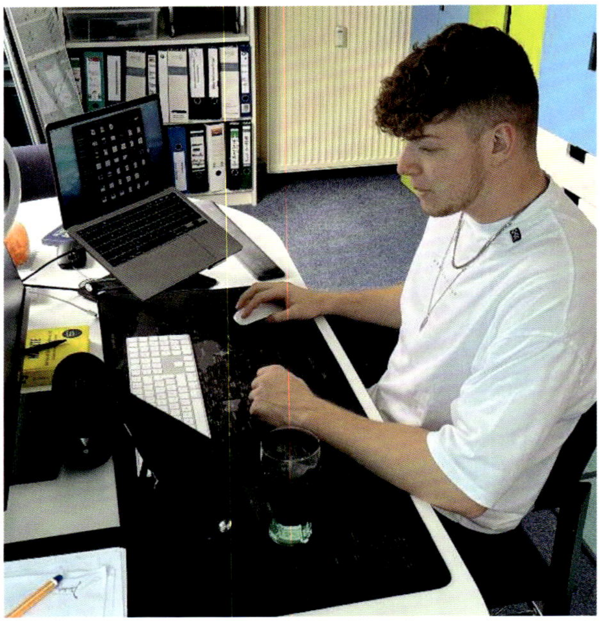

Viel Erfolg dabei wünschen Markus und Yves Rachl [redacted]